国家卫生健康委员会"十四五"规划教材
全国高等学校教材

供卫生信息管理、医学信息学及信息管理与信息系统等相关专业用

卫生信息系统与项目管理

第 **3** 版

主　　编　赵玉虹　马敬东

副 主 编　张　晓　陈　平　苏雪梅　李亚子

编　　者　（按姓氏笔画排序）

马敬东（华中科技大学同济医学院）　　　杨迎春（哈尔滨医科大学）

王孝宁（中国医科大学）　　　　　　　　张　晓（河北北方学院）

全　宇（中国医科大学附属盛京医院）　　张利江（新乡医学院）

孙　丽（吉林大学）　　　　　　　　　　陆维嘉（南通大学附属医院）

孙　焱（山西医科大学）　　　　　　　　陈　平（南京市卫生信息中心）

苏雪梅（中国疾病预防控制中心）　　　　邵　尉（中国医科大学附属第一医院）

杜　清（滨州医学院）　　　　　　　　　尚文刚（广东医科大学）

李亚子（中国医学科学院北京协和医学院　赵玉虹（中国医科大学）

　　　　医学信息研究所）　　　　　　　谢文照（中南大学湘雅三医院）

杨　扬（郑州大学第一附属医院）

编写秘书　常　青（中国医科大学）

U0208175

人民卫生出版社

·北　京·

图书在版编目（CIP）数据

卫生信息系统与项目管理/赵玉虹，马敬东主编
. —3 版. —北京：人民卫生出版社，2022.11
全国高等学校卫生信息管理/医学信息学专业第三轮
规划教材
ISBN 978-7-117-33834-9

Ⅰ．①卫…　Ⅱ．①赵…②马…　Ⅲ．①医疗卫生服务
－管理信息系统－项目管理－医学院校－教材　Ⅳ.
①R197.324

中国版本图书馆 CIP 数据核字（2022）第 195352 号

| 人卫智网 | www.ipmph.com | 医学教育、学术、考试、健康，购书智慧智能综合服务平台 |
| 人卫官网 | www.pmph.com | 人卫官方资讯发布平台 |

卫生信息系统与项目管理
Weisheng Xinxi Xitong yu Xiangmu Guanli
第 3 版

主　　编：赵玉虹　马敬东
出版发行：人民卫生出版社（中继线 010-59780011）
地　　址：北京市朝阳区潘家园南里 19 号
邮　　编：100021
E - mail：pmph @ pmph.com
购书热线：010-59787592　010-59787584　010-65264830
印　　刷：人卫印务（北京）有限公司
经　　销：新华书店
开　　本：850×1168　1/16　印张：23
字　　数：649 千字
版　　次：2008 年 12 月第 1 版　　2022 年 11 月第 3 版
印　　次：2023 年 1 月第 1 次印刷
标准书号：ISBN 978-7-117-33834-9
定　　价：89.00 元

全国高等学校卫生信息管理/医学信息学专业规划教材第三轮修订

出 版 说 明

为进一步促进卫生信息管理/医学信息学专业人才培养和学科建设,提高相关人员的专业素养,更好地服务卫生健康事业信息化、数字化的建设发展,人民卫生出版社决定组织全国高等学校卫生信息管理/医学信息学专业规划教材第三轮修订编写工作。

医学信息学作为计算机信息科学与医学交叉的一门新兴学科,相关专业主要包括管理学门类的信息管理与信息系统、信息资源管理、大数据管理与应用,理学门类的生物信息学,工学门类的医学信息工程、数据科学与大数据技术,医学门类的生物医药数据科学、智能医学工程等。我国医学信息学及卫生信息管理相关专业的本科教育始于 20 世纪 80 年代中期,通过以课程体系和教学内容为重点的改革,取得系列积极成果。2009 年人民卫生出版社组织编写出版了国内首套供卫生信息管理专业使用的规划教材,2014 年再版,凝结了众多专业教育工作者的智慧和心血,与此同时,也有多个系列的医学信息学相关教材和专著出版发行,为我国高等学校卫生信息管理/医学信息学教育和人才培养做出了重要贡献。

当前,健康中国、数字中国加快建设,教育教学改革不断深化,对卫生信息管理/医学信息学人才的需求持续增加,知识更新加快,专业设置更加丰富,亟需在原有卫生信息管理课程与教材体系的基础上,建设适应新形势的卫生信息管理/医学信息学相关专业教材体系。2020 年国务院办公厅发布《关于加快医学教育创新发展的指导意见》,对"十四五"时期我国医学教育创新发展提出了新要求,人民卫生出版社与中华医学会医学信息学分会在对国内外卫生信息管理/医学信息学专业人才培养和教材编写进行广泛深入调研的基础上,于 2020 年启动了第三轮规划教材的修订工作。随后,成立全国高等学校卫生信息管理/医学信息学专业规划教材第三届评审委员会、明确本轮教材编写原则、召开评审委员会会议和主编人会议,经过反复论证,最终确定编写 11 本规划教材,计划于 2022 年秋季陆续出版发行,配套数字内容也将同步上线。

本套教材主要供全国高等学校卫生信息管理、医学信息学以及信息管理与信息系统等相关专业使用。该套教材的编写,遵循全国高等学校卫生信息管理/医学信息学专业的培养目标,努力做到符合国家对高等教育提出的新要求、反映学科发展新趋势、满足人才培养新需求、适应学科建设新特点。在修订编写过程中主要体现以下原则和特点。

一是寓课程思政于教材思政。立德树人是教育的根本任务,专业课程和专业教材与思政教育深度融合,肩负高校教育为党育才、为国育人的历史重任。通过对国内外卫生信息管理/医学信息学专业发展的介绍，引导学生坚定文化自信；通过对医学信息安全与隐私保护相关伦理、政策法规等的介绍，培养和增强学生对信息安全、隐私保护的责任意识和风险意识。

二是培养目标更加明确。 在以大数据、人工智能为代表的新一轮科技革命和产业变革新背景下，卫生健康信息化加快发展，医工、医理、医文更加交叉融合，亟需加大复合型创新人才培养力度，教材结构、内容、风格等以服务学生需求为根本。

三是统筹完善专业教材体系建设。 由于卫生信息管理／医学信息学相关专业涉及医学、管理学、理学、工学等多个门类，不同高校在专业设置上也各具特色，加之学科领域发展迅猛、应用广泛，为进一步完善专业教材体系，本轮教材在进行整合优化的基础上，增加了《医学大数据与人工智能》《公众健康信息学》《医学知识组织》和《医学信息安全》等，以满足形势发展和学科建设的需要。

四是遵循编写原则，打造精品教材。 认真贯彻"三基、五性、三特定"的编写原则，重点介绍基本理论、基本知识和基本技能；体现思想性、科学性、先进性，增强启发性和适用性；落实"三特定"即特定对象、特定要求、特定限制的要求。树立质量和精品意识，突出专业特色，统筹教材稳定性和内容新颖性，坚持深度和广度适宜、系统与精练相统一，同一教材和相关教材内容不重复，相关知识点具有连续性，减轻学生负担。

五是提供更为丰富的数字资源。 为了适应新媒体教学改革与教材建设的新要求，本轮教材增加了多种形式的数字资源，采用纸质教材、数字资源（类型为课件、在线习题、微课等）为一体的"融合教材"编写模式，着力提升教材纸数内容深度结合、丰富教学互动资源。

希望本轮教材能够紧跟我国高等教育改革发展的新形势，更好地满足卫生健康事业对卫生信息管理／医学信息学专业人才的新需求。真诚欢迎广大院校师生在使用过程中多提供宝贵意见，为不断提高教材质量，促进教材建设发展，为我国卫生信息管理／医学信息学相关专业人才培养做出新贡献。

全国高等学校卫生信息管理／医学信息学专业规划教材第三轮修订

序　言

———

随着互联网、大数据、云计算、人工智能等信息技术在医学和卫生健康领域的广泛深入应用，信息技术与医学和卫生健康事业的结合日益紧密。医学和卫生健康领域的信息化、数字化、智能化，对于推动健康中国和数字中国建设、卫生健康事业高质量发展、深化医药卫生体制改革和面向人民健康的科技创新，实现人人享有基本医疗卫生服务、保障人民健康等具有极为重要的意义，迫切需要既了解医学与卫生健康行业又懂信息技术的复合型、高层次医学信息专业人才。

医学信息学是实现医学和卫生健康领域信息化、数字化、智能化高质量发展，以及推动健康中国、数字中国建设的重要基础，是引领和支撑医学和卫生健康事业发展的重要支柱。医学信息学作为一门计算机信息科学与医学交叉的新兴学科，已经成为医学的重要基础学科和现代医学的重要组成部分。它伴随着计算机信息技术在医学领域中的应用以及服务医学研究与实践的需要而产生，也随着服务于医学及相关领域的目标与活动而不断发展。目前，已涵盖与人类生命健康相关的各层次（分子—基因—蛋白—亚细胞—细胞—组织—器官—个体—群体）的医学应用，通过对医学信息（数据）的挖掘、有效组织和管理、开发与应用，实现对医学信息的充分利用和共享，提高医学管理与决策的质量和效率，全面赋能医学与卫生健康事业发展。

我国医学信息学的发展主要起步于医学图书和情报管理领域，早期主要集中在医院信息系统、医学情报研究、医学信息资源建设与服务等方面。20 世纪 80 年代中期开始，当时卫生部所属 4 所医学院校创办图书情报专业，开始了医学信息学专业教育的探索。经过 30 余年的建设，特别是进入新世纪以来，医学信息学发展迅速，加快形成为与理学、工学、管理学、医学相互交叉的新兴学科，涉及学科门类、专业类目众多，主要相关的如管理学门类的信息管理与信息系统、卫生信息管理、信息资源管理、大数据管理与应用，理学门类的生物信息学，工学门类的医学信息工程、数据科学与大数据技术，医学门类的健康数据科学、生物医药数据科学、智能医学工程等。目前，我国的卫生信息管理／医学信息学高等教育已形成以本科教育为基础、硕博士教育为龙头、专科教育为补充的多层次教育格局。与此同时，以课程体系和教学内容为重点的教学改革取得了系列成果，出版了一批内容新颖、富有特色的教材，包括规划教材、自编教材、翻译教材等。在全国高等学校规划教材建设方面，2009 年人民卫生出版社就组织编写并出版了国内首套共 9 本供卫生信息管理专业学生使用的教材，2014 年更新再版扩展至 11 本，为我国高等学校卫生信息管理／医学信息学教育做出了重要贡献。

随着计算机科学与信息技术的迅猛发展，健康中国建设的推进，医学信息学呈现诸多新特征，主要表现为，信息技术应用与卫生健康行业深度交融加快，数字健康成为健康服务的重要组成部分，信息技术与医学的深度融合推动新的医学革命，数据治理与开放共享、信息安全与隐私保护更加受到重视，医学信息学科发展加速。在此背景下，卫生信息管理/医学信息学人才需求持续增加，亟需建设适应新形势的相关专业教材体系，为培养复合型、高层次专业人才提供帮助。人民卫生出版社主动履行使命、担当作为，联合中华医学会医学信息学分会，在对国内外相关专业人才培养和教材编写进行深入调研的基础上，决定组织编写新一轮全国高等学校卫生信息管理/医学信息学专业教材，并将其作为国家卫生健康委员会"十四五"规划教材。

2020年人民卫生出版社成立全国高等学校卫生信息管理/医学信息学专业规划教材第三届评审委员会，由我担任主任委员，中华医学会医学信息学分会现任主任委员、中国医学科学院医学信息研究所钱庆研究员和候任主任委员、郑州大学第一附属医院刘章锁教授等8位专家学者担任副主任委员，来自全国高等院校、科研院所等机构的32位专家学者担任委员。评审委员会在现状调研和专家论证等基础上，紧密结合新形势、新需求，更好体现系统性、权威性、代表性和实用性，经反复论证对既往多个教材品种进行整合优化，针对前沿发展新增4个品种《医学信息安全》《医学知识组织》《医学大数据与人工智能》《公众健康信息学》，最终确定11个品种，力求体现新的学科发展成果和更好满足人才培养需求。整套教材将于2022年秋陆续出版发行，配套数字内容也将同步上线。

经评审委员会和人民卫生出版社共同协商，从全国长期从事卫生信息管理/医学信息学相关教学科研工作的专家学者中，遴选出本套教材的主编和副主编。最终，11本教材共有主编18人、副主编40人、编委130余人，涵盖了全国110多所高校、科研院所和相关单位。

教材编写过程中，各位主编率领编委团队高度负责、精诚团结、通力合作、精益求精，高质量、高水平地完成了编写任务，中国医学科学院医学信息研究所的李姣研究员担任本套教材评审委员会的秘书，同人民卫生出版社共同完成了大量卓有成效的工作。我要特别指出的是，本轮教材的顺利出版，离不开人民卫生出版社的优质平台，离不开各参编院校、科研院所的积极参与，在此，我向各位领导的支持、专家同道的辛勤付出和做出的卓越贡献致以崇高的敬意，并表示衷心的感谢。

作为一门快速发展的新兴交叉学科，编写中尽可能反映学科领域的最新进展和主要成果，但囿于时间和水平等原因，难免存在错漏和不当之处，真诚欢迎各位读者特别是广大高等院校师生在使用过程中多提宝贵意见。

全国高等学校卫生信息管理/医学信息学专业

第三届教材评审委员会主任委员　代　涛

2022年秋于北京

主编简介

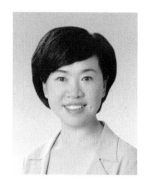

赵玉虹

　　1963年4月出生，中共党员。中国医科大学附属盛京医院党委书记，教授，博士研究生导师。中国医科大学临床研究中心主任、辽宁省重大慢病精准医学重点实验室主任；兼任中华医学会医学信息学分会副主任委员、中国卫生信息与健康医疗大数据学会智慧医院与人工智能应用标准委员会主任委员；入选国家"万人计划"国家教学名师、国家重点研发计划首席科学家、国务院政府特殊津贴专家、辽宁省"兴辽英才计划"创新领军人才、辽宁省优秀科技工作者、沈阳市十大科技英才，入选沈阳市高层次人才。荣获全国五一劳动奖章、全国巾帼建功标兵、全国卫生计生系统先进工作者、全国妇女大会代表、全国优秀住培基地负责人等荣誉称号。主要从事精准医学、慢性病流行病学及医学信息学相关科学研究、实践应用及教育教学工作，在健康医疗大数据处理、慢性病管理、医学教育研究等方面有较深造诣，曾获国家、省部级科研/教学成果奖9项，主持国家级精品课程及精品资源共享课程1项。近年来，主持国家重点研发计划项目、工业和信息化部重大项目课题、国家自然科学基金课题、辽宁省政府首批揭榜挂帅项目、辽宁省重点研发计划项目等多项项目与课题。发表中外文学术论文200余篇，编写教材及专著10余部，曾获首届全国优秀教材一等奖。

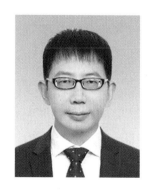

马敬东

　　1978年6月出生，中共党员，医学硕士，管理学博士，华中科技大学同济医学院医药卫生管理学院院长助理，教授，博士研究生导师，美国哈佛大学博士后。主要的学术任职包括华中科技大学同济医学院信息医学研究所副所长、中国卫生信息与健康医疗大数据学会卫生信息学教育专业委员会副主任委员、中国信息产业商会健康科技分会副理事长、中华医学会医学信息学分会常务委员、中国卫生信息与健康医疗大数据学会卫生信息标准专业委员会常务委员、中国卫生信息学会健康医疗大数据政府决策支持与标准化专业委员会委员、中华预防医学会健康大数据与人工智能应用专业委员会委员、《中华医学图书情报杂志》副主任编委、《中国卫生信息管理杂志》编委等。长期从事卫生信息管理、医学信息学方面的教学工作，主编或参编教材7部，主持湖北省教学改革研究项目2项，主要研究方向为健康大数据分析、数字健康治理。近年来，主持国家自然科学基金、教育部人文社科基金、国家卫生与健康委员会、省市级科研基金项目以及企事业单位委托课题近30项。在国内外核心期刊发表论文90余篇，参与制定信息领域国家卫生行业标准12项，团体标准4项，推进了国家卫生健康信息化事业及相关产业的发展。

副主编简介

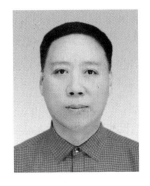

张　晓

1965 年 6 月出生，河北北方学院信息科学与工程学院党委书记，教授，硕士研究生导师。河北省人口健康信息化技术创新中心主任，中国卫生信息与健康医疗大数据学会卫生信息学教育专业委员会候任主任委员。长期从事医学信息学相关研究和教学工作，专业领域包括程序理论、程序设计语言、医学信息知识管理和数据库设计等。近年主持多项省部级项目，发表论文 40 余篇，获河北省科技进步奖二等奖 1 项、三等奖 2 项，河北省教学成果奖三等奖 1 项，河北省山区创业奖三等奖 1 项。

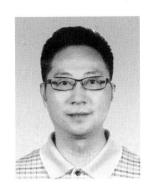

陈　平

1962 年 3 月出生，研究员级高级工程师、南京市卫生信息中心副主任，从事卫生信息管理和教学 20 余年。担任东南大学、南京工业大学、南京航空航天大学研究生指导教授，《中国医疗设备》等 5 本杂志的编委，江苏省生物医学工程学会临床医学工程专业委员会副主任委员、江苏省医院协会医院信息管理专业委员会副主任委员、南京卫生信息学会副会长、南京医学会信息分会主任委员等。主持国家科技支撑计划分项、国家电子病历文件管理重大试点、国家密码管理局课题等多项国家级 / 省级科技项目。获党政机要密码科技进步奖二等奖、南京市科技进步奖多项。

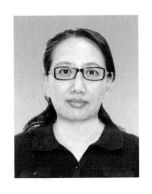

苏雪梅

1968 年 10 月出生。中国疾病预防控制中心信息中心副主任，研究馆员，硕士研究生导师。现主要从事公共卫生信息化建设、管理工作。近些年先后承担和参与了中国疾病预防控制中心公共卫生信息资源规划项目、新址信息系统设计、建设项目、中美新发传染病合作项目知识库建设与信息交流项目、公共卫生数据共享项目、疾病预防控制信息集成适宜技术开发与应用项目、重大传染病专项、重大慢性病专项相关项目、全民健康信息化保障工程、卫生信息标准等工作。社会兼职：现担任中华预防医学会理事、中华预防医学会预防信息专业委员会主任委员、中国卫生信息学会公共卫生信息学专业委员会常务委员等。

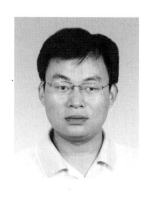

李亚子

　　1979 年 6 月出生，博士，研究员，任中国医学科学院北京协和医学院医学信息研究所健康与医疗保障研究中心主任，中华医学会医学信息分会青年委员，研究方向为卫生信息管理、医疗保障制度等。曾参与国家新农合信息平台、国家新农合跨省就医结算信息系统、"优质服务基层行"申报信息系统等多个国家级卫生信息系统研发与运维工作，并制定相关标准规范，相关成果服务于参保群众、基层医疗卫生机构以及卫生健康行政主管部门。主持 10 余项国家级与省部级课题。发表论文 80 余篇，主编专著 2 部，参与编写专著 2 部。

前　　言

世界范围内物联网、云计算、区块链、大数据等新兴热点领域高新技术不断发展,信息化正潜移默化地影响着医疗卫生领域。卫生信息化已成为全球医疗卫生事业发展的必然趋势。

在我国,卫生信息化事业起步相对较晚。但随着国家综合实力的不断攀升、经济社会的迅猛发展、人民物质生活水平的大幅提高,目前,在新时期背景下,卫生信息化建设正在各地区如火如荼地开展。各区域、各医疗机构都建立了不同层次的卫生信息系统以管理各种卫生信息资源,实现资源整合及共享,在一定程度上提高了管理和运营水平。

在卫生信息化工作的具体推进中,除建设相应规模的卫生信息系统外,引入正确的项目管理理念也至关重要。有效的项目管理虽不是卫生信息化建设成功的全部,但没有项目管理的卫生信息化建设,无论从质量、时间还是成本、效益任何一个方面看都存在着巨大风险。因此,某区域或机构在建成相应规模卫生信息系统的同时,正确引入项目管理理念,才能最大化发挥卫生资源的作用,从而为社会大众提供全面、便捷、高效、优质的卫生医疗服务。

为适应当前卫生信息化发展现状和工作需求,全国高等学校卫生信息管理/医学信息学专业规划教材第三届评审委员会组织专家,经广泛调研与论证对原有教材进行了修订。在新修订的第三版教材中,将原有《卫生信息系统》与《卫生信息项目管理》教材融会贯通,整合为《卫生信息系统与项目管理》,更新了卫生信息系统基本概念,重点强调我国卫生体系与卫生信息系统的关系,突出卫生信息系统在我国医疗卫生领域发挥的重要作用,增加以项目管理理念开展卫生信息系统建设的技术、方法与流程。此轮修订对于卫生信息系统应用、开发、管理与实践工作有指导意义。

新版教材以培养具有医学、管理学、计算机科学、公共卫生的基本理论、卫生信息化专业技术及信息管理实际工作能力的综合型、应用型、创新型人才为目标,着眼于未来医疗卫生的发展趋势,对卫生信息系统与项目管理的主要内容进行理论介绍及实践案例分析,使学生能够更好地把握学习的内容和重点,从而增强理解能力,推动专业人才培养目标的实现。

本书第一章至第八章,主要介绍卫生信息系统相关知识、各卫生领域信息系统的建设情况等;第九章至第十九章,主要介绍卫生信息项目管理相关知识、基本流程及实践案例等。

知识不断更新,学科进步不止。囿于我们的水平,教材中难免有错漏或不当之处,敬请各位专家学者、读者批评指正。

赵玉虹　马敬东

2022 年 11 月

目　录

第一章　卫生信息系统概述 ………………………………………………… 1

　第一节　信息技术与卫生系统数字化转型 …………………………………… 1

　　一、卫生系统概述 …………………………………………………………… 1

　　二、信息技术在卫生系统中的应用 ………………………………………… 4

　　三、卫生系统数字化转型 …………………………………………………… 5

　第二节　卫生信息系统概念与类型 …………………………………………… 6

　　一、卫生信息系统概念 ……………………………………………………… 6

　　二、卫生信息系统类型 ……………………………………………………… 7

　第三节　卫生信息系统的作用及应用评估 …………………………………… 9

　　一、卫生信息系统的采纳 …………………………………………………… 9

　　二、卫生信息系统的作用 ………………………………………………… 10

　　三、卫生信息系统应用评估 ……………………………………………… 11

　第四节　卫生信息系统发展状况与趋势 …………………………………… 15

　　一、卫生信息系统发展现状 ……………………………………………… 15

　　二、卫生信息系统发展趋势 ……………………………………………… 17

第二章　卫生信息系统基础知识 ……………………………………………… 18

　第一节　信息处理与管理 …………………………………………………… 18

　　一、信息与卫生信息 ……………………………………………………… 18

　　二、卫生信息处理与分析 ………………………………………………… 19

　　三、卫生信息管理 ………………………………………………………… 20

　第二节　信息系统及其组成 ………………………………………………… 21

　　一、系统及子系统 ………………………………………………………… 22

　　二、信息系统基本构成 …………………………………………………… 23

　　三、信息系统的基本架构 ………………………………………………… 26

　第三节　信息系统技术基础 ………………………………………………… 28

　　一、计算机软件与硬件 …………………………………………………… 28

　　二、数据库系统 …………………………………………………………… 29

　　三、通信及网络技术 ……………………………………………………… 30

　　四、信息安全技术 ………………………………………………………… 32

　第四节　卫生信息系统建模 ………………………………………………… 33

　　一、模型与元模型 ………………………………………………………… 33

二、模型分类 ··· 33
三、建模方法与工具 ··· 34

第三章 电子健康档案与卫生信息共享 ······························ 37

第一节 概述 ·· 37
一、电子健康档案概述 ·· 37
二、卫生信息共享概述 ·· 38
三、电子健康档案与卫生信息共享的作用 ······························ 39
第二节 电子健康档案 ·· 40
一、电子健康档案概念的发展 ·· 40
二、电子健康档案的定义辨析与特点 ·································· 41
三、电子健康档案的基本架构 ·· 42
第三节 卫生信息共享基本原理 ·· 43
一、卫生信息共享基本模式 ·· 43
二、卫生信息共享技术与规范 ·· 44
第四节 卫生信息共享组织形式与管理 ·································· 48
一、卫生信息共享组织形式 ·· 48
二、卫生信息共享的管理机制 ·· 49

第四章 区域卫生信息化 ·· 51

第一节 概述 ·· 51
一、区域卫生信息化相关概念 ·· 51
二、区域卫生信息化的发展现状 ······································ 52
第二节 基于健康档案的区域卫生信息平台 ······························ 53
一、相关概念 ·· 53
二、基于健康档案的区域卫生信息平台的建设 ·························· 54
三、基于健康档案的区域卫生信息平台的功能 ·························· 56
四、基于健康档案的区域卫生信息平台的应用模式 ······················ 57
五、基于健康档案的区域卫生信息平台典型案例 ························ 58
第三节 全民健康信息平台 ·· 58
一、全民健康信息平台相关概念 ······································ 58
二、全民健康信息平台的建设 ·· 59
三、全民健康信息平台的功能 ·· 60
四、全民健康信息平台的典型案例 ···································· 62
第四节 医联体信息系统 ·· 63
一、医联体信息系统的相关概念 ······································ 63
二、医联体信息系统的建设 ·· 64
三、医联体信息系统的应用 ·· 65
四、医联体信息系统的典型案例 ······································ 65

第五章　医院信息系统 ·· 67

第一节　概述 ··· 67

第二节　门诊信息系统 ··· 67

一、门诊挂号 ··· 67

二、门诊缴费 ··· 68

三、门诊病历 ··· 69

四、医嘱业务 ··· 69

第三节　住院信息系统 ··· 69

一、住院医生工作站 ·· 69

二、住院护理管理 ··· 70

三、电子病历系统 ··· 71

第四节　医疗辅助信息系统 ··· 72

一、检查 ·· 72

二、透析系统管理 ··· 73

三、输血系统管理 ··· 74

四、实验室信息系统 ·· 75

五、手术室信息管理系统 ·· 77

第五节　医院运营管理信息系统 ·· 78

一、综合运营监管平台 ··· 78

二、医疗质量监控平台 ··· 81

三、数据挖掘平台 ··· 82

第六节　互联网医院 ··· 83

一、发展背景 ··· 83

二、发展状况 ··· 83

三、主要功能 ··· 83

四、互联网医院建设意义 ·· 85

五、互联网医院建设的社会效益 ·· 85

第六章　公共卫生信息系统 ·· 87

第一节　疾病预防控制信息系统 ·· 87

一、疾病预防控制信息系统概述 ·· 87

二、疾病预防控制信息系统的建设与应用 ··· 88

三、主要的疾病预防控制信息系统介绍 ··· 89

第二节　卫生监督信息系统 ··· 93

一、卫生监督信息系统概述 ·· 93

二、卫生监督信息系统的建设和构成 ··· 95

三、主要的卫生监督信息系统 ·· 96

第三节　妇幼保健信息系统 ··· 99

一、妇幼保健信息系统概述 ·· 99

二、妇幼保健信息系统建设 ··· 100

　　　三、主要的全国性妇幼保健信息系统 101

　第四节　公共卫生信息系统的未来发展 103
　　　一、建立健全数据共享和业务协同机制 103
　　　二、扩展公共卫生信息系统覆盖范围 103
　　　三、加强新兴信息技术在公共卫生信息系统的应用 104
　　　四、加强专业技术人才培养 104

第七章　基层医疗卫生信息系统 105

　第一节　概述 105
　　　一、我国基层医疗卫生信息系统发展历程 105
　　　二、基层医疗卫生信息系统的目标用户及主要功能 107
　　　三、基层医疗卫生信息系统的建设原则 107

　第二节　基本医疗服务信息系统 108
　　　一、概述 108
　　　二、系统功能 108

　第三节　基本公共卫生服务信息系统 113
　　　一、概述 113
　　　二、系统功能 113

　第四节　基层医疗卫生信息系统其他子系统 122
　　　一、健康档案管理 122
　　　二、健康信息服务 122
　　　三、运营管理 123

　第五节　医防融合与基层医疗卫生信息系统一体化 123
　　　一、概述 123
　　　二、典型案例分析 124

第八章　国家突发公共卫生事件应急指挥信息系统 126

　第一节　突发公共卫生事件概述 126
　　　一、突发公共卫生事件概念 126
　　　二、突发公共卫生事件分级 126
　　　三、突发公共卫生事件特点 127

　第二节　国家突发公共卫生事件应急指挥信息系统建设回顾 127

　第三节　国家突发公共卫生事件应急指挥信息系统建设内容 128
　　　一、我国突发公共卫生事件应急指挥信息系统规划 128
　　　二、系统建设目标 128
　　　三、体系结构 128
　　　四、总体框架 129
　　　五、卫生应急指挥信息系统处置流程 130

　第四节　国家突发公共卫生事件应急指挥信息系统建设成果 130
　　　一、我国突发公共卫生事件应急指挥信息系统建设和运行现状 130
　　　二、卫生应急指挥信息系统取得的主要成就 132

第五节　突发公共卫生事件应急指挥信息系统建设经验 ································· 133
　　一、卫生应急指挥信息系统各大模块在工作中发挥实效 ····················· 133
　　二、卫生应急指挥信息系统部分功能模块存在不足 ··························· 133
　　三、卫生应急指挥信息系统发展方向 ··· 133

第九章　卫生信息项目管理 ··· 135

第一节　项目管理基础 ··· 135
　　一、基本概念 ··· 135
　　二、项目管理的主要内容和基本职能 ··· 136
　　三、项目管理十大知识领域 ··· 136
　　四、项目管理五大过程组 ··· 137
　　五、项目管理组知识领域的构成 ··· 138
第二节　卫生信息项目 ··· 139
　　一、卫生信息项目的定义 ··· 139
　　二、卫生信息项目的一般特征 ··· 139
　　三、卫生信息化中工程建设类项目的特征 ····································· 140
　　四、卫生信息项目的主要利益相关者 ··· 141
第三节　卫生信息项目管理 ··· 142
　　一、卫生信息项目管理的定义 ··· 142
　　二、卫生信息项目管理的特点 ··· 143
　　三、卫生信息项目管理的过程 ··· 143
　　四、卫生信息项目管理的知识体系 ··· 145
第四节　卫生信息项目管理技术与工具 ··· 146
　　一、常用卫生信息项目管理技术 ··· 146
　　二、常用卫生信息项目管理工具 ··· 150
第五节　卫生信息项目管理应用现状 ··· 151
　　一、项目管理在我国医疗卫生信息化建设中的应用 ····························· 151
　　二、项目管理在其他国家卫生信息化建设中的应用 ····························· 152
　　三、卫生信息项目管理技能培养现状 ··· 153

第十章　卫生信息系统技术与开发方法 ··· 155

第一节　卫生信息技术 ··· 155
　　一、卫生信息技术概述 ··· 155
　　二、国内外卫生信息技术发展 ··· 156
　　三、卫生信息关键技术简介 ··· 156
第二节　系统开发网络技术与数据库技术 ··· 158
　　一、系统开发网络技术概述 ··· 158
　　二、数据库技术概述 ··· 160
第三节　卫生信息系统开发方式、原则与策略 ··· 163
　　一、卫生信息系统开发概述 ··· 163
　　二、传统开发方式简介 ··· 163

三、基于 DevOps 的开发方式 ……………………………………………… 164

四、开发原则 …………………………………………………………………… 165

五、开发策略 …………………………………………………………………… 166

第四节　卫生信息系统开发方法 ……………………………………………… 167

一、卫生信息系统开发环境介绍 …………………………………………… 167

二、基于 Java 的卫生信息系统开发方法 ………………………………… 168

三、基于 .Net 的卫生信息系统开发方法 ………………………………… 169

四、基于 Python 的卫生信息系统开发方法 ……………………………… 169

五、基于 Go 的卫生信息系统开发方法 …………………………………… 170

六、人工智能 AI 应用开发方法 …………………………………………… 170

七、大数据应用开发方法 …………………………………………………… 171

八、物联网应用开发方法 …………………………………………………… 172

九、数据可视化开发方法 …………………………………………………… 172

第十一章　卫生信息系统规划与可行性分析 …………………………………… 174

第一节　卫生信息系统规划 …………………………………………………… 174

一、卫生信息系统规划概述 ………………………………………………… 174

二、卫生信息系统规划特点 ………………………………………………… 174

三、卫生信息系统规划的重要因素 ………………………………………… 175

四、卫生信息系统规划的内容 ……………………………………………… 176

五、卫生信息系统规划的步骤 ……………………………………………… 177

第二节　可行性分析 …………………………………………………………… 178

一、可行性分析的任务 ……………………………………………………… 179

二、可行性分析的内容 ……………………………………………………… 179

三、可行性分析的步骤 ……………………………………………………… 181

四、卫生信息系统项目的可行性分析报告撰写 …………………………… 182

第十二章　卫生信息系统分析 …………………………………………………… 185

第一节　需求分析 ……………………………………………………………… 185

一、需求分析方法 …………………………………………………………… 185

二、需求调查的范围 ………………………………………………………… 186

三、医院信息系统规范性需求分析 ………………………………………… 187

第二节　组织结构和功能分析 ………………………………………………… 188

一、组织结构和功能分析概述 ……………………………………………… 188

二、卫生信息系统功能分析概念 …………………………………………… 190

三、卫生信息系统功能的范畴 ……………………………………………… 193

第三节　业务流程分析 ………………………………………………………… 195

一、业务流程分析 …………………………………………………………… 195

二、医院业务流程的重组 …………………………………………………… 196

第四节　数据流程分析 ………………………………………………………… 197

一、调查数据的汇总分析 …………………………………………………… 198

　　二、数据流程分析 ··· 199
第五节　功能 / 数据分析 ··· 201
　　一、U/C 矩阵及其建立及检验 ··· 201
　　二、子系统的划分和选择 ··· 202
　　三、模块的划分 ··· 203

第十三章　卫生信息项目设计与实现 ··· 206
第一节　卫生信息项目设计概述 ··· 206
　　一、卫生信息项目的概念 ··· 206
　　二、卫生信息项目的特性 ··· 207
　　三、卫生信息项目设计任务 ··· 207
　　四、卫生信息项目设计的基础资源要求 / 常用架构 / 技术路线 ··················· 208
　　五、项目设计常用的方法 ··· 210
第二节　卫生信息项目总体设计 ··· 212
　　一、卫生信息项目指导思想和总体目标 ··· 212
　　二、卫生信息项目策划的原则和方法 ··· 213
　　三、项目建设需求分析 ··· 214
第三节　项目实施计划与任务设计 ··· 215
　　一、项目实施计划的制订 ··· 215
　　二、项目实施的主要内容 ··· 215
　　三、项目实施的任务拆解 ··· 216
第四节　卫生信息项目实施过程管理 ··· 217
　　一、项目实施过程的定义 ··· 217
　　二、项目实施过程的概述 ··· 217
　　三、项目实施过程管理中的投资控制 ··· 218
　　四、项目实施过程管理中的质量控制 ··· 219
　　五、项目实施过程管理中的风险控制 ··· 222
　　六、卫生信息化项目实施项目过程管理的常用工具和方法 ······················· 222
第五节　卫生信息项目进度管理 ··· 223
　　一、项目进度管理的概念 ··· 223
　　二、项目进度管理的主要内容 ··· 224
　　三、项目进度管理的方法措施 ··· 226
第六节　信息沟通与冲突管理 ··· 227
　　一、冲突管理的概念 ··· 227
　　二、冲突管理的主要内容 ··· 227
　　三、冲突管理中的信息沟通——正确认识冲突的客观情况 ······················· 228
　　四、冲突管理中信息沟通的定位和机制 ··· 228
第七节　案例分析 ··· 228
　　一、项目的建设背景 ··· 229
　　二、项目的建设目标 ··· 229
　　三、项目建设依据的卫生信息化标准 ··· 230

四、卫生信息化建设的项目管理 230

五、卫生信息化建设的项目总结 233

第十四章　卫生信息项目监控 234

第一节　卫生信息项目监控概述 234

一、卫生信息项目监控的含义与作用 234

二、卫生信息项目监控的内容 234

三、卫生信息项目监控的类型 236

第二节　卫生信息项目整体变更监控 236

一、卫生信息项目整体变更监控的概述 236

二、卫生信息项目整体变更监控的过程 237

三、卫生信息项目整体变更监控的依据 238

四、卫生信息项目整体变更监控的工具与技术 239

五、卫生信息项目整体变更监控的成果 239

六、卫生信息项目整体变更监控的方法和建议 240

第三节　卫生信息项目范围变更监控 241

一、卫生信息项目范围变更监控的主要工作 241

二、项目范围变更控制的流程 242

三、控制范围变更幅度的建议 243

第四节　卫生信息项目进度监控 243

一、卫生信息项目进度监控概述 243

二、卫生信息项目进度监控的主要工作 244

三、加快项目进度的技术 245

第五节　卫生信息项目成本监控 246

一、卫生信息项目成本监控概述 246

二、卫生信息项目成本监控的主要工作 247

三、挣值管理 248

第六节　卫生信息项目质量监控 251

一、卫生信息项目质量监控概述 251

二、卫生信息项目质量监控的主要工作 252

三、卫生信息项目质量保证 254

第十五章　卫生信息项目监理 255

第一节　卫生信息项目监理概述 255

一、信息系统工程监理 255

二、监理服务的性质 256

三、监理服务的原则 257

四、监理的任务与作用 257

第二节　卫生信息项目监理的标准规范 258

一、信息项目监理管理规范和要求 258

二、信息系统工程监理的标准 ……………………………………………… 259

第三节　卫生信息项目监理工作内容 ………………………………………… 260

一、质量控制 ……………………………………………………………… 260

二、进度控制 ……………………………………………………………… 260

三、投资控制 ……………………………………………………………… 261

四、变更控制 ……………………………………………………………… 261

五、合同管理 ……………………………………………………………… 261

六、信息管理 ……………………………………………………………… 262

七、安全管理 ……………………………………………………………… 262

八、组织协调 ……………………………………………………………… 263

第四节　监理组织机构及监理制度 …………………………………………… 263

一、监理机构 ……………………………………………………………… 263

二、现场监理组人员的责任与权利 ……………………………………… 263

三、监理工作制度 ………………………………………………………… 265

四、监理工作方法 ………………………………………………………… 266

五、卫生信息项目监理工作流程 ………………………………………… 266

第五节　网络安全 ……………………………………………………………… 269

一、网络安全等级保护 …………………………………………………… 269

二、商用密码应用安全性评估 …………………………………………… 271

第六节　卫生信息项目监理案例 ……………………………………………… 272

第十六章　卫生信息项目配置管理 …………………………………………… 277

第一节　卫生信息项目配置管理概述 ………………………………………… 277

一、配置管理 ……………………………………………………………… 277

二、配置项 ………………………………………………………………… 278

三、基线 …………………………………………………………………… 278

四、配置管理中的角色和分工 …………………………………………… 278

第二节　卫生信息项目配置管理过程 ………………………………………… 279

一、配置管理过程 ………………………………………………………… 279

二、配置项标识与跟踪 …………………………………………………… 279

三、配置管理库的建立 …………………………………………………… 279

四、基线变更管理 ………………………………………………………… 280

五、配置审核 ……………………………………………………………… 280

六、配置状态统计 ………………………………………………………… 281

第三节　卫生信息项目配置管理计划 ………………………………………… 281

一、配置管理计划过程 …………………………………………………… 281

二、配置管理计划大纲 …………………………………………………… 282

三、配置管理计划模板 …………………………………………………… 282

四、配置管理工具 ………………………………………………………… 283

第四节　典型案例 ……………………………………………………………… 283

第十七章　卫生信息项目收尾与评价 ⋯⋯⋯⋯⋯⋯⋯⋯⋯⋯⋯⋯⋯⋯⋯⋯ 287

　　第一节　卫生信息项目收尾概述 ⋯⋯⋯⋯⋯⋯⋯⋯⋯⋯⋯⋯⋯⋯⋯⋯⋯ 287
　　　　一、卫生信息项目收尾的内容 ⋯⋯⋯⋯⋯⋯⋯⋯⋯⋯⋯⋯⋯⋯⋯⋯ 287
　　　　二、卫生信息项目收尾的实施 ⋯⋯⋯⋯⋯⋯⋯⋯⋯⋯⋯⋯⋯⋯⋯⋯ 290
　　　　三、卫生信息项目交接与清算 ⋯⋯⋯⋯⋯⋯⋯⋯⋯⋯⋯⋯⋯⋯⋯⋯ 292
　　第二节　卫生信息系统测试管理与试运行 ⋯⋯⋯⋯⋯⋯⋯⋯⋯⋯⋯⋯⋯ 294
　　　　一、卫生信息系统测试管理 ⋯⋯⋯⋯⋯⋯⋯⋯⋯⋯⋯⋯⋯⋯⋯⋯⋯ 294
　　　　二、卫生信息系统试运行 ⋯⋯⋯⋯⋯⋯⋯⋯⋯⋯⋯⋯⋯⋯⋯⋯⋯⋯ 295
　　第三节　卫生信息项目验收 ⋯⋯⋯⋯⋯⋯⋯⋯⋯⋯⋯⋯⋯⋯⋯⋯⋯⋯⋯ 296
　　　　一、卫生信息项目范围确认 ⋯⋯⋯⋯⋯⋯⋯⋯⋯⋯⋯⋯⋯⋯⋯⋯⋯ 297
　　　　二、卫生信息项目质量验收 ⋯⋯⋯⋯⋯⋯⋯⋯⋯⋯⋯⋯⋯⋯⋯⋯⋯ 297
　　　　三、卫生信息项目资料验收 ⋯⋯⋯⋯⋯⋯⋯⋯⋯⋯⋯⋯⋯⋯⋯⋯⋯ 299
　　第四节　卫生信息项目后评价 ⋯⋯⋯⋯⋯⋯⋯⋯⋯⋯⋯⋯⋯⋯⋯⋯⋯⋯ 299
　　　　一、卫生信息项目后评价的概念和必要性 ⋯⋯⋯⋯⋯⋯⋯⋯⋯⋯⋯ 300
　　　　二、卫生信息项目后评价的内容 ⋯⋯⋯⋯⋯⋯⋯⋯⋯⋯⋯⋯⋯⋯⋯ 300
　　　　三、卫生信息项目后评价的方法 ⋯⋯⋯⋯⋯⋯⋯⋯⋯⋯⋯⋯⋯⋯⋯ 301
　　　　四、卫生信息项目后评价的实施 ⋯⋯⋯⋯⋯⋯⋯⋯⋯⋯⋯⋯⋯⋯⋯ 301
　　第五节　卫生信息项目完工总结 ⋯⋯⋯⋯⋯⋯⋯⋯⋯⋯⋯⋯⋯⋯⋯⋯⋯ 303
　　　　一、卫生信息项目信息收集和汇总 ⋯⋯⋯⋯⋯⋯⋯⋯⋯⋯⋯⋯⋯⋯ 304
　　　　二、卫生信息项目完工报告 ⋯⋯⋯⋯⋯⋯⋯⋯⋯⋯⋯⋯⋯⋯⋯⋯⋯ 305
　　　　三、卫生信息项目完工总结 ⋯⋯⋯⋯⋯⋯⋯⋯⋯⋯⋯⋯⋯⋯⋯⋯⋯ 306
　　第六节　典型案例 ⋯⋯⋯⋯⋯⋯⋯⋯⋯⋯⋯⋯⋯⋯⋯⋯⋯⋯⋯⋯⋯⋯⋯ 307
　　　　一、卫生信息项目成功案例 ⋯⋯⋯⋯⋯⋯⋯⋯⋯⋯⋯⋯⋯⋯⋯⋯⋯ 307
　　　　二、卫生信息项目失败案例 ⋯⋯⋯⋯⋯⋯⋯⋯⋯⋯⋯⋯⋯⋯⋯⋯⋯ 307

第十八章　卫生信息项目风险管理 ⋯⋯⋯⋯⋯⋯⋯⋯⋯⋯⋯⋯⋯⋯⋯⋯⋯⋯ 309

　　第一节　卫生信息项目风险管理概述 ⋯⋯⋯⋯⋯⋯⋯⋯⋯⋯⋯⋯⋯⋯⋯ 309
　　　　一、卫生信息项目风险管理概念 ⋯⋯⋯⋯⋯⋯⋯⋯⋯⋯⋯⋯⋯⋯⋯ 309
　　　　二、卫生信息项目风险管理原则 ⋯⋯⋯⋯⋯⋯⋯⋯⋯⋯⋯⋯⋯⋯⋯ 310
　　　　三、卫生信息项目风险管理过程 ⋯⋯⋯⋯⋯⋯⋯⋯⋯⋯⋯⋯⋯⋯⋯ 310
　　第二节　卫生信息项目风险管理规划 ⋯⋯⋯⋯⋯⋯⋯⋯⋯⋯⋯⋯⋯⋯⋯ 311
　　　　一、卫生信息项目风险管理规划概述 ⋯⋯⋯⋯⋯⋯⋯⋯⋯⋯⋯⋯⋯ 311
　　　　二、卫生信息项目风险管理规划主要内容 ⋯⋯⋯⋯⋯⋯⋯⋯⋯⋯⋯ 311
　　第三节　卫生信息项目风险识别与评估 ⋯⋯⋯⋯⋯⋯⋯⋯⋯⋯⋯⋯⋯⋯ 312
　　　　一、卫生信息项目风险识别 ⋯⋯⋯⋯⋯⋯⋯⋯⋯⋯⋯⋯⋯⋯⋯⋯⋯ 312
　　　　二、卫生信息项目风险评估 ⋯⋯⋯⋯⋯⋯⋯⋯⋯⋯⋯⋯⋯⋯⋯⋯⋯ 318
　　第四节　卫生信息项目风险应对 ⋯⋯⋯⋯⋯⋯⋯⋯⋯⋯⋯⋯⋯⋯⋯⋯⋯ 320
　　　　一、卫生信息项目风险应对概述 ⋯⋯⋯⋯⋯⋯⋯⋯⋯⋯⋯⋯⋯⋯⋯ 320
　　　　二、卫生信息项目风险应对策略 ⋯⋯⋯⋯⋯⋯⋯⋯⋯⋯⋯⋯⋯⋯⋯ 320
　　　　三、卫生信息项目风险应对措施 ⋯⋯⋯⋯⋯⋯⋯⋯⋯⋯⋯⋯⋯⋯⋯ 321

　　第五节　卫生信息项目风险监控 ………………………………………………………… 322
　　　一、项目风险监控概述 …………………………………………………………………… 322
　　　二、项目风险监控步骤 …………………………………………………………………… 323
　　　三、项目风险监控方法 …………………………………………………………………… 323
　　第六节　典型案例 ………………………………………………………………………… 324
　　　一、项目风险规划 ………………………………………………………………………… 324
　　　二、项目风险识别 ………………………………………………………………………… 325
　　　三、项目风险控制 ………………………………………………………………………… 325

第十九章　典型卫生信息系统建设项目管理案例解析 …………………………………… 326
　　第一节　案例项目基本情况 ……………………………………………………………… 326
　　　一、项目背景 ……………………………………………………………………………… 326
　　　二、项目目标及规划 ……………………………………………………………………… 327
　　　三、建设原则 ……………………………………………………………………………… 328
　　第二节　案例项目技术与开发 …………………………………………………………… 329
　　　一、系统平台构建技术 …………………………………………………………………… 329
　　　二、开发技术 ……………………………………………………………………………… 331
　　第三节　××市卫生信息平台建设方案和内容 ………………………………………… 333
　　　一、需求分析 ……………………………………………………………………………… 333
　　　二、建设方案和内容 ……………………………………………………………………… 334
　　　三、项目主要成果 ………………………………………………………………………… 338
　　第四节　卫生信息项目管理 ……………………………………………………………… 338
　　　一、项目前期 ……………………………………………………………………………… 338
　　　二、项目中期 ……………………………………………………………………………… 341
　　　三、项目后期 ……………………………………………………………………………… 341
　　第五节　案例总结 ………………………………………………………………………… 343

推荐阅读 ……………………………………………………………………………………… 344

中英文名词对照索引 ………………………………………………………………………… 345

第一章

卫生信息系统概述

人类正在进入一个崭新的时代。数字化、信息化是这一时代最鲜明的特征,也是不可逆转的趋势。十九届五中全会提出到 2035 年基本实现信息化,"十四五"期间加快数字化发展,"加强数字社会、数字政府建设,提升公共服务、社会治理等数字化智能化水平"。数字化、信息化正在融入中国经济与社会发展的全景要素当中,改变着人的行为和生活方式,重塑着社会关系和社会形态。

"十三五"以来,中国卫生健康事业数字化信息化水平得到了极大提高,全民健康信息化建设和"互联网+医疗健康"发展行动取得了突出成效。以移动通信、云计算、大数据、人工智能为代表的新兴信息技术在卫生健康领域得以应用,改善并优化了服务供给的业务模式,沉淀了海量健康数据资源,提供了更多便民惠民手段,为推进深化医药体制改革提供了重要支撑。在信息化进程中,大量不同种类的信息系统部署并应用于卫生健康事业的方方面面。只有深刻理解各类信息系统的工作原理、建设方略、运行规律和作用影响,卫生系统内的信息管理人员和技术人员才能更好地与其他岗位角色协同工作,提高效率,创造更大价值。

第一节 信息技术与卫生系统数字化转型

一、卫生系统概述

健康是人的一项基本权利,是人民共同追求的根本福祉,也是经济生产和社会发展的核心资源。十九大以来,以习近平同志为核心的党中央高度重视卫生健康事业发展和人民健康与生命安全。习近平总书记多次强调"把人民健康放在优先发展战略地位"。在社会治理结构中,卫生系统是保障人民健康的基础。因制度、历史、文化、社会经济发展水平上的差别,不同国家所设立的卫生系统有所不同,并且会随着健康需求和环境因素的变化而持续演化。但总体上,卫生系统是以促进和保障健康为目的,对相关资源的有机整合,因而具备一般意义上的概念界定和框架结构。

(一)卫生系统的概念

系统是若干要素组成,具有一定结构和功能的有机整体。在社会活动中,系统常常指一组人、物、事件以及它们之间的关系所形成的有机整体,能够发挥一定的社会功能。概念上,卫生系统可分为狭义和广义两种理解。狭义上,卫生系统(health system)也称为卫生保健系统(healthcare system),是人、机构和资源组合起来提供服务满足目标人群健康需要的组织形态。广义上,世界卫生组织认为"卫生系统包括了以改善健康为首要目的的所有人、资源、机构和组织"。这既包括了影响健康决定性因素的各种努力,也包括更多促进健康的活动。

卫生系统的首要目的是满足人们的健康需求,提高人群健康水平。为了实现这一目标,卫生系统将公共卫生行动和不同层级的卫生服务机构结合起来,提供预防性、促进性、治疗性和康复性的卫生保健服务。而保障人们可以公平地获得这些服务也是卫生系统实现其自身目标的必要条件。卫生系统需要人、资金、信息、物资供应、运输、通信,同时也需要相应的指南和管理规范。在资源有限的现实下,卫生系统必须提高效率,减少浪费,提高服务的质量和安全性才有可能实现其目标。因此,卫生系统不是人、资金、设备和设施等要素的简单组合,而是一个内外部存在大量交互关系,结构复杂,且具有自我调节能力的开放系统。

（二）卫生系统的结构与功能

卫生系统涵盖了改善人群健康的资源、活动以及它们之间的关系,具有复杂性、动态性、开放性和自适应性等特征。理解卫生系统的属性和特征,需要将其结构抽象化。学者们从不同角度对卫生系统进行了概念化的表述,提出了不同的概念框架和模型,目的是为分析卫生系统的资源配置、运行规律和绩效表现提供理论和方法上的支撑。同时,这些概念框架和模型也有助于理解信息技术在卫生系统中应用的策略和潜在作用。当前,国际上典型的框架和模型主要有世界卫生组织提出的卫生系统框架与构成、世界银行提出的卫生系统控制点模型以及美国国家医学研究所提出的卫生系统概念图模型三种。

1. 卫生系统框架与构成   卫生系统框架与构成(health system framework and building block)是由世界卫生组织于 2007 年提出的一个概念框架(图 1-1)。其中,卫生系统由六大核心部分组成,包括:①服务提供;②卫生人力;③卫生信息系统;④基本药物;⑤卫生筹资;⑥领导力 / 治理。卫生系统目标 / 结果和产出则包括了改善健康、反应性、社会或经济风险保护以及提高效率。不同的组成部分在实现卫生系统功能的过程中发挥着各自的作用。卫生信息系统和领导力 / 治理是横跨其他各个组成部分的,为制定卫生政策和管理其他组成部分提供基础。在其他四个组成部分中,卫生人力和卫生筹资是系统输入性的;而基本药物和服务提供则是系统输出性的,决定了服务的可及性以及在人群中的分布。

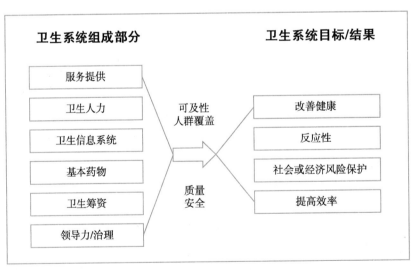

图 1-1   卫生系统框架与构成

2. 卫生系统控制点模型   卫生系统控制点模型(health system control knob)是 21 世纪初世界银行联合哈佛大学公共卫生学院共同开发的。这一模型由 Roberts 等人提出,并应用于世界银行举办的卫生系统改革旗舰培训项目,用于指导改善卫生系统的行动和绩效评估。该模型确定了改变或增强卫生系统的 5 个核心领域(即控制点),包括筹资、支付、组织、管制和行为(图 1-2)。5 个控制点分别涵盖了卫生系统的资金来源、服务的支付方式和激励机制、服务提供的组织方式、监督和管理的制度以及影响供需双方行为的策略。在该模型中，卫生系统目标同世界卫生组织框架大致相似，包括了人群的健康状态、病人满意度以及风险保护。

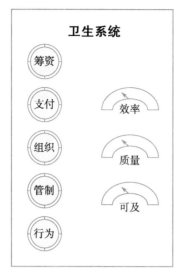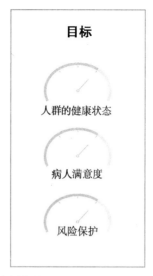

图 1-2　卫生系统控制点模型

3. **卫生系统概念图模型**　卫生系统概念图模型（conceptual drawing of health care system）由美国国家医学研究所（Institute of Medicine，IOM）于 2005 年提出，目的是指导应用包括信息技术在内的工程学方法改善卫生服务供给（图 1-3）。该模型将卫生系统划分为四个相互嵌套的水平，包括：①病人个体；②服务团队，由正式的服务提供者（医师、药师、护士等）和非正式的服务提供者（病人本人、家庭和朋友等）共同组成；③服务组织，是卫生系统的基础设施和资源（比如医院、诊所、长期照料机构等）；④政治和经济环境，是卫生系统运行的现实条件（比如政策法规、财政预算、支付方式、市场等）。卫生系统概念图模型采用社会生态学的视角，揭示了卫生系统内诸要素间以及它们同环境之间的关系，但并未将卫生系统的目标或功能纳入其中。

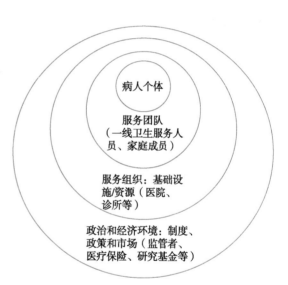

图 1-3　卫生系统概念图模型

（三）我国的卫生系统

自新中国成立以来，党和政府高度重视人民健康事业发展，持续推进医药卫生体制改革，建立了符合中国国情的卫生系统，取得了举世瞩目的成就。2009 年，中共中央、国务院印发了《关于深化医药卫生体制改革的意见》，明确提出了我国卫生系统组成和运行的"四梁八柱"。所谓"四梁"是指我国卫生系统的核心组成部分，包括公共卫生服务体系、医疗保障体系、医疗服务体系和药品供应保障体系；所谓"八柱"是指支撑卫生系统运行的关键机制和措施，分别为协调统一的医药卫生管理体制、高效规范的医药卫生机构运行机制、政府主导的多元卫生投入机制、科学合理的医药价格形成机制、严格有效的医药卫生监管体制、可持续发展的医药卫生科技创新机制和人才保障机制、实用共享的医药卫生信息系统、建立健全医药卫生法律制度。我国卫生系统的目标则是为城乡居民提供"安全有效、方便价廉"的基本公共卫生和基本医疗服务，不断提高人民健康水平。

二、信息技术在卫生系统中的应用

人的健康受到一系列复杂因素的影响，其中既有生物遗传因素的影响，也包括行为、环境因素以及卫生系统本身相关因素的影响。在实现人民公平享有健康这一目标上，世界各国均面临着包括日益加重的慢性病负担、过高的费用成本和较低的效率与质量等方面带来的挑战。在卫生改革和健康治理实践当中，人们认识到合理有效使用信息技术有助于推动卫生系统变革应对上述挑战。在世界卫生组织的卫生系统框架中，卫生信息系统是六大核心组成部分之一。在我国深化医药卫生体制改革的总体框架中，卫生信息系统是支撑卫生系统运行实现系统目标的"八大支柱"之一。从 20 世纪 80 年代开始，一些工业化国家开始将信息技术应用于卫生服务管理和提供当中。我国自 20 世纪 90 年代开始在卫生领域应用信息技术。经过 30 余年的建设，我国卫生健康信息化水平得到极大提高。信息技术几乎应用于卫生系统内所有核心领域和关键流程，支持了科学管理和决策，提高了服务效率，改善了服务效果，并创建了大量面向个人自我管理的应用。

（一）面向管理决策的应用

面向管理决策的应用是指将信息技术应用于卫生系统中服务机构和行政部门的相关管理和决策业务，通过信息采集、整理、分析和报告等活动，增强政策制定者和管理者的洞察力和预判力，提高政府及服务组织在决策、规划、运营、监管、监测以及协调等方面的科学性、合理性、高效性与及时性。管理和决策活动是卫生系统中最早尝试使用信息技术的领域。早期，主要应用包括卫生行政部门使用的统计信息报告系统和医疗机构使用的财务信息系统。随着技术进步以及人们对信息技术认识的深入，这类应用发展迅速，覆盖面日渐广泛，技术应用的广度和深度不断提高。

在服务机构的管理和决策方面，信息技术广泛应用于医疗机构、公共卫生机构和基层卫生服务机构的运营管理和决策支持。这类应用的主要目的是提升卫生系统内各类服务机构的管理水平，增强决策能力，保证机构管理科学化、规范化、精细化，进而提高机构运行效率和效果。在现代医疗卫生服务机构中，信息技术应用几乎贯穿于所有的管理业务流程当中，服务于决策层、管理层和运营层，支持包括财务管理、人力资源管理、采购供应管理、质量安全管理在内的各类管理职能。正因如此，国家卫生健康委员会和国家中医药管理局制定的《公立医院高质量发展促进行动（2021—2025年）》明确提出公立医院高质量发展"以学科、人才队伍和信息化建设为支撑"。

在卫生行政管理和决策方面，信息技术主要应用于卫生行政部门的计划、组织、指挥、控制、协调、监督、决策和改革等职能领域，支撑行业治理现代化，提高行政效率和效能，提升卫生行政事务的透明度。在卫生行政部门内，主要应用包括办公自动化、统计数据汇总与上报、行政审批、项目管理以及档案管理等；在卫生行政部门外，主要应用包括对医疗卫生企事业单位的行业监管与绩效考核、对社会大众的政务服务与政务公开以及对其他部门的数据共享和政务协同等。

（二）面向服务开展的应用

面向服务开展的应用是指将信息技术集成到卫生服务的各种活动单元之中，增强各类服务人员的技术能力与执业水准，优化服务流程，以减少差错、提升效率、促进安全与质量、改善病人体验及其健康结局、提高人群健康水平。

针对医疗服务机构与人员，信息技术及其应用系统可提供下列解决方案。

1. 电子化替代性应用　一类是通过信息采集、分析与利用，进行流程优化和改造，用电子化的服务流程替代原有的手工操作流程；另一类是智能算法、电子控制、机械装置三者的有机结合，替代人从事卫生服务中大量重复机械性的活动，比如物流、配送、保洁、配药、转运等。

2. 诊断决策支持　综合应用影像处理与分析、自然语言处理、语义网、推理机等多种信息分析手段，集成显性知识与隐性知识，实现智能化的影像、实验室、病理及疾病诊断决策支持，降低诊断过程中的体力消耗与认知负荷，减少诊断差错，提高诊断效率与质量。

3. 增强临床干预的能力 在干预方案制订与实施的过程中，应用机器人、知识图谱、大数据分析等技术手段，优化治疗干预方案，提高临床干预的精准个性化程度，减少干预过程中带来的损伤与失误。

针对公共卫生服务机构和人员，信息技术主要支撑其开展疾病预防和控制业务工作，包括重点人群的管理、疾病监测与预警、环境危险因素和行为危险因素监测以及监督执法等。2020 年底发布的《全国公共卫生信息化建设标准与规范（试行）》将信息化支撑的公共卫生服务管理分为了 18 项业务领域，包括传染病防控、寄生虫病防控、免疫规划、慢性病防控、地方病防控、精神卫生防治、癫痫防治、老年人健康服务管理、妇幼健康服务管理、健康教育、营养健康服务管理、健康档案管理服务、伤害防控、突发公共卫生事件管理、环境卫生管理、监督执法服务管理、食品安全风险监测和职业病防控等。

（三）面向自我管理的应用

面向自我管理的应用是指通过信息技术为病人提供适宜充分的知识，提高处理及应对健康问题的技能，以减轻医患双方在知识和技能上的不平等，改变病人被动接受服务的局面，增强其主动健康和自我管理的能力。实证研究表明病人参与、自我管理以及更为平等的医患关系将显著降低成本、提高服务质量以及提升病人体验。但其前提取决于病人自我能力的发展与提高。信息技术在此起到的作用可以概括为两大方面：能力辅助与能力转移。前者集中体现在一系列以新兴信息技术为内核的家庭保健辅助技术与系统，如看护机器人、智能生物传感、智能监测反馈提醒、智能药物管理等。后者则着力解决将部分原属于服务方的专业能力转移并内化到病人一方，以增强病人参与决策和自我管理的能力，这包括个性化健康信息推送、智能导诊、智能问答、自我管理支持、情感支持（社交辅助机器人）等。

三、卫生系统数字化转型

形形色色的信息技术及其支撑的各类应用已经渗透到个人生活和经济发展的方方面面，成为社会系统中无法剥离的一部分，推动人类社会处于快速数字化进程当中。以习近平同志为核心的党中央高度重视数字化发展，明确提出数字中国战略。党的十九届五中全会通过的《中共中央关于制定国民经济和社会发展第十四个五年规划和二〇三五年远景目标的建议》，明确提出要"加快数字化发展"。数字化是一种采用普适数字化技术连接更大社会空间的社会转型过程。社会数字化本身及其影响都是复杂而深刻的。数字化将越来越多社会和经济互动转化为电子数据的实时采集、分析和操控，进而显著影响到个人和集体行为，最终对个体、组织和社会产生深远的影响。

卫生系统是社会系统的一个有机组成部分。社会数字化的过程必然也是卫生系统数字化的过程。在我国近 30 年卫生信息化建设的历程当中，一方面信息技术成为医药卫生体制改革和卫生健康服务模式变革的关键推进力量；另一方面这些技术已经深深融入卫生系统运行的全部要素和场景。信息化建设所取得的成就为卫生系统数字化转型打下了坚实的基础。加快数字健康发展也将成为新时代中国卫生健康事业发展的重点任务。

（一）数字化转型的概念与内涵

数字化转型的概念最早由工商管理领域的学者和管理者提出。通常，数字化转型（digital transformation）是指利用技术大幅提升企业绩效和业务范围。目前，人们还没有在数字化转型的定义上取得完全一致的认识。比较有代表性的看法包括：①数字化转型是使用数字技术创建新的（或修改现有的）业务流程、文化和客户体验，以满足不断变化的业务和市场需求的过程；②数字业务转型是利用数字技术和其支撑能力，创建稳健的新型数字业务模式的过程；③数字化转型不仅仅关乎技术，更关乎重塑企业，是一个必要但具有挑战性的数字化运营过程，以速度和灵活性改变或快速引入新产品和体验，利用技术来创建精准运营，并让人们自由地做更复杂的任务，创造价值。从以上表述可以发现,数字化转型至少包括技术使用、业务模式改变和价值创造三重内涵。事实上,这三重内涵同样适用于公共部门。在公共部门中,数字化转型意味着有效使用数字化技术、充分利用数据资源、改变公共管理和服务的模式,从而创造更加卓越的公共价值。

（二）卫生系统数字化转型

同工商领域一样,卫生系统数字化转型也没有一个公认而确切的定义。但是,数字化转型已经成为卫生领域不可避免的趋势,也受到国内外政策制定者、管理实践者和研究者的广泛关注。通常,我们可以从两个方面理解卫生系统数字化转型。

1. **数字技术直接驱动卫生系统转型**　这主要通过在卫生行政管理、服务提供以及个人健康管理等领域应用数字技术得以实现,可以视为由传统健康服务到电子健康,再转向数字健康的过程。这里,电子健康（eHealth）是指采用信息与通信技术以促进预防、诊断、治疗、康复、健康监测与管理的工具或服务;数字健康（digital health）是所有开发和使用数字技术促进健康相关的知识和实践领域。数字健康扩展了电子健康的概念,纳入了数字消费者,涉及更为广泛的智能装置和连接设备,也涵盖了人工智能、物联网和大数据等在健康领域的应用。

2. **数字技术间接驱动卫生系统转型**　卫生系统的首要目的是满足人们的健康需求,提高人群健康水平。人群健康受到环境、社会经济、生物遗传和个人行为等多种因素的影响。数字技术可对健康的社会、环境以及行为等方面的决定性因素产生影响。同时,不同群体获取和使用数字技术的能力存在差异,最终会导致健康状况的差异。因此,数字技术和数字生态系统本身也正成为越来越重要的健康决定性因素。

第二节　卫生信息系统概念与类型

信息有助于消除生活和生产中的不确定性。在卫生系统中,准确可靠的信息是所有活动主体进行决策的基础,也是制定和实施卫生政策、进行卫生管理、提供卫生服务、从事卫生研究、开展健康促进的必要资源。按照世界卫生组织的框架,卫生信息系统是卫生系统六大核心组成部分之一。随着信息技术在卫生系统中应用日趋广泛,卫生领域内部署了大量信息系统,用于改善服务、提高效率、促进安全。本节将阐述卫生信息系统的基本概念和主要类型。

一、卫生信息系统概念

文献上关于卫生信息系统概念的界定有多种方式和观念。有的文章侧重于组织信息处理,有的侧重于信息技术使用;有的侧重于管理事务处理,有的侧重于临床和公共卫生业务应用;有的侧重于国家或区域统计数据的采集、汇总和上报,有的则侧重于卫生服务流程的自动化处理。除开观念或认知差异,这些侧重点的不同源自在现实环境中卫生信息系统结构和功能上的多样性。以医疗机构为例,现在大型公立医院中运行的各类信息系统少则几十个,多则数百个。厘清卫生信息系统的概念,需要理解不同观念背后的历史脉络。

总体上,卫生信息系统概念上的表述存在两种起源:一种是从卫生统计的视角出发;另一种则是从医院或卫生机构运行和管理的视角出发。基于第一种视角的理解认为卫生信息系统的目的是提供准确可靠的数据进行统计分析,支持卫生系统内的决策制定,因此具有四项核心功能:数据生成、汇总、统计分析以及报告和使用。这些功能并不需要使用信息技术就能实现。甚至,一些人从还原论的角度将卫生信息系统直接等同于监测和评估。这种观点在信息技术未能在卫生系统内广泛使用时具有一定的普遍性。然而,随着信息技术应用水平提升,人们认识到卫生信息系统还有着更多功能目标，包括具备提醒和早期预警的能力、支持病人和卫生机构管理、助力卫生规划、促进科学研究等。基于第二种视角的理解认为卫生信息系统事实上是医院信息系统的扩展，因此其核心目标是改善临床服务、提高机构管理效率。德国医学信息学专家 Haux 教授认为卫生信息系统是在卫生服务环境下处理数据、信息和知识的一类系统，而医院信息系统是其中的一个实例。他认为卫生信息系统聚焦于为病人提供的保健服务，是以病人为中心的，其功能在于支持临床和护理服务，同时也支持为病人提供服务相关的行政管理事务。但 Haux 教授同时也认识到卫生信息系统正在从机构内部向外延伸，扩展到区域乃至国家层面。

根据上述理解，不同的机构组织或学者提出了卫生信息系统的定义。比如：国际标准化组织将其定义为"多种授权用户可以访问的，计算机可处理、存储和安全传输的，同卫生服务相关的健康信息资源库"；世界卫生组织将其定义为"一系列程序和组件的有机组合，其目的是在卫生系统全部水平上提供改善卫生管理决策的信息"；也有学者将其定义为"用以管理卫生服务数据的系统，包括采集、存储、管理和传输病人电子病历的系统，医院运营管理系统以及支持卫生政策制定的系统"。综合起来，我们认为卫生信息系统（health information system，HIS）是在卫生系统不同水平、不同范围内，利用信息和通信技术，收集、处理、分析、传输、共享并利用健康数据、信息和知识的系统，能支持不同类型的决策制定，改善卫生服务供给的效率和效果，最终促进人群健康水平的提高。

二、卫生信息系统类型

卫生信息系统本质上是一种社会技术系统。概念上，卫生信息系统几乎包括了卫生系统内所有使用信息技术的子系统。随着技术应用水平的提高，卫生信息系统的数量和种类都快速增加。整体上，卫生信息系统形成了一个非常复杂的体系。按照不同的分类准则，可以形成不同的分类目录。比如，按机构内外，卫生信息系统可以分为机构内系统和跨机构系统；按功能类型，可以分为卫生管理信息系统和卫生业务信息系统；按用户类别，可以分为医生工作信息系统和消费者信息系统。本章以卫生系统内的业务为主线，根据业务的范围、层级和类型对卫生信息系统进行分类。

（一）按业务范围划分

所谓业务范围是指卫生系统内主要的子系统或部门开展的业务活动领域，类似于信息工程中功能域或者职能域的概念。按照我国卫生系统的核心组成部分，卫生信息系统可以分为公共卫生服务信息系统、医疗服务信息系统、医疗保障信息系统和药品供应保障信息系统。

1. 公共卫生信息系统　公共卫生信息系统是公共卫生体系建设的重要组成部分，是利用计算机、网络和通信技术，对各类卫生机构所涉及的各种信息进行规划和管理，收集人群的疾病发生情况和健康状况的资料，进行数据分析和处理，得到有价值的信息，并向各卫生机构的管理层传递信息，为卫生管理者的计划、控制、决策提供支持。主要的公共卫生信息系统包括疾病预防和控制系统、重点人群健康管理系统、卫生监督信息系统、卫生应急管理系统、精神卫生信息系统、健康教育管理系统、采供血管理系统等。

2. 医疗服务信息系统　医疗服务信息系统是指利用计算机软/硬件技术、网络通信技术等现代化手段，对医疗服务组织及其所属各部门的信息流（主要包括人、财、物等）进行综合管理，对在医疗服务活动各阶段中产生的数据进行采集、存储、处理、提取、传输、汇总、加工生成各种信息，从而为服务组织的整体运行提供全面的、自动化的管理及各种服务的信息系统。常见的医疗服务信息系统包括临床信息系统、检验信息系统、影像信息系统、远程医疗系统等。

3. 医疗保障信息系统　医疗保障信息系统是指综合利用计算机技术、数据库技术、网络技术和数据通信技术对医疗保障信息进行采集、存储、处理、传输、展示和维护，从而为医疗保障提供全面的、自动化管理的信息系统，实现医保业务办理标准化、监督管理智能化、公共服务便捷化、决策分析精准化。医疗保障信息系统主要包括医保支付结算系统、医疗服务价格管理系统、药品和医用耗材招采系统、公共服务系统、基金运行和审计监管系统以及医疗保障智能监管系统等。

4. 药品供应保障信息系统　药品供应保障信息系统是指利用信息和通信技术,进行药品和医用耗材信息的采集、加工、存储、传输以及分析利用,以支持药品和医用耗材目录管理、采购配送、使用监测以及综合评价等药品保障工作的信息系统。当前,国家药品供应保障综合管理信息平台包括了药品基本信息应用查询系统、国家药品使用监测系统、药品基本信息收集审核共享系统和医用耗材基本信息收集审核共享系统等四个子系统。

（二）按业务层级划分

卫生系统具有鲜明的层次性,一般其层次可分为国家、省以及地方三个水平。这决定了卫生系统业务活动的层级。在我国,按照业务层级,卫生信息系统可分为国家卫生信息系统、区域卫生信息系统和基层卫生信息系统。

1. 国家卫生信息系统　国家卫生信息系统(national health information system,NHIS)是在国家层面组织和集成资源、流程进行卫生数据和信息的采集、加工、处理、存储、传输和利用的系统。国家卫生信息系统的目的是支持政策制定者和卫生服务人员,保障并促进人群健康,由国家卫生行政部门设计并组织实施。鉴于国情和卫生系统结构的差别,不同国家的国家卫生信息系统组成和形式也有所不同。我国正在建设和使用的国家卫生信息系统或平台主要包括国家全民健康保障信息平台、国家医疗保障信息平台和国家药品供应保障综合管理信息平台。

2. 区域卫生信息系统　区域卫生信息系统(regional health information system,RHIS)是在一定的行政区域范围内实现预防保健、医疗服务和卫生管理一体化的应用系统,涵盖了电子政务、医保互通、居民健康档案、远程医疗、网络健康教育与咨询等内容。在我国,区域卫生信息系统主要为省、市、县级全民健康信息平台,连接区域内医疗卫生机构信息系统的数据交换和共享平台,是不同系统进行信息整合的基础和载体。

3. 基层卫生信息系统　基层卫生信息系统(primary health information system,PHIS)是以满足居民基本卫生服务需求为目的,满足居民健康档案管理、基本医疗服务、基本公共卫生服务、基层卫生管理、健康信息服务以及医疗卫生服务协同要求的信息系统。其主要服务对象为社区卫生服务中心(站)、乡镇卫生院、村卫生室以及辖区居民。

（三）按业务类型划分

卫生系统是一个要素众多,结构复杂的系统,既包含行政监管部门,又有大量的服务机构和组织,其运行过程中涉及大量不同类型的具体业务。尽管不存在一个统一的卫生系统业务类型的具体划分,但从信息系统的设计角度出发,可以将卫生信息系统总体上分为面向决策支持的系统和面向具体事务处理的系统。前者称为卫生管理信息系统,后者称为卫生事务处理系统。

1. 卫生管理信息系统　卫生管理信息系统是指在卫生系统内,面向决策支持,以提高管理效能为目的,进行信息收集、加工、存储、传输和利用的人机交互系统。管理信息系统大量存在于各类卫生服务组织,包括财务管理信息系统、人力资源和绩效管理信息系统、设施设备管理信息系统。当前许多医疗机构引入企业资源计划(enterprise resource planning,ERP)系统的概念,将不同的管理信息系统整合起来,升级为医院资源规划(hospital resource planning,HRP)系统。卫生行政部门一般使用卫生综合管理信息系统或平台。

2. 卫生事务处理系统　卫生事务处理系统是支持卫生系统内(尤其是卫生服务机构)具体业务流程和活动开展的应用系统。卫生事务处理系统是传统业务电子化、自动化的产物,通常伴随着流程的优化和改造。卫生事务处理系统通常结构简单,功能单一,比如门诊预约登记系统、医疗费用支付结算系统、免疫接种登记系统等。

第三节　卫生信息系统的作用及应用评估

一、卫生信息系统的采纳

（一）信息系统采纳的理论模型

1. 理性行为理论　理性行为理论（theory of reasoned action，TRA），又称理性行动理论，由美国学者 Fishbein 和 Ajzen 于 1975 年提出，用来预测和解释人类行为决策过程。理性行为理论在心理学、行为学研究中有着广泛应用，是一个广义的行为预测和解释模型，并不针对特定行为。其基本假设认为个人普遍会将自己的意向作为相应行为的依据，主张个体行为由行为意愿所决定。理性行为理论在信息系统研究领域常被用来分析技术接受和采纳行为影响因素。

个体主观规范、个体行为态度和行为意向是理性行为理论模型中三个核心构念。其中，主观规范指个体认为重要的人或组织在个体进行选择行为的时候，给其施加的不应采取此行为的压力。个体行为态度则是个体面对人、事、物或组织所表现出的积极 / 消极的感受。行为意向则是个体打算进行某特定行为的量度。在技术采纳决策过程中，个体主观规范和行为态度构成行为意向的前因。具体到信息系统用户的采纳决策中，主观规范是信息系统用户对他人（对其有重要影响的人或组织）希望自己使用新型信息技术的感知程度，是他们对"别人认为应该如何做"的信任程度以及用户自己与他人意见保持一致的动机水平。

2. 技术接受模型　理性行为理论是一个具有普遍适用性的理论，并不针对特定情境下的特定行为。为了进一步细化使用场景，Davis 等人以 TRA 理论为基础，将行为态度和行为意愿两个变量进行延伸，提出了感知有用性（perceived usefulness，PU）和感知易用性（perceived ease of use，PEOU）两个变量作为行为态度的前因变量，解释了内在信念如何被外部变量影响，其目的是对信息系统用户的行为意向进行解释和预测，研究人们接受或拒绝信息系统的原因，这就是技术接受模型（technology acceptance model，TAM）。Davis 等认为个人接受信息系统时，相比主观规范，态度对行为意向具有更强的影响力，而感知有用性和感知易用性会对态度以及行为意向造成影响。因此，Davis 等在技术接受模型中舍弃了 TRA 理论中的主观规范，加入了感知有用性和感知易用性两个因素作为行为态度的前因变量，提出了一个一般化的理论用来解释技术接受的决定性因素。

模型中感知有用性表示用户主观认为使用此系统对其工作及未来的收益的影响。如用户认为使用该系统能对其工作有帮助，则就有可能愿意使用该系统。感知易用性表示用户所能感觉到系统容易使用的程度。若用户感觉到系统容易使用，就表明他花费与原来一样的时间却能够完成更多的任务，能够有效提高工作效率，则他就会认为该系统有用。因此，感知易用性对感知有用性有着显著的正向影响。同时，研究也表明虽然 PU 和 PEOU 都被证实是行为意向的决定因素，但相比较而言，PU 对行为意向的影响更明显。

3. 创新扩散理论　Rogers 提出的创新扩散理论（diffusion of innovation theory，DOI）确定了五个创新技术特征会对创新采纳态度产生影响，这些特征包括：①相对优势，指潜在采纳者认为创新优于现有替代品的程度；②兼容性，指潜在采纳者认为创新与他们当前的需求、价值和实践相一致的程度；③复杂性，指创新易于理解或使用的程度；④可试验性，指在有限的基础上对创新进行试验的程度；⑤可观察性，指创新的利益或属性能够被观察、想象或描述给潜在采纳者的程度。

Tornatzky 和 Klein 在对 75 篇关于创新特征、采纳和实施的文章进行 meta 分析时，引用了 Downs 和 Mohr 对创新研究结果中极端差异来源的评论。Downs 和 Mohr 认为，对主要特征的关注以及未能对主要和次要特征进行区分，造成了创新研究结果的不一致性。根据 Downs 和 Mohr 的观点，很多创新研究都集中在创新的"主要"和"次要"两个特征上，但对两者的区别并没有给予足够的重视。主要特征是创新或技术固有的特征，在不同的环境和组织中是不变的，而次要特征是基于感知的特征。基于 Downs 和 Mohr 的评论，Tornatzky 和 Klein 认为"所谓创新的主要特征是可以被客观测量的，而对特征所进行的客观测量是主观的，即在感知者的头脑中"。他们发现，感知到的创新特征可以预测各种创新的采纳，即使在不同的环境中也具有一定程度的一致性。此外，研究创新感知属性之间的相互作用有助于建立一般性的理论。

4. 技术 - 组织 - 环境理论　包括创新扩散理论在内，传统的采纳研究一般应用于狭窄范围的采纳场景，例如，采纳是在个人层面上的，并且在采纳之前这项技术不需要广泛的专业知识。因此有研究建议，在组织层面上研究复杂 IT 创新采纳时应将创新采纳的传统理论与其他方法结合起来，以适应创新采纳的复杂场景。如有关 IT 创新采纳的研究表明，研究人员不应忽视采纳过程中技术、人员和组织等重要方面的因素。Tornatzky 和 Fleischer 提出的技术 - 组织 - 环境（technology-organization-environment，TOE）框架被大部分创新采纳的研究视为在一个组织环境中理解技术采纳的最合适的框架。这个框架指出了一个组织的技术采纳决策可以由技术、组织和环境这三个维度的因素共同解释。其中，技术层面因素主要关注技术本身的特点；组织层面因素是指组织自身特点，包括管理模式、人力以及规模特性等；环境层面因素是指组织所在的行业环境，包括与贸易合作伙伴、竞争对手和政府的交易关系。

（二）卫生信息系统采纳的影响因素

根据上述理论模型，研究者展开实证分析，发现了许多影响用户采纳卫生信息系统的因素。总体上，这些影响因素可以分为个体因素、心理因素、行为因素、环境因素、技术因素、法律因素、经济因素和组织因素等 8 类。个体因素是指用户的个体特征，包括年龄、种族或民族、主观规范、计算机素养、用户自治以及个人经历等。心理因素包括了抗拒心理、用户态度、情感、自我身份、技术准备度、强迫感、怀疑主义、满意度、用户期望、感知易用性和感知有用性等。行为因素包括 5 个方面：行为改变、感知后果、确认行为、自动行为和连续使用意愿等。环境因素包括地理位置、环境不确定性、网络效应、竞争程度、与其他用户间的社会邻近度等。技术因素包括技术培训、技术支持、兼容性或互操作性、技术系统特征、客户化能力、系统可靠性、通信工具、实施流程和系统易用性。法律因素包括隐私保护和网络信息安全方面政策和法律上的顾虑。经济因素包括初装成本、运维成本、财务资源、投资回报以及保险类型等。组织因素包括组织规模、组织年龄、业务范围、医疗机构等级、员工参与度、沟通机制、激励机制、任务匹配、变革文化等。

二、卫生信息系统的作用

卫生系统中卫生信息系统可以提高公共卫生报告的及时性和准确性，为疾病监测提供技术基础。同时，信息系统也是远程学习和紧急事件快速响应的基础。有策略地利用信息系统，可有效地支持卫生领域整体性的规划，协调分散的区域卫生服务系统，提高计划和服务供给的能力。完善的卫生系统能在恰当的时间和地点为恰当的人提供恰当的健康信息，并以安全的、电子化的形式，使卫生服务供给、科研、教育在质量和效率上都实现最大化。

从地区层面到国家层面，卫生信息系统正在改变卫生服务的供给方式和卫生系统的运行方式。从分子基因研究到大规模的健康干预和卫生应急，信息系统通过提高信息的收集、分析、管理和交换等能力，对卫生健康整个领域都提供了重要支持，具有十分重要的作用。从利益攸关者的角度分析，卫生信息系统涉及普通居民，专业研究人员和业务人员，医院、公共卫生机构和学术团体，卫生相关企业以及政府等多方力量。卫生信息系统在各利益攸关方的作用体现如下。

（一）居民

1. 实施贯穿健康系统和生命周期的个性化服务。

2. 除了在医院和诊所，居民在家中、单位或学校也可获得卫生服务。

3. 促进预防、教育和自我管理成为关注重点，并提供基础设施上的技术支持。

4. 帮助提供人际互助和社会支持。

（二）专业研究人员和业务人员

1. 帮助临床服务、科研和公共卫生人员获得最新的专业知识、出版物和数据库。

2. 改善病人与服务提供者的沟通。

3. 实现高质量远程学习，促进高等医学和继续医学教育。

4. 提供远程医疗的手段，促进专科联盟的形成与发展。

（三）医院、公共卫生机构和学术团体

1. 将医院建设成为能连接到系统所有层面的虚拟网络服务机构。

2. 监测质量和安全；改进服务流程，降低医疗差错的可能性。

3. 帮助实现电子病历和电子健康档案的可移动性，不受时空限制，按需提供病人信息。

4. 为基础研究和应用研究提供新机遇，涉及从健康知识到政策和法案等多个方面。

5. 扩展协作和共享的计算能力（如网格技术和云计算）。

6. 使服务供给能够跨越距离和时间的障碍。

7. 使药物和物资订购与供应实现标准化。

（四）卫生相关企业

1. 将服务内容以灵活多样的形式提供给公众和卫生专业人员。

2. 促进新产品和服务的研发包括信息系统本身、移动健康应用、药品和医疗装置等。

3. 支持健康相关产品和服务实现广泛而经济的市场营销。

（五）政府

1. 提供更可靠、更迅速、更及时的卫生统计报告，支持实时动态监测。

2. 创造有利环境，整合信息资源，提高政策制定的科学性。

3. 为医疗卫生专业人员、行政管理人员、公民和其他人提供新的角色，促进卫生人力资源开发。

4. 分析疾病及其危险因素的发展趋势，分析人口、社会和健康数据，建立人群疾病模型，支持国家和区域层次的健康问题诊断和规划制定。

三、卫生信息系统应用评估

合理有效地使用卫生信息系统是其发挥作用的前提。当前，一方面卫生系统内已经部署了各类信息系统用以支撑业务开展和管理决策；另一方面，新的卫生信息系统在不断涌现。客观上，我们需要对卫生信息系统的应用情况进行评估，以促进卫生系统内利益攸关者采纳新的信息系统，同时改进信息系统开发、部署和使用的策略，提升卫生信息系统应用的价值，最大限度发挥其应用的作用。针对卫生信息系统应用的评估，包括卫生信息系统本身的价值评估及其应用水平的综合评估。

（一）卫生信息系统的价值评估

作为社会技术系统，卫生信息系统的价值取决于人机互动的质量和结局。因此，卫生信息系统必须经由卫生系统内各类利益攸关者采纳和使用才能发挥价值。信息的价值依赖应用相关目标，并且随着个人、组织和环境特征的变化而变化。根据卫生信息系统的概念界定，其价值体现在为卫生系统全部水平上提供改善卫生管理决策的信息，从而改善个人和群体健康水平。据此，卫生信息系统的价值评估包括 6 个维度（图 1-4），包括信息质量、结果、效率、治理、可及性和能力以及信任。

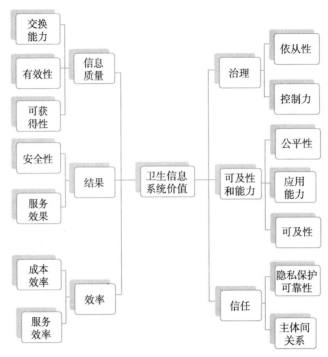

图 1-4   卫生信息系统价值评估框架

1. **信息质量**   在卫生信息系统价值评估框架中，信息质量包括 3 个方面：信息的可获得性、信息的有效性以及信息交换的能力。信息的可获得性一方面由信息完整性和及时性决定，另一方面也要求信息与各主体需求相关。信息的有效性则要求保证信息的一致性，避免冗余，并且实现信息流的可追溯性。信息的可交换性则指各类卫生机构之间以及机构内部的各部门之间的信息能够相互访问，提高管理与服务供给的协作程度。

2. **结果**   结果维度主要指卫生信息系统对卫生系统目标实现产生的影响，这是卫生信息系统创造的最为直接的价值。卫生信息系统创建卫生服务和卫生管理的应用界面，提供管理和业务上的支撑，主要影响到卫生服务的安全及效果。比如在服务提供系统中，卫生信息系统通过优化流程，提供循证决策所需的信息和知识，帮助实施临床路径，一方面可以提高服务的质量和安全性，另一方面可以提高病人服务体验和满意度。

3. **效率**   效率维度表示在卫生系统中单位投入与产出之间的关系。卫生信息系统主要的价值体现在减少管理和服务运作的时间，同时降低管理和服务成本。这里，服务效率主要反映在卫生系统和机构中管理人员和专业人员的个体绩效上，通过改变任务流程、提高人员教育水平和素养、促进组织能力建设得以实现。此外，通过流程和活动的自动化，卫生信息系统有助于降低管理和服务成本。

4. **治理**   治理维度主要指利用核心绩效指标对卫生系统内管理及服务核心流程和支持性流程进行控制和管理，从而支持人员管理、财务管理和质量管理。此情景下，卫生信息系统主要价值体现在控制能力和依从性方面。控制能力是计划和协调管理与服务流程的能力，能通过正式的组织基础设施促进跨机构的连续、整合、协调的卫生服务。依从性是指遵循法律规范和服务指南对管理和服务流程的要求，也包括了持续提高遵循程度的能力。

5. **可及性和能力**   作为社会技术系统，卫生信息系统的价值也包含了卫生系统内个体用户获得并熟练使用他们的能力。事实上，用户获得并使用系统是卫生信息系统发挥其作用的前提。特别是对病人而言，他们可能受经济能力、计算机素养或者功能障碍的限制，一方面没有能力获得卫生信息系统支持的服务终端设备（比如智能手机、个人电脑等），另一方面也缺乏足够的能力来正确地使用它们以获得服务。其结果有可能最终对健康公平带来负面影响。

6. **信任** 卫生信息系统能够影响病人对治疗程序的接受和选择。因此，卫生信息系统的价值由其对相关主体之间互动的影响决定。其中，卫生信息系统对病人和卫生服务人员之间互动的影响尤其重要。如今，互联网与卫生健康的结合变得日益普遍，潜在的技术障碍会影响到病人与服务主体之间的个人接触，从而影响其就医选择。另外，病人对卫生信息系统本身的信任，尤其是隐私保护和信息网络安全方面的信任，也会影响到他们对卫生信息系统的接受，进而影响系统价值的实现。

（二）卫生信息系统应用水平评估

在卫生系统内，卫生信息系统往往被看作是一类基础设施。各类卫生机构应用信息系统往往涉及规划、设计、开发或采购、部署、运维等多方面的因素。这些因素相互作用最后决定卫生信息系统应用的水平。客观上，不同机构不同区域卫生信息系统应用水平存在较大差异。开展卫生信息系统应用水平评估有助于总结经验，发现问题，促进机构或区域合理有效使用信息技术，提高卫生信息系统应用效果。卫生信息系统应用水平评估往往采用综合指数法或者成熟度评价法，既可以针对某类具有共同特征的信息系统，也可以针对某个机构或者区域的整体水平。在此，我们简要介绍国内外典型的评价模型或框架。

1. **中国卫生健康信息化发展指数** 指数法是经典的信息系统应用水平评价方法。卫生健康信息化发展指数是由我国国家卫生健康委员会统计信息中心设计开发的一套综合性指数评价体系，目的是评价比较各地区的卫生信息化发展水平和发展进程，横向比较可全面、准确地反映各个地区信息化发展现状及其地位，纵向比较可整体反映卫生信息化发展进程和变化特征。该指数采用技术 - 组织 - 环境（TOE）模型作为总体框架，由卫生健康信息化发展总指数、信息化治理水平、信息化建设水平和信息化应用水平 3 个分指数构成。其中，信息化治理水平由发展环境、组织建设和规划实施 3 个一级指标构成；信息化建设水平由建设投入、业务支撑、创新能力 3 个一级指标构成；信息化应用水平由服务支撑、服务应用 2 个一级指标构成。每个一级指标又下设若干个二级指标。

2. **中国医疗健康信息互联互通标准化成熟度测评体系** 该测评体系由我国国家卫生健康委员会统计信息中心制定，用于测量卫生信息交换的标准符合水平、系统整合水平、系统应用效果和系统基础建设的等级模型。该测评体系包括医院和区域两类测评对象。对于医院而言，测评重点在于信息系统的数据集和技术架构是否符合我国标准规范，以及在此基础上的互操作能力；对于区域而言，重点在于卫生信息交换的标准符合水平、系统整合水平、系统应用效果和系统基础建设水平。测评体系分成 5 个等级水平，五级代表最高级。表 1-1 显示的是区域卫生健康信息互联互通标准化成熟度分级标准。

表 1-1 区域卫生健康信息互联互通标准化等级分级方案

级别	分级说明
一级	建立电子健康档案信息管理系统，电子健康档案中个人基本信息和健康体检信息符合标准
二级	电子健康档案实现初步跨系统整合公共卫生业务信息，电子健康档案公共卫生数据符合标准
三级	建立区域卫生信息平台，实现区域内跨系统、跨机构信息整合。电子健康档案临床数据、公共卫生数据符合标准，平台可通过共享文档交换数据，平台个人注册服务、健康档案整合服务和健康档案调阅服务符合标准；并且保证信息平台的运行性能和架构符合标准规定；卫生信息采集、与其他业务系统协同功能已经应用
四级	建立区域卫生信息平台，实现区域内机构全覆盖、业务功能部分覆盖。电子健康档案数据符合标准，平台基本通过共享文档交换数据，平台的注册服务、健康档案整合服务、健康档案存储服务和健康档案调阅服务符合标准；并且保证信息平台的运行性能和架构符合标准规定；卫生信息采集、与其他业务系统协同功能较为成熟
五级	建立区域卫生信息平台，实现区域内机构、业务全覆盖；实现跨区域数据交换。电子健康档案数据符合标准，信息平台完全通过共享文档交换数据，实现信息平台之间数据的共享；并且保证信息平台的运行性能和架构符合标准规定；卫生信息采集、卫生信息统计以及与其他业务系统协同功能相当成熟

3. 美国卫生信息管理系统协会电子病历成熟度模型　美国卫生信息管理系统协会（HIMSS）推出的电子病历成熟度模型（EMRAM）是一项应用广泛的医院信息化等级评价模型，为医院从有限的部门信息化发展到无纸电子病历环境提供了明确的发展路径，其评分和等级常用于比较医疗机构之间的信息化水平。表1-2显示的是EMRAM的分级标准。

表1-2　HIMSS的电子病历成熟度模型分级标准

阶段	阶段要求
第0阶段	机构尚未安装三大辅助性科室系统（实验室、药剂科、放射科）
第1阶段	三大辅助性科室系统（实验室、药剂科、放射科）已部署
第2阶段	主要的辅助性临床系统传输数据到临床数据资源中心（CDR），医生可以查阅所有的医嘱和检查结果； CDR包含有受控的医学术语词典和临床决策支持/规则引擎功能，检查基本冲突； 本阶段，文档影像系统的信息连接到CDR； 本阶段，医院可能进行卫生信息交换，CDR的数据可以共享给其他病人医疗的利益相关者
第3阶段	至少一个住院科室已部署护理/临床文档（如生命体征、流程图、护理记录、电子医疗管理记录）并整合至CDR，医疗计划视图功能可额外得分； 电子医疗管理记录（EMAR）已实现； 第一级的临床决策支持实现，可检查医嘱录入错误（即药剂科信息系统中的药物/药物配伍、药物/饮食配伍、药物/试验检查配伍冲突核对功能）； 放射科以外的医生可以通过机构的内部网获取医学影像存储与传输系统（PACS）中的医学影像
第4阶段	医嘱录入系统（CPOE）已实现，通过授权的方式让医生开医嘱；CPOE连接到护理环境和CDR，从而提供循证医学指南相关的二级临床决策支持
第5阶段	条形码管理药物治疗剂量的闭环医疗管理已全面实现； EMAR、射频识别（RFID）、条形码等自动识别技术已部署，与CPOE、药剂科系统整合，以增强医嘱执行过程中的病人安全
第6阶段	至少一个住院病区的疾病进程记录、咨询记录、住院总结或者问题列表与诊断列表的维护全部实现结构化离散数据的医生记录； 三级临床决策支持实现，以临床路径的形式，在医疗指南、医疗结果方面提供医生行为指导； PACS可以通过内部网为医生提供胶卷图片，心脏病PACS和图像文字识别可以额外得分
第7阶段	实现无纸化医院，电子病历数据以离散数据、文档影像和医学影像的方式保存； 数据仓库用于分析临床数据的规律，从而提高医疗质量、医疗效率和病人安全； 临床信息容易通过标准化电子交易（CCD标准）共享给所有授权治疗病人或参与卫生信息交换的实体（包括同一个数据共享环境下的非联合医院、门诊诊所、亚急性科室、管理者、支付方和病人），医院的各个科室（住院部、门诊部、急诊室以其他下属诊所）在总结数据上体现出连续性

4. 英国国家医疗服务体系基础设施成熟度模型　英国国家医疗服务体系基础设施成熟度模型（NHS infrastructure maturity model，NIMM）由英国国家医疗服务体系（National Health Service，NHS）于2009年初次提出，也可以看作是软件能力成熟度测评方法在医疗互操作性领域的具体化。其模型框架具有13个分类和74种能力。各机构组织根据自身需求选择需要评价的能力。能力的测量从信息技术安全与信息监管、过程、战略匹配与商业价值、技术、人员组织等5个视角选取适合的关键绩效指标（KPI），每个视角至少选取2个KPI。表1-3显示的是NIMM等级划分标准。

表1-3　NIMM等级划分标准

等级	焦点	过程	知识管理	驱动因素	服务管理	规划
基础级	避免故障	孤立的人工过程	不共享知识	用户驱动，"谁喊得最大声"	难以预测的服务绩效	临时反应
控制级	控制发展	协调的人工过程	存在知识记录	问题驱动	服务可管理、可预测	反应性为主，部分有计划

续表

等级	焦点	过程	知识管理	驱动因素	服务管理	规划
标准级	标准与最佳实践	标准化基础设施	个体层面的合作和知识共享	需求驱动	稳定的结构化的信息技术基础设施	反应性、倾向性、主动性
优化级	效率	统一的虚拟化基础设施	团队层面的合作和知识共享	服务驱动	持续的服务改进	主动可靠
创新级	促进创新	技术和商业的利益相关者建立伙伴关系	机构层面的合作和知识共享	价值驱动	追求创新服务	战略资产

第四节 卫生信息系统发展状况与趋势

在过去数十年,信息技术应用已经成为卫生系统发展的一个重要推进力量。卫生信息系统是信息技术在卫生系统应用的综合体现,也是卫生健康信息化建设最重要的工作内容。"十三五"是我国卫生健康信息化建设快速发展的时期,各级政府和医疗卫生机构发展和部署了形式多样、功能实用的卫生信息系统,为深化医药卫生体制改革,促进卫生健康服务优质高效提供了重要支撑。"十四五"是推进"健康中国"和"数字中国"建设的关键时期,中国的社会经济面临重大转型,卫生信息系统的发展充满了新的机遇。本节将重点阐述我国卫生信息系统和信息化建设的现状并展望其发展趋势。

一、卫生信息系统发展现状

2015年10月,中共中央在十八大五中全会上发布《中共中央关于制定国民经济和社会发展第十三个五规划的建议》,首次提出健康中国建设。随后,国家"十三五"规划纲要明确了从全面深化医药卫生体制改革,健全全民医疗保障体系,加强重大疾病防治和基本公共卫生服务,加强妇幼卫生保健及生育服务,完善医疗服务体系,促进中医药传承与发展,广泛开展全民健身运动,保障食品药品安全等八个方面推进健康中国建设。"健康中国"由此正式上升为国家战略。而在健康中国战略引导下,我国卫生健康信息化在远程医疗、区域一体化、医疗大数据、医保医疗一体化等热点领域的驱动下继续保持良好的增长势头。

(一)"健康中国"成为国家战略,卫生健康信息化发展空间巨大

在健康中国战略的引导下,2015年3月,国务院出台《全国医疗卫生服务体系规划纲要(2015—2020年)》,提出"随着医疗保障制度逐步完善,保障水平不断提高,医疗服务需求将进一步释放,医疗卫生资源供给约束与卫生需求不断增长之间的矛盾将持续存在",并试图通过互联网、信息化等手段来解决这一问题。规划纲要涉及智慧医疗的领域包括健康中国云服务计划、人口健康信息平台、电子健康档案、电子病历、移动医疗、远程医疗等。2016年10月,国务院审议通过并印发《"健康中国2030"规划纲要》。纲要指出今后15年推进健康中国建设的行动纲领。其中着重指出要"推动健康科技创新""建设健康信息化服务体系",从而将卫生健康信息化工作提高到较高的地位。在健康中国与"十三五"卫生规划纲要等国家政策的推动下,医疗及其信息化产业迎来了一个全新的发展时期。

(二)明确信息技术与医疗服务融合方向

国家对信息化在医疗卫生领域的应用提出了明确的要求。在"十三五"时期,信息技术和医疗服务深度融合的重点方向、重点领域、重大项目工程和主要任务目标,进一步推动了以需求为导向的相关医疗卫生事业的发展。进入"十三五"后我国的慢性病和老龄化负担越来越重,对医疗的需求也越

来越大,唯有依托信息技术的发展和新技术变革才是医疗卫生体制改革、医疗卫生资源配置、医疗卫生体系建设良好的发展前景。

从2013年开始,我国确立了人口健康信息化的总体框架,从2015年开始重点突出应用,特别是关注居民就医感受,以线上和线下相结合的方式来积极推动试点或示范,形成了一批可复制可推广的建设模式。可以预见,卫生健康信息化建设将实现企业、医疗机构、医生参与,政府监管,并以信息化应用为关键连接点,形成社会相关方多方参与的新局面。

(三)卫生健康信息化正迈向区域医疗卫生信息化的新阶段

近年来,我国卫生健康信息化整体进入高速发展期,逐渐从以医院信息系统和临床信息管理系统为代表的医院信息化阶段向区域医疗卫生信息化阶段过渡。未来几年,基于电子健康档案的区域卫生信息化有望成为卫生健康信息化细分行业中发展速度最快的领域。

2015年以来,国家大力推动区域医疗卫生信息化,出台了一系列关于分级诊疗和加强区域医疗卫生信息化建设的相关政策,从顶层设计到详细政策出台落地,稳步推进我国的区域医疗卫生信息化建设进程。可以预见,未来几年,区域医疗信息平台将呈加速发展态势。随着国家和各地区对区域、公共卫生信息系统的建设不断推进,原有的医院管理系统、临床信息系统将无法满足新一轮的卫生健康信息化建设的需求。

(四)医保统筹——医保控费信息化成为重要关注点

当前,在"医保城乡一体化"整合和以医保控费系统建设为核心的医保支付改革的驱动下,我国医保信息化建设迈向一个更高的层次。

1. 国家加速推进城乡医保一体化统筹 2016年1月,国务院发布《关于整合城乡居民基本医疗保险制度的意见》,要求各地加速整合城乡居民医保的一体化。未来我国将实现医保的全国联网以及全面异地就医结算。而目前我国很多县(区)医保经办机构信息化水平还较低、信息系统还不够完善,并且居民医保与新农合网络系统存在兼容性问题。

2. 医保控费成为新兴领域 当前,我国医保支付占比不断提高,医保制度中又存在"重复参保、重复补贴、重复建设"等几大难题。通过医保支付方式改革,加速推进医保控费建设,试图将医疗信息管理过程接入医保体系,以信息技术手段来解决医保的稽查、监管等问题,以建立医保控费信息化系统为切入点,可以对医院各方面费用、医生诊疗行为、医生处方行为等进行有效的数据分析和监控,为各项医疗体制改革提供数据基础。可以说,医保控费的建设,进一步加速了医保信息系统与医疗信息系统的融合。

(五)云计算技术构建智慧医疗未来发展基础

《全国医疗卫生服务体系规划纲要(2015—2020年)》提出,要"开展健康中国云服务计划",积极应用移动互联网、云计算等新技术,服务于我国的健康和医疗事业。各地及各医疗机构也不断关注云HIS、云医院的发展前景,推进相关建设。

由于医疗行业的复杂性,医疗信息系统的方向较多。现阶段,我国大部分中型以上医院都拥有了医院信息系统(hospital information system,HIS)、实验室信息管理系统(laboratory information management system,LIS)、电子病历(electronic medical record,EMR)系统、无纸化办公系统、远程医学教学系统、区域远程医疗平台等各类信息系统。基础架构和平台众多,而且各区域发展水平差异化明显。无论是维护,还是开发一个新系统且实现与其他系统衔接,都不太容易。而云计算模式属于一种先进的平台建构技术,能够打破时间、空间及地域的限制,并完成医疗第三方支付,实现区域内医疗信息和资源的共享。云计算可以说为医疗卫生的信息化提供了方向,HIS云化改造已逐渐成为许多医院的选择。

此外,云计算在构筑现代药品流通体系、推动医药快速流通、提升医药信息化建设水平方面也有着显著的优势。云计算在优化资源配置、降低运算成本等方面也有突出优势，利用云医药解决方案，可以补齐药品流通行业在提供公共产品与服务领域的短板，丰富医药云生态，提高行业服务效率。

（六）医疗大数据成卫生健康信息化建设重点

医疗健康的核心在于数据，健康医疗大数据是国家重要的基础性战略资源。健康医疗大数据应用发展将带来健康医疗模式的深刻变化，有利于激发深化医药卫生体制改革的动力和活力，提升健康医疗服务效率和质量，扩大资源供给，不断满足人民群众多层次、多样化的健康需求，有利于培育新的业态和经济增长点。

目前，随着《促进大数据发展行动纲要》《关于促进和规范健康医疗大数据应用发展的指导意见》《"十三五"卫生与健康规划》等政策的发布、互联网技术和大数据应用的提升，大数据在医疗行业的应用已逐步受到市场的关注，越来越多的企业开始发展互联网及移动医疗服务，大数据的应用也被逐渐提上日程。未来，随着在线问诊平台、互联网医院、区域医疗信息化平台等大平台逐步搭建完成，企业将积累百万级甚至千万级的医疗基础数据。通过数据挖掘与数据分析来构建独特的业务模式将对卫生健康信息化的发展有极大的促进作用，信息化建设也将迎来新的发展机遇。

二、卫生信息系统发展趋势

随着社会整体信息化程度不断加深，信息技术对健康医疗事业的影响日趋明显。以大数据、云计算、移动互联等新兴信息技术为核心的新一轮科技革命，推动了卫生健康信息化和健康医疗大数据应用发展，加速了健康医疗领域新模式、新业态、新技术的涌现，为卫生健康数字化转型创造了广阔空间，也为卫生健康行业推进职能转变、创新服务模式、提升治理能力带来了全新的挑战与机遇。卫生信息系统与信息化发展的重点领域和趋势主要有以下几点。

1. 建立国民健康身份识别体系，打造卫生健康信息平台，消除部门、地域、专业间的信息孤岛与信息烟囱，有效整合卫生健康信息资源。

2. 连接机构与组织，优化卫生健康组织形态，促进服务模式的转变，支撑以健康为中心，医防融合，连续协调的卫生健康服务体系。

3. 支持医疗、医药、医保三医联动，促进服务效率与公平，降低成本，保障人口健康安全。

4. 有效配置卫生健康信息资源，安全有效利用卫生健康数据，增强管理决策能力，促进健康科技发展。

5. 融合健康知识，建立个人健康账户，增强病人与公民自我管理疾病和健康的能力。

6. 确立卫生健康信息标准，引导卫生健康信息产业发展，培育良好产业生态。

（马敬东）

思 考 题

1. 阐述卫生系统的概念和结构。

2. 卫生信息系统在卫生系统中的作用有哪些？

3. 按照业务层级划分，卫生信息系统分为哪几类？

4. 卫生信息系统应用水平评估的主要模型有哪些？

第二章

卫生信息系统基础知识

卫生信息系统也称卫生信息管理系统，是指通过应用信息技术实现卫生信息的收集、组织、处理、存储和应用，促进办公自动化和服务数字化，并提供一定的辅助决策支持能力的人机交互系统，是随数字技术发展而产生的用于实现卫生信息数字化管理的信息系统。根据其应用场景和应用目的可以分为区域卫生信息系统、医院信息系统、公共卫生信息系统、卫生电子政务信息系统等。从最初的人工手动记录，到电子记录的局部应用，再到如今信息系统应用的全面铺开，需要认识到的是，信息组织方式的演进、技术的更迭以及数字化、自动化的管理需求，是卫生信息管理形式变化的重要推动力，也是掌握卫生信息系统相关内容所必须了解的基本知识。

第一节　信息处理与管理

在信息社会中，事实、数据、信息、知识和智能五个要素构成了信息链。信息是信息链的中心，信息的上游面向物理属性，下游面向认知属性，信息链显示了其从物理属性到认知属性、从事实到智慧的链式谱系。信息的处理与分析则是通过挖掘信息本身来获取新的知识和智能的过程。作为卫生信息系统的输入，信息的处理与分析是决策输出的重要环节，而信息管理则是保证决策质量的关键因素。

一、信息与卫生信息

信息普遍存在于自然界和人类社会中，随着信息论、系统论等研究的深入，人们从不同侧面对于信息的概念进行了阐释。香农认为信息是消除不确定性的东西，不是已知消息的重复，而是新的、未知的、及时的内容；维纳认为信息是人们在适应外部世界，并使这种适应反作用于外部世界的过程，是同外部世界进行交换的内容和名称；我国著名的信息学专家钟义信教授认为信息是事物的存在方式及运动状态，以这种方式或状态直接或间接地表述；美国信息管理专家霍顿定义信息为满足用户决策的需要而经过加工处理的数据。

人们对于事物的认识是从信息出发的，所以不同领域对信息的定义也不尽相同。除了信息学视角，在经济学视角下，信息是与物质、能量并列的现实世界 3 大要素，是能够为决策提供依据的有效数据；在新闻传播视角下，信息是事物运动状态的描述，以传输物与物、物与人、人与人之间的特征状态，新闻则是具备价值的信息；哲学视角下的信息则是能被其他事物感知和表征的信号内容，因为哲学家认为事物的特征是通过一定的媒介或传递形式来使其他事物感知的。

关于信息的定义有很多，虽然表述不同，却也从不同角度描述了信息的特征。若要从更为全面的视角来认识信息，应从本体论和认识论两个层面着手。本体论的信息就是某种事物所呈现出的运动状态及其变化形式，只与事物本体有关，与认知主体无关。而认识论层次的信息则是认识主体所描述的某种事物的运动状态及其变化形式，这种描述受到主体认知因素与客体本身因素的双重影响，是主观与客观相互联系、相互作用的体现。由于认识论层次的信息有机统一了事物的运动状态及其变化方式的形式、含义和价值，也称为全信息，包括：①语法信息，主体通过观察、感知事物运动状态及其变化方式的外在形式而获得的信息；②语义信息，主体通过理解、领悟事物的运动状态及其变化方式的内在逻辑而获得的信息；③语用信息，主体以明确的目的判断事物的运动状态及其变化方式而获得的信息。

综合以上各角度的理解，我们定义信息为"以文字、数据或信号等形式，经过一定程度的加工，对事物的存在方式及变化形式的特征内容的描述，是自然界与人类社会中普遍存在的一切物质和事物的属性"。

信息社会的发展彰显了信息之于人类社会的重要性，其在卫生领域的作用也在信息技术的推动下日益突出。《管理大辞典》中指出，卫生信息是有关医学科技与卫生管理统计方面的信息，是卫生事业发展不可缺少的基本资源。在本节信息定义的基础上，我们定义卫生信息是各种形式的卫生服务所提供的以及健康活动过程中所产生的信息。

（一）卫生信息具有信息的一般特征

1. **真伪性**　信息的真伪直接影响其价值正负。
2. **客观性**　信息必须如实反映事物的客观属性。
3. **时间滞后性**　接受者收到的任何信息都是已经发生和存在的状况，即信息到接受者是存在时滞的。
4. **不完全性**　客观事物的不断发生发展决定了信息的无限性，目前能获得的信息永远是部分的，不完全的。

（二）卫生信息也具有卫生领域赋予它的独有特征

1. **保密性**　卫生信息反映的卫生机构的管理信息以及人体健康信息具有高度隐私性和保密性。
2. **更迭迅速**　卫生领域的特征决定了卫生信息更迭的速度之快，且具有相对固定的更迭周期。
3. **存储时间长**　卫生信息能在相对较长的时期内保持价值。
4. **具有法律效力**　反映人体健康的相关信息以及存储于卫生机构中的卫生信息具有一定的法律效力。

二、卫生信息处理与分析

卫生信息涵盖了生命健康领域所有的信息，覆盖了分子、组织、器官、个体、群体所有层次，而任何层次的卫生信息往往都是无序的，人们难以直接根据原始的卫生信息获得有价值的内容。近年来卫生系统中信息数量急剧增长，但海量的信息与有限的精力形成了尖锐的矛盾，不是信息量不够，而是有用的信息太少。美国未来学家奈比斯特在《大趋势》中指出我们淹没在信息中，但却渴求知识。同样，在卫生系统中想要真正实现信息赋能，必须对原始信息进行处理和分析。

信息处理主要分为信息采集、信息存储和信息加工三个步骤。信息采集是通过一定方式对信息载体中的内容进行抽取的过程；为了确保信息的可重复利用以及历史参考价值，利用信息存储技术（如数据库等）将收集的信息存放于相关硬件或云端的过程即为信息存储；信息加工则是对原始信息进行去伪存真、去粗存精、由表及里、由此及彼的加工过程，能够在原有信息的基础上产生价值含量更高、方便卫生工作者使用和支持决策的二次信息，具备创造性的特点。

信息分析则是在信息处理的基础上，采用定性或定量的方法对加工过的信息进行整合归纳，按照需求揭示其中的价值。其中定性的方法主要有对比、归纳、演绎等；定量的方法主要有时间序列分析、因子分析、层次分析等。卫生信息分析（health information analysis）是信息分析的一个应用方向，是在现代信息和数据库技术不断发展的条件下，将卫生信息与信息分析理论和技术融为一体，对涉及卫生领域的信息活动进行合理分析，从而有效地满足卫生信息管理需求的过程。它研究卫生领域实践活动中各个环节的过程及发展规律，因此可将卫生信息分析理解为对卫生、医疗、保健等领域中产生的信息活动的各种因素（包括信息、技术、人员、机构等）进行提炼、加工、鉴别和筛选，经分析研究得出有助于解决问题的新信息，为与卫生事业相关的活动提供决策服务的科学劳动过程。

作为信息分析领域的一个特殊分支，卫生信息分析既关系到国家的经济建设，又具有很强的社会性，通过信息分析所作的决策可以直接应用于国家卫生事业发展的各个层面。因此它在具有信息分析的特点的基础上，也具有其自身的特征。一般地，信息分析具有如下特性：针对性与灵活性、系统性与综合性、智能性与创造性、预测性与近似性、科学性与特殊性、循环性与连续性。除了具有以上信息分析的特点外，卫生信息分析还具有如下特有的特征。

1. 应用性　根据卫生信息分析所得结果作出的决策，可能对社会及个人都产生影响，如传染病、流行病、多发病、公共卫生、食品药品安全等信息的采集、分析、监控和发布都会涉及千家万户，对提高卫生和医疗工作的水平具有指导意义。

2. 私密性　根据卫生信息分析进行决策会涉及个人、家庭、民族、地方甚至国家相关部门的其他信息与决策。对公民个人的诊疗等相关信息的分析还会牵扯到个人的隐私，在进行疫情控制、流行病学调查、司法鉴定、解决医疗纠纷等很多方面也需要对相关的卫生信息进行分析来佐证。可见，卫生信息分析结果和决策在一定程度上具有秘密性。

在我国，卫生信息分析的作用表现为以下几个方面：第一，卫生信息分析可用于政策制定和政府决策；第二，医药卫生企业可根据对市场和产品发展趋势进行信息分析的结果，作出正确的发展决策；第三，完备的信息可以让世界更好地了解我国国情，增加投资者的信心；第四，准确的信息可以直接服务于公众，提高公众预防疾病和维护健康的意识。

三、卫生信息管理

（一）卫生信息管理的概念

卫生信息管理既是信息管理的一个分支，又是卫生事业管理的一个重要组成部分。如果按照信息管理的含义理解，卫生信息管理的概念也可区分为狭义和广义两种。狭义的卫生信息管理，是指为卫生行业搜集、整理、存储并提供信息服务的工作。广义的卫生信息管理是指涉及卫生行业领域的信息活动和各种要素（包括信息、人、技术和设备等）进行合理的组织与控制，以实现信息及有关资源的合理配置，从而有效地满足卫生事业需求的过程。

（二）卫生信息管理的范围

卫生信息管理与卫生事业息息相关，卫生事业的范围决定了卫生信息管理的范围。随着现代社会生产和科学技术的发展，卫生事业已经形成了一个规模庞大、结构复杂、具有多种社会功能的组织体系。在我国，卫生事业主要包括发挥宏观指导、调控作用的卫生行政组织，直接履行医疗、预防、科研和教育职责的卫生专业组织，以及起桥梁、纽带和保障作用的群众性卫生组织。由此可以看出，卫生信息管理的范围主要包含三大部分。

1. 卫生行政组织的信息管理　卫生行政组织的信息管理，主要是指卫生行政组织的信息保障、信息交流和信息管理活动。由于卫生行政组织是各级政府或部门的卫生管理职能机构，负责贯彻实施党和国家的卫生方针、政策，领导所辖范围的卫生工作，编制规划，制定法律并组织实施，督促检查的机构系统（如国家卫生健康委员会、省级卫生健康委员会、地区卫生健康委员会等）。因此，卫生行政组织的信息管理工作重点是决策信息、组织信息、人事信息、计划信息和法规信息。

2. 卫生事业组织的信息管理 卫生事业组织中的信息管理又可细分为以下六种。

(1)医院信息管理:指针对医院运作和管理过程中产生和收集到的各种医疗、教学、科研、后勤等方面的信息进行收集、加工、存储、传递、检索并利用,并以此推动医院信息系统(hospital information system, HIS)有序运行,加速医院信息化进程。

(2)卫生防疫信息管理:指卫生防疫机构在卫生防疫工作监测、监督、科研、培训等业务工作中的信息收集、分类组织、存储传递及有效利用的管理过程。

(3)妇幼保健信息管理:指妇幼保健工作中的信息收集、处理和统计分析的过程。其宗旨是为领导决策提供准确、及时、全面的信息资料,主要包括两大部分:妇幼卫生信息资料的收集(包括常规性登记和周期性调查);妇幼卫生服务信息统计。

(4)药事检验信息管理:指对药品检验机构在药品质量监督、检验、技术仲裁,以及有关药品质量、标准、制剂、药检新技术等科研工作中有针对性地进行信息收集、整理、分类及开发利用等管理过程。

(5)医学教育信息管理:指从事医学教育的学校信息管理,例如综合信息管理(如行政、财务、人事、后勤等)、教务信息管理(如招生与分配、教学计划、学籍管理等)、学生信息管理(如学生姓名、性别、专业等基本情况)等。

(6)医学科技信息管理:指那些为了满足医学科研任务的需要而有计划、有目标地收集、整理、存储、检索、分析和利用并提供信息服务的工作与活动过程。在科技信息管理过程中,信息的准确收集、加工和整理是基础,信息服务才是关键和核心。

3. 卫生团体组织的信息管理 卫生团体组织由群众性卫生机构、学术团体和基层群众卫生组织组成。因此,其相应的信息管理也可以概括为以下两类。

(1)全国爱国卫生运动委员会、中国红十字会、中国农村卫生协会、中国医院协会信息管理专业委员会的信息管理工作。

(2)群众性学术团体的信息管理工作包括中华医学会、中华预防医学会、中国药学会、中华护理学会等学术团体的大量信息资料的收集、整理、存储和利用工作。

此外,卫生信息管理还涉及卫生组织的信息管理,主要包括国境卫生检疫信息管理、健康教育机构信息管理、生物制品研究机构的信息管理。

(三)未来发展趋势

随着卫生信息化的推进,卫生信息管理在卫生事业发展中起到的作用日益增强,国家和社会对卫生信息管理事业的发展更为关注,未来几年卫生信息管理将在"共享、共建、共赢"上取得更大的进步,将朝着规范化、标准化、数字化、网络化、智能化、集成化、社会化、人性化的方向不断发展。

第二节 信息系统及其组成

信息系统是当今社会开展业务的基础,信息系统离不开信息技术,信息技术与组织、管理的结合,可以为研发新产品、开展新服务提供技术支撑,进而提高社会生产力的发展。如今,信息系统已成为帮助组织应对全球经济和商业变化的关键,它是知识经济中实现基于知识的新产品和新服务的基础,可以帮助组织管理其知识资产,并实现人员和业务的数字化管理,提升组织的效率和竞争力。

在美国和许多工业化国家中,信息系统和信息技术已成为组织资本投资的最大组成部分。信息系统不仅是支持组织日常管理和业务活动的重要工具,而且在组织变革、管理制度创新、知识创新和竞争力提升方面发挥着重要的战略作用。

一、系统及子系统

（一）系统与子系统的定义

在谈论信息系统之前，我们首先定义一下系统的概念。系统（system）是由相互联系、相互作用的多个元素（部件）有机集合而成，能够执行特定功能的综合体。从系统的定义可以看出，构成系统必须具备四个条件。

1. **系统由两个或两个以上的要素（子系统）组成** 单一要素无法构成系统，并且系统要素之间的关系不是凌乱的，而是有机的、关联的、相互制约的。

2. **系统具有一定的结构** 一个系统如果要完成特定的功能，需要各要素之间的相互协调、相互配合，缺一不可。

3. **系统具有特定的功能** 系统的各要素（子系统）都具有特定功能，这些要素的有机结合使系统形成独特的功能性。系统的功能由系统要素共同决定。

4. **系统应具有环境适应性** 一个系统在另一个系统中可能就是一个子系统或一个组成部分，它将受到其他系统及其要素的影响，而一个系统应该具备在不同上下文环境中调整自身的能力，以达到与其他系统相互平衡的状态。

（二）系统的特征

一般来说，系统具有目的性、整体性、层次性、相关性、开放性、稳定性、相似性等特征。

1. **目的性** 系统的构建是为了完成特定的目的，这是系统的首要特征，不能实现特定目标的系统是没有意义的。例如，医院系统的主要目的是实现更好的医疗救治。

2. **整体性** 系统是由相互联系的若干要素以一定方式组合形成，往往具有单个要素没有的功能。在构建系统时，需要从整体功能的角度考虑各要素之间的组合与协调，以提高系统整体的运行效率。

3. **层次性** 系统由若干要素构成，每个要素可看作一个子系统，子系统由更小的要素组成。因此，系统可以逐层分解为更小的系统，各个小系统也可以逐层构成更高级的系统。

4. **相关性** 系统是由相互关联、相互作用的各要素按照一定规则组合起来的，各个要素之间功能独立但彼此关联，这就是系统的相关性。

5. **开放性** 一个系统需要为其他系统提供接口，与更多系统互联，才能更好地发挥系统的价值，为用户带来更多的体验，封闭的系统往往会被时代所抛弃。

6. **稳定性** 在外界环境的作用下，系统通过一定范围的自我调节，能够抵抗外界的干扰和冲击，使得自身具有一定的稳定性。

7. **相似性** 不同的系统往往具有同构和同态的性质，体现在系统结构、存在方式和演化过程的共同性，这种系统的相似性加快了系统的开发进程，减少了重复开发。

（三）系统的一般结构

结构是指系统各要素之间相互联系、相互作用的方式。系统一般包括输入、处理、输出和反馈四个要素（图 2-1）。

1. **系统输入** 指将数据手动或自动采集到系统的过程。

2. **系统处理** 指通过对数据的加工，将其转化为有用信息的过程。

3. **系统输出** 指将加工处理后的信息按照用户的需求提供给使用者的过程。

4. **系统反馈** 指系统使用者根据系统提供的输出信息，将问题返送给有关人员，以实现输入的评价和校正。

系统存在于一定的环境下，并且与周围的环境发生物质、能量和信息的交换。系统边界是为了研究的便利性而确定的，实际并不存在，系统通过输入和输出与外界环境发生实质的联系。

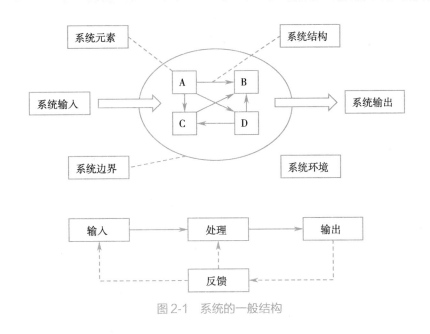

图 2-1 系统的一般结构

（四）系统的分类

按照构成系统的内容、系统的功能、系统组成要素的性质、系统与环境的关系、系统的运动特征等，可以将系统划分为多种类型。

1. 按照构成系统的内容，可将系统分为物质系统和概念系统。物质系统由物质组成，如生态系统、社会系统等；概念系统由概念、理论、方法等非物质组成，如科学体系、数学模型等。这两类系统在现实世界是相互交叉的。

2. 按照系统形成的特点，可将系统分为自然系统、人造系统以及二者结合的复杂系统。自然系统由自然物质组成，如生态系统等；人造系统是人类为了某种需求建立起来的，如通信系统、医院信息系统等；复杂系统是二者的结合，如人机交互系统等。

3. 按照系统自身特点及与环境的关系，可将系统分为封闭系统和开放系统。封闭系统指系统与外界环境没有联系，开放系统指系统可以与外界环境发生物质、能量和信息的交换。

4. 按照系统的运动特征及与时间的关系，可以将系统分为静态系统和动态系统。静态系统的状态不随时间的变化而改变，而动态系统的状态随时间时刻变化。

除了以上分类外，还可以按照系统的复杂程度和具体研究对象对系统进行分类。系统一般由两个及以上基本要素构成，因此可以从整体、局部以及它们之间的关系来对系统进行分类。

二、信息系统基本构成

（一）信息系统的定义

信息系统（information system，IS）是指利用计算机、通信、网络、数据库等现代化信息技术，对组织中的数据和信息进行输入、处理和输出，并具有反馈与控制功能，为组织活动服务的综合性人工系统。

一般来说，信息系统由信源、信道和信宿三个基本部分组成。信息由载体通过信道传递到信宿，在传递中可能存在信息的损失，信宿可以通过反馈验证信息的完整性，再从信源获取相关数据进行补充。信息系统包括三大组成要素：组织、管理和信息技术（图 2-2）。信息系统属于系统的范畴，因此具有系统的特点，它主要包括输入、处理、输出和反馈等要素（图 2-3）。

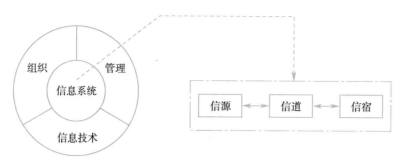

图 2-2   信息系统的组成

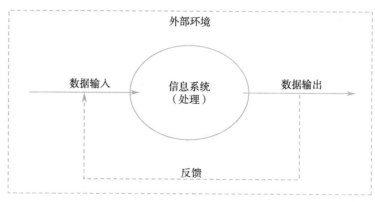

图 2-3   信息系统的一般结构

（二）信息系统的特点

一般来说，信息系统具有以下特点。

1. **信息系统具有开放性**　信息系统通过输入、输出和信息处理等过程与外界物质、能量和信息进行交流，从而保持与外界的密切联系。

2. **信息系统由若干子系统构成**　信息系统通常包括两个及以上的子系统，子系统的相互作用构成了信息系统的新功能。例如，医院信息系统由门诊管理子系统、住院管理子系统等构成，而门诊管理子系统又包括挂号、药房等子系统。

3. **信息系统具有多目标性**　信息系统的构建往往是为了完成多个目标，因此也受到多方面因素的制约。

4. **信息系统各要素（子系统）相互依赖**　信息系统由多个要素（子系统）构成，各要素之间相互关联、相互影响，各要素功能相互依赖。例如，住院病人需要在门诊管理系统中进行登记后才能转入住院管理系统办理入院。

5. **信息系统需要较强的信息处理能力**　一个成功的信息系统，需要有较强的信息处理能力，从而保证最终向用户输出有价值的信息。

6. **信息系统的信息反馈用于系统的控制**　通过信息系统的反馈作用，对系统输入或输出的数据进行处理，最终达到用户的需求。信息反馈对管理、决策和调整系统状态来说，是一种有效控制手段。

7. **信息系统的发展与信息处理技术密切相关**　计算机技术、数据库技术、多媒体技术、网络技术等信息处理技术的进步和发展，可以丰富信息系统的功能，提高信息系统的信息处理能力，能更快、更有效达到特定的目的。

（三）信息系统的组成

信息系统对组织的信息资源进行综合管理、合理配置和有效利用，以实现组织的目标。按照信息系统涵盖的信息资源类型，可以将信息系统分为六大部分：硬件系统、软件系统、网络系统、数据库、规章制度及人员。信息系统各要素的有机整合，促进了信息系统的高效、稳定运行。

1. 硬件系统 信息系统的硬件系统包括主机和外围设备，主机由中央处理器（CPU）和主存储器组成，外围设备指主机外的其他设备，包括外存储器（磁盘、光盘等）、输入设备（键盘、鼠标、声音输入装置等）、输出设备（显示屏、打印机、音频输出装置等）等。

2. 软件系统 信息系统的软件系统包括系统软件和应用软件。系统软件包括计算机语言编译或解释软件、操作系统、数据库管理系统等；应用软件又分为通用软件和专用软件，通用软件包括图像处理、统计分析等软件，专用软件包括数据分析、模型管理等软件。

3. 网络系统 信息系统的网络系统包括主机系统、终端设备、通信设备和通信线路，主机系统是网络的主要资源，终端设备是用户应用网络的窗口，通信设备和线路是网络进行数据传输的途径和手段。

4. 数据库 数据库是信息系统的重要组成部分，它是按照数据结构来组织、存储和管理数据的仓库。数据库不仅可以存储直接反映组织外部环境、业务活动、人财物活动等数据，而且还可存储支持管理决策的各种知识、经验、模型、方法等。

5. 管理制度 信息系统的管理制度是信息系统安全稳定运行的关键，包括人员的权责、奖惩规定、信息技术标准、工作规范、设备操作和维护规范、信息资源开发、利用和传播的有关制度、法律等。

6. 人员 信息系统涵盖的人员众多，主要包括信息系统的程序设计员、操作人员、数据库管理员、系统分析员、维护与维修人员，信息收集、加工、传输的有关人员，以及管理人员。

（四）信息系统的功能

信息系统一般应该具备数据采集、处理、存储、传输、检索和管理的功能。实际上，系统通过各子系统功能的协调，能够稳定实现上述的功能。一般的信息系统主要包括五个功能：输入、存储、处理、输出和控制。

1. 输入功能 信息系统的输入功能是指系统可以进行信息输入，包括人工输入和自动输入。自动输入包括扫描仪输入、传感器自动采集、网络获取等。信息系统的输入功能，由系统自身的能力及需要达到的目的共同决定，与系统数据处理能力、系统容量和技术条件等密切相关。

2. 存储功能 信息系统的存储功能是指系统存储数据和信息的能力。信息系统需要更大的存储容量，但同时会带来检索、输出上的压力，造成服务效率的降低，给用户带来不便。在信息时代，存储数据的介质快速发展，存储数据的容量越来越大，读写数据速度越来越快，存储功能也越来越强大。

3. 处理功能 信息系统的处理功能是指系统对存储的数据和信息进行加工处理的能力，以区分有用和无用的数据，并通过数学运算、排序、合并、分类、聚类、统计、归纳、推理、查询等方法进行处理，以保证系统正常运行。信息系统可以将分散在网络各处的数据集中统一处理，以提高工作效率。

4. 输出功能 信息系统的输出功能是指系统输出最终的结果，这种结果可以成为二、三次文献，满足用户需求，为用户的咨询提供有用的信息，也可以反馈给系统内部人员，为系统的安全、稳定与健康运行提供有用信息，支持系统的进一步发展。

5. 控制功能 信息系统的控制功能指系统对输入、存储、处理、输出等过程的管理和控制，包括对信息处理设备的控制和对整个信息系统的组织管理。系统人员通过程序等技术对信息系统的处理设备（主机、存储设备、通信设备等）进行控制。通过调控系统内部各部分的结构和关系，实现系统的最优化运行。

（五）信息系统的类型

为方便对组织内的信息系统进行开发、应用与管理，从信息系统支持管理与业务活动的内容、层次与范围的角度，可以将信息系统分为三大类：面向业务运作的系统（operation-oriented system，OOS）、面向管理决策的系统（managerial decision-oriented system，MDOS）和面向协作与交流的系统（collaboration and communication-oriented system，CCOS）（图 2-4）。

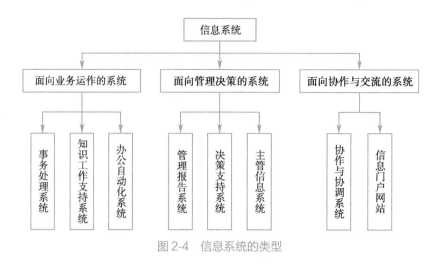

图 2-4   信息系统的类型

1. 面向业务运作的系统   面向业务运作的系统可分为三类：事务处理系统（transaction processing system，TPS）、知识工作支持系统（knowledge work support system，KWSS）和办公自动化系统（office automation system，OAS）。事务处理系统是组织中处于业务操作层的最基本的信息系统，它应用信息技术支持组织中基本的、日常的业务处理活动；知识工作支持系统面向组织中的业务管理层和管理控制层，为各类知识工作者创新信息和知识的工作提供支持；办公自动化系统面向组织中的业务管理层，为各类数据工作者处理和应用信息的工作提供支持，以提高办公的质量和效率。

2. 面向管理决策的系统   面向管理决策的系统可分为三类：管理报告系统（management reporting system，MRS）、决策支持系统（decision support system，DSS）和主管信息系统（executive information system，EIS）。管理报告系统面向组织中的管理控制层，可以为组织提供规范化的综合报告，以支持组织的计划、决策和控制等职能；决策支持系统面向组织的管理控制层和战略决策层，通过模型化的数量分析方法进行数据分析，为管理者面临的半结构化和非结构化问题的决策提供支持；主管信息系统是一个通用的信息处理平台，面向组织的战略决策层，通过其较强的信息通信、信息检索和信息处理能力，为组织高级主管提供随机化、非结构化、非规范化的信息需求，以及为决策问题提供支持。

3. 面向协作与交流的系统   面向协作与交流的系统可分为两类：协作与协调系统（collaboration and communication system，CCS）和信息门户网站（information portal website，IPWS）。协作与协调系统可以为组织的部门间、员工间以及组织间的协作和协调提供支持，不仅包括组织的管理与业务，而且还和其他业务和管理系统有着密切联系；信息门户网站是一个组织信息系统的单一出入关口，组织的管理者、员工、合作伙伴和服务对象可以通过该门户跨越地域和部门限制，在合理授权和认证下，实现对整个组织信息的访问，以满足组织内外的工作需要。

三、信息系统的基本架构

信息系统的基本架构是指信息系统内部各要素之间的相对稳定的分布状态、排列顺序和作用方式。信息系统的基本架构包括逻辑结构、物理结构、拓扑结构和功能结构等。

（一）信息系统的逻辑结构

信息系统的逻辑结构是指其各功能子系统的综合体和概念性框架，包括概念结构和层次结构。由于信息系统的种类繁多，其规模、功能等都存在较大差异，其逻辑结构也不尽相同。一般来说，信息系统的概念结构都包括信息源、信息处理器、信息用户和信息管理者四大部分，其层次结构包括战略决策层、管理控制层和业务处理层三大部分。

1. 概念结构   概念结构包括信息源、信息处理器、信息用户、信息管理者等（图 2-5）。其中，信息源是信息的产生地，包括组织内外部的信息，信息管理者通过信息处理器对这些信息进行传输、存储和加工处理，从而为各类用户和管理者提供信息服务，并对整个信息处理活动进行管理和控制，以更好实现信息系统的功能。

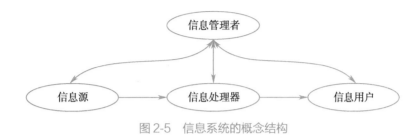

图 2-5　信息系统的概念结构

2. 层次结构　层次结构包括战略决策层、管理控制层和业务处理层（图 2-6）。不同组织层次的需求不同，一般来说，层次较低时，面临的多为结构化、常规化的问题，信息需求较低；层次越高，面临的非结构化、非常规化的问题越多，需要的信息更广泛、更具概括性。其中，业务处理层通常面向具体的业务，多解决结构化问题，以保证业务按照相应的流程顺利运行；管理控制层是连接决策层和执行层的桥梁，既需要执行决策层下达的任务，又需要指导和监督执行层的日常活动；战略决策层需要通过向决策者提供全面的内外环境信息，协助组织完成各种战略决策，帮助组织快速发展。

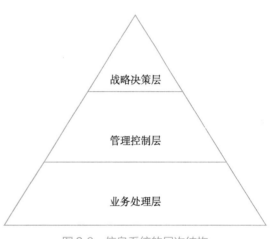

图 2-6　信息系统的层次结构

（二）信息系统的物理结构

信息系统的物理结构是指其硬件系统的空间分布情况，而不考虑系统各部分的实际工作与功能结构，一般包括集中式和分布式两大类。

1. 集中式结构　集中式结构是指物理资源在空间上的集中配置，它通常将数据、设备和软件集中在一套计算机系统中，且不同地点的多个用户可通过终端共享资源。其优点是资源集中、便于管理、资源利用率高，但同时存在维护难、系统较脆弱的问题。目前，很少在信息系统的建设中使用集中式结构。

2. 分布式结构　分布式结构是指通过通信网络将不同地点的计算机数据、硬件、软件等资源联系起来，以实现不同地点的资源共享，各地计算机系统不仅可以进行统一管理，而且可以独立在本地资源下运作。分布式结构又可进一步分为一般分布式和客户 - 服务器模式，前者中的服务器只提供软件与数据的文件服务，后者通过客户机向服务器提出服务请求，服务器向用户提供加工后的信息。分布式结构的优点是按需配置资源、应对能力强、系统拓展性强、安全性好，但也存在管理标准不统一、协调困难的问题。如今，分布式结构是信息系统的主流模式。

（三）信息系统的拓扑结构

信息系统的拓扑结构是指信息系统中若干结点和结点的联系所构成的物理框架。结点是信息系统中在逻辑分布上相对独立的物理实体，一个结点一般要包括一台独立的计算机和外围设备。结点可以是人机交互的客户机，也可以是承担业务管理、数据库管理或 Web 管理的服务器。

信息系统的拓扑结构包括点状、线型、星型和网状四类。点状结构表示信息系统的所有组成部分都集中在一个物理节点上；线型结构表示信息系统的各个节点之间相互独立、相互平等，节点之间有确定的顺序关系；星型结构中，信息系统在逻辑上存在一个处在核心位置的中心节点，该节点常常作为数据存储、事务处理或信息通信的中心；网状结构中不存在单一的中心节点，各节点形成一个复杂交织的拓扑网络，可能包含着其他几种拓扑结构，网状结构是大型信息系统较常采用的拓扑结构。

（四）信息系统的功能结构

信息系统是一种结构和功能复杂的系统，可以从不同角度描述其功能。一般来说，可以从技术层面和管理层面对信息系统的功能结构进行分类。

从技术层面来说，信息系统的信息处理过程和处理技术具有规律性，可以将信息系统的功能结构分为信息收集、信息存储、信息处理、信息输出、信息管理、人机交互等。从管理层面来说，信息系统的功能结构可以分为事务处理、运作信息处理、战术信息处理和战略信息处理四个层次。

第三节   信息系统技术基础

随着现代通信技术与计算机技术的飞速发展，信息系统在各行各业都得到了广泛应用。信息系统技术是指在信息系统开发与应用中所使用的各种技术的总称，主要包括计算机技术、数据库技术、网络与通信技术和信息安全技术等。信息系统技术是社会信息化发展必要的推动因素，其在电子政务、企业管理、公共卫生和医疗服务等应用领域的不断拓展和应用需求的日益多样化，将进一步推动我国信息标准化和规范化的建设。

一、计算机软件与硬件

（一）计算机软件

计算机软件（computer software，简称软件）是指计算机系统中的程序及其文档的统称。程序是计算任务的处理对象和处理规则的描述；文档是为了便于了解程序所需的阐明性资料。

计算机软件是用户与硬件之间的接口，按照功能和用途可分为系统软件和应用软件。系统软件包括各类操作系统，如 Windows、Linux、UNIX 等，以及操作系统的补丁程序及硬件驱动程序等。应用软件又可以细分为工具软件、游戏软件、管理软件等。

1. 系统软件   系统软件负责管理计算机系统中各种独立资源，协调技术设备之间的交互工作。系统软件包括操作系统和一系列基本的工具，具体包括以下四类。

（1）辅助性程序：如编辑程序、调试程序、练习程序等。

（2）语言处理程序：如汇编程序、编译程序、解释程序。

（3）操作系统。

（4）数据库管理系统。

2. 应用软件   应用软件是为满足不同领域的用户、解决不同的问题而开发的软件。它可以是一个面向特定应用的程序，比如一个图像浏览器。也可以是一组功能联系紧密，可以互相协作的程序的集合，比如微软的 Office 软件。

常见应用软件有：文字处理软件、计算机辅助设计软件、实时控制软件、教育与娱乐软件等。

（二）计算机硬件

计算机硬件（computer hardware，简称硬件），是指计算机系统中由电子、机械和光电元件等组成的各种物理部件和设备的总称。按照冯·诺依曼体系结构的定义，计算机硬件主要由运算器、控制器、存储器、输入设备和输出设备五个逻辑部件组成（图2-7）。

1. **运算器** 运算器(arithmetic unit)是完成算数运算和逻辑运算的部件,主要由算术逻辑单元、累加器、状态寄存器、通用寄存器等组成。

2. **控制器** 控制器(control unit)作为计算机的控制中心,协调和指挥计算机按照预先规定的目标和步骤有条不紊地工作。在现代计算机系统中,运算器和控制器共同组成中央处理器(central processing unit,CPU),是计算机系统中的核心部件。

3. **存储器** 存储器(memory)是计算机中存储程序和数据的设备。按照与中央处理器的数据交换方式可把存储器分为内部存储器和外部存储器。

4. **输入设备** 输入设备(input device)是获取数据和信息的设备,包括键盘、鼠标、触摸屏、游戏杆和读卡器等。输入设备是用户和计算机系统之间进行信息交换的主要装置之一。

5. **输出设备** 输出设备(output device)将计算机输出的各种计算结果数据或信息以数字、字符、图像、声音等形式呈现,是计算机的终端设备,包括打印机、显示器和扬声器等。

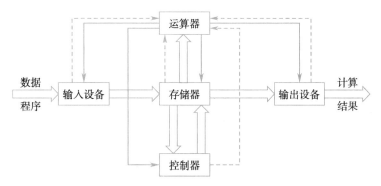

图 2-7 冯·诺依曼定义的计算机组成结构

二、数据库系统

随着大数据时代的到来,日益增长的海量数据集对信息管理工作提出了更大的挑战。数据管理技术经历了人工管理、文件系统和数据库系统三个发展阶段,数据库系统应用于信息管理工作中,能够保证数据的安全存储与使用,实现信息数据的有效管理,创新信息管理工作模式。

（一）数据库

数据库(database,DB)是指长期存储在计算机内,有组织的、有一定结构的可共享的数据集合。数据库数据间联系紧密,按照一定的数据模型组织、描述和存储,能为各类应用服务,数据与程序具有较高的独立性和易扩展性,可以实现多类用户角色间的共享。按照数据的逻辑组织形式,现有数据库可分为关系数据库和非关系数据库。

（二）数据库管理系统

数据库管理系统(database management system,DBMS)是管理和控制数据库的软件工具,帮助用户建立、运用和维护数据库的软件系统。数据库管理系统可以满足用户访问数据库中数据的需求,同时帮助数据库管理员(database administrator,DBA)进行管理和维护工作。主要功能包括数据定义(data definition)功能、数据操纵(data manipulation)功能、数据查询(data query)功能和数据控制(data control)功能。

（三）数据库技术

数据库技术作为信息管理的一种重要工具,主要研究数据库的结构、存储、设计、管理与使用的理论和方法,解决数据的共享问题,并实现对大量数据有效地组织和存储。数据库技术建立在对数据的研究和管理上,具体内容包括:对混乱、无序和分散的数据进行组织和整理,按照指定的数据模型建立相应的数据库；利用数据库管理系统实现对数据的增加、删除、修改和搜索，并通过授予用户权限和备份数据来保障数据的安全；最终利用数据的可视化、对比分析等技术实现对数据的处理、分析和理解。

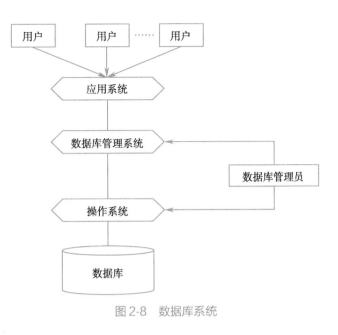

图 2-8　数据库系统

（四）数据库系统

数据库系统（database system，DBS）是由数据库及其管理软件组成的系统，狭义上由数据库和数据库管理系统构成，广义上包括操作系统、数据库管理系统、数据库、数据库管理员和用户（图 2-8）。数据库系统可以直观理解为适应数据处理需求，存放数据的仓库，通过计算机的高速处理能力和大容量存储器实现数据管理自动化。数据库管理员主要负责设计、创建、管理和维护数据库，协调不同用户对数据库的要求和访问等，常由专业资深和经验丰富的人员担任。

（五）非关系数据库

非关系型数据库，即 Not Only SQL（NoSQL），是指那些非关系型的且可不遵循 ACID 原则的数据系统，其特点为数据结构简单、易扩展、大数据量和高性能。非关系型数据库典型类型包括键值数据库，如 Redis，即远程字典服务，是一个开源、内存存储的缓存数据库；基于列的数据库，如 HBase，是一个分布式的、基于列的非结构化数据存储的数据库；基于图的数据库，如 HDF5，可以存储不同类型的图像和数码数据的文件格式，以及 Neo4j，是一个将结构化数据存储在网络上的高性能的图形数据库；文档数据库，如 MongoDB，是一个基于类 JSON 文档存储、提供可扩展的高性能数据存储解决方案的数据库。

三、通信及网络技术

（一）通信技术

通信技术是指将信息从一个地点传送到另一个地点所采取的方法和措施。进入 21 世纪以来，通信和互联网（internet）的发展使人们进入了移动互联的新时代，人们的工作、学习和生活发生了很大的变化。从广义的角度来说，信息的交流与传递均可称为通信（communication）。

移动通信（mobile communication），是指通信双方或至少一方是移动用户进行信息交换的通信方式。移动通信的发展经历了第一代、第二代、第三代、第四代技术的发展，目前已经迈入第五代移动通信技术（5th generation mobile communication technology，简称 5G）时代。5G 移动通信技术在吸收了 4G 移动通信技术的长处之后，具备高速率、低时延和大连接的特点。5G 促进了我国无线网络通信技术的发展，也改变了人民的生活水平和获取多种资源的方式和渠道。

（二）计算机网络技术

随着通信与计算机技术的发展，人们的信息需求越来越高，计算机网络是通信技术与计算机技术高度融合的一门交叉学科，经历了 70 多年的发展，计算机网络技术已经进入一个崭新的时代。

1. 计算机网络的概念　计算机网络（computer network）利用通信介质将不同地理区域的计算机和其他外部设备互联成一个规模大、功能强的网络系统，在网络操作系统、网络管理软件及网络通信协议的管理和协调下，实现资源共享和信息传递。

2. 计算机网络的功能

（1）资源共享：资源共享是建立计算机网络的主要目的之一。在计算机网络中，资源包括计算机软件、硬件以及要传输和处理的数据。通过在计算机网络中共享资源，增强计算机的处理能力，提高计算机软硬件资源的利用率。

（2）信息交换：信息交换是计算机网络最基本的功能，主要完成计算机网络中各个节点之间的系统通信，包括传送邮件、发布消息、购物和远程教育等。

（3）分布式处理：在计算机网络中，大型复杂的处理任务可以划分成许多子任务，由网络内分布在不同地理位置的计算机协同处理，使整个系统具有解决复杂问题的能力，提升系统的整体性能。

（4）数据通信：数据通信是计算机网络的最主要功能之一。数据通信是依照通信协议，利用数据传输技术在两个终端之间传递数据和信息，利用网络可以实现远程信息处理和多媒体信息的传输。

3. 计算机网络的分类

（1）按地理范围分类：有广域网（wide area network，WAN）、局域网（local area network，LAN）和城域网（metropolitan area network，MAN）。

1）局域网是指传输距离在 0.1～10.0km，传送速率在 1～10MB/s，传输范围较小的一种网络，一般位于一个建筑物或一个单位内。

2）广域网是局域网的扩展，由距离较远、较分散的局域网互联而成，数据传输速率一般在 1.2～1.6MB/s，传输距离可以遍及全球。

3）城域网分布范围在广域网和局域网之间，一般是在一个城市内。

（2）按传输介质分类：可以分成有线网和无线网两类。传输介质是指数据传输系统中发送装置和接收装置间的物理媒体，按其物理形态可以划分为有线和无线。

（3）按拓扑结构分类：网络中各节点相互连接的方法和形式称为网络拓扑结构，常见拓扑结构包括总线拓扑、星型拓扑、环型拓扑、树型拓扑、网状拓扑和混合型拓扑（图 2-9）。

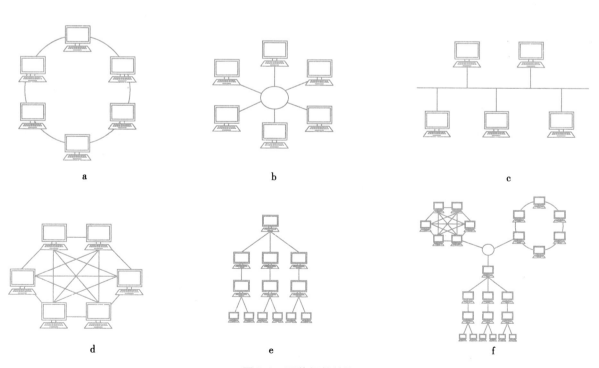

图 2-9　网络拓扑结构

a. 环型网络；b. 星型网络；c. 总线型网络；d. 网状网络；e. 树型网络；f. 混合型网络。

四、信息安全技术

近年来，网络技术和新一代移动通信技术不断发展，信息化在改变人们生活方式的同时也带来了诸多信息安全问题。例如：非法入侵他人计算机系统，破坏、窃取或篡改他人重要信息；为谋取利益利用网络实施诈骗等犯罪行为；传播暴力、不良等有害信息等。对社会稳定和人民的生命财产安全造成严重威胁。

（一）信息安全的概念

信息安全是指为信息系统建立和采用的技术与管理上的安全保护，保护计算机硬件、软件、数据不因偶然和恶意的原因而遭到破坏、更改和泄露，保障计算机系统中数据的保密性、完整性、可用性、可控性和不可否认性。

（二）信息安全隐患

1. 自然因素风险　自然因素风险包括各种自然灾害的发生，可能会造成网络通信基站受损、信息失联、数据丢失等情况，环境中的尘埃、湿度大以及温度过高等问题也会影响计算机稳定运转。

2. 恶意攻击　恶意攻击是指黑客利用网络安全软件开发不够成熟、网络信息传输协议存在漏洞、网络信息保护技术不够完备等条件，从而攻击并控制计算机系统，窃取企业或用户的个人信息，严重扰乱网络环境秩序。

3. 计算机病毒（computer virus）　指编制者在计算机程序中插入的破坏计算机功能或者破坏数据，影响计算机正常使用并且能够自我复制的一组计算机指令或程序代码。如常见的木马、蠕虫等计算机病毒，可以大范围入侵计算机，为计算机带来安全隐患。

4. 网络诈骗　由于个人安全意识欠缺，缺乏辨别安全隐患的能力，不法分子往往通过各类软件或者程序来盗取个人信息，并利用信息来获利，严重影响了公民生命、财产安全。如诈骗电话、大学生"校园贷"问题、推销信息以及人肉搜索信息等。

5. 相关部门监管不力　完善的法律体系是网络信息安全的坚实保障，但相关管理部门权责不够清晰、激励和监督问责机制不够健全，在网络信息安全、个人隐私保护、惩罚隐私侵犯等相关的公共政策和法律规定的时效性、执行力、约束性等方面还存在不足。

（三）信息安全技术

信息安全技术是指用于防止系统漏洞、防止外部黑客入侵、防御病毒破坏以及对可疑访问进行有效控制等而采用的技术手段、安全措施和安全产品。医疗卫生信息系统承载着大量事关国家政治安全、经济安全和社会稳定的信息，网络与信息安全不仅关系到卫生信息化的健康发展，而且已经成为国家安全保障体系的重要组成部分。具有代表性的安全技术如下。

1. 防火墙技术　防火墙是一种安全有效的防范技术，包括访问控制机制、安全策略和防入侵措施等方法。通过建立在内部网和外部网之间的过滤机制来隔离内部和外部网络，只有被授权确认安全的信息才能通过，从而保护内部网络，隔绝外部网络的威胁。防火墙的类型主要包括设备防火墙、包过滤、应用层网关技术和状态监控技术等。

2. 信息加密技术　信息加密技术主要分为数据存储加密和数据传输加密。数据传输加密是对传输中的数据流进行加密；数据存储加密是用户可以对需要保护的文件、数据、口令和控制信息等进行加密处理。此外，用户还应当对计算机设备和网络设备进行定期的检修以及维护，加强网络安全保护，防范信息监听与加密破解风险，进而保证计算机的安全稳定运行。

3. 身份认证技术　身份认证技术是系统核验用户身份的过程，用来确定访问或介入信息系统的用户或者设备身份的合法性的技术，典型的手段有用户名口令、动态密码、IC卡技术、数字证书和指纹识别等认证技术。

4. 数字签名以及生物识别技术 数字签名是只有信息的发送者才能产生的别人无法伪造的一段数字串，有效地保证了信息传播过程中的真实性以及完整性，具有不可否认性。生物识别技术是指通过对人体的生理特征和行为特征识别进行个人身份的认定，主要包括指纹、视网膜、声音、笔迹、声音和步态等方面。数字签名以及生物识别技术相比传统的身份鉴定方法更具安全、保密和方便性。

5. 入侵检测系统 入侵检测系统是通过实时监测网络活动，对计算机和网络资源的恶意使用行为进行识别和相应处理，保障计算机网络安全的专用系统。恶意行为包括系统外部的入侵和内部用户的非授权行为，入侵检测过程能够对系统、网络、数据及用户活动的状态和行为等信息进行快速收集和分析，并按照预先定义的警告响应采取相应措施。

第四节 卫生信息系统建模

当今人类进入到信息化社会的 21 世纪，系统建模对我们每个人来说并不陌生，系统建模的知识已经渗透到自然科学、社会科学以及人类生活的各个领域。卫生行业的信息系统直接或间接服务于医生和病人，而其质量好坏也影响到病人的感知服务质量。"以病人为中心"服务要求使得目前卫生信息系统建设越来越复杂，且已经暴露出许多问题，如业务的扩展性差、子系统间信息无法互通、部分信息系统业务流程过于繁杂，现有卫生信息系统的升级和改造已经成为无法逆转的趋势。信息系统的开发和改造离不开建模工作，一个科学的、完善的信息系统模型能够为信息系统建设与开发提供强有力的支撑。因此，建模在卫生信息系统建设过程中具有很强的指导意义。

一、模型与元模型

模型是建模者对现实世界原型的抽象描述。现实世界中的原型往往过于庞大、复杂、多变或不便于进行研究。因此，建模是一种用来对现实世界原型进行理解、研究、开发和改造的常用手段。建立的模型不需要完全复制原型的所有属性，针对所需理解或研究的现实原型，模型只需抽取其主要矛盾和关键因素即可，次要矛盾和非必需因素可视情况省略。当问题过于复杂时，我们可以借助模型，更好地认识事物的本质。例如，地球仪即是地球的模型，通过认识地球仪，我们可以更快、更直观地学习地理知识。

元模型（meta model）是描述模型的模型，可以将元模型理解为建模的框架，它由建模语法和语义（可用的建模概念及其含义）构成，即建模语言。元模型定义了描述某一模型的规范，具体来说就是组成模型的元素与元素之间的关系。元模型是相对于模型的概念，离开了模型，元模型本身就没有意义。元模型往往用来在某一特定的领域定义各种基础的通用的语言，来讨论和描述该领域的问题及解决方法。例如，交通指示牌的颜色、形状、组合方式就可以理解为一种元模型。遵循元模型定义的模型便于理解和沟通，即使在不同国家看到类似标志，也能立刻理解其所代表的意义。

二、模型分类

系统建模是在业务或系统开发过程中使用模型来概念化表示所需构建系统的方法。信息系统建设过程中通常会涉及多种模型。根据需要建立模型建模的目的不同，所建立的模型也不同，常见的模型可以归为以下几类。

（一）系统架构模型

系统架构模型（system architecture model）是一种用于定义系统的结构、行为的概念模型。通过系统架构模型，人们可以直观地了解该系统的组成结构和每个结构的行为功能。通常，系统架构模型由各个模块或子系统，以及模块和子系统间的协作关系组成。建模目的主要在于厘清系统组件或子系统间内部接口、系统与外部系统以及系统与用户接口的关系。定义系统架构模型的工作被称为系统架构工程（system architecture engineering，SAE）。

（二）业务模型

业务模型（business model），也称业务流程模型（business process model）、流程模型。业务模型是对业务流程的概念化表示，而业务流程是指业务相关结构化活动或任务的集合，这些活动或任务向用户提供特定的服务。一般来说，业务流程主要分为三个类型：管理流程、运营流程以及支持流程。以医院为例，管理流程通常是指医院管理所涉及的管理过程，如医院战略管理、运营管理等业务流程；运营流程是指构成医院核心业务并创造价值的运营流程，如门诊诊疗流程、科室会诊流程等；支持流程即支持以上两种业务流程的辅助流程，如招聘流程、财务管理流程等。

业务流程建模（business process modeling，BPM）是指对一个组织或机构的业务流程进行梳理、表示，并形成特定的业务流程模型的过程。对于信息系统而言，一个完善详尽的业务模型能够便于分析、改进和自动化当前的业务流程，而开发和建立信息系统的目的往往是通过提高信息的管理水平来改善传统业务流程的运行模式。因此，梳理业务、建立业务模型对卫生信息系统建设至关重要。

（三）功能模型

功能模型（function model/functional model）是指对信息系统所提供功能的结构化表示，所谓功能，是指完成某项工作的能力。相比于业务模型，功能模型更聚焦于功能的实现方式，其目的是描述功能、活动的过程，其视角一般有两种：基于流的视角和基于功能分解的视角。其中，基于流的视角着眼于功能的实现方法，需要通过外部实体、输入、处理流、输出等元素对功能进行详尽的过程描述；基于功能分解的视角是指将功能关系分解为其组成部分，通过各个组成部分的组合构成系统功能的描述。

（四）数据模型

数据模型（data model）是一种抽象模型，它能够提供数据元素及它们之间关系的抽象描述。在信息系统中，数据模型特指信息系统所存储和处理的数据对应的数据模型，其主要目的是通过提供数据的定义和格式来支持信息系统的开发和建设。根据美国国家标准研究所（American National Standards Institute，ANSI）的分类，数据模型按照层次可以分为以下三类。

1. 概念数据模型 概念数据模型（conceptual data model）描述数据的域或范围，它与数据在信息系统中的表示方式无关，仅仅包括该系统所涉及的数据结构和数据间关系，可以理解为一种面向用户、面向现实世界、便于理解和沟通的数据模型。例如，软件工程中的实体 - 联系图（E-R 图）即为一种概念数据模型。

2. 逻辑数据模型 逻辑数据模型（logical data model）描述数据域的逻辑结构，是用户或程序员从信息系统数据库中看到的数据模型，主要面向数据库的逻辑结构。因此，逻辑数据模型与信息系统的数据库类型有关。例如，关系型数据库对应的逻辑数据模型为关系数据模型（relational data model），XML 文档型数据库对应的逻辑数据模型以 XML Schema 或 XML DTD 的形式呈现。在医院信息系统中，逻辑数据模型中描述"病人"的部分一般包括：病人姓名、病历号、性别、年龄等相关字段；每个字段的数据类型，如整数型、字符串型等；字段的长度；字段的其他限制，如是否可以为空值等信息。

3. 物理数据模型 物理数据模型（physical data model）是描述用于数据存储的物理方式，即逻辑数据模型以何种方式存储于计算机上。通常，每一种逻辑数据类型的实现，都有其对应的物理数据模型。物理数据模型一般依赖于存储介质和操作系统，该模型通常由信息系统对应的数据库系统实现。

三、建模方法与工具

由于信息系统庞大且复杂，难以直接进行分析和设计。因此，在信息系统建设过程中，建模是不可或缺的一个步骤。而信息系统建设过程中,信息系统开发是实现信息系统的关键内容,因此信息系统建模与信息系统开发有密切联系。

（一）建模方法

按照信息系统的开发思路,信息系统建模方法可以概括为三种:面向功能的建模方法、面向数据的建模方法和面向对象的建模方法。

1. **面向功能的建模方法**　面向功能的建模方法按照自顶向下的思路,通过对系统功能的深入分析,分步、分层建立信息系统的各类模型。这类方法更关注信息系统的功能和业务流程,通过对系统功能的分析和分解,确定信息系统各个模型。这种建模方法建立的模型与信息系统建设过程较为契合,需求分析阶段通过调研和分析梳理业务流程,自上而下依次确定系统架构、业务模型、功能模型和数据模型。该类建模方法更适用于规模较大、模块划分较为明确的信息系统。

2. **面向数据的建模方法**　与面向功能的建模方法思路不同,面向数据的建模方法把着眼点放到信息系统所处理的数据上。通过对信息系统所管理的数据及数据结构的分析,以自底向上的顺序先完善数据模型,而后逐步确定出信息系统的需求和软件结构。比较有影响力的方法是 JSD 方法所规定的建模方法(the modeling phase of Jackson System Development),该方法把建模分为三个步骤:实体/活动步骤、实体关系步骤和过程建模步骤。该类建模方法更适用于牵涉主体较多、业务流程较为繁杂的信息系统。

3. **面向对象的建模方法**　面向对象的建模方法与面向对象的信息系统开发方法对应。该方法的基本思想是采用对象的方式对客观实体进行抽象,直接面向客观事物和所要解决的问题,并用一套包含对象、类、继承、消息等抽象工具对客观事物和信息建立抽象模型。该方法要求在信息系统开发过程中通过用例图、类图、活动图、顺序图、状态图、构件图和配置图等一系列图形建立信息系统的需求、逻辑、设计、实现等模型。采用该方法的优点是将客观事物全部抽象为信息系统的对象,开发过程更加契合人的思维。

（二）建模工具

信息系统建模技术发展至今天,已有一大批建模工具和对应的计算机辅助软件供使用。这里介绍几种常用的信息系统建模工具。

1. **统一建模语言**　统一建模语言(unified modeling language,UML)作为一种统一的计算机软件建模语言,具有非常强大的信息系统建模能力。UML 是在消化、吸收、提炼发展至今的大部分建模软件的基础上提出的,具有坚实的理论基础和通用性。它是于 1994—1995 年由美国首先开发使用,最初的目的是希望标准化不同的软件设计符号系统和软件设计方法。2005 年,UML 被国际标准化组织(ISO)发布为国际统一的 ISO 标准。

作为一种建模语言,UML 有严密的语法和语义规范。UML 建立在元模型理论基础上,包括四层元模型结构,分别是基元模型(meta-meta model,也称元 - 元模型)、元模型、模型及对象(object)。四层结构层层抽象,下层是上层的实例。UML 中所有概念和元素都有对应的语义规范。

UML 可以采用一组图形符号来描述软件模型,这些图形符号具有简单、规范、易学习的特点,开发人员即使不使用 UML 进行建模,也会采用 UML 图形工具制作非正式的手绘图进行程序功能描述。由于 UML 的规范性,其所描述的模型通常是准确无歧义的。

UML 提供了描述事物实体、性质、结构、功能、状态以及事物间关系的建模元素,通过这些元素及元素的组合方式形成 UML 模型,并可用图表的形式对 UML 模型进行展示。需要说明的是,UML 模型和 UML 图表是不同的,UML 图表示 UML 模型的部分展示,一个 UML 模型除了包含 UML 图表所对应的模型部分,还可能包含说明文档等其他元素。

UML 图表包括两类不同的视图:结构图(或静态图)和行为图(或动态图)(图 2-10)。其中,结构图强调元素、属性、操作和关系在系统中的静态组成结构,主要包括类图、对象图和复合结构图等;行为图则侧重于描写各元素内部状态变化或元素间协作关系,强调系统的动态行为,主要包括序列图、活动图和状态图等。

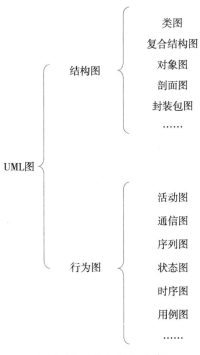

图 2-10　UML 视图分类

目前,大部分软件工程设计程序均支持 UML 可视化建模。

2. 集成定义方法　集成定义方法(integrated definition, IDEF)是系统和软件工程领域的一个建模语言家族,它涵盖了从信息系统功能建模到数据、模拟、面向对象分析和设计以及知识获取和表示等的广泛用途,最早是 ICAM definition 的缩写,是美国空军在 20 世纪 80 年代集成化计算机辅助制造(integrated computer aided manufacturing, ICAM)计划倡议的产物,是在结构化分析与设计方法基础上提出来的一套系统分析与建模方法。该方法一种比较经典的系统分析理论与方法。

IDEF 建模语言家族用途广泛,目前 IDEF 建模语言包括从 IDEF0 到 IDEF14(包括 IDEF1X 在内)共 16 套方法,如 IDEF0——功能建模;IDEF1——信息建模;IDEF2——仿真建模设计;IDEF5——本体论描述获取等。其中,IDEF0 是一种功能建模语言;IDEF1X 是一种用于解决信息模型和数据库设计问题的数据建模语言是该系列中认可和应用最广泛两个建模工具,下文以 IDEF0 为例介绍 IDEF 建模语言家族。

IDEF0 是一种基于图形化建模语言结构化分析与设计技术(structured analysis and design technique,SADT)方法设计的系统功能建模语言,旨在对组织机构或系统的决策、行动和活动进行描述,可以用于各种自动化和非自动化的系统功能建模。该建模方法采用方框和箭头等简单图形符号描述系统功能模块和数据流的控制条件和实现机制(图 2-11)。这种描述方法可以清楚地描述一个系统的功能以及各个功能模块间的协作机制,使读者能够清楚地理解系统功能。另外,该方法要求模型应采用自上而下思路对功能进行逐层分解,顶层仅描述系统的功能范围,下层按照由简至详的顺序逐层展开功能的细节,对各个功能进行详尽描述,保证该建模工具在描述复杂问题时的易理解性。

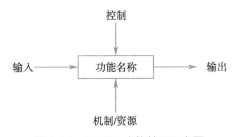

图 2-11　IDEF0 功能单元示意图

IDEF 建模预言家族由于绘图方式简单,表达精确,已成为系统开发设计和业务建模领域的常用方法。使用者既可以通过绘图软件绘制模型图,也可以通过专业建模工具建立 IDEF 模型。

（陆维嘉）

思 考 题

1. 什么是信息?什么是卫生信息管理?
2. 阐述信息系统基本概念及组成。
3. 数据库和信息系统的关系是什么?
4. 阐述信息系统建模的概念及方法。

第三章

电子健康档案与卫生信息共享

卫生信息共享是我国卫生信息化的重要方面。从 2003 年之后，在相关国家政策的指导下，各地区、各级部门加快建立和推广公共卫生信息系统，这也有力地促进了卫生信息在更广范围和更多方面的交换和共享。我国实现各级区域内的卫生信息共享核心是电子健康档案（electronic health record，EHR）的建立。通过将区域各个医疗卫生机构内的健康档案信息进行整合并共享，实现以人为中心的全过程健康档案的记录与管理，以更好地利用目前的医疗信息资源，并同时为卫生管理人员提供更好的辅助决策支持。

第一节 概 述

一、电子健康档案概述

（一）电子健康档案的起源

随着信息技术在各个行业的应用，医疗卫生行业也开始使用电子病历（electronic medical record，EMR）代替传统的纸质病历，以更好地记录复杂的医疗问题，为病人提供更好的治疗和服务。1960年，美国梅奥诊所等率先开始使用电子病历。而电子健康档案（electronic health record，EHR）是继先前的病历记录形式之后，以更高层次记录医疗信息的时代产物。其高层次主要表现在：电子健康档案是电子病历的高级表现形式和延续，是人们一生所有健康相关活动的电子化记录，不仅包括人们接受医疗服务时临床诊断与治疗过程的系统化、规范化的记录，还包括免疫接种、接受保健服务、参与健康教育活动的记录，甚至包含社会、心理、行为等方面的健康相关问题。

（二）电子健康档案在我国的发展

1. 起源阶段 电子健康档案对于提高医疗服务质量及效率等具有重要的作用，世界各国都非常重视其发展。20 世纪 90 年代，电子健康档案在欧美等发达国家迅速发展起来。我国的电子健康档案建设发展伴随着卫生信息系统和社区卫生信息化的发展而展开。

具有里程碑意义的是在 2009 年，中共中央、国务院发布了《关于深化医药卫生体制改革的意见》（简称"新医改"），确定了"一个目标、四大体系、八项支持"（简称四梁八柱）的总体框架，特别指出要加快医疗卫生信息系统建设，以建立居民健康档案为重点，构建乡村和社区卫生信息网络平台；以医院管理和电子病历为重点，推进医院信息化建设。同年，国家卫生部（现国家卫生健康委员会）启动全民健康档案计划。

2. 规范阶段 "新医改"方案发布后，我国的电子健康档案进入快速发展时期。2009—2011 年，可称为电子健康档案标准规范阶段。2009 年国家部委先后发布了《健康档案基本架构与数据标准

（试行）》《电子病历基本架构与数据标准（征求意见稿）》。"十二五"期间，卫生部又进一步对电子健康档案、电子病历和卫生信息平台的有关信息标准和规范的修订完善工作，发布行业标准，并统一居民电子健康档案标准。

3. **实施阶段**　"十二五"期间，我国开始大力推行电子健康档案，计划为70%以上的城乡居民建立电子健康档案。2014年7月，国家卫生计生资源整合顶层设计"46312架构"发布，指明电子健康档案数据库、电子病历数据库和全员人口个案数据库是卫生资源整合的三大基础数据库；2014年要重点加强居民健康卡的推行工作，使解决看病难再推进一大步。2016年，中共中央、国务院印发的《"健康中国2030"规划纲要》中指出"到2030年，实现国家省市县四级人口健康信息平台互通共享、规范应用，人人拥有规范化的电子健康档案和功能完备的健康卡，远程医疗覆盖省市县乡四级医疗卫生机构，全面实现人口健康信息规范管理和使用，满足个性化服务和精准化医疗的需求"。

二、卫生信息共享概述

（一）卫生信息共享的概念

电子健康档案在卫生系统中更完整、更及时地共享数据和信息，实现互联互通和信息价值最大化依赖卫生信息共享（health information exchange，HIE）技术。卫生信息共享是指卫生信息资源，通过收集、传输、处理、存储等技术手段，实现医疗卫生行业各部门之间以及与病人之间的信息共享与交换。卫生信息共享有利于提高整个医疗卫生业务数据处理和信息利用的效率和质量。实现卫生信息共享既是我国卫生事业发展的现实需求，也是卫生信息化发展的必然趋势。

卫生信息共享同样也可以指在机构、社区、地方区域网络内促进信息交换的组织。卫生信息共享的具体形式和组成各不相同，但都致力于促进医疗机构、社区、区域和国家信息共享的信任、治理和技术。卫生信息共享的参与者不仅包括医疗卫生服务提供者，还包括法律监管部门，用以保障获取、存储和共享健康信息的合法性和安全性。

（二）卫生信息共享在我国的发展

2003年，我国卫生部在《全国卫生信息化发展规划纲要（2003—2010年）》中提出了区域医疗卫生信息化建设的任务，开始在更大的范围内推动卫生信息共享。2004年初，中国卫生信息学会成立了卫生信息标准专业委员会。国家卫生部于2005年先后启动了国家卫生信息标准一系列研究项目，例如国家卫生信息基本框架、医疗卫生信息标准体系框架等。这一系列举措有力地促进了我国卫生信息共享的进程，为构建"统一规范、统一代码、统一接口"的区域内信息共享平台提供了基础。

2009年为了加快卫生信息化的标准建设，建立全国统一的、标准化的居民健康档案，国家卫生部发布了《健康档案基本架构与数据标准（试行）》。2016年，为进一步推进信息标准化和公共服务信息平台建设，逐步实现互联互通、信息共享，以促进医疗保健质量提升、降低成本和减少医疗差错，进一步提升卫生管理与决策的水平，在实现数据语义层标准化之后，在统一、规范的《卫生信息共享文档》的基础上，又发布了《健康档案共享文档规范》和《电子病历共享文档规范》。旨在借鉴国内外成功经验，建立起一套适合中国国情的、科学规范的健康档案共享文档规范和电子病历共享文档规范，从而为卫生信息互联互通标准化成熟度测评提供数据标准支持，进一步提升区域卫生信息平台的建设质量。

2017年10月，国家卫生计生委、国家发展改革委发布《省统筹区域全民健康信息平台建设总体方案》等一系列卫生信息共享功能指引和标准规范，明确信息化平台的建设目标和建设内容，对信息标准化、基本功能、需求分析等都提出具体要求，指导各地推进以居民健康档案为中心的全民健康信息平台建设，确保平台建设切实做到统一权威、互联互通。

近年来，又逐步建设完善国家卫生健康委数据共享交换系统，并完成国务院第一批、第二批以及国家卫生健康委第一批、第二批数据共享责任清单，实现了与公安、教育等部门基础数据共享。新型冠状病毒肺炎疫情期间，卫生管理部门通过在国家全民健康信息平台和全国一体化政务服务平台发布疫情相关数据服务接口，并与公安、交通运输、铁路、民航、工业和信息化、网信等相关部门建立数据共享机制，向各地政务部门开放查询比对服务，推动各部门业务协同，各系统数据共享共通。

2021年10月，国家卫生健康委发布了《国家卫生信息资源分类与编码管理规范》《国家卫生信息资源使用管理规范》和《区域卫生信息平台交互标准》等21项标准，于2022年4月执行。

三、电子健康档案与卫生信息共享的作用

（一）电子健康档案的作用

1. **满足自我保健的需要**　居民可以通过身份安全认证、授权查阅自己的电子健康档案。系统完整地了解自己不同生命阶段的健康状况和利用卫生服务的情况，接受医疗卫生机构的健康咨询和指导，提高自我预防保健意识和主动识别健康危险因素的能力。

2. **满足健康管理的需要**　持续积累、动态更新的电子健康档案有助于卫生服务提供者系统地掌握服务对象的健康状况、及时发现重要疾病或健康问题、筛选高危人群并实施有针对性的防治措施，从而达到预防为主和促进健康的目的。基于知情选择的电子健康档案共享将使居民跨机构、跨地域的就医行为以及医疗保险转移成为现实。

3. **满足健康决策的需要**　完整的电子健康档案能及时、有效地提供基于个案的各类卫生统计信息，帮助卫生管理者客观地评价居民健康水平、医疗费用负担以及卫生服务工作的质量和效果，为区域卫生规划、卫生政策制定以及突发公共卫生事件的应急指挥提供科学决策依据。

（二）卫生信息共享的作用

1. **实现医疗信息资源共享，降低医疗成本**　电子信息能够更方便更快速地融入医疗卫生机构的日常诊疗工作之中，一方录入，多方使用，各种记录的标准化和数字化，实现医疗机构、个人、卫生管理部门之间的信息共享。实现卫生信息共享后，降低了重复检查和治疗的负担，减少了物理资源的消耗和人们的就医成本。

2. **实现健康信息集中存放和共享**　卫生信息共享可实现居民健康活动数据（疾病、检查、治疗、体检、免疫、转诊）的集中收集、存储，实现对人整个生命周期健康信息的完整记录。通过建立针对居民健康流行病学数据分析，为卫生部门、相关单位及社会提供预警信息、健康服务信息、居民健康信息、流行病学信息以及社区卫生服务信息等。

卫生信息共享平台可以实现妇幼保健、计划免疫、应急指挥、疾病管理等公共卫生信息系统与医疗卫生服务机构间的信息采集和交换，能够使医疗信息与公共卫生信息系统平台进行共享，满足社会保险、新农合等外部信息系统的信息需求，实现系统间的信息传输及共享。

3. **提高基层医院竞争力**　通过信息化手段，把居民在大医院所做各类检验、检查报告、诊断、治疗等数据存储于卫生共享平台中，结合双向转诊和远程会诊，逐步扭转大医院人满为患、卫生院门庭冷落的现象，提高基层医疗机构的知名度和影响力。通过病人在大医院里所做的检查资料与基层卫生院共享，提高基层卫生院的医疗质量和医疗水平，逐步提高病人对基层医疗机构的信任度。

4. **提高公共卫生应急处理能力**　通过卫生信息平台的共享和业务有机融合，为卫生指挥决策系统、检测预警系统、突发事件报告系统、应急处理系统等卫生决策支持系统的建设奠定坚实的基础，加强疾病检测预警能力和应急处理能力，同时提高卫生行政部门对各级卫生机构管理的效率，以及对卫生行政部门的应急指挥能力和科学决策能力。

第二节 电子健康档案

一、电子健康档案概念的发展

电子健康档案的概念可以追溯到二十世纪六七十年代,但是电子健康档案具体有哪些功能,包含哪些数据,很长时间内并没有形成一个广泛接受的定义,因此其概念的发展经历了漫长的发展过程。1996 年,Waegemann 提出了一个电子健康档案五级发展理论,较全面地反映了电子健康档案概念发展的理论模型(图 3-1)。该模型包含以下五个级别。

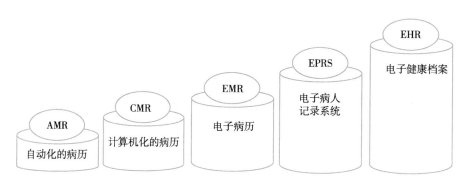

图 3-1 电子健康档案五级发展理论模型

（一）第一个发展级别——自动化的病历(automated medical record, AMR)

自动化的病历依然依赖纸质病历,但是此阶段将自动化技术应用到病历管理之后,大约 50% 的病人信息是通过计算机生成和保存的,并通过打印生成纸质病历。

（二）第二个发展级别——计算机化的病历(computerized medical record system, CMRS)

此阶段主要是实现电子病历的计算机化,通过扫描信息的形式将纸质病历转换成计算机存储病历,且转换的计算机化病历和纸质病历具有一样的功能,同时支持访问之前的病历。但是此时的计算机化病历不是数字化的,无法根据用户的意愿来组织数据,比如数据信息不能转成图表。

（三）第三个发展级别——电子病历(electronic medical record, EMR)

第三级别的电子病历和第二个级别具有同样的信息内容,但是信息可以被重新处理。EMR 的目标是实现机构内系统间的互操作,例如门诊部和住院部,门诊部和检验科等。EMR 具有较强的共享特征,可以在一个机构内部实现所有病人信息的识别;能为所有被授权的医疗服务提供者提供所有病人的信息;为多种应用和服务提供统一的工作站。

（四）第四个发展级别——电子病人记录系统(electronic patient record system, EPRS)

发展到第四级别后,病人被记录的信息内容进一步丰富。电子病人记录系统(EPRS)比电子病历(EMR)具有更广泛的信息。首先,它包含了某个人和医疗卫生相关的所有信息;其次,这些和医疗卫生相关的信息超出了某个特定机构的空间范围或停留期间的时间范围。

（五）第五个发展级别——电子健康档案(electronic health record, EHR)

该术语是更广泛的电子病历,提供不同于传统的医疗机构内信息的其他健康信息,包括了生活习惯、行为信息的自我采集。同时信息源进一步扩充,系统可以通过临床工作者、父母、照看者等来获得信息。

二、电子健康档案的定义辨析与特点

1. 电子健康档案的定义　　电子健康档案是指"以电子方式保存有关个人一生的健康状况和保健信息，是病人整个生命过程中全部健康资料的真实汇编；满足临床、法律和行政的需要"，英文可以表述为 electronic health record，简称 EHR。电子健康档案的定义有四个要义：①面向所有人群；②记录有关健康的信息；③贯穿人的一生；④满足更多应用。我国发布的《健康档案基本架构与数据标准（试行）》指出健康档案是居民健康管理（疾病防治、健康保护、健康促进等）过程的规范、科学记录，是以居民个人健康为核心，贯穿整个生命过程，涵盖各种健康相关因素、实现多渠道信息动态收集，满足居民自我保健和健康管理、健康决策需要的信息资源。

2. 电子健康档案与电子病历定义的辨析

（1）电子健康档案与电子病历

与电子健康档案紧密相关的一个定义是电子病历。根据 1991 年美国医学会给出的定义：电子病历的英文称谓是 electronic medical record，简称 EMR，是基于一个特定系统的电子病人记录，该系统可为用户访问提供完整准确的数据、警示、提示，以及临床决策支持能力。根据我国 2009 年发布的《电子病历基本架构与数据标准（试行）》：电子病历是医疗机构对门诊、住院病人（或保健对象）临床诊疗和指导干预的、数字化的医疗服务工作记录；是居民个人在医疗机构历次就诊过程中产生和被记录的完整、详细的临床信息资源。我国 2014 年发布的《电子病历数据集》将其定义为医务人员在医疗活动过程中，使用医疗机构信息系统生成的文字、符号、图表、图形、数据、影像等数字化信息，并能实现存储、管理、传输和重现的医疗记录、是病历的一种记录形式。

电子健康档案和电子病历有几个不同。

1）从英文称谓上就可以看出，电子健康档案的内涵比电子病历更为宽广。电子健康档案管理的对象是健康数据，而电子病历管理的对象是医疗数据。

2）电子健康档案面向的人群是所有人群，而电子病历仅仅是面向病人。

3）电子健康档案记录的是一个人一生的健康相关信息，而电子病历仅仅是记录病人患病期间的信息。

4）电子健康档案更多地用于支持临床、法律和行政管理的需要，而电子病历偏重于支持医生临床管理及决策。

（2）其他相关概念

1）基于计算机的病人记录（computer-based patient record，CPR）："基于计算机的病人记录"术语是最早用于概念化电子健康档案的术语之一。基于计算机的病人记录也是一种终生病历，它在设计之初，包括所有专科（甚至包含牙科和精神病学）的所有信息，可供包含国际性的所有用户使用。在 20 世纪 90 年代早期，CPR 一度盛行，然而随着科技的进步，这一概念逐渐演变为电子病历和电子健康档案。

2）电子病人记录（electronic patient record，EPR）：EPR 与 CPR 相似，但它不一定必须包含病人的终生记录，也不包括牙科记录、病人行为记录或替代治疗。它关注与病人相关的医疗信息。

3）连续护理记录（continuity of care record，CCR）：CCR 面向健康提供者。它定义了一个关于病人的健康护理最相关和最及时的核心数据集。CCR 是 EHR 的一个子集。典型的 CCR 通常包括病人信息、诊断、手术、过敏反应、用药信息和未来的治疗计划。它可为所有的护理人员在需要时提供服务。并且当病人由一位护理者转至另一位护理者时，CCR 会对数据进行动态更新传输数据。

4）个人健康档案（personal health record，PHR）：PHR 是一个基于互联网的健康管理系统，也是

EHR 的一个子集。病人在其中也扮演健康信息的使用者和维护者。通过安全连接,病人可以安排预约,要求药物补充,访问实验室或放射科的检查/检验结果,并询问有关自身健康状况的问题。一些 PHR 允许病人填写或更新家庭、社会履历信息,甚至阅读医疗记录,并将不正确或遗漏的信息通知系统管理者。

3. 电子健康档案的特点

(1)以人为本:电子健康档案是以人的健康为中心,以全体居民(包括病人和非病人)为对象,以满足居民自身需要和健康管理为重点。

(2)内容完整:电子健康档案贯穿人的生命全程,内容不仅涉及疾病的诊断治疗过程,而且关注机体、心理、社会因素对健康的影响。其信息主要来源于居民生命过程中,与各类卫生服务机构发生接触所产生的所有卫生服务活动(或干预措施)的客观记录。

(3)重点突出:电子健康档案记录内容是从日常卫生服务记录中适当抽取的,与居民个人和健康管理、健康决策密切相关的重要信息,详细的卫生服务过程记录仍保留在卫生服务机构中,需要时可通过一定机制进行调阅查询。

(4)动态高效:电子健康档案的建立和更新与卫生服务机构的日常工作紧密融合,通过提升业务应用系统实现在卫生服务过程中健康相关信息的数字化采集、整合和动态更新。

(5)标准统一:电子健康档案的记录内容和数据结构、代码等都严格遵循统一的国家规范与标准。电子健康档案的标准化是实现不同来源的信息整合、无障碍流动和共享利用、消除信息孤岛的必要保障。

(6)分类指导:在遵循统一的业务规范和信息标准、满足国家基本工作要求的基础上,电子健康档案在内容的广度和深度上具有灵活性和可扩展性,支持不同地区卫生服务工作的差异化发展。

三、电子健康档案的基本架构

电子健康档案的系统架构是以人的健康为中心,以生命阶段、健康和疾病问题、卫生服务活动(或干预措施)作为三个纬度构建的一个逻辑架构,用于全面、有效、多视角地描述电子健康档案的组成结构以及复杂信息间的内在联系。通过一定的时序性、层次性和逻辑性,将人一生中面临的健康和疾病问题、针对性的卫生服务活动(或干预措施)以及所记录的相关信息有机地关联起来,并对所记录的海量信息进行科学分类和抽象描述,使之系统化、条理化和结构化。其基本架构如图 3-2 所示。

1. **第一维为生命阶段(如图 3-2 示 X 轴)** 按照不同生理年龄可将人的整个生命进程划分为若干个连续性的生命阶段,如婴儿期、幼儿期、学龄前期、学龄期、青春期、青年期、中年期、老年期八个生命阶段。也可以根据基层卫生工作实际需要,按服务人群划分为儿童、青少年、育龄妇女、中年人及老年人。

2. **第二维为健康和疾病问题(如图 3-2 示 Y 轴)** 每一个人在不同生命阶段所面临的健康和疾病问题不尽相同。确定不同生命阶段的主要健康和疾病问题及其优先领域,是客观反映居民卫生服务需求、进行健康管理的重要环节。

3. **第三维为卫生服务活动(如图 3-2 示 Z 轴)** 针对特定的健康和疾病问题,医疗卫生机构开展一系列预防、医疗、保健、康复、健康教育等卫生服务活动(或干预措施),这些活动反映了居民健康需求的满足程度和卫生服务利用情况。

三维坐标轴上的某一区间连线所圈定的空间域,表示个人在特定的生命阶段,因某种健康或疾病问题而发生相应的卫生服务活动所记录的信息数据集。理论上一份完整的电子健康档案是由人从出生到死亡的整个生命过程中所产生和记录的所有信息数据集构成。

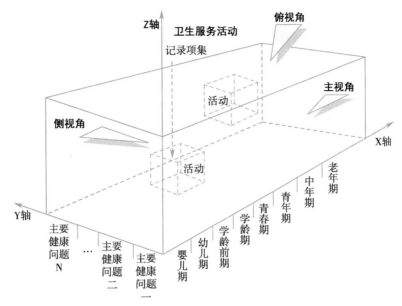

图 3-2　居民电子健康档案时序多维空间模型

第三节　卫生信息共享基本原理

一、卫生信息共享基本模式

（一）集中式卫生信息共享

集中式卫生信息共享模式是指卫生信息共享的参与者将其数据或其数据的副本存储到单个共享的卫生信息数据库或者云存储中。集中式卫生信息共享需要委托一个机构来管理数据。卫生信息共享参与者之间认可同一种索引标志，以纵向数据存储的方式存储卫生信息。同样，卫生信息共享参与者使用相同的代码和标识符存取实验室测试、医嘱和临床记录等其他数据。集中式是一种最早的卫生信息共享模式，具有参与者单一标识符、临床数据规范化以及临床过程数据来源单一等优点。但它也有一些局限性：首先，集中式模型不能很好地扩展，在 20 世纪 90 年代，云存储技术出现之前，单片数据库管理系统容量极其有限；其次，目前数据存储容量限制虽已突破，但集中式模型仍然需要在存储数据的信息共享中心建立一个强大的体系结构，处理所有传入的数据，并以规范化的方式存储它们，这对管理上也造成很大压力。

（二）分布式卫生信息共享模式

分布式卫生信息共享模式是在集中式卫生信息共享模式的基础上发展起来的。集中式侧重于由独立机构集中维护共享卫生信息，而分布式则是采用分布式数据库网络存储卫生信息，可根据参与者具体需求访问相关记录。在分布模式中，数据保留在源位置（例如医院、诊所），共享卫生信息通过记录定位服务技术进行创建，病人的所有健康记录集中链接到各个卫生信息共享的参与者。记录定位服务技术类似于一个巨大的卡片目录，引导计算机应用程序和信息系统找到他们可能需要的关于病人的信息。记录定位服务技术只帮助链接病人信息，不存储关于病人的任何信息。分布式与集中式卫生信息共享模式相比具有更好的可扩展性、数据冗余性以及系统可靠性，并且维护成本也相对较低。但分布模式也有其局限性。例如，分布式网络上的信息查询速度与集中式相比较慢，需要协调多个记录调取时的冲突等。

（三）联邦式卫生信息共享模式

联邦式卫生信息共享模式是为了实现对相互独立运行的多个参与者的互操作。来自每个卫生信息共享的参与者数据彼此分割，没有集中数据库进行存储，但使用公共数据模型存储。数据模型规定了卫生信息共享网络可以使用哪些数据，并预先定义了数据如何驻留在来源卫生信息系统中，以及与其他卫生信息共享参与者共享的常见概念（如身高、体重和血压）之间的关系。因此，联邦式卫生信息共享是一组彼此协作且又相互独立的单元数据库系统的集合。它将单元数据库系统按不同程度进行集成。对该系统提供整体控制和协同操作的软件叫联邦数据库管理系统。一个单元数据库系统可以加入若干个联邦数据库管理系统，每个单元数据库系统的可以是集中式的，也可以是分布式的，或者是另外一个联邦式。卫生信息共享发生在联邦数据库管理系统内。

二、卫生信息共享技术与规范

（一）数据存储与交换技术——可扩展标记语言

1. **可扩展标记语言（XML）的概念**　　卫生信息实现共享的基础是数据交换。XML 是其中最为常用的数据存储交换技术。可扩展标记语言（extensible markup language，XML）是 1988 年由 W3C 工作组正式公布，是用来简化互联网的文档信息，便于网络交换和传输的一种标记语言。

标记语言是一种将文本以及文本相关的其他信息（例如文本的结构和表示信息等）结合起来，展现出关于文档结构和数据处理细节的电脑文字编码。标记语言非常适合万维网传输，提供统一的方法来描述和交换独立于应用程序或供应商的结构化数据。例如，比较常见的超文本标记语言（hypertext markup language，HTML）作用是使用标记标签来描述网页。HTML 文档描述网页，HTML 文档包含 HTML 标签和纯文本，HTML 文档也被称为网页。Web 浏览器的作用是读取 HTML 文档，并以网页的形式显示出它们。当然，浏览器不会显示 HTML 标签，而是使用标签来解释页面的内容。

2. **XML 的特点**　　相较于 HTML，XML 具有以下特点。

（1）XML 是独立于软件和硬件的信息传输工具：XML 不是 HTML 的替代，XML 和 HTML 具有不同的设计目的。XML 被设计为传输和存储数据，其焦点是数据的内容。HTML 被设计用来显示数据，其焦点是数据的外观 HTML 旨在显示信息，而 XML 旨在传输信息。

（2）XML 是没有任何行为，它仅仅是纯文本：XML 被设计用来结构化、存储以及传输信息。有能力处理纯文本的软件都可以处理 XML。但是 XML 没有任何行为，仅仅是纯文本而已。例如下面的一段被存储为 XML 的信息。

"< note >

< to > Xiaoming </to >

< from > Xiaohong </from >

< heading > Reminder </heading >

< body > Don't forget the meeting!</body >

</note >"

上面的这条信息是"晓红"发送给"晓明"的便签，它拥有标题以及留言，同时包含了发送者和接受者的信息。但是，这个 XML 文档仍然没有做任何事情。它仅仅是包装在 XML 标签中的纯粹的信息，需要编写软件或者程序，才能传送、接收和显示出这个文档。

（3）XML 是自描述性的：XML 允许用户创建自己的标记集来说明文档的内容，而 HTML 局限于对于显示格式的描述。XML 将要描述的数据、结构及其显示方式分别处理，将显示格式从数据文件中独立出来，保存到样式表中单独处理，所以 XML 的自描述性既能够很好地描述复杂的数据结构，也减少了显示不同数据的格式文档的重复。允许开发各种不同专业的特定领域的标记语言。有了这些语言，各领域的专业人员就可以相互自由地交换数据和信息，不必担心对方是否能够利用特殊的、专用的软件解析和理解这些数据。事实上，目前在移动通信、多媒体、电子商务和卫生医疗等行业都建立了行业标准化组织统一制定的专用标记语言和通信标准等。

3. **XML 在卫生信息共享的适用性**　通常来说，数据可以分为结构化数据、半结构化数据及非结构化数据。结构化数据适合于用数据库方法来描述，在网络上传输时，一般采用 HTML 来表述该类数据。

但是在医疗卫生领域，很多数据信息都是半结构化和非结构化的。半结构化数据具有自构性和自描述性，即没有统一的结构和格式，例如病人病案，有些包含了很多化验报告、检查等信息，而有的却仅仅包含简单的一张病历信息，因此 HTML 无法很好地表示和处理这些数据。此外，由于 HTML 的侧重点在于如何展示数据，而非关注数据本身的内容，所以并不能反映出数据的本质，而且 HTML 对数据的检索、传输、挖掘以及分析也无法很好地支持。XML 的出现为这一问题的解决提供了一种有效的手段和方法。它的高度灵活性和自描述性等特点，能够正确表达同类却异构的数据，使拥有同种类型却有着不同结构的数据顺利进行交换和转换，它已经逐渐成为卫生医疗等行业标准化组织统一制定的专用标记语言和通信标准。

（二）卫生信息传输标准——卫生信息交换标准

1. **卫生信息交换标准（ health level seven, HL7 ）概述**　HL7 是标准化的卫生信息传输协议，是由美国国家标准研究所（ANSI）批准使用的一个用于医院、社区医疗、保险公司等医疗领域及医用仪器设备间电子数据信息传输的标准。1987 年，宾夕法尼亚大学医院舒尔茨（Schultz）博士牵头成立 HL7 组织和制定 HL7 通信标准。它包含了不同的医疗卫生厂商设计应用软件界面的标准规范与格式，它能够使得各医疗机构的异构系统进行数据交互。

health level 7 中的"level 7"是指开放系统互联参考模型（open system interconnection reference model, OSI）7 层模型中的最高一层，即第 7 层应用层。HL7 符合位于 OSI 模型的第 7 层内的这种从应用端到应用端接口的概念定义。在 OSI 概念模型中，通信软件和硬件的功能被分在第 7 层。HL7 标准主要关注在第 7 层或是应用层发生的问题。

2. **HL7 的定义与适用范围**

（1）HL7 的定义：HL7 是标准化的卫生信息传输协议，为不同医疗卫生系统（异构系统）之间提供了统一的电子数据信息交换的接口，便于信息的交换和系统的集成，进而减少或者消除用户接口的编程和程序的维护工作。它主要包括以下内容。

1）病人基本信息管理。

2）病人的入院信息、出院信息和转院信息管理。

3）各种医院服务项目的管理，如手术管理、检查管理、化验管理、用药管理、医用材料管理及饮食服务管理等。

4）财务信息管理，病人个人账户管理，医疗保险理赔和支付。

5）检查结果和化验结果的回报。

6）档案信息管理。

7）病案信息管理。

8）医疗服务预约管理。

（2）HL7 的适用范围

1）首先，HL7 标准适用于医院内部不同医疗信息系统之间信息的交换包括但不限于：①病人病历信息的交换；②临床检验科室检验结果的交换；③影像数据的交换以及财务信息等各类文本信息的交换。

2）其次，HL7 标准适用于医院内部不同医疗信息系统之间信息的交换。例如，医院与医院之间、医院与保险公司之间、医院与上级主管部门之间的信息交换。

3. HL7 的工作机制　HL7 就是一种文本结构的文档，是基于消息机制来实现数据交换和系统集成的，它规定了数据的基本元素和结构。HL7 标准的实现机制是消息触发事件（trigger events），消息是根据触发事件被传送到接收方的。在 HL7 通信协议中，消息（message）是数据在系统之间交换的基本单元，每条消息都有各自的消息类型（V2.4 共有 112 种），用于定义消息的消息类型中有触发事件。一个消息由多个段（segment）组成，每一段都有相应的名称，用于界定其内容或功能（V2.4 共有 138 种）。而一个段又由多个数据字段（data field）组成。一个消息中的第一个段总是消息头段（message head segment），它指明了发送和接收的程序名、消息类型以及一个唯一的消息 ID 号码等，接下去段的构成由消息的类型决定。如 PID 段（patient identification data）包括姓名、地址、社会保险号等。一个数据字段又有可能由多个组件组成。以下为一个 HL7 的转院实例（图 3-3）。

实际信息：转院病人，病人张三于 2020 年 1 月 12 日上午 10 点 12 分由第一医院急诊室转往第三医院急诊外科，接诊医师为李四。第一医院转诊系统转诊确认后 2min 向第三医院发出病人转诊信息和病人基本情况：张三，身份证号 110100198001010000，男性，住址：海洋区海洋路 01 号，电话：12345678。

```
MSH|^~\&|005^急诊室|0802^第一医院|0052^急诊外科|0801^第三医院
|202001121012|SECURITY| RPA^I08|MSG00001|P|2.4|<cr>
EVN|I08|202001121012||<cr>
PID||| 110100198001010000||张三||19800101|男|C|海洋区^海洋路^01 号
^100081|1234-5678|||<cr>
PV1||急诊外科||||0007^李四|||急诊科|<cr>
----------------------------------------------------------------
其中 MSH 是消息头（Message Header）
EVN 是事件类型（Event Type）
PID 是病人基本资料（Patient Identification）
PV1 是病人住院情况（Patient Visit）
<cr>结束一个 segment，该值不能被执行者改变
```

图 3-3　HL7 消息传递实例

（三）医学图像信息交换标准——医学数字成像和通信标准

1. 医学数字成像和通信标准（DICOM）概述　医学数字成像和通信标准（digital imaging and communications in medicine, DICOM）是医学图像和相关信息的国际标准（国际标准编号为 ISO 12052）。它详细描述了如何在不同的计算机之间传输医学影像并讲述了它们之间的关系。它是一个开放的系统，基于网络技术（TCP/IP 协议），可以在局域网（LAN）或广域网（WAN）内工作。

自从 1985 年 DICOM 第一版发布以来，DICOM 给放射学实践带来了革命性的改变。就像因特网（Internet）成为信息传播应用的全新平台，DICOM 使"改变临床医学面貌"的高级医学图像应用成为可能。

目前，DICOM 被广泛应用于放射医疗、心血管成像以及放射诊疗诊断设备（X 射线透视、CT、MRI、超声等），并且在眼科和牙科等其他医学领域得到越来越深入及广泛的应用。在数以万计的在用医学成像设备中，DICOM 是部署最为广泛的医疗信息标准之一。当前大约有百亿级符合 DICOM 的医学图像用于临床。

2. DICOM 的发展　20 世纪 70 年代以来，随着以 CT 为代表的数字成像诊断设备在临床得到广泛应用，不同的电器生产商开始生产医学成像设备。由于没有统一的标准，如何能够获取所有不同类型的影像设备的图像，如何能够从所有的影像设备 / 工作站中查询或获取图像，如何能够读取不同影像设备所产生的图像，以及如何能够完整地、完全地、长期地保存图像？这些都成为制约数字化医学影像发展的问题。1983 年，美国放射学院（ACR）和美国国家电气制造协会（NEMA）成立了一个联

合委员会，以制定相应规范推动不同制造商的设备间数字图像信息通信标准的建立；促进和扩展影像存储与传输系统（PACS），使它可以与其他医院信息系统进行交互；允许广泛分布于不同地理位置的诊断设备创建统一的诊断信息数据库。

ACR-NEMA 联合委员会于 1985 年发布了最初的 1.0 版本（ACR-NEMA Standards Publications No.300-1985），又分别于 1986 年 10 月和 1988 年 1 月发布了校订 No.1 和校订 No.2。1988 年该委员会推出 2.0 版本（ACR-NEMA Standards Publications NO.300-1988）。1993 年，ACR-NEMA 正式更名为 DICOM，为了与前期的 ACR-NEMA1.0/2.0 区分，正式名称是 DICOM V3.0。到 2000 年以后，直接以修正的年份来标识 DICOM，如 DICOM-2000、DICOM-2008 等。通常地，直接把标准称为 DICOM，而不再称为 DICOM V3.0。

DICOM 已发展成为医学影像信息学领域的国际通用标准，而且仍在不断地发展。每一版更新的标准都会有一个描述增加了哪些功能支持的附录，还会包含一些例子等。DICOM 的推出与实现，大大简化了医学影像信息交换的流程，推动了远程放射学系统、影像存储与传输系统（PACS）的研究与发展，并且由于 DICOM 的开放性与互联性，使得与其他医学应用系统（如 HIS、RIS 等）的集成成为可能。

3. DICOM 规范　DICOM 中涵盖了医学数字图像的采集、归档、通信、显示及查询等几乎所有信息交换的协议；以开放互联的架构和面向对象的方法定义了一套包含各种类型的医学诊断图像及其相关的分析、报告等信息的对象集；定义了用于信息传递、交换的服务类与命令集，以及消息的标准响应；详述了标识各类信息对象的技术；提供了应用于网络环境（如 OSI 或 TCP/IP）的服务支持；结构化地定义了制造厂商的兼容性声明（conformance statement）。

DICOM 通过规定以下几方面来促进医学成像设备的互联互通。

（1）对于网络通信，遵从由设备标准兼容性声明所指定的一组网络协议，以及该组协议用于交换命令的句法和语义及相关的信息。

（2）对于媒介通信，遵从由设备标准兼容性声明所对应的一组介质存储服务，以及有助于访问存储于可交换介质上的图像以及相关信息的文件格式和目录结构。

（3）其他为实现符合 DICOM 的必要信息

以 DICOM-2008 文档结构为例，共有 18 个部分（其中 part9 和 part13 已废弃）可以将里面的内容分为三个方面：概要、网络通信和媒体存储交换。这 18 个部分单一或综合地对三个方面进行了标准的规定和解释（表 3-1）。

表 3-1　DICOM-2008 文档结构

概要	网络通信	媒体存储交换
Part1：介绍与预览	Part2：一致性	
	Part3：信息对象定义	
	Part4：服务类描述	
	Part5：数据结构与定义	
	Part6：数据字典	
	Part7：消息交换	
	Part8：消息交换的网络通信支持	
	Part9：消息交换的点对点通讯支持（已废弃）	
		Part10：媒体存储和文件格式
		Part11：媒体存储的应用规范

续表

概要	网络通信	媒体存储交换
		Part12：数据交换中的存储功能和媒体格式：
		Part13：点对点的打印管理（已废弃）
	Part14：灰阶标准显示函数	
	Part15：安全和系统管理规范	
	Part16：内容映射资源	
	Part17：解释性信息	
	Part18：通过 Web 获取 DICOM 驻留信息	

但是，DICOM 对以下方面不作规定：声称符合 DICOM 的设备的功能实现细节；由一系列声称符合 DICOM 的设备所组成系统的整体功能特性；评估设备是否符合 DICOM 的测试 / 评估过程。此外，DICOM 属于医疗信息领域。在该领域内，DICOM 规范了医学成像设备和其他系统的信息交换。由于这些设备和其他医疗设备做交互，所以 DICOM 会与其他医疗信息领域的范围有所重叠。DICOM 对这些领域的范围不做规定。

第四节　卫生信息共享组织形式与管理

一、卫生信息共享组织形式

（一）面向病人的卫生信息共享

医疗机构与病人之间的信息共享有医疗机构网络信息平台模式、移动医疗信息平台模式、医院就诊卡模式。随着互联网的广泛应用，医院的网络信息平台逐渐完善，医院的科室概况、医生信息、床位信息、医疗检查结果等都在网站上与用户共享，实现了网上预约挂号、病人查询服务、床位信息查询、检查结果查询、网上就诊、远程医疗、网上支付、网上买药等信息共享化的医疗服务。

随着移动网络的快速发展，手机、平板电脑等移动端设备的激增，出现了移动医疗模式。医院等一些移动医疗开发机构开发了手机 APP 客户端、微信公众平台、穿戴式移动设备等，通过移动通信技术对用户进行移动医疗服务。移动医疗的出现更加方便了就诊者就医，在手机上就可以实现预约挂号、药品查询、检查结果查询、在线就诊等。

（二）面向医院的卫生信息共享

面向医院的卫生信息共享主要是指通过各类医院信息系统（hospital information system，HIS）实现医院内部的信息共享。利用计算机技术，通信设备和数据处理技术等现代化技术手段，对医院各个阶段所产生病人诊疗信息和行政管理信息进行收集、储存、处理、分析、传输、交换、互享，满足授权用户需求，从而减少决策成本，提高医院运行效率，节约病人的时间成本。医院内部信息共享的基础就是医院信息系统，粗略来看，医院管理信息系统可由临床信息系统和管理信息系统两类组成。前者包含例如医生工作站、影像存储与传输系统（PACS）、电子病历（EMR）系统、实验室 / 检验科信息系统（LIS）、放射信息系统（RIS）；后者包含门诊管理系统、药房管理系统、设备管理系统和住院管理系统等。这些系统之间的数据相互传输，达到了医院内部各个科室的信息共享，使以前医院内部各部门的信息孤岛相互连通。

这种卫生信息共享组织形式虽然实现了医院内的互联互通，提高了医院的运营效率和信息组织与管理能力,但是与医院外部的其他相关业务系统没有任何的联动。而像 LIS 和 PACS 这种专业化程度相对比较高的信息系统,各家医院一般都独立采购,也出于对数据安全性的考虑,数据往往仅存储于本医院的内部,在病人跨院诊疗的时候,就可能会要求需要重新做某种检验或检查,这样就造成了大量的财力和人力上的浪费。

(三)面向社区的卫生信息共享

面向社区的卫生信息共享模式是指以社区卫生信息化为基础,实现社区内医疗卫生数据的共享和互联互通。社区卫生服务是一个多级的垂直系统,由各级社区卫生服务管理机构、社区卫生服务中心和社区卫生服务站构成。与社区卫生服务进行数据交换的外部系统,既包括疾控中心、卫生监督、妇幼保健、新农合、社保、民政、公安等多级垂直系统,又包括体检中心、医院等单级离散系统。因此面向社区的卫生信息共享是指以健康信息为核心,管理信息为纽带,分析决策信息系统为主导的全面信息化过程,涵盖了社区卫生服务信息的收集和处理,信息系统的建立和数字化管理以及信息化在社区健康档案、基本医疗卫生服务、健康危险因素评价和行政管理等方面的应用。以实现医院与医保之间、医院与卫生行政部门之间、医院与当地疾病控制中心之间、医院与社区医疗服务等部门之间互联互通,信息共享。

(四)面向区域的卫生信息共享

面向区域的卫生信息共享组织形式是依托区域卫生信息共享平台实现区域内医疗卫生数据共享与交换,同时汇聚区域卫生数据,辅助区域内卫生管理部门实现决策支持。面向区域的卫生信息共享组织形式,要求信息共享平台具有比较强的开放性,具有多种开放的、通用的应用接口,能够实现各类异构的卫生业务系统轻松接入。同时可以方便地将区域内的各类医疗卫生机构的异构内部信息系统集成到平台。

区域内的卫生信息共享主要内容包括:①与新型农村合作医疗系统的信息共享;②与区域内的各医疗机构的医院信息系统实现信息共享,获取病人医疗服务信息;③与社区卫生业务管理信息系统实现信息共享;④与卫生行政管理部门实现数据共享,为其提供灵活的统计分析及报表定制等功能,满足区域内相关管理部门及市级系统的数据分析及报送需求。

电子健康档案是整个共享与交换平台的核心。电子健康档案是以人的生命阶段健康服务为主线,以健康服务活动和医疗服务活动为纬度构建的一个全面的,具有内在联系的档案体系。通过电子健康档案区域卫生信息共享平台可以统一病人在不同医疗机构之间的身份认证机制,实现病人在各机构的统一标识,建立区域范围内各医疗机构业务联动,实现数据共享或业务协同。

二、卫生信息共享的管理机制

(一)管理机构的设置

由于医疗卫生信息共享建设涉及多方利益,有必要成立专门管理机构,以协调、平衡、领导和指挥区域内所有参与者参与建设。同时,医疗卫生信息共享还涉及医疗卫生服务、信息技术等多领域,以及技术、业务和管理等多方面的知识内容,需要合理组织医疗卫生服务、医疗卫生管理、信息技术开发和管理等方面的专家,制订科学、合理和可持续的建设运营方案,并就信息共享和业务协同制定科学的标准和规章制度。该管理机构应能有效平衡各方的利益,明确各方的职责,制订和执行各方一致同意的、科学合理的整体规划和实施方案,并使各方能积极参与。例如,美国的区域卫生信息组织(regional health information organization,RHIO)作用就是将特定区域范围内的卫生服务单位(医院、医生诊所、诊断中心等)召集起来并管理、协调成员间的卫生信息共享,以提高地区医疗健康水平。

(二)居民健康信息共享法律保护

卫生信息共享的核心是在各参与方之间共享居民健康信息,协同开展服务。鉴于各参与方之间共享的信息涉及居民健康、费用等重要信息，因此要严加控制，以保护居民隐私，确保平台运行合理合法。需要研究各参与方之间居民健康信息共享的内容和方式，以确保居民健康信息得到合理的利用，具体包括居民健康信息保护的法律法规、健康信息共享内容及方式、居民健康信息共享统一模式研究等。

（三）科学合理的建设模式

卫生信息共享平台建设包括平台体系架构方案的选择和设计、医疗卫生机构信息系统整合方案和步骤等。平台的网络架构、数据存储模式、数据存储方式、居民的唯一标识、应用系统基本架构、标准的采用等平台体系架构内容存在多种备选技术或方案。不同技术方案的开发、实施和维护费用及其可扩展性等均有所不同，对平台的成功建设、可持续运营具有重大的影响。区域医疗卫生信息化构建在医疗卫生机构信息化基础之上，基层医疗卫生机构信息系统应用的完备程度、基础设施、数据标准化程度、IT 管控水平和能力，都直接影响区域医疗卫生信息化的范围和深度，也直接决定医疗卫生机构信息系统的整合步骤、方案。我国各地、各级医疗卫生服务单位信息化程度差异较大，区域医疗卫生信息化是一项没有太多先行经验的创新性工程，有必要对各医疗卫生机构信息系统进行研究，不断寻求科学合理的建设模式。

（张利江）

思 考 题

1. 简述电子健康档案与电子病历的异同。
2. 我国居民电子健康档案的作用是什么？
3. 我国居民电子健康档案的整体是如何架构的？
4. 国际上卫生信息共享的常用标准有哪些？

第四章

区域卫生信息化

"新医改"方案的出台，给医疗卫生信息化的发展注入生机。随着5G通信、大数据、人工智能等先进信息技术的迅速发展，为实现区域内医疗卫生资源的整合和医疗健康信息的互联互通，国家和地方政府将区域卫生信息化建设提高到更加重要的位置，并提出不断加强信息化基础体系建设，完善全民健康信息平台，实现电子健康档案和电子病历信息共享，促进"互联网＋医疗健康"发展，推进智慧医院、数字医联体、医共体建设等要求。本章将从概述、区域卫生信息平台、全民健康信息平台和医联体信息系统四个部分介绍。

第一节　概　　述

一、区域卫生信息化相关概念

（一）区域

区域是具有独立财政支撑，具有完整的医疗卫生体系的行政区划地区。一般情况，区域至少是区、县，也可以是更大的市或省（直辖市），甚至全国。独立财政支撑指的是独立的税收和财政预算。这里的区域主要指行政区划中的地区（地级市或副省级城市及直辖市的区）。

根据上述定义，街道和乡镇不属于区域，因为街道不具备独立的财政体系，而乡镇虽有独立的财政体系，但是不具有完整的疾病预防控制、卫生监督和妇幼保健等公共卫生机构。

（二）区域卫生

区域卫生是在一个特定的区域范围内，根据经济发展、人口结构、地理环境、卫生与疾病状况、不同人群需求等多方面因素，来确定区域卫生发展方向、发展模式与发展目标，合理配置卫生资源，合理布局不同层次、不同功能、不同规模的卫生机构，使卫生总供给与总需求基本平衡，形成区域卫生的整体发展。

（三）卫生信息化

卫生信息化（health informatization，HI）是指卫生系统中的各类组织（如卫生健康行政部门、医疗机构、疾病预防控制机构和卫生监督执法机构等）利用现代网络和计算机技术对卫生信息及数据进行收集、整理、存储、使用、提供服务，并对医疗卫生领域的信息活动和各种要素（包括信息、人、技术与设备等）进行合理组织与控制，以实现信息及相关资源的合理配置，从而满足卫生行业信息服务与管理的需求。

（四）区域卫生信息化

区域卫生信息化（regional health informatization，RHI）是指在一定区域内，应用网络和计算机信息技术，为医疗卫生服务提供方、医疗卫生服务支付方、医疗卫生管理方及医疗卫生产品供应商等提供卫生信息的采集、传输、存储、处理、分析和表达，以支持区域卫生管理，为人民群众提供最佳的医疗卫生服务。

二、区域卫生信息化的发展现状

（一）国外区域卫生信息化发展现状

为了提高医疗服务质量、提高医疗服务可及性、降低医疗成本及减少医疗风险，美国、英国、加拿大、澳大利亚等国家先后投入巨资开展了国家级和地方级的区域卫生信息化建设。

2004年，美国启动了国家卫生信息网络工程（the National Health Information Network，NHIN），拟定为全国范围内应用的电子健康档案（electronic health record，EHR）构建一个信息交互平台，建立跨区域和医院系统的医疗卫生信息通用存取模式，在提高治疗的安全性和医疗系统的整体效率的同时降低医疗费用。为支持NHIN工程新设立的美国国家卫生信息技术协调官（national coordinator of health information technology）提出了"区域卫生信息组织（regional health information organizations，RHIO）"的概念。RHIO可以将特定区域范围内的医院、医生诊所、诊断中心等卫生服务单位统筹管理，协调成员间的卫生信息共享，以提高地区医疗健康水平。《2009美国复苏与再投资法案》（American Recovery and Reinvestment Act of 2009，ARRA 2009）进一步加快了健康信息技术的应用，并由国家卫生信息技术协调办公室（Official Website of The Office of the National Coordinator for Health Information Technology，ONC）牵头，联合制定了联邦健康信息化战略规划（2011—2015年）。为提高卫生信息技术水平，ONC设立战略卫生信息技术高级研究项目（strategic health IT advanced research project，SHARP）。该项目侧重于4个领域：卫生信息技术安全，以病人为中心的认知支持，卫生医疗应用和网络平台架构以及EHR数据的二次使用。

2002年，英国国家卫生署制定了国民卫生服务信息战略项目（National Programme for IT，NPfIT），全面将计算机应用引入卫生服务领域。项目目标为保证医疗专业人员，病人和护理人员"在正确的时间和地点，拥有正确的信息"，以提高医疗服务质量。2012年5月，英国卫生部发布《信息的力量——让所有人都掌控所需要的健康和保健信息》的战略报告，提出了医疗卫生和社会保健信息传输与交换的十年计划，其重点不在于重新建设大规模的卫生信息系统，而在于提供信息收集和使用方式的框架及线路图，从而提高信息的可及性，确保信息支持服务能够被理解和使用。

2002年，澳大利亚国家电子健康档案工作组推出了一套电子健康档案系统名为MediConnect。2004—2009年，为进一步推进卫生信息基础设施建设，澳大利亚开始实施Health Connect计划，主要为了完善全国性EMR建设的辅助性策略和技术开发。2008年9月30日，澳大利亚卫生与老龄部公布了澳大利亚国家E-Health战略，并计划10年内完成。

2001年，加拿大投资5亿美元建立加拿大卫生信息通路公司（Canada Health Infoway Inc.，简称Infoway）。卫生信息化建设形成由政府主导，专业公司运作，各省和地区协同的运营体制。2006年，Infoway与加拿大卫生信息研究院（Canadian Institute for Health Information，CIH）整合加拿大的各种卫生信息标准组织，联合成立了标准协作组织。

另外，欧洲启动了"欧洲健康信息网络战略计划（Strategic Health Information Network for Europe，SHINE）"。日本、新加坡等国也实施了区域卫生信息化管理。

（二）我国区域卫生信息化发展现状

我国卫生信息化建设经历了从无到有，从局部到全局，从医院向其他各个业务领域不断渗透的过程。21世纪前主要是将医院财务管理、收费管理、药品管理等传统业务管理模式计算机化。进入21世纪后依托计算机网络技术加快了业务领域的信息系统建设，如公共卫生、卫生监督、妇幼保健及新型农村合作医疗等的信息系统建设。在医院，信息化建设的重点转移到临床信息系统建设，如逐步推广 HIS、PACS、RIS、LIS 等临床信息系统。

20 世纪 80 年代中后期,世界卫生组织和世界银行向我国介绍并推荐了"区域卫生规划"这一卫生管理和发展模式。随后卫生部在浙江金华、江西九江和陕西宝鸡三个地级市进行了"综合性区域卫生发展项目"的试点。1997 年中共中央、国务院颁布了《关于卫生改革与发展的决定》。1999 年国家计委、财政部、卫生部颁布了《关于开展区域卫生规划工作的指导意见》。经过近几年努力,我国各省、直辖市、自治区均制定了区域卫生资源配置标准,200 多个地级市制订了"区域卫生规划方案"。

2003 年,卫生部制定了《全国卫生信息化发展规划纲要(2003—2010 年)》。2008 年 7 月,卫生部统计信息中心开展了"基于健康档案的区域卫生信息平台方案征集",正式拉开了我国区域卫生信息化建设的序幕。随后,卫生部陆续发布了《基于健康档案的区域卫生信息平台建设指南(试行)》《基于健康档案的区域卫生信息平台建设技术解决方案(试行)》《电子病历、基本架构与数据标准(征求意见稿)》和《健康档案基本架构与数据标准(试行)》等文件,为即将开展的各地区区域卫生信息系统建设提供业务和技术标准,让区域卫生信息系统建设有据可依、少走弯路,高质高效地完成区域卫生信息系统的建设工作。

"十二五""十三五"期间,国家狠抓顶层设计,密集出台了相关政策文件。2012 年,《关于加强卫生信息化建设的指导意见》提出了我国卫生信息化发展规划——"35212 工程"。2013 年 12 月,国家卫生和计划生育委员会和中医药管理局联合发布《关于加快推进人口健康信息化建设的指导意见》,将计生体系纳入卫生信息化建设中,构建了国家卫生计生资源整合顶层设计规划——"46312 工程",该工程提出合理构建四级信息平台(国家、省、地级市、县),统筹建设六大业务应用系统(公共卫生、计划生育、医疗服务、医疗保障、药品管理、综合管理),统筹建设三大数据库(全员人口信息、电子健康档案、电子病历),加快推进人口健康卡的建设与应用,强化信息安全防护体系,建设健全制度和统一标准体系。2017 年初国家发展和改革委员会批复了"全民健康保障信息化工程一期项目",并将省统筹区域全民健康信息平台建设纳入国家"十三五"卫生服务体系建设规划。

2019 年 12 月,《中华人民共和国国家基本医疗卫生与健康促进法》正式颁布,该法第四十九条明确提出"国家推进全民健康信息化,推动健康医疗大数据、人工智能等的应用发展,加快医疗卫生信息基础设施建设,制定健康医疗数据采集、存储、分析和应用的技术标准,运用信息技术促进优质医疗卫生资源的普及与共享"。2020 年,国家卫生健康委员会印发《关于加强全民健康信息标准化体系建设的意见》,明确了全民健康信息标准化体系建设的 4 项重点任务。同年,国家卫生健康委员会、国家中医药管理局联合制定印发《全国公共卫生信息化建设标准与规范(试行)》,通过公共卫生机构信息化建设与应用能力的提高,促进医防融合,健全重大疫情应急响应机制。

第二节　基于健康档案的区域卫生信息平台

2009 年,中共中央、国务院《关于深化医药卫生体制改革的意见》明确提出"大力推进医药卫生信息化建设。以推进公共卫生、医疗、医保、药品、财务监管信息化建设为着力点,整合资源,加强信息标准化和公共服务信息平台建设,逐步实现统一高效、互联互通"。在此背景下,基于健康档案的区域卫生信息平台建设迅速发展起来。

一、相关概念

(一)区域医疗信息网络

为了改进和提高医疗卫生服务,使得医疗卫生的决策者之间,包括客户和病人能够共享医疗卫生信息,从而提高医疗卫生服务,完善国家卫生信息网规范的一整套技术、标准、法律政策、项目并实施。

（二）区域卫生信息系统

区域卫生信息系统（regional health information system，RHIS）又称区域卫生信息平台,是连接区域内的医疗卫生机构基本业务信息系统的数据交换和共享的系统,是不同系统间进行信息整合的基础和载体。我国卫生部发布的《全国卫生信息化发展规划纲要（2003—2010年）》指出"区域化卫生信息系统包括电子政务、医保互通、社区服务、双向转诊、居民健康档案、远程医疗、网络健康教育与咨询,实现预防保健、医疗服务和卫生管理一体化的信息化应用系统"。区域卫生信息系统是区域卫生信息化的核心和基础,是整个区域医疗卫生机构实现信息共享与交换、流程整合与协作、资源管理和配置、业务监督与考核的支撑平台。

（三）基于健康档案的区域卫生信息平台

以区域内健康档案信息的采集、存储为基础,能够自动产生、分发、推送工作任务清单,为区域内各类卫生机构开展医疗卫生服务活动提供支撑的卫生信息平台。平台主要以服务居民为中心,兼顾卫生管理和辅助决策的需要。

二、基于健康档案的区域卫生信息平台的建设

（一）系统总体架构

基于健康档案的区域卫生信息平台是在各地各医疗卫生机构信息系统的基础上,构建一个卫生信息数据中心,制定统一的标准,有效整合医疗卫生业务应用系统,形成一个互联互通的医疗卫生业务协作网络。系统总体架构见图4-1。

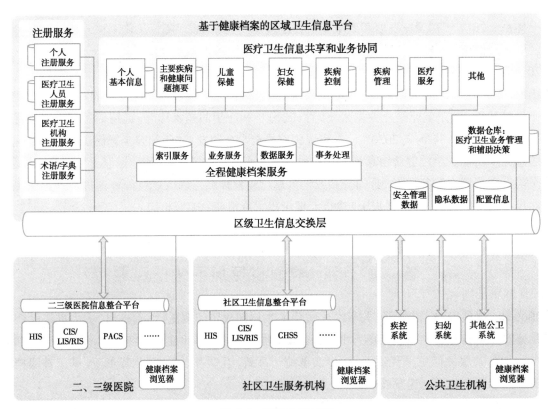

图4-1 系统总体架构

区域卫生管理层是指区域卫生信息系统的管理中心,在实际应用中可以是一个地市级卫生信息数据中心,也可以是更高一级的数据中心。区域卫生管理层主要提供一系列服务,作为服务于卫生

医疗区域[如省、地级市、县（区）卫生管理机构]的单一实例而存在，主要服务组件包括注册服务、公共卫生数据服务、医疗数据服务、全程健康档案服务、数据仓库服务等。

辖区卫生机构层是指在所管辖的区域范围内相关医疗卫生机构（包括三级医院、二级医院、社区卫生服务中心、公共卫生机构等）所有业务应用系统，这些系统生成、收集、管理和使用那些可以公布在区域范围内居民相关的健康数据，包括临床医疗数据、健康档案数据、公共卫生管理数据等。这些系统分布在所有为居民提供医疗卫生服务的服务点，为广大老百姓提供各类健康服务。

区域卫生管理层和辖区卫生机构层之间通过区域卫生信息应用访问层来进行信息交互，以实现健康档案的互联互通性，信息访问层所提供的服务主要包括两个方面：一方面提供通信总线服务，如消息传输服务、消息路由等；另一方面提供应用软件通用的系统管理功能，如安全管理、隐私管理、应用审计等。

（二）系统技术架构

基于健康档案的区域卫生信息平台的技术架构主要包括硬件网络基础设施层、数据中心层、业务服务层、数据交换层四个层次，还包括贯穿四个层次的标准规范体系和安全保障体系两大体系（图4-2）。

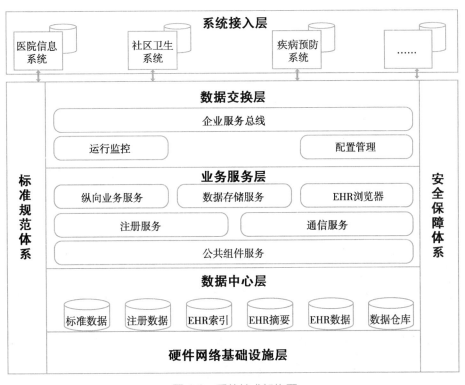

图4-2　系统技术架构图

硬件网络基础设施层是指支撑区域卫生信息平台的硬件设备和网络平台，是区域卫生信息平台的基础设施。数据中心层主要是实现基于健康档案的区域卫生信息平台的数据存储，需要解决数据存储的结构、模型、内容、数据库管理软件的选型等。数据交换层和业务服务层主要实现基于健康档案的区域卫生信息平台的数据采集、交换与共享。数据交换层是直接与外部系统进行沟通的技术层。业务服务层是基于数据交换层，根据数据结构设计各种业务服务组件来完成平台数据的采集、存储与共享。标准规范体系是区域卫生信息平台中必须遵循和管理的数据标准，是平台运行和应用数据的基础。安全保障体系是从物理安全到应用安全保障整个平台的正常运营。

（三）系统应用架构

基于健康档案的区域卫生信息平台在技术上实现各卫生服务机构之间的业务流程整合、跨系统的医疗信息共享与交换,并实现跨医疗机构的预约与转诊,基本病历资料的信息共享,医生处方、检验结果的互认机制和信息共享,实现医疗卫生服务共同体的数字化、自动化、智能化和交互性运营。整个系统的应用框架规划见图4-3。

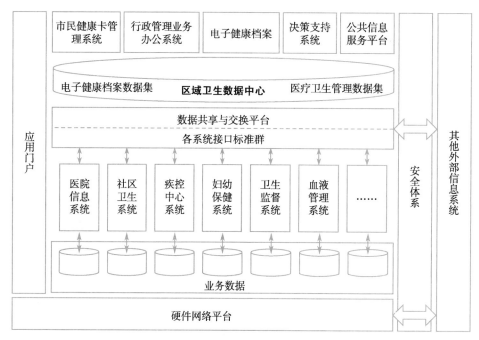

图 4-3   系统应用架构图

整个平台建立在各卫生服务机构现有基础业务信息系统的基础上,通过标准化接口群完成各系统之间的健康档案数据交换与共享,实现整个区域的个人健康数据整合和业务整合,每一个业务系统在整个规划中既是一个数据服务的提供者,同时也是数据服务的消费者。

各个系统向整个区域内的卫生业务系统提供自身的业务数据,也可以发出数据请求消息,由区域卫生信息系统找到能提供这个请求的最佳服务对象,并把请求结果准确地返回给请求者。在此基础上形成卫生健康档案数据中心,在区域卫生信息系统的基础上建立电子健康档案(EHR)管理系统、公共信息服务平台等,通过应用门户使整个信息系统采用统一的入口进行使用和管理。同时通过数据共享与交换平台还可以方便地实现与外部其他信息系统的个人健康信息的共享与交换。

三、基于健康档案的区域卫生信息平台的功能

(一)基础功能

平台的使用对象主要是医疗卫生人员和管理人员,最终的服务对象是居民和病人。医疗卫生人员为了更好地为居民和病人提供可靠的、可及的、连续的医疗卫生服务,需要依赖系统提供的众多服务。在系统提供的这些服务中有些是基础但又很关键的服务,比如个人身份识别服务、健康档案索引服务、以人为中心的存储服务、数据交换服务以及数据调阅服务。

1. **个人身份识别服务**   为了建立区域范围内各医疗机构业务联动,实现数据共享或业务协同,各医疗机构在个人身份上必须具有统一的身份识别机制,此项工作是作为区域卫生信息系统建设的最为基本性的任务。

2. **健康档案索引服务**   健康档案索引服务能够全面掌握区域卫生信息系统所有关于个人的健康事件信息,包括居民何时何地接受过何种医疗服务,并产生了哪些文档。健康档案索引服务中主

要记录两大类的信息：健康事件信息，包括时间、地点、健康事件名称等；文档目录信息，包括临床文档、预防保健文档等。

3. 以个人为中心的存储服务　在平台中，针对个人的数据包括个人注册信息库、临床诊疗信息库、公共卫生信息库、时序档案信息库。个人注册信息主要是指个人身份信息，是可供系统识别个人身份的唯一标识，以便使相关业务数据与所记录的对象建立对应关系。临床诊疗信息主要包括就诊病人基本信息、实验室检验报告、医学影像图像检查报告、医学影像图像文件、住院相关病案、就诊病人的就诊日志等信息。公共卫生信息是指与居民相关的疾病预防控制、精神卫生、妇幼保健等业务数据。时序档案信息是指对与病人相关信息（包括临床就诊数据、疾病控制与管理数据等）建立的索引信息，此外还根据业务流程或预定义的规范对业务信息进行相关处理。

4. 数据交换服务　数据交换服务是一个非常重要的基础功能。系统需要从医疗机构获取各种基础的业务数据，这些数据的获取都是通过系统提供的数据交换服务来完成的。数据交换服务至少要提供如下的一些功能：适配器管理功能、数据封装功能、数据传输功能、数据转换功能、数据路由功能、数据推送功能、数据订阅发布功能和传输监控等。

5. 数据调阅服务　平台从医疗机构中采集数据，并经过一系列的处理后存入数据中心，这些过程只解决了数据怎么来、怎么存的问题，还没有解决怎么用的问题，这就要求系统提供相应的数据利用方式来为医疗卫生人员提供服务。这些数据利用的方式包括数据调阅、业务协同、辅助决策等，而数据调阅因其通用性和安全性要求则被视为系统给予提供的基础功能。数据调阅服务是为医疗卫生人员提供的一种基于 Web 方式安全访问健康档案的功能。

（二）互联互通性

要解决各医疗机构信息系统应用之间的互联互通问题，一般有两种方式：一是为所有医疗卫生机构新建业务系统；二是建设区域卫生信息系统来与医疗机构内部信息系统应用交互。系统与医疗机构内部信息系统应用的交互能力就是所谓的互联互通性。

互联互通性（interoperability）是系统与系统之间进行协作的技术规范。它包含两个层面的含义：第一个层面是指系统与系统之间能够进行数据交换，即消息层互联；第二个层面是指系统能够认识并准确理解被交换数据的含义并且按照预期操作进行，即语义层互通。

互联互通规范主要包含两大类内容：一为描述医疗机构内部信息系统应用与区域卫生信息系统之间的交互接口，被称为健康档案互联互通规范；二为描述区域卫生信息系统内部各构件之间的协作行为，被称为系统互联互通规范。

四、基于健康档案的区域卫生信息平台的应用模式

（一）纵向分级部署模式

通过平台之间的相互配置，能够实现两个平台之间的数据交换，或者是通过逐级交换，实现国家、省、市、县（区）四级平台架构。下级平台是上级卫生交换平台的支撑，各个业务系统数据通过各级平台的梳理传递给上级平台；下级平台又是上级平台的补充，通过下一级平台的建设，分担了上级平台的极高负荷，通过下一级数据的归属化管理，进一步减轻了上一级平台的无效负载，有效改善系统反应速度。同时，通过上一级平台的传递和过滤能够实现和下级平台与周边区域的信息共速度交流，减轻了下级平台的接口实现难度。

（二）横向扩展部署模式

通过横向部署连接本级的各种医疗卫生机构，能够构建一个十分庞大的区域卫生信息系统，这种部署其涉及的机构众多，条件参差不齐，所以应该针对不同的应用和具体情况对各应用进行合理的部署，才能使系统更加有效便于推广和应用。

（三）其他应用模式

构建各种专项的业务信息系统，如全地区的妇幼保健信息系统、新型农村合作医疗信息系统、计划免疫信息系统、血液管理信息系统、干部保健信息系统等。

五、基于健康档案的区域卫生信息平台典型案例

上海市闸北区从区域卫生事业发展的实际需求出发，以国务院"新医改"方案和上海市智慧城区建设规划等相关要求为指导方向，实践探索区域卫生信息平台建设，不断完善平台服务功能和应用支持，实现区域卫生信息共享与协同服务。上海市闸北区构建的基于健康档案的区域卫生信息平台以电子健康档案和电子病历两大数据资源库为核心，有力支撑公共卫生、临床诊疗、药品监管、卫生管理、医疗保障五大应用，深入实践共享协同、便民服务、跨域协作、数字管理等四大智慧卫生服务内涵，初步实现了业务全覆盖、系统全集成、信息全共享、数据全互通、资源全整合的平台建设"5全"目标。闸北区各级卫生行政管理部门，借助平台提高决策水平和管理效率，强化绩效考核，并辅助增强了区疾病预防控制和突发公共卫生事件应急处置能力。同时，辅助管理决策者及时把握公共卫生资源的保有情况、使用情况和发展情况，提高对全市卫生资源的调配能力。区域内各医疗机构单位，借助平台实现了居民健康信息的多点采集调阅，通过信息互通共享、健康档案互联互通增大医疗健康资源的利用效率，提高了临床诊疗服务质量与工作效率，并且有力地支撑了公共卫生工作开展，实现了多层级、多病种、多条线慢性病的综合管理。闸北区辖区居民，通过平台，实现了重复用药和重复检查提醒、远程审片、预约挂号等服务，居民得到更高效、更准确、更便宜的医疗服务。此外，通过健康档案信息门户，居民通过互联网查到个人健康档案，随时随地享受健康服务。

第三节　全民健康信息平台

2016年，中共中央、国务院印发了《"健康中国2030"规划纲要》，明确提出"全面建成统一权威、互联互通的人口健康信息平台，规范和推动'互联网＋健康医疗'服务""到2030年，实现国家省市县四级人口健康信息平台互通共享、规范应用，人人拥有规范化的电子健康档案和功能完备的健康卡，远程医疗覆盖省市县乡四级医疗卫生机构，全面实现人口健康信息规范管理和使用，满足个性化服务和精准化医疗的需求"。同年，国家卫生计生委规划与信息司、统计信息中心组织编制了《省统筹区域人口健康信息平台应用功能指引》，全面体现了国家对全民健康信息平台建设要求。

一、全民健康信息平台相关概念

（一）全民健康信息

全民健康信息是指依据国家法律法规和工作职责，在医疗卫生服务和管理过程中产生的电子数据信息，具体包括人口信息、电子健康档案、电子病历及其他医疗健康资源信息等。

（二）全民健康信息平台

全民健康信息平台是由国家卫生健康委员会主导建设，为居民提供优质便捷的健康服务，为医生提供高质量医疗环境，为管理者提供重要决策数据支持，逐步实现统一高效、资源整合、互联互通、信息共享、实施监管的信息化平台。全民健康信息平台是连接区域内医疗卫生机构基本业务系统的数据交换和共享平台，是不同系统之间进行信息整合和交换的载体与基础。目前我国已初步实现了基于国家、省、市、县（区）四级全民健康信息平台的互联互通，全民健康信息平台的四级应用体系已基本形成。

二、全民健康信息平台的建设

（一）全民健康信息平台的标准化体系建设

1. 促进全民健康信息基础设施标准化建设　加快全民健康信息平台标准化建设,强化全国医院信息平台标准化建设,推进基层医疗卫生机构信息标准化建设,统筹做好电子病历系统应用水平分级评价和卫生健康信息标准应用成熟度评价工作,推进医院信息标准评价一体化,完善公共卫生信息标准化建设,优化政务服务一体化平台标准化建设,统筹中医药信息标准化建设。

2. 加强全民健康信息数据库标准化体系建设　全面优化全员人口信息数据库,加快电子健康档案数据库建设,规范电子病历数据库建设,完善基础资源数据库建设。

3. 推进新兴技术应用标准化建设　加强"互联网＋医疗健康"应用标准化建设,规范健康医疗大数据规范应用标准化建设,推动医疗健康人工智能应用标准化建设,鼓励医疗健康5G技术应用标准化建设,探索医疗健康区块链技术应用标准化建设。

4. 加强网络安全标准化建设　完善行业网络安全标准体系,强化数据安全标准研制,推进行业应用安全标准研制。

（二）全民健康信息平台的构成

1. 国家级全民健康信息平台　国家级全民健康信息平台是由国家卫生健康委员会组织建设,国家人力资源和社会保障部、国家市场监督管理总局、国家中医药管理局多个部委(局)参与建设。平台的建设内容主要分为平台基础设施建设、平台基础应用和大数据中心建设、基于平台的业务应用建设(惠民服务、业务协同、业务监管、基层升级)、标准规范和运维保障体系建设等,详见图4-4。

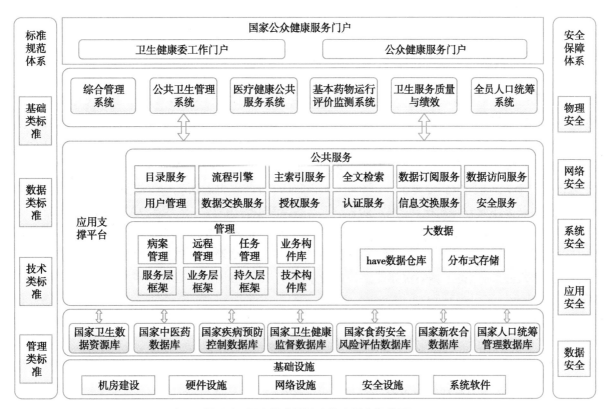

图4-4　国家级全民健康信息平台架构图

国家级全民健康信息平台是在面向服务的体系结构(service-oriented architecture,SOA)和分布式体系结构相结合的混合框架上搭建的应用支撑平台,主要从服务组件、采集交换、共享协同、数据管理、运维及可视化等方面，为上层业务应用提供灵活、开放、基础的业务系统支撑和运行环境。各业务应用系统基于统一的应用支撑平台提供的服务组件，从而加强应用系统的统一性和可维护性。国家全民健康信息平台依托国家电子政务外网和全国统一的数据共享交换平台，实现国家卫生健康委员会与试点省（区、市）卫生健康委员会和卫生健康委预算管理医院，以及共建部门，包括公安部、人力资源和社会保障部、市场监督管理总局、税务总局等部委之间的互联互通和信息共享，建成综合管理、公共卫生管理、医疗健康公共服务、基本药物制度运行监测评价、卫生服务质量与绩效评价、全员人口统筹管理等业务应用系统，形成以居民电子健康档案和中西医电子病历为重点，支撑跨层级、跨机构、跨部门的信息共享、上下联动、医保医药医疗协同管理的全民健康信息服务体系。

国家全民健康信息平台建设内容包括建设39个业务应用系统、建设统一的应用支撑平台、制定相应信息资源目录和工程标准规范等。国家全民健康信息平台形成了3大基础数据库。

（1）全民人口信息数据库：主要包括居民身份证号码、姓名、性别、民族、出生地、出生日期等基本信息，包括各部门业务系统在利用人口卫生健康基本信息过程中产生的、其他存在共享需求的全员人口信息等。

（2）电子健康档案数据库：是居民健康管理（疾病防治、健康保护、健康促进等）过程的规范、科学记录，以居民健康为核心，贯穿整个生命过程，涵盖各种健康相关因素，实现多渠道信息动态收集，满足居民自我保健、健康管理、健康决策需要的信息资源。

（3）电子病历数据库：是由医疗卫生机构以电子化方式创建、保存和使用，重点针对门诊、住院病人（或保健对象）临床诊断治疗过程的系统、规范的记录。是居民在医疗卫生机构历次就诊过程中产生和被记录的完整、详细的临床信息资源。

2. 区域级全民健康信息平台   在国家顶层规划指导下，各省、市也纷纷出台相关规划，越来越多的地区注重顶层设计工作。各地采取省级统筹、省市两级共建、省市县分建等不同建设模式，推进全民健康信息平台建设，整合相关行业和产业资源，推进资源数据中心建设，分级分类推进系统应用。

（1）省级全民健康信息平台：建立全省统一的信息标准管理系统和服务注册管理系统，提供全省统一的居民电子健康档案注册服务，与区（市）级信息平台进行数据同步，形成全省居民电子健康档案索引库、摘要库以及卫生健康服务资源数据库，具有满足业务需求的统计分析功能，支持综合管理和科学决策，提供跨区域健康档案等信息查询，公共卫生、医疗健康服务等多业务应用协同，以及国家和省集中式统一部署数据的属地化分发。联通国家信息平台，满足跨省业务需求。

（2）区（市）级全民健康信息平台：联通区域内各级、各类卫生健康机构信息系统，建立与省级平台相统一的服务注册管理系统，以服务居民、各级各类卫生健康单位、政府机关为中心，支撑公共卫生、计划生育、医疗服务、医疗保障、药品管理、综合管理等业务应用；支持远程会诊、预约挂号、双向转诊、健康咨询等服务；实现电子病历、电子健康档案、全员人口数据库信息实时更新，满足居民查询个人健康档案需求；支持区域内医疗卫生人员绩效考核、卫生健康服务监管、药物使用监管等精细化管理。

三、全民健康信息平台的功能

（一）惠民服务

全民健康信息平台在惠民服务方面包括以下功能。

1. 预约挂号   居民通过多种预约渠道进行注册和个人身份认证；查询预约挂号服务统一管理的预约号源，预约并支付，完成预约；预约挂号服务审核预约申请并反馈；居民根据预约时间和预约凭证前往医疗卫生机构就诊。

2. 智能导诊   居民通过多种方式，人工检索区域内医疗卫生服务情况，按照机构等级、科室特色、距离远近、医院专长、门诊排班和剩余号源等情况检索合适的就医推荐；或通过输入疾病症状等相关信息获得推荐的医疗卫生机构、科室和医生，确认就医后对接预约挂号服务完成预约挂号。

3. 双向转诊　在双向转诊过程中，利用居民健康卡等实现就诊身份确认，可以通过跨院医生之间的交流、上级医生与病人交流，及时对病人作出临床诊断，并提供心理疏导和健康教育，为联系和安排相关医疗资源，利用区域人口健康信息平台等实现转诊身份确认及信息共享，为方便病人转诊提供服务。

4. 家庭医生签约服务　居民或家庭通过多种途径，选择家庭医生、服务项目、服务期限、提交签约申请；家庭医生根据自身签约情况和服务能力，审核签约协议向居民发送回执信息（审核通过或审核未通过的信息），审核通过的申请签署服务协议。家庭医生按照协议要求向居民提供基本医疗、公共卫生和约定的健康管理服务，服务完成后，记录详细服务信息。签约居民或家庭获取相关服务记录并评价服务质量。

5. 健康档案查询　在居民进行健康档案查询之前，必须利用身份证或居民健康卡等进行身份实名安全认证。认证通过后，居民才可以调取全民健康信息平台中的个人健康档案，查询就诊记录、检查/检验结果、公共卫生服务记录等信息。

6. 医养服务　由养老服务对象提出护理、生活照护需求或通过养老服务机构的能力评估确定养老护理服务类型和服务等级，养老服务机构为养老服务对象提供明确的服务项目和服务内容，并签订服务保障协议。养老服务机构信息化平台按照服务需求生成养老护理服务计划和服务订单，自动生成养老护理服务排班计划，并将服务起止时间及服务人员的信息与联系方式反馈给养老服务对象，养老服务机构信息平台提供单次服务评价和服务满意度测评功能，并形成养老服务机构排名基础信息依据。

7. 其他功能　包括统一支付服务、检验报告查询、出院病人随访服务、出院病人膳食指南、健康评估、慢性病管理、精神疾病管理、接种免疫服务、用药服务、健康教育、新农合结算服务、生育登记网上办理、计划生育药具网上配送、计划生育服务和指导、医疗信息分级公开和贫困人口健康信息服务等。

（二）业务协同

全民健康信息平台在业务协同方面应用主要有以下功能。

1. 疾病监测业务协同　二级以上医疗机构在门诊、住院、体检过程中发现的疑似传染病、慢性病病人，通过诊断确认病情后，将病人疾病诊断信息上传到全民健康信息平台；平台判断病人是否已经建档，将未建档的病人信息推送至基层医疗卫生机构进行建档，同时将病例信息通过平台上报至疾控机构，并将病人诊断信息推送至基层医疗卫生机构进行随访管理。疾控机构对疾病监测情况进行监管质控。

2. 突发公共卫生事件应急指挥协同　突发公共卫生事件发生后，医疗卫生机构上报事件；数据推送至全民健康信息平台；疾控机构接收到事件，通过全民健康信息平台调取档案，对事件进行核实；核实后组织相关技术人员对事件进行调查，由卫生健康行政管理部门根据调查评估结果发布预警级别；卫生健康行政管理部门制订应急指挥方案，调配应急物资，控制解决突发公共卫生事件，对突发公共卫生事件处理情况进行工作评价。

3. 分级诊疗协同　病人在基层医疗卫生机构首次就诊，经基层医疗卫生机构医生判断属于无法诊断的复杂病情，可通过分级诊疗协同服务申请预约上级医疗卫生机构进行远程会诊。上级医疗卫生机构通过远程会诊，判断病人需转诊到上级医疗卫生机构诊疗，可通过分级诊疗协同服务实现病人上转，并且在病人病情稳定后再将病人下转到基层医疗卫生机构。基层医疗卫生机构可以和上级医疗卫生机构共同建立远程诊断中心。将病人在基层医疗卫生机构进行的检验检查等数据，上传到上级医疗卫生机构统一诊断,上级医疗卫生机构给出诊断报告,再下传到基层医疗卫生机构。另外,基层医疗卫生机构在有业务提升需求时,也可通过分级诊疗协同服务进行资源预约。符合条件的上级医疗卫生机构可提供相应的远程或现场教学,帮助基层医疗卫生机构提升业务能力。

4.其他功能　还包括妇幼健康业务协同,卫生健康监督应用协同,血液安全管理业务协同,院前急救业务协同,采购使用联动应用协同,计划生育业务协同,出生人口监测业务协同,跨境重大疫情防控协同,监管协同,食品安全防控协同,医保业务监管协同,爱国卫生与健康危害因素应用协同,健康促进与教育业务协同。

(三)业务监管

全民健康信息平台在业务监管方面主要有以下功能。

1.医改进展监测　各级医改办设置医改考核指标并下发,下级卫生健康行政部门或业务部门根据指标上报数据,业务数据可通过区域平台实时抽取,系统将通过审核的数据采取多种方式进行分析和展示。

2.综合业务监管　通过整合信息资源,按照信息标准部署通用信息分析工具,实现卫生综合监管各部门的互联互通和信息共享,促进卫生监管部门间的业务协同,提高卫生监管工作效率和决策水平,提高对深化医药卫生体制改革各项任务实施情况动态监测、宏观调控和科学管理能力。

3.医务人员执业行为监管　卫生健康行政管理部门根据各医疗卫生机构医务人员的证件信息和执业行为,与平台中医务人员信息库和医务人员执业行为库自动进行比对,对于违规医疗行为予以判断,系统提示执法人员根据国家相应法律法规进行监督管理,并依法进行相应处罚。

4.慢性病管理业务监管　慢性病管理业务监管依托于基层医疗卫生机构的慢性病病人建档和管理情况以及医院的慢性病治疗,基层医疗卫生机构根据病人情况进行判断,为尚未建档的慢性病病人建立慢性病档案,对已建档病人的健康状况制订慢性病管理计划并进行管理。对管理无效或存在高危状况的病人进行转院治疗管理。管理部门根据基层医疗卫生机构对病人的建档和管理情况进行统计分析,根据医疗卫生机构提供的慢性病诊断数据进行慢性病风险因素监测分析。

5.预防接种业务监管　卫生健康行政管理部门通过全民健康信息平台,根据接种单位的疫苗入库和出库数量、使用量、剩余量、损耗等,对疫苗出入库情况和疫苗损耗情况进行统计和监管,对接种单位的建卡、受种者登记、疫苗接种登记情况、国家免疫规划疫苗应种人数和实种人数、第二类疫苗接种人数、群体性应种人数和实种人数等进行统计,及时对预防接种业务进行监管,根据国家免疫规划针对传染病上报数量、疑似预防接种异常反应监测上报数量,实现针对传染病报告和疑似预防接种异常反应报告的监管。

6.其他功能　全民健康信息平台在业务监管方面的其他功能有卫生服务资源监管、医疗行为监管、传染性疾病管理业务监管、精神疾病业务监管、妇女保健业务监管、儿童保健业务监管、国家基本公共卫生服务项目监管、食品安全监测业务监管、医院运营情况监管、基建装备管理、预约挂号业务监管、检验检查互认业务监管、医疗质量情况监管、医院感染情况监管、基层医疗卫生机构绩效考核监管、中医药服务项目监管、基本药物运行情况监管、合理用药业务监管、健康促进与教育业务监管、人口决策支持管理、人口信息服务与监管、远程医疗业务监管、电子证照管理、居民健康卡应用监督。

四、全民健康信息平台的典型案例

(一)平台互通与电子健康卡

2017年,国家全民健康保障信息化工程启动建设,省级区域内各级平台实现网络联通全覆盖,推动实现健康医疗数据在平台集聚、业务事项在平台办理、政府决策依托平台支撑。截至2022年8月,国家级全民健康信息平台基本建成,所有的省份、85%的市、69%的县建立了区域全民健康信息平台,各地建立健全了全员人口信息、居民电子健康档案、电子病历和基础资源等数据库,全国 7 000 多家二级以上公立医院接入区域全民健康信息平台,2 200 多家三级医院初步实现院内医疗服务信息互通共享。

2017 年,国家卫生健康委员会启动电子健康卡(码)推广应用试点工作,各地大力推进电子健康卡(码)支撑环境建设,以电子健康卡(码)作为"三医联动"的入口,打通医疗、医保、银行等服务通道。截至 2021 年 3 月,全国除西藏自治区外,各省(自治区、直辖市)已全面启动电子健康卡(码)建设,29 个省份正式上线运行,上线城市 251 个,城市覆盖率约 72%,全国三级医院应用覆盖率 61%,9 个省份三级医院电子健康卡(码)受理覆盖率达 100%,全国总发卡量达 7.5 亿张,发卡数超过 1 000 万的省份有 17 个,超过 30% 的地级市实现电子健康卡(码)在智能导诊、诊间结算、检查预约、排队取药等环节的应用。电子健康卡(码)成为解决医疗卫生机构"多卡并存、互不通用"堵点问题的有力工具,可有效推动实名就医制和区域医疗健康信息互认共享的落实。

(二)公共卫生和突发公共卫生事件防控

按照国务院应对新型冠状病毒感染肺炎疫情联防联控机制安排,充分利用疾控、出入境等相关部门新型冠状病毒肺炎疫情确诊疑似、县域风险等级等数据,基于国家全民健康信息平台及其建设成果开发信息登记上报系统,整合多种表格数据,建立发热门诊就诊病例、疑似病例、确诊病例、无症状感染病例、密切接触者 5 类人员个案信息基础数据库;完成国家卫生健康信息平台的新型冠状病毒肺炎确诊和疑似病例数据查询服务接口、新型冠状病毒肺炎可能密切接触者数据查询服务接口、新型冠状病毒肺炎县域疫情分级风险等级数据服务接口等 6 个接口服务,并向各地授权用户开放。利用平台疫情相关数据建设疫情监测与分析系统,运用商业智能(BI)、地理信息系统(GIS)等技术从多维度对疫情走势、区域分布进行分析展示,为精准施策提供数据支撑。

受疫情影响为尽量减少病人外出就医,开展了基于平台的互联网医疗服务,充分调动各地医生资源,通过医患线上互动、医疗信息公开等方式,为群众提供健康咨询、心理疏导、远程会诊、慢性病复诊,以及药品配送、疫情动态和防控信息宣教等服务;建设隔离(康复)点管理系统、病人预后随访服务系统等,做好疫情全人群闭环管理。

跨域数据融合对接公安、交通、通信等多部门数据,依托"健康码"和"通行卡"实现人群活动轨迹和健康状态的动态追踪,国家全民健康信息平台完成新型冠状病毒肺炎确诊和疑似病例数据查询、行政区县风险等级查询、确诊及疑似病人入境同行人员查询、核酸检测数据查询等 6 个疫情服务调用接口,支持更精准、高效地开展疫情监测、病人追踪、社区管理等工作,助力复工复产和疫情常态化防控。

第四节　医联体信息系统

2017 年,国务院办公厅发布了《国务院办公厅关于推进医疗联合体建设和发展的指导意见》,明确了医疗联合体(简称医联体)建设中的 4 种组织模式,即城市医疗集团、县域医疗共同体(简称医共体)、跨区域专科联盟、远程医疗协作网。2020 年 7 月 9 日,国家卫生健康委员会与国家中医药管理局联合印发《医疗联合体管理办法(试行)》,指出要加快推进医联体建设,逐步实现医联体网格化布局管理。同时,医联体信息化建设在全国快速推进。

一、医联体信息系统的相关概念

(一)医疗联合体

医疗联合体(medical treatment combination),简称医联体,是以政府主导统筹规划为原则,按照网格化,根据不同医疗机构的功能、定位、级别,组建成的联合体。

医联体建设主要有 4 种组织模式,即城市医疗集团、县域医疗共同体、跨区域专科联盟、远程医疗协作网。

1. **城市医疗集团** 在设区的市级以上城市,由三级公立医院或者业务能力较强的医院牵头,联合社区卫生服务机构、护理院、专业康复机构等,形成资源共享、分工协作的管理模式。在医联体内以人才共享、技术支持、检查互认、处方流动、服务衔接等为纽带进行合作。

2. **县域医疗共同体** 以县级医院为龙头、乡镇卫生院为枢纽、村卫生室为基础的县乡一体化管理,与乡村一体化管理有效衔接。充分发挥县级医院的城乡纽带作用和县域龙头作用,形成县乡村三级医疗卫生机构分工协作机制,构建三级联动的县域医疗服务体系。

3. **跨区域专科联盟** 根据不同区域医疗机构优势专科资源,以若干所医疗机构特色专科技术力量为支撑,充分发挥国家医学中心、国家临床医学研究中心及其协同网络的作用,以专科协作为纽带,组建区域间若干特色专科联盟,形成补位发展模式,重点提升重大疾病救治能力。

4. **远程医疗协作网** 公立医院向基层、边远和欠发达地区医疗卫生机构提供远程医疗、远程教学、远程培训等服务,利用信息化手段促进资源纵向流动,提高优质医疗资源可及性和医疗服务整体效率。

开展医疗联合体建设,是深化医改的重要步骤和制度创新,有利于调整优化医疗资源结构布局,促进医疗卫生工作重心下移和资源下沉,提升基层服务能力,有利于医疗资源上下贯通,提升医疗服务体系整体效能,更好实施分级诊疗和满足群众健康需求。

（二）医联体信息系统

医联体信息系统,又称医联体信息平台,即集成医联体内各医疗机构的医院信息系统,建设以病人为中心的,高互操作性的技术平台,实现医院间的业务协同和信息共享。

二、医联体信息系统的建设

（一）医联体信息系统建设的目标

1. 加强医疗信息平台进行自上而下的架构分析与顶层设计。医疗信息平台应当与医联体的建设有机结合起来,紧紧围绕医联体的医疗业务工作和运营管理体系,开展医疗信息平台的架构分析和顶层设计。

2. 利用新兴信息技术,大力建设覆盖医联体域内的信息基础设施。首先,必须建设好覆盖医联体的广域网平台。其次,要充分应用近年蓬勃发展的虚拟化、云计算、物联网和数据中心技术,建设以医联体中核心医院为基础的大集中信息管理平台。

3. 转变现有医疗信息平台的建设模式,充分发挥核心医院在医疗信息平台建设中的主观能动性。建立起一种政府积极引导,大型综合医院或医院集团为主导,政府给予财力、物力上的扶持,医疗保险机构、商业保险机构、软件服务商、电信运营商以及银行等社会资源积极参与的建设模式,充分发挥大型综合医院在医疗信息平台建设中的主观能动性,拓宽筹资渠道,形成共筹共建、利益共享的机制,实现互利共赢。

4. 积极开展医疗信息化建设和运营模式研究,完善相关法律法规及医保支付体系建设。加快对相关法律法规、医疗政策、医疗保险支付制度的建立和完善,为医疗业务协同的开展提供政策和法律依据。

5. 加强医联体信息系统的安全风险防范工作。保护病人隐私、提升诊疗水平、减少医疗差错,对于提高病人满意度、改善医患关系都具有积极的作用。

（二）医联体信息系统的构成

1. **双向转诊服务平台** 采用计算机技术和通信技术等,与诊疗技术结合,实现转诊过程中的诊疗信息在医联体内不同医疗机构间的传输、共享和利用。根据病人类型提供门诊转诊、住院转诊两种转诊途径，在医联体内建立双向的转诊机制，上下转诊过程中将病人病历信息标签化管理，实现转诊过程中的病历跟踪和共享，并制定双向转诊的业务规范，通过推动医生在转诊过程中的互动交流和业务协同，落实分级诊疗制度，实现上下联动，分级诊疗，小病在社区，大病去医院的模式，提高整个医联体的服务效率。

2. **远程医疗服务平台**　主要提供视频会诊、影像会诊、远程联合门诊、远程查房、报告调阅等远程医疗服务，通过固定排班和调度机制保障远程医疗的常态化，并通过移动通信技术实现手机 APP 移动会诊及查房操作，同时支持云影像、云检验、多学科会诊等，建立一种基于"互联网＋"的协同诊疗方式，实现区域各级医疗机构信息化水平和医疗水平的提升，满足不同层次的远程医疗需求。

3. **远程教学服务平台**　主要包括教学讨论、查房教学、知识库共享、远程讲座培训、手术直播与点播等远程教学服务，搭建线上线下融合、开放共享、高效的教学服务平台，提升广大基层医疗卫生人员的技术水平。此外，远程教学服务平台也涵盖了对病人的健康教育，病人可以在线获取相应的健康知识、收看健康教育讲座等，在满足老百姓日益增长的健康需求的同时，打造医联体单位的品牌形象。

4. **互联网医疗服务依托云平台**　提供基于移动端的健康评估与咨询、预约诊疗、报告查询、慢性病续方、在线审方、线上支付、诊后随访等功能，为病人提供全流程、移动化、便捷的互联网医疗服务。此外，针对病人探索不同病种的健康管理服务路径和知识库体系，建立医联体内标准化的病人管理服务平台，为病人提供连续的、院内院外一体化的健康服务，拓展服务内涵，增强病人的黏性，同时充分调动医联体成员的参与度，优化医疗资源配置，提高医联体的服务效益。

三、医联体信息系统的应用

1. **提升基层医疗服务能力**　利用医联体信息系统充分发挥三级公立医院牵头引领作用，针对区域内疾病谱和重点疾病诊疗需求，促进优质医疗资源共享和下沉基层。

2. **统一信息平台**　充分发挥信息系统对医联体的支撑作用，结合建立省、市、县三级人口健康信息平台，统筹推进医联体相关医院管理、医疗服务等信息平台建设，实现电子健康档案和电子病历的连续记录和信息共享，实现医联体内诊疗信息互联互通。医联体可以共享区域内居民健康信息数据，便捷开展预约诊疗、双向转诊、健康管理、远程医疗等服务，方便病人看病就医，提高医学科研技术水平，发挥远程医疗作用，促进医疗资源贴近城乡基层。

3. **实现区域资源共享**　医联体内可建立医学影像中心、检查/检验中心、消毒供应中心、后勤服务中心等，为医联体内各医疗机构提供一体化服务。在加强医疗质量控制的基础上，医联体内医疗机构间互认检查/检验结果，形成医联体内处方流动、药品共享与配送机制。

四、医联体信息系统的典型案例

国家卫生健康委员会将医联体建设作为构建分级诊疗制度的重要抓手加快推进，会同国家中医药管理局启动城市医联体和县域医共体建设试点，在全国 118 个城市、567 个县推进紧密型医联体、医共体建设，逐步实现医联体网格化布局管理。截至 2019 年底，全国组建城市医疗集团 1 408 个，县域医共体 3 346 个，跨区域专科联盟 3 924 个，面向边远贫困地区的远程医疗协作网 3 542 个，另有 7 840 家社会办医疗机构加入医联体。据第六次卫生服务调查数据显示，双向转诊病人中，46.9% 为医联体内转诊，高于其他转诊方式。牵头医院指导基层开展新技术、新项目共计 15 656 项，较 2018 年末增长 34.5%。牵头医院向基层派出专业技术和管理人才 78 万人次，较 2018 年末增长 28.0%。各地积极探索，涌现出一批典型经验。浙江省湖州市、山东省日照市、广东省花都市、辽宁省大连市推进城市医联体网格化布局管理,实现优质医疗资源下沉和区域内资源共享。浙江省德清县、福建省尤溪县推进紧密型县域医共体建设,有效提升县域医疗服务能力。

2017 年 12 月,上海市政府办公厅印发了《关于本市推进医疗联合体建设和发展的实施意见》,就上海市推进医联体建设和发展提出具体要求,基本搭建起医联体制度框架。以"新华-崇明"为代表的区域型医联体、以"儿科医联体"为代表的专科医联体、以"华山皮肤科医联体"为代表的辐射型医联体等多种形式的医联体建设试点全面启动,三级公立医院全部参与并发挥引领作用。上海医联体改革通过输出技术、派出专家、开展规范化培训、搭建远程网络协作平台、开设区级医院示范门诊,以信息化的互联互通带动区级医院与三级医院在就诊流程、诊疗规范、医疗服务质量上的同质化,为进一步做好"互联网+"医保管理、双向转诊绿色通道、医疗质量管理信息化打下了基础。上海医联体积极探索智慧平台、大数据、人工智能等先进技术手段,让医联体内的医疗资源和信息贯通至病人末端,从被动接受病人求诊变为主动上门提供全方位全周期医疗和健康服务。

(谢文照)

思 考 题

1. 什么是区域卫生信息化? 简述我国区域卫生信息化的发展现状。
2. 什么是区域卫生信息系统? 简述基于健康档案的区域卫生信息平台的功能、应用模式。
3. 什么是全民健康信息? 简述现阶段全民健康信息标准化体系建设的重点任务。
4. 简述全民健康信息平台的构成及主要功能。
5. 什么是医疗联合体? 简述医疗联合体建设的四种组织模式。

第五章

医院信息系统

第一节 概 述

医院信息系统是指利用计算机软硬件技术和网络通信技术等现代化手段,对医院及其所属各部门的人流、物流、财流进行综合管理,对在医疗活动各阶段产生的数据进行采集、存储、处理、提取、传输、汇总,加工形成各种信息,从而为医院的整体运行提供全面的自动化管理及各种服务的信息系统。

医院信息系统主要由硬件系统及软件系统组成。硬件系统,主要包括各个部门的终端设备、高性能的服务器以及通信线路等,实现信息共享;软件系统,主要包括计算机软件系统、数据库管理系统等。硬件系统与软件系统相结合,构建医院的管理信息系统、医疗信息系统以及其他子系统,为医院提供全方位的服务。

医院信息系统对医院各科室业务及医疗活动进行数字化及网络化管理,对医院、医护人员及病人具有重要意义。对医院而言,通过医院信息系统,医院管理者能够对医疗质量及过程进行监管,实时了解医院运营状况,辅助医疗决策,优化资源配置,控制医院运营成本,实现医院精细化管理;对医护人员而言,通过医院信息系统,有助于医生合理用药,了解病人疾病史,辅助医疗诊断,提高疾病确诊率和诊疗质量;对病人而言,通过医院信息系统,就诊流程更方便快捷,病人就医体验能够提高,医患关系改善。本章通过对门诊信息系统、住院信息系统、医疗辅助信息系统以及医院运营管理信息系统等系统进行详细的介绍,全面了解医院信息系统。

第二节 门诊信息系统

门诊是病人就诊的第一站,同时也是衡量医疗服务质量的窗口,门诊就诊流程是否规范合理在医疗质量评价中起着重要的作用。门诊信息系统主要由挂号、缴费、病历、医嘱业务构成。

一、门诊挂号

挂号是病人在看诊前的重要环节。门诊挂号应以病人为中心,不断探索"互联网＋医疗"服务的"芯"模式,通过"让病人少跑腿,让信息多跑路"的便民惠民新举措,着力提升病人就医感受。

（一）挂号

1. 身份识别 病人在医院就诊有统一的 ID 号,即病人主索引(enterprise master patient index,EMPI),是病人在医院信息系统中的唯一标识。EMPI 通过设立的标识策略将来自多个不同的病人标识进行关联,一般以病人姓名、身份证号、医保卡号、家庭地址、电话号码等信息进行策略匹配,实现同一病人多业务 ID 的关联,即一个病人在医院有唯一标识。

2. **挂号途径** 随着互联网技术的发展,病人可挂号的途径日趋增多。通过网络挂号平台,病人可以提前预约医生,既方便又省时,免去了排队的烦恼。电话预约挂号的开通,保障了老年病人能及时就医。

3. **统一号源池** 病人通过各渠道挂的号,均汇集到统一的号源池,从中提取号源,保证每个挂号渠道看到的号源都是一样的,一个号点被某个渠道占用后,其他渠道将看不到这个号点。

4. **精准预约** 精准预约,即病人在预约挂号时,精确到具体的时间点,有效解决了挂号时间长、候诊时间长、取药时间长等就医问题,让病人就诊更加便利,就医体验更加高效舒适。

5. **实名认证** 病人在医院就诊除使用身份证,还可使用就诊卡,因此病人在线上建立档案时,校验机制必不可少。虽然校验机制可以减少一部分病人乱输入基本信息的现象,但是仍无法保证实名。对此,除了接入公安系统外,医院有必要研究相关的实名认证机制。例如,可以让病人通过扫描身份证后自动填写,避免手输的情况,系统识别获取姓名、身份证号后将信息转入医院系统内建立档案,提高了读取病人信息的准确性和真实性;对于没有身份证的病人,可以让监护人填写病人信息后同时上传监护人的信息。

6. **虚拟就诊卡** 病人通过网络平台挂号成功后,可生成二维码形式的虚拟就诊卡,作为病人唯一身份标识,其功能与实体卡相同,通过读取二维码,即可完成窗口挂号、缴费、化验、检查、取药等,可用于病人整个看诊流程。

7. **线上医保** 线上医保可实现医保预约、缴费、查看检查报告,并能实时扣费,有效节省病人排队挂号、缴费时间。

8. **黑名单** 将重复手机号和姓名等挂号的病人纳入黑名单,限制其挂号,维持诊疗秩序,实现挂号监管常态化,维护病人就诊权益。

（二）便捷病人服务

1. **智能导诊** 智能导诊可根据病人提供的症状及部位给出分诊建议,还包含智能问病、智能问药、医务咨询等服务,可用于线上挂号、互联网医院、区域平台等场景中,解决了由于病人医药专业知识缺乏和院内咨询不便导致的医患资源错配,同时满足智慧医院服务评级的诉求。

2. **智能预问诊** 智能预问诊可以让病人在看诊前自主填写就诊相关信息,为医生提供初步病史信息,医生问诊时只需针对性补充问询即可,节省了就诊时医患之间宝贵时间。

3. **信息通知** 病人缴费后,通过医院信息平台,多途径为病人推送检验/检查位置、取药位置等,为病人下一步就诊流程作出必要的提醒。

4. **蓝牙导航** 为方便病人快速找到目标科室位置,医院开通了导航系统,蓝牙导航功能需开启手机蓝牙,进入程序后实现定位,输入目的科室名称后,系统会自动规划就诊科室的路线图,减少了病人线路问询和绕路的情况。

5. **预约轮椅/床** 对于行动不便的病人,可通过线上方式预约租用轮椅和床,减轻陪同家属的压力。

6. **满意度调查** 根据病人就诊活动,动态推送满意度调查内容,病人可对就诊科室医护人员进行评价。医院根据病人的满意度调查结果,进一步提高就医环境和医疗质量。

7. **健康宣教** 病人在就诊完成后,医院健康宣教能够对病人的治疗、康复起到指导作用,提高病人依从性,也是构建和谐医患关系,提升病人满意度的重要手段。

二、门诊缴费

一直以来,结算环节在门诊病人就诊过程中占用时间较多。为了改善病人就医体验,持续完善便民惠民措施，有效推动"互联网＋医疗健康"服务的创新发展，医院应推出多元缴费渠道，让病人少跑腿、少排队，就医更便捷。

既往，门诊病人缴费结算必须前往窗口、自助机才能完成医保结算，而通过诊间结算服务，将医保结算窗口延伸至医生诊室，让病人能够"边诊疗、边结算"。诊疗结束后，医生只需在电脑上简单操作，即可帮助病人快速完成医保报销费用和自费费用的结算。

此外，对于医保病人，为了最大限度方便门诊病人就诊结算，通过"互联网＋"技术，结合医保电子凭证服务，实现出示医保电子凭证二维码即可完成诊间结算的便捷支付。病人无需携带实体医保卡，凭借手机即可完成医保结算，免去病人带卡烦恼。

门诊诊间结算，不仅为病人免去窗口排队缴费的环节，还节省病人院内就诊中的无效等候时间，很好地优化门诊就诊流程，使医生与病人之间的沟通更加顺畅融洽。

三、门诊病历

适当收集和使用有关个体病人或人群的电子健康信息是现代医疗保健的基石，其中电子病历（electronic medical record，EMR）是主要载体。根据国际标准化组织的定义，电子病历是指以数字形式存储和交换的病人数据的存储库，可供多个授权用户访问。它是一个不断发展的概念，包含回顾性、同步性和前瞻性信息，其主要目的是支持持续、高效和优质的综合医疗保健。

随着电子病历的快速发展，一些亟待解决的问题引起了广泛关注。许多医生和办公室医生拒绝摆脱传统的纸质记录。如何确定电子病历系统不断进步和发展的趋势已成为人们热议的问题。近年来，电子病历系统和电子病历安全系统快速发展，电子病历的可靠性得到了极大的提升。同时，电子签名系统的完善保证了电子病历内容的保密性、完整性和真实性。

四、医嘱业务

医嘱是指医生根据病情和治疗的需要对病人检验、检查、药品、耗材、护理等方面下达的一系列医学指令，其单次剂量、总量、频次、用法由医生制定。同时，医生可将相关的医嘱作为组套使用。

第三节　住院信息系统

一、住院医生工作站

住院医生工作站是协助住院医生完成住院治疗工作的信息系统，主要提供了医嘱管理、手术申请管理、用血申请管理、查询统计等功能。住院医生工作站通过医嘱管理功能，提供住院医生开立医嘱的多种方法；通过手术申请管理功能实现手术风险评估、手术申请、手术审批等工作的科学化管理，提升工作效率，降低手术风险；通过用血申请管理功能实现用血申请、用血审核、用血审批的系统化管理，使多部门间的管理流程电子化、系统化、智能化；通过查询统计功能可以查询病人基本信息、检验检查结果等。住院医生工作站是医院信息化管理的重要组成部分，提高了住院医生的工作效率。

（一）医嘱管理

1. 医嘱录入　提供了录入、修改、删除及停止长期医嘱或临时医嘱等功能。医嘱开立界面需要易学易懂、方便且灵活快捷，使医生能在很短时间内完成长期医嘱和临时医嘱的开立。避免医生书写大量、烦琐的医疗单据。在录入医嘱时可通过批量医嘱的调用，使医生能在很短时间内方便、快捷地录完医嘱,减少了医生的工作量。及时将医嘱中各项诊疗检查申请传送给有关医疗诊断辅助科室,并可自动生成检验单据,同时具有医嘱组套录入模板,可快速生成医嘱。

2.医嘱查询　针对当前病人,系统可通过浏览医嘱查询医嘱信息,对当天已执行、未执行以及已停止的医嘱用不同的颜色来区分。

3.用药审查　具有药品配伍禁忌检验、检查功能,且可按药品的类别分别进行,例如按西药、中药、中成药等分类进行。药品开立严格按照抗菌药物分级管理办法对开立医生的权限进行判断。建立本机构的抗菌药物分级管理目录和医生抗菌药物处方权限,并定期进行调整。针对特殊级抗生素建立全院特殊使用级抗菌药物会诊专家库,开立此类药品前要按照规定规范特殊使用级抗菌药物使用流程。可准确、迅速地接收各医疗诊断辅助科室和医学影像处理文档传递系统的各项检查结果和图像,即检验结果、护理记录、手术记录、医学影像数据及诊断等情况。

（二）手术申请管理

系统提供了手术风险评估、手术申请、手术审批功能。

1.手术风险评估　医生为病人申请手术前需要对病人进行手术风险评估,具体包括术前风险预警评估、深静脉血栓评估等。

2.手术申请　医生为病人制定手术术式和手术时间。系统对术者进行手术对应等级判断,不允许越级申请。

3.手术审批　科室主任对本科室申请的手术进行审核,给予审批。对高危风险手术需由医务部再次进行手术审批确认,对有问题的申请予以驳回。

（三）用血申请管理

首先,确定申请权限,主治及以上职称医师可申请。其次,确定审批权限,由上级医生审批,即副主任及以上职称医师方可审批。上级审批后,输血科才能收到用血申请;输血科根据用血审批,调取用血申请单,确认用血申请及交叉配血流程。

（四）查询统计

系统可获取及查询病人基本信息（如姓名、性别、年龄、住院病历号、床号等）、诊疗相关信息、费用信息、合理用药信息等,且提供统计分析功能。

二、住院护理管理

护理管理分为护士工作站和移动护理工作站两部分。

利用计算机软硬件技术、网络通信技术,帮助护士对病人信息进行采集、管理,为病人提供全方位护理服务。护理管理系统可协助护士完成日常护理工作、核对并处理长期和临时医嘱、管理医嘱执行情况、完成护理电子病历（体温单、护理记录、护理相关内容的书写,告知书的签署,护士交班本的自动生成及病区床位管理等）。

（一）护士工作站

1.病房管理　完成病区病人的接诊、转科、出院登记相关工作,提供病区床位使用情况一览表。

2.医嘱管理　自动接收医生工作站下达的医嘱,医嘱可以自动或手工执行,审核后生成医嘱本并打印执行单据,同时可对执行单进行相关费用处理;与配液中心结合,可以实现输液单的查询、打印、核对等功能;支持液体的集中配置和发送。

3.处方摆药　利用图形拖动或其他简便操作即可处理医嘱,支持单处方领药和护理站汇总领药。

4.批量计费　支持单个或批量的医嘱计费。

5.信息查询　包括一日费用清单、费用和押金查询、住院历史查询。快速获取病人既往就诊记录、既往史、用药记录、检查/检验报告、当前病情发展情况等。

（二）移动护理工作站

随着移动技术的快速发展，让护理工作进入了移动工作时代。基于移动技术的护理管理消除了护患"最后一米"的距离。个人数码助理（personal digital assistant，PDA）的应用实现了病人身份自动化核对，包括病人基本信息、费用信息、检验结果、医保类型和护理级别的查询，最大限度地保证了病人身份识别的准确性。而药品和输血的自动化核对，手术过程严格核查，保证了用药用血安全。医嘱执行、输液巡回电子化、自动生成体温单和护理记录单则减少了护理文书的书写时间，促使护士回归到病人身旁，真正做到了"以病人为中心"。

通过移动护理工作站，可在床旁采集护理数据，并录入电子病历等系统；通过 HIS 级中央监护系统，在床旁监护仪上实现"移动查房"，将监护仪上的实时生理参数采集至电子病历等系统，使病人获得高质量、高效率的床旁探视及护理。此外，通过移动护士站，可随时查询病人基本信息、医嘱信息、报告信息、生命体征信息、手术安排信息、会诊信息，及时执行医嘱。移动护理的应用使电子病历移动化，优化了工作流程，提升了工作效率。

移动护理工作站主要实现以下功能。

1. **病人身份自动化核对** 床位信息展示界面扫描腕带准确识别病人身份。

2. **护士接诊** 扫描病人腕带二维码，为病人分配床位及医生后，自动完成接诊工作，病人进入 EMR 病人列表中。

3. **医嘱执行** 护士在给病人发放口服药、治疗、检查、检验、护理时，在 PDA 上勾选相应的项目进行执行操作，PDA 会记录执行人及执行时间等。

4. **输液巡回** 记录护士在病人输液过程中的巡回记录，包括输液情况、滴速记录等信息。

5. **手术交接** 记录病人离开病房及返回病房时间，完成病人手术交接记录单。

6. **输血信息核对及输血执行** 扫描输血记录单核对条形码，核对血袋上的供血信息及交叉配血信息。确认后进入输血执行界面。

7. **生命体征录入功能** 床旁录入病人体征信息，直接对接体温单。

8. **查询功能** 包括医嘱信息查询、病人信息查询、检验结果查询等。

三、电子病历系统

电子病历是运用电子设备建立、书写、保存和传输病人的全部医疗记录，使病人的诊疗过程电子化。住院电子病历的基本功能包括病历创建、录入、编辑、组套管理、病历签名、病历痕迹管理及并发控制功能。

（一）电子病历基本功能

1. **病历创建** 医生在病人诊疗期间，创建入院病历、病程记录、出院记录、病案首页等相关的病历。病历创建后，病人基本信息以及诊疗信息会自动取出。

2. **病历录入与编辑** 电子病历采用所见即所得的编辑模式，医生可对病历进行自由编辑；提供医学专业图片、表格、公式编辑功能，能够将诊疗指南有关内容自动融合；提供病人病史采集、临床诊断录入等功能；提供单选、多选、扩展录入、联想录入、批量录入等多种录入方式，满足病历快速录入和结构化的需要。

3. **组套管理** 医生书写病历后，可以将本次书写的病历做成组套，病历组套分为元素组套和医嘱组套两种。维护组套时，可对组套使用权限进行设定，即个人组套或科室组套，还可以对维护过的组套进行修改、删除。

4. **病历签名** 医生完成病历后，需要对病历进行签名，签名需是法律认证的电子签名，以保证病历真实有效。

5.病历痕迹管理   病历签名后，针对病历记录的修改和删除，系统会自动记录、保存所有修改的痕迹，包括修改内容、修改人、修改时间等。同时，对已签名病历按用户修改权限来管理，上级医生对有问题的内容添加批注，系统保留修改痕迹。

6.并发控制   医生打开一份病历后，会对病历加锁，其他医生不得在相同时间进行修改。医生将病历关闭后，其他医生可继续进行编辑。并发控制的目的是防止多位医生同时书写一份病历，而导致内容丢失，确保病历内容的准确性和完整性。

（二）住院病历

电子病历系统是医疗机构信息系统生成文字、影像、数据等数字化信息并实现存储、传输、管理的医疗记录。电子病历系统是实现医疗机构内部医疗信息共享，按照相关标准与其他医疗机构进行安全、有效的信息共享与业务协作的重要环节。电子病历系统主要功能结构包括临床服务功能、医疗管理、医疗辅助信息管理，与其他医疗系统数据交互。

1.住院电子病历   系统采集病人基本信息，存储病人保险类型，同时系统分配给病人唯一的住院号码，确保病人病历信息的准确性、安全性。医生在住院医生站实现对病人病历书写、医嘱开立等相关诊疗记录。

2.自动报卡   报卡系统共享电子病历中病人信息。在病人诊断和检验等信息与报卡系统预设条件吻合时触发，自动弹出报卡。与手写报卡相比，自动报卡不仅提高了数据的准确性，而且提高了工作效率。

3.无线查房   通过无线网络，医护人员通过电子病历系统即可调阅病人病历、医嘱、检查、化验以及护理等信息，同时可以直接在床旁下医嘱，记录病情变化，及时传输至服务器，保证了信息的实时性，提高了查房质量。

（三）门急诊病历

1.病历创建   医生根据病人就诊情况，选择创建首诊、复诊、急诊病历。病历中病人的基本信息会自动取出。

2.病历录入与编辑   医生可对病历进行自由编辑；提供医学专业图片、表格、公式编辑功能，及病人信息的采集和录入。

3.组套管理   医生可以制作组套及按照个人需要维护组套，对维护过的组套进行修改、删除。

4.病历签名   医生完成病历后，需要对病历进行签名，签名需是法律认证的电子签名，以保证病历真实有效。

第四节   医疗辅助信息系统

一、检查

医院检查科室主要包括放射科、核医学科、超声科、病理科、内镜科、心电图科、神经功能科等。其中放射科、核医学科、超声科、病理科、内镜科主要使用影像存储与传输系统（picture archiving and communication system，PACS），心电图科和神经功能科属于电生理检查科室，主要通过记录生物电各种波形进行诊断。放射科、核医学科、超声科设备一般支持医学数字成像和通信标准（digital imaging and communications in medicine，DICOM）。DICOM 涵盖了医学数字图像的采集、归档、通信、显示及查询等信息交换协议；以开放互联的架构和面向对象的方法定义了一套包含各种类型的医学诊断图像及其相关的分析、报告等信息的对象集；定义了用于信息传递、交换的服务类与命令集，以及消息的标准响应；详述了唯一标识各类信息对象的技术；提供了应用于网络环境（OSI 或 TCP/IP）的服务支持；结构化地定义了制造厂商的兼容性声明。

检查系统按照功能可以分为数据采集、存储管理、数据传输、数据显示及后处理等功能模块；按照流程可以分为排班管理、分诊预约、排队叫号、数据采集、诊断和报告管理等。

随着现代医学科技的发展，各种新技术逐步渗透进医疗领域，医疗相关数据量爆发性增长，包含的信息不断增加，要求影像医生熟悉各器官的解剖结构，尤其断层解剖结构，熟练掌握 X 射线透视、计算机体层成像（computed tomography，CT）与磁共振成像（magnetic resonance imaging，MRI）等医学影像操作技巧以及阅片技术，同时需要具备高度的责任心、良好的职业道德、严谨的工作态度、较强的综合分析能力、敏锐的洞察力。为了缓解影像医生不足，减轻诊断压力，减少错诊、误诊率，各种智能辅助诊断系统相继产生，现代 AI 辅助诊断系统通过搭建神经网络和利用深度学习算法，人工智能系统对包含各种病变形态影像库进行大量训练，获得识别病变特征的能力。利用分割算法，将病变影像分割出来，通过对比，识别出病变形式，为医生作出诊断辅助依据。构建智能辅助诊断系统可以识别结构化的文本数据和结构化的数据，探索将功能性医疗数据和结构性数据相融合的方式，以获得更好诊疗效果。

二、透析系统管理

随着我国血液净化中心的透析病人逐年增加。原来的书面病历不仅整理繁冗，且不利于医生查询以往病历记录，难以直观地掌握病人病情的发展。同时，病人数量的不断增加使得透析中心的设备时刻处于满负荷状态，这也导致现有的人工病床管理受各种人为因素影响，工作难度加大，难以满足医患双方的服务、治疗需求，同时也增加了医护人员的工作强度。血液透析系统是基于医院原有的信息平台，依据血液透析中心的临床需求开发的。一方面，该系统可以采集、汇总、存贮、处理、评估血液透析治疗的临床资料，为血液透析中心进行科学的医疗管理，开展高水平的临床科研业务提供帮助；另一方面，可以通过信息系统将透析中心的管理系统化、标准化，包括病人透析的排班管理、设备管理等。血液透析系统具有独立开发和可定制化的特点，该系统在使用过程中可根据需要进行改进，被赋予更多的统计、分析、评估、质控等实用功能。

血液透析系统包括七个模块：病人管理、就诊管理、病床监控、透析申请、透析病历、统计查询和系统管理等。

（一）病床管理

病床管理系统可让医护人员快速了解病床的使用情况和透析机型号，查看病人的治疗进度、透析状况等。

（二）就诊管理

就诊管理包括了就诊查询、就诊变更管理、就诊过程管理、治疗变更管理、就诊管理辅助等。通过就诊查询可快速查看指定日期的各班次的病人名单。当病人因个人原因无法在预约当日进行治疗时，护士可在就诊变更管理中对病人进行请假、改期、暂停治疗、作废就诊处理，并且可以协助病人开立透析转介信。在就诊过程管理中，记录了病人一次就诊的全过程，包括接诊、叫号、诊出。

（三）病人管理

病人管理包括了新病人登记、生成就诊、病人查询、透析充分性评估、季度评估以及贫血管理等功能，对病人信息进行全面的电子化管理。

（四）透析病历

透析病历包含了专病首页、透析治疗计划、病人干体重管理、用药情况管理、检查 / 检验报告、健康教育、综合病程、治疗记录等内容。

（五）透析申请

对于临时就诊病人，透析中心护士需要先为其进行透析申请，申请成功后病人才可以进行就诊。透析申请分为门诊临时和住院临时两种。

（六）统计查询

统计查询包括药品统计、科室管理统计、诊疗统计三部分内容。其中药品统计包括了病人药品使用量统计、科室药品使用量统计。科室管理统计包含了透析机使用次数统计、透析耗材使用量统计和治疗人数月报表。诊疗统计包含了透析异常情况统计、透析充分性评估报告、血管通路一览表、透析检验结果一览表、传染病检验结果一览表、内瘘栓塞一览表、透析病人一览表。

（七）系统管理

系统管理的内容包括用户管理、基本信息管理和系统设定。用户管理包括用户登录和用户角色管理。用户登录，通过用户名和密码登录本系统；用户角色管理，用于设定可以使用本系统的用户及角色。基本信息管理包括了医嘱术语映射、透析室管理、病床管理和透析机管理。系统设定主要是透析耗材设定。

三、输血系统管理

以血制品规范管理为基础，以临床输血为核心，从血制品的进销存管理到输血全流程信息化管理，进而提升血制品管理水平，适应国家对血制品管理的强制要求，实现医院临床输血全流程管理。系统包括输血科内部管理和输血流程管理。

（一）输血科管理系统

主要包括以下功能。

1. **入库管理**   血液入库包括血站对接入库、扫描入库及手工入库。血站对接入库是指与血站直接联网，通过条形码扫描入库；手工入库为条形码折叠或异常情况下手工录入。血液退回是指由于血站血液质量原因退回血站的血液，每袋血液可做相关备注并有设置权限审核和打印功能；血液报废是指血液效期失效或血袋破损作相关报废处理；血液预警是指对当前库存血液进行效期和低库存量预警，不同血液设置不同效期预警时间和最低库存量，并可根据实际情况更改预警时间和库存量。

2. **申请单管理**   对提交的电子用血申请单进行核准确认或拒收操作，查询当日血液申请量临床用血情况。

3. **交叉配血**   当异型输血和历史结果不吻合时，会出现相关提示，血型结果和检验系统结果自动查对，包括交叉配血（病人血液和供血者血液交叉配血结果的登记）和取消配血。

4. **血库发血**   根据交叉配血及取血单信息，对血液进行出库操作。

5. **血袋回收**   血袋扫描回收，回收率统计。

6. **输血不良反应回报单**   接收、查询、统计、分析。

7. **查询统计**   包括血库入出库查询、血液全程信息查询、申请单查询、报损出库查询、配血记录查询和不良反应查询等。

8. **基础信息维护**   包括血液成分维护、常数信息维护和收费项目对照维护等。

（二）输血流程管理

1. **医生用血申请**   完成输血申请权限分级管理后，检验系统自动导入最近一次检验信息，实现电子输血单申请全流程无纸化管理。

2. **用血审批及大量用血审批**   上级医生查看输血申请单，进入输血申请单审批流程。对于大量用血申请，需由医务部进行审批。

3. **护士用血医嘱核对**   护士审核用血医嘱，核对后输血申请单发送至输血科系统。打印抽血交错条形码,完成血标本采集,送输血科进行交叉配血。

4. 输血科用血确认 输血科接收输血申请单,针对血液标本进行交叉配血。

5. 医生取血申请 医生根据病人病情需要填写取血申请单,完善取血量。

6. 护士取血确认 护士进行取血单确认,打印取血条形码,护工携带身份证和取血条形码去输血科取血。

7. 输血科发血 输血科扫描取血条形码完成双向确认,打印发血条形码和血袋条形码。身份证同指纹关联,用以确认取血人身份信息。

8. 护士核对及输血确认 护士通过 PDA 扫描完成血袋条形码、交叉配血信息和病人腕带核对,完成输血闭环管理流程。

9. 输血不良反应上报 医生根据输血情况填写输血不良反应,输血科完成输血不良反应审核,并根据病人住院号、用血信息完成溯源和调查。

10. 输血科输血回执确认 输血科查看输血回执单,并确认。

四、实验室信息系统

实验室信息系统(laboratory information system, LIS)是接收实验室检验数据,打印检验报告,保存检验信息的工具。

(一) LIS 系统基本功能

1. 条形码打印 全部标本实现条形码化管理,无条形码不能打印检验单,无法正常检验。

2. 条形码补打 由于不同原因造成的条形码不能识别,通过该功能可实现补打。

3. 样本接收 提供标本到达检验科的准确时间,便于管理。

4. 样本核收 系统主动判断标本的检验项目是否在选定仪器检验范围内,如果超出则不能核收。

5. 样本分类 不同状态的标本使用不同颜色区分,便于技师对标本准确甄别,及时操作。

6. 散点图及历史结果 通过散点图及历史结果曲线比对,为临床诊断提供更可靠依据。

7. 控费 控费功能有效避免了手工建单造成的费用流失。在科研以及标本复查等特殊情况下,可提供特批检验单申请。

8. 双向 有效缩短了检验周期。

(1) 双向工作方式:支持条形码请求、样本号请求、管架位置请求双向工作方式,可满足各类自动化检验仪器联网的需求。

(2) 检验漏项报警:双向工作方式中,如果样本为非本仪器项目,则系统停止该样本测试,并报警提示。

(3) 自动核收样本:仪器请求样本检验或者检验结果上传时,可自动核收检验样本。

(4) 样本自动编号:样本自动核收时,自动产生样本编号或者以条形码号替代样本号。

(5) 样本漏费报警:双向工作方式中,如果样本检验项目没有收费,系统可以停止该样本测试,并报警提示。

(6) 双向方式质控:根据样本条形码,系统自动进行检验项目的质控测试。

(7) 质控数据识别:通过样本号或质控条形码,可自动识别质控数据(包括项目、浓度水平等)。

(8) 结果自动合并:系统通过样本条形码、样本检验项目寻找到相应检验单,将样本的不同仪器的测试结果合并到相应的检验单中(支持一个样本分成几个检验单的工作情况,系统根据条形码号及项目号,自动将结果合并到相应的检验单中)。

(9) 结果绑定合并:通过仪器编码绑定,可将本仪器的样本测试结果合并到所绑定仪器的检验单中。

（10）特殊结果识别：自动识别以时间区分的同项目检验结果。

（11）项目结果复检：在双向工作方式中，自动地完成复查项目的复检工作。

（12）项目结果补检：在双向工作方式中，自动完成项目结果缺项补检工作（试剂缺少或者仪器部分模块损坏时，会造成检验结果缺项，这时需要进行项目结果补检）。

（13）样本结果标记：接收检验结果后，标记样本有结果标识。

9. 核准结果保护　对核准后的结果，进行保护，不能修改核准后的结果。

10. 项目稀释控制　支持处方给定项目稀释度检验。

11. 样本急诊控制　支持样本急诊检验的要求。

12. 尿量自动加入　自动添加 24h 尿量至检验结果中，并计算相关含量。

13. 系统实时报警　通信故障报警，样本检验信息错误报警（声音、图标闪烁）。

14. 系统通信跟踪　可显示仪器与主机通信信息，以备问题的跟踪查询。

15. 存原始数据流　检验结果原始数据流可被存储到数据库中，以备问题的跟踪查询。

16. 问题样本复查　不合格样本复查时，系统将两次结果对照列于一个检验单中，并在不合格样本中注释复查已完成信息。

（二）智能核准

检验智能核准功能能够帮助检验人员对检验样本自动核准，增强了检验工作自动化程度，减轻了检验人员劳动强度，提高检验工作的质量。

智能核准由核准规则知识库和智能核准程序构成。核准规则知识库包括核准规则和相应的参数。智能核准程序根据病人样本信息，自动地选择核准规则知识库的规则与参数，进行逻辑推理判断。当相应核准规则全部通过后，该样本就自动完成核准。对于不能自动完成核准的样本，系统给予不能自动核准的原因，帮助用户对样本进一步处理。

（三）微生物过程记录

由于细菌培养的周期长，操作技师交接更换，标本的状态需手工记录，工作烦琐且易失误，而 HIS 系统的出现，可为每个标本提供过程记录，选中相应标本，即可随时记录查看当前标本状态，有效避免人工失误，提高工作效率。

（四）药敏折点

通过药敏折点能够准确判定不同细菌种类对于不同的药物产生的耐药敏感中介的范围，给临床用药提供了更准确的依据。

（五）血细菌培养的 3 级报告反馈机制

通过 3 级报告反馈机制，将细菌培养的报告周期分成 3 段，定时发给临床，为临床的医疗工作提供更及时准确的参考。

（六）不合格标本复查

可自动判定只复查该标本未完成的检验项目，既解决了复查造成的试剂浪费问题，也避免了一个条形码对应多个标本的现象。

（七）危急值提醒

通过系统提醒标记危急值标本，短信提醒医嘱开立医生，EMR 系统提示医生对该危急值确认，并给出处理反馈，LIS 收到 EMR 处理反馈后，对标本进行核准。

（八）超时未接收、超时未核收提醒

设定从条形码打印到标本接收，从标本接收到标本核收的时间上限，提示技师及时关注将超过时间上限的标本信息，避免标本遗漏。

（九）样本实时跟踪

样本实时跟踪功能,有助于监控样本从条形码打印开始到结果打印完整个过程的所有状态。

（十）CA 认证及电子签名

为保证检验数据的准确合法性和检验单的真实有效性,采用 CA 认证与电子签名绑定的功能,保证了检验单的真实有效,免除了以前技师在每个检验单盖章或签字的流程,同时又为一站式打印提供了有利的环境。

（十一）短信提醒

系统以短信形式自动提醒病人采集标本、打印检验报告等通知,使病人能够准确地获知就医流程,提高了病人就医体验。

五、手术室信息管理系统

手术室信息管理系统是用于管理手术过程中的人、财、物的信息采集、存储、交换的信息系统。

（一）手术安排

手术安排是手术业务流程的开始,系统接收到 HIS（或 EMR）系统提交的手术申请信息(基本信息、科室病区、住院号、术前诊断、手术名称等必要的数据信息),护士长或具有同等工作职责的用户可进行手术安排,包括指定洗手护士、巡回护士、手术时间、手术间、台号等,可按照手术间和台号自动排序信息,并通过液晶电视屏显示。

（二）麻醉安排

根据手术信息,麻醉主任安排每台手术对应的麻醉类型、主麻医师、助手等信息。麻醉安排后可查询和打印麻醉安排信息。

（三）术前访视

麻醉医生根据麻醉安排对将要手术的病人进行必要的术前访视,确定拟手术名称、拟实麻醉,查看病人的肝肾检查、辅助检验、血气分析、凝血检验等结果。术前评估后,判断病人是否具备手术条件。基于 HIS、EMR 和 LIS 接口,可以快速准确地把病人的基本信息、手术申请信息、检验结果等关联,减少麻醉医生填写时间。支持打印归档、电子归档和自定义记录单格式。

（四）麻醉方案

通过 HIS、EMR 接口,可快速准确地把病人的基本信息、手术申请等信息进行关联,麻醉医生基于以上信息,制订麻醉方案。同时系统提供参考模板,可有效减少信息填写时间。

（五）麻醉知情同意书

麻醉开始前,由麻醉医生向病人及其家属宣读麻醉知情同意书,告知麻醉相关风险等情况,需病人或其家属签字同意后,方能进行麻醉。支持打印归档和电子归档,针对不同用户需求提供可自定义模板。

（六）手术安全确认

在手术正式开始之前,麻醉医生、手术护士及手术医生对病人的身份、手术名称等做最后的确认。确认无误后开始手术。

（七）术中麻醉记录

术中麻醉记录模块,用于记录病人术中生命体征、麻醉方法、输血补液及用药等信息。

1. 自动采集显示病人血压、血氧、呼吸频率、潮气量等生命体征数据(麻醉机、监护仪)。

2. 记录麻醉过程中的用药信息。

3. 记录插管、拔管、手术开始、麻醉开始、手术结束等关键时间;记录术中事件等。

4. 基于 HIS、EMR 接口,可以快速准确地把病人的基本信息,手术申请信息等进行关联。

5.麻醉方法支持个人和全局组套,常用语等快捷输入。

6.根据具体手术时间的长短支持麻醉记录单自动分页。

7.支持打印归档和电子归档。

8.提供多种文件格式与外部系统共享。

(八)手术护士功能

1.护士术前访视　护士根据手术安排,在病人手术前一天对病人进行访视,查看病人情况及告知病人术前注意事项。模板样式可自定义,基于 HIS、EMR 接口,可快速准确地把病人的基本信息,手术申请信息等关联显示,减少填写时间。

2.手术安全检查　在麻醉实施前、手术开始前、病人离开手术室前三个阶段,手术医生、麻醉医生、护士要对手术病人相关信息进行核对确认。支持打印归档及电子归档。

3.术中护理记录　由护士操作,记录病人术中情况。

4.手术器材核对　对手术中使用的器材进行核对确认。

(九)麻醉总结与回访

手术后麻醉医生对病人的麻醉过程进行总结、麻醉情况进行评分,术后回访时记录病人术后情况。模板样式可自定义,可使用常用语模板等快捷输入。

(十)复苏室

对复苏室病人的生命体征进行监控,并记录相关的用药信息。根据病人在复苏室中的情况,结合病人的各项指标,对病人进行综合评分。系统可自动采集并显示病人的生命体征数据,利用组套可快速录入用药及监控项目,并记录关键时间和用药事件等。

(十一)设备采集网关

通过采集网关平台,采集各手术间病人的监护仪、麻醉机信息并存储至数据库。

(十二)手术室大屏幕

1.家属等候区手术状态实时大屏幕　显示手术期间关键时间点事件,包括进入手术室、麻醉开始、手术开始、手术结束、病人离开手术室后的去向,让病人家属能够及时了解手术进行的动态。

2.手术室内人员任务表公示大屏幕　显示手术安排信息,让麻醉医生及护士了解当日工作安排。

(十三)报表平台

提供相关报表查询功能,如麻醉药品使用记录、工作量统计、麻醉方式统计、ASA(美国麻醉医师协会)分级统计等。

第五节　医院运营管理信息系统

一、综合运营监管平台

综合运营监管平台是以建设数据仓库、汇总医院各业务系统的数据为基础,对医院运营数据、医疗质量数据进行汇集和整合,分级分层不同维度的展示、动态监测和分析,促进并形成以数据为中心的工作和决策模式,为医院管理决策和医疗质量持续改进提供更加科学、规范、精准的数据支持。

运营数据中心目标是整合分散在医院多个院区、各种异构信息系统中的数据,建立以病人为中心、管理为主线、后勤保障为支撑的运营管理功能,分层级不同指标多维度对医院数据汇总和统计,满足医院人、财、物的管理需求,为医院管理提供决策依据,实行精细化管理。其实质就是运用信息组织技术,将医院多年来所积累的结构不合理、数据冗余混乱的"数据"进行重组,实现基于高层次数据环境的系统集成；在此基础上，结合数据应用的全局性，从整合角度对各个主题进行数据建模，为实现医院信息化建设提供一个一致的、整合的、应对变化的、全局的数据环境；为医院整体运营分析提供数据仓库技术基础和数据集中、查询、分析、知识发现等信息利用手段。

运营数据中心是基于综合运营监管平台的需求，利用数据仓储技术对分散在医院各个院区、各种异构信息系统中的数据进行整合。打破数据隔离，通过数据采集、清洗建立一套完整的、一致的、面向主题的数据管理中心。

1. 运营分析模块 多维度（资源概况、工作量、工作效率、医疗收入、病人分析、实时监控）、全方位地对院内运营情况进行统计、分析，便于管理者能够及时地掌握院内运营现状，并迅速地作出运营决策。

2. 质量监管模块 从病人安全（压疮、跌倒）、一般质量（诊断符合、重返）、用药安全、医院感染、并发症、临床路径六个维度对医疗质量进行监控，便于管理者全面地了解医疗现状并作出相关决策，进而提升医疗安全。

3. 实时智慧大屏 多方位、多角度、全景展现院内实时运营监控数据，以便管理者能够对院内各项指标以及院外（如疫情重点区域）重点关注信息实时监控。

4. 一站式数据传输中心 基于运营数据中心的数据，统一对各类数据业务系统提供数据接口，实现院内数据的一致性和统一性。

(一) 物资管理

医院的库存物资是医院开展业务活动和其他活动所必需的物质条件，它是医院重要的流动资产，包括卫生材料、低值易耗品等，其中价值较高且一次性使用的医疗器械一般均称为高值耗材，是医院物资管理的重点内容之一。耗材因其应急性、繁杂性、高科技性以及花费高额性特点，决定了规范耗材采购管理的必要性。因此，加强材料物资管理，规范采购行为，合理制定储备限额和消耗比例，以较少的投入获取较大的收益，严格各项管理制度，保证材料物资的安全完整，充分发挥材料物资的效能，既是医院管理的需要，也是事业发展的需要。如何提高医院各类物资管理的科学性和合理性，加强计划预算管理，降低物流成本，提高库存周转率，减少库存资金占用和积压浪费，优化物资管理流程，是医院物流管理的重点工作，也是加强医院信息化管理的一个重要课题。

1. 医院的物资管理系统

(1) 供应商管理平台：通过医院和供应商的院内外协同提升效率，帮助医院及供应商实现供采协同。医院供应商同步订单、验收入库信息，订单状态实时跟踪，耗材全程可追溯，从而提升医院供应链内控能力，降低医院运营成本，实现物资消耗溯源追踪，提升医疗服务质量。

供采协同管理作为平台的核心功能，帮助医院及为医院服务的供应商实现供采、物流及财务协同，为医院提供证件管理、过期预警、订单管理、条形码管理、送货管理、发票管理及评价管理；为供应商提供物资管理、订单管理、库房管理、配置管理。

(2) 院内管理平台：通过对医院物流的采购计划管理、订单管理、库存管理、应付款管理、供应商管理等环节来实现规范医院物流管理。实现对医院中心库房、二级库房的精细化管理、低值耗材全流程信息化管理、高值耗材全流程可溯源管理、医院各临床科室和医技科室等耗材物资的精细化管理。

2. 物资管理系统的基本设计思路 基础管理用于维护系统相关字段数据，权限控制、供应商及耗材新增维护等，耗材涉及字段可扩展，下拉选项可维护。不同节点的不同角色通过权限进行控制。预警及提醒方式及时限可设置。单据流转数据自动填充，纸质单据数据可通过扫码识别，单据样式参考医院历史纸质单据样式要求。与 HIS 及财务系统对接取数，相关对照关系物资管理工作部具备调整权限，具备查询、统计、对账功能，支持唯一标识系统（unique device identification，UDI）及原厂码解析识别，支持多院区多库房独立盘点管理，数据汇总统计。

3. 医院对物资运营监管的主要内容 完善门诊及住院医用耗材有效期提醒，加强过期耗材的监管。实现全院物资的盘点功能，建立健全定期盘点制度。健全物资耗材调价机制，加强调价监管。推广高值采购新流程，探索高值特批耗材条形码管理。加强质控，做好物资、物价、医保等多部门对物资耗材监管的信息联动。建立以真实数据为支撑，对耗材开展事前把控、事中监控、事后评估的管理模式。良好的物资监管平台应该具备以下监管信息。

（1）库房物料入库信息表：库房耗材的入库明细。

（2）库房物料出库信息表：库房耗材出库给二级库科室的出库明细。

（3）库房物料库存信息表：库房库存信息。

（4）库房物料盘点信息表：库房盘点信息。

（5）科室物料入库信息表：科室耗材入库明细。

（6）科室物料库存信息表：科室库存信息。

（7）科室物料盘点信息表：科室盘点信息。

（8）物料使用记录表：科室耗材出库给病人，收费的出库明细。

通过对医院库房、科室二级库的入出库、收费等信息的实时监管，医院管理者可以全面准确地掌握医院物资耗材信息，反馈临床科室耗材使用情况，提升物资的使用效率，对比科室使用情况，及时调整相应的供需，降低医院的运行成本，达到在成本管控领域"精耕细作"的管理目的。

（二）物联网

1. 物联网 物联网（internet of things，IoT）是指通过各种信息传感器、射频识别技术、全球定位系统、红外感应器、激光扫描器等各种装置与技术，实时采集任何需要监控、连接及互动的物体或过程，采集其声、光、热、电、力学、化学、生物及位置等信息，通过各类可能的网络接入，实现物与物、物与人的泛在连接，实现对物品和过程的智能化感知、识别和管理。物联网是一个基于互联网、传统电信网等的信息承载体，它让所有能够被独立寻址的普通物理对象形成互联互通的网络。

2. 医疗物联网 医疗物联网是以智能的物联网和通信技术连接医生、病人、医疗设备等一系列对象，支持医疗数据的自动识别、定位、采集、跟踪、管理、共享，从而实现对人的智能化医疗和对物的智能化管理。

3. 医疗物联网的应用 在医疗行业中，有很多基于医疗物联网的应用系统，实现业务需求的同时也是医疗机构对于人、物的一种监管手段。

（1）能源监管：通过多种能源计量仪表实时智能采集，实现数据多维度横向、纵向、追溯分析，实现能源管理和用能异常的追根溯源。找出并针对重点用能设备提供差异化的分析手段，有针对性地进行能耗优化。通过自动化的监测平台，能源管理对能耗进行管理和使用，以节约运行和管理费用，提高用能管理的效率和水平，降低运维成本，帮助医院有重点地、快速、高效地解决能耗问题。

（2）病人监管：通过物联网感知终端与物联网集成总线，实时、精准采集病人全部临床监护设备信息，通过与院内信息集成平台对接，基于编码与标准体系，将重症病人全诊疗生命周期、全诊疗业务范围、全临床与业务数据融合在一起，形成了支撑全业务流的协同体系，最终为重症监护室、血液透析室、普通病区提供应用服务，为临床诊疗与科研提供支撑。

（3）医疗设备运行管理：通过部署物联感知终端，采集大型医疗设备的实时状态、能耗等运行数据，采集中小型医疗设备的实时状态、服务人次等，并对这些数据进行有效管理，有利于实现医疗设备质量的全生命周期管理，实现全院医疗设备精细化管理。

（4）固定资产管理：通过物联网手段，实现对资产定位，针对分布科室物资进行电子围栏提醒，利用 RFID 及蓝牙智能化快速资产盘点方式，实现医院固定资产清查，及时掌握资产状态情况，形成资产盘点统计分析，辅助医院管理决策。

（5）医疗废弃物管理：通过物联网技术采集全院医疗废物全流程数据，实现自动交接记录、全程追溯、分级查询、智能预警、医疗废物数据可视化等功能，提高医疗废物监管效能和医院感染防控水平，降低院内及院外感染风险，为实现管理、政策制定提供依据。

（6）手术室医疗行为监管：通过手术室智能物联网设备与医院信息系统互联，应用 RFID 技术实现医护人员手术安全准入管理，实现手术室衣物的发放、回收、存储和追溯，满足医护人员的安全准入，优化人员进出流程，有效控制衣物的流失，规范手术室行为，完善医护考核体系，最大限度确保手术室安全及高效运营。

二、医疗质量监控平台

医疗质量直接关系到人民群众的健康权益和对医疗服务的切身感受。持续改进质量、保障医疗安全是卫生事业改革和发展的重要内容和基础，对当前构建分级诊疗体系等改革措施的落实和医改目标的实现具有重要意义。在国家卫生部颁布的《医疗质量管理办法》中明确要求各级卫生计生行政部门依托专业组织开展医疗质量管控的工作机制，充分发挥信息化手段在医疗质量管理领域的重要作用。基于《医疗质量管理办法》的要求，搭建 HIS 医疗系统下的医疗质量控制平台。

医疗质量控制平台以诊中管理系统为核心，主要解决诊疗过程中的质量管理以及危急值预警的问题，该系统集成了五大功能模块。

（一）VTE 模块

通过信息化手段，实现静脉血栓栓塞（venous thromboembolism，VTE）防控管理的信息化和自动化，实现数据自动化抓取以及不良事件上报的自动触发。形成了标准化、规范化并具有本院特色的 VTE 防治管理体系，提高了临床 VTE 防治工作的效率。

（二）全院血糖管理模块

基于信息化手段实现全院以内分泌科为主导的血糖信息化统一管理模式。全程电子化的信息帮助医生全面了解病人血糖数据，及早对血糖异常病人进行干预和会诊。系统自动抓取血糖数据，当预先设置的警戒线值出现时，第一时间提醒医护人员进行处理，而且可以对此类病人诊疗进行主动干预，提升血糖监管效率。内分泌科医生可在系统中获取病人相关病史，有效提高会诊效率。

（三）全院营养管理

通过电子病历系统，实时监控营养治疗病人，解决营养干预滞后和饮食医嘱单盲现象，及时准确地掌握在院病人的营养状况，建立全新的服务模式，提高营养治疗的执行力，优化营养治疗工作流程。

（四）核心制度管理模块

通过信息化管理手段把医疗核心制度有效落实到诊疗过程中，包括：基于电子病历系统落实首诊负责制；基于医嘱系统、护理信息系统、留痕管理等落实三级查房制；基于全流程电子化落实会诊制度；基于护理信息系统落实分级护理制度；基于电子交接班系统落实值班和交接班制度；基于电子化术前讨论系统弥补管理漏洞，落实手术安全核查制度；从存储安全、传输安全、访问安全、隐私安全多角度立体构建综合安全保障体系，落实信息安全管理制度等。信息化是核心制度落实的有效手段，"信息化＋核心制度"将进一步推进医疗安全和医疗质量建设。

（五）危急值管理模块

基于信息化手段的临床危急值全程闭环管理模式，可以实现危急值管理的全流程信息化记录和跟踪，对医疗质量的控制有着积极意义。危急值的快速甄别、确认、发布、及时接收以及对该流程监控、分析等是系统信息化管理的目标与方向。以医院电子病历系统为核心，将医院 HIS、LIS、EMR 系统无缝集成，进一步优化现有危急值报告系统，形成及时、稳定、全方位的自动化系统平台。

三、数据挖掘平台

医院大数据挖掘分析,一方面,可以优化医院行政管理与业务工作流程,优化医疗资源配置,降低医院运营成本;另一方面,为医护人员的临床工作,辅助诊疗提供医疗决策支持,提高医护人员工作效率和诊疗质量,为医护人员的科研服务提供数据支撑。

在医院运营管理模块中,重点分析全院级的工作量及收入指标;重点监控门诊和住院效率,以病人反应较强的"三长一短"问题着手,多侧面、多维度地分析候诊时间、接诊时间、缴费时间、取药时间、病床使用率、床护比、手术量、平均住院日、床位周转率等指标;病人来源的分析、预约挂号分析、医院收入情况分析、科室运营情况分析、诊室资源利用率分析等各种专题分析,全面地、多角度地给医院的管理者提供数据支撑。

（一）医院运营管理首页

门急诊量、入院量、出院量、体检量等医院整体经营情况一目了然,有趋势,有对比。

（二）门诊病人来源分析

分析门诊病人的来源情况,侧面反应医院影响力。

（三）门诊效率分析

全院范围内,对病人就医的平均候诊时间、接诊时间、缴费时间及取药时间等流程效率进行分析,可以使管理者更好地掌握病人就诊情况,从而合理分配诊疗资源,改进门诊服务流程,减少病人就医等候时间,提高病人就医效率及就医满意度。

（四）住院效率及常用指标分析

基于平均住院日、床位利用率、平均住院费用及出院人次等指标,分析全院各级学科及病房的住院 KPI,且显示历年趋势。

（五）处方分析

图表结合,更加方便灵活地查询。处方分析严格控制大处方,规范诊疗行为。

（六）门诊医生出诊分析

每天以短信或微信方式通知,前一天医生出诊情况以及科室内各指标的排名。

（七）治疗组分析

住院绩效按照治疗组进行考核,同一科室的不同治疗组间进行对比。

（八）住院床位情况分析

包括床位管理和病床利用率分析。

（九）检查科室工作量分析

可分析影像检查的每一台设备的工作量（如按部位数量）,以及每个技师、报告医生的工作量。

（十）检验科室工作量分析

通过分析执行科室开立的检验项目数量,来统计检验科室的工作量。

（十一）单病种分析

统计疾病相关检验（如肺炎支原体、衣原体检验）人次的比率和病菌的检出率,分析疾病的致病菌;通过历年不同检验方法的比率和检出率的对比,分析检验方法及其效率的变化趋势。统计各年度用药的品种数,分析疾病治疗的复杂性。统计历年抗生素的使用种类,总结抗菌方案,分析变化趋势。举例分析抗生素（如阿奇霉素）的用药方案,分析其用药是否合规。

（十二）住院单－诊断药检化分析

按唯一诊断分析各病种药品费用情况,分析该病种使用的所有药品及使用频率情况。按药品的病人使用例数、用药次数、频次分析药品的使用情况。为临床路径的制订提供依据。

（十三）基于诊断的诊疗行为分析

通过对某诊断历史使用医嘱术语的统计，分析该诊断的临床路径是否需要修正。

第六节 互联网医院

互联网医院是以实体医院为依托，集合问诊、处方、支付与配药于一体的一站式互联网医疗中心。互联网医院依托线下实体医疗机构建设，开展在线咨询、在线复诊等服务，对内连接医院、医生和病人，对外打通院间医疗资源和病人数据，实现传统医疗与互联网医疗的有机结合，升级面向病人的各类服务，延伸医院服务空间和半径，提升医院的服务效率，改善病人就医体验。互联网医院，代表了医疗行业新的发展方向，有利于解决中国医疗资源不平衡和人们日益增加的健康医疗需求之间的矛盾。

一、发展背景

2018 年 4 月，国务院印发《国务院办公厅关于促进"互联网 + 医疗健康"发展的意见》，明确指出要健全"互联网 + 医疗健康"服务体系，完善"互联网 + 医疗健康"支撑体系，同时加强行业监管和安全保障。国家卫生健康委员会和国家中医药管理局组织制定了《互联网诊疗管理办法（试行）》《互联网医院管理办法（试行）》《远程医疗服务管理规范（试行）》。随着 3 个文件的印发，进一步推动了互联网医疗行业的发展。国家政策强调以实体医疗机构为主的发展模式基本定调，依托实体医院开设互联网医院；对互联网医院进行线上和线下的一体化监管，互联网医院诊疗的行为也要纳入对实体医疗机构的绩效考核和医院等级评审等工作。允许依托医疗机构发展互联网医院，医疗机构可以使用互联网医院作为第二名称，在实体医院的基础上在线开展部分常见慢性病复诊、处方开立、流转配送等功能。

通过互联网信息化手段提升医院服务质量和管理水平。在医疗方面，提升医疗安全、医疗质量、工作效率；在病人服务方面，充分利用医疗资源，方便病人、改善就医感受；在运营管理方面，管控医疗质量、降低运营成本、规范运行流程、提高医院效益。最终打造健康医疗智慧服务体系，实现贯穿健康人群到病人群再到康复人群的全周期健康管理。

二、发展状况

自 2015 年成立全国首个互联网医院，到 2020 年全国互联网医院达 900 多家。在此期间，国家卫生健康委员会陆续发布了多个文件，规范了互联网医院的管理，深化了互联网医院的改革，对互联网医院的发展产生较大影响。互联网医院经历了从起步期到调整期再到爆发期的发展阶段，未来几年互联网医院将继续呈现增长态势。

三、主要功能

（一）互联网诊疗系统

1. 在线咨询　新型冠状病毒肺炎疫情暴发后，为减少来院就诊过程中交叉感染风险问题，病人足不出户就可以获得专科医生的权威解答。病人提交个人的病情描述、既往史、疾病史信息，支持检验 / 检查报告图片上传，让医生提前了解咨询内容。病人与医生一对一在线交流，咨询过程支持语音、图片、文字，医生在线解答病人问题并提供专业的健康指导建议。

2. 在线复诊　针对有过就诊记录的病人，可以选择在线复诊，病人提交个人的病情描述、既往史、疾病史信息,支持检验/检查报告图片上传。通过音视频、图文方式与医生交流,医生为病人开立检验、检查、药品,病人在线缴费,轻松完成复诊和购药环节,改善病人"因药就医"的问题,提升病人诊后医疗服务水平。

3. **自助核酸检测**   疫情常态化下,核酸预约是常规检验项目,病人在不看诊的情况下,自助完成线上预约、缴费,不需要医生书写病历,不需要病人交挂号费、诊查费,可在线查阅核酸检测报告。

4. **当日/预约挂号**   为实现无接触挂号,减少病人与医护人员接触。门诊实行线上当日/预约挂号,病人可通过多种途径预约挂号。在线支付挂号费用并向用户推送挂号成功通知,超时未支付,系统可自动取消预约。就诊前一天向病人推送就诊提醒信息,若预约后未能来看诊,可提前一天线上退号。

5. **处方流转**   医生开立的电子处方发送至第三方流转平台,由流转平台完成药品的订单管理、库存管理、目录维护等处理;病人在线完成流转处方的费用支付;第三方处方流转平台完成药品的物流配送,病人可在线查看物流配送信息。处方流转流程见图5-1。

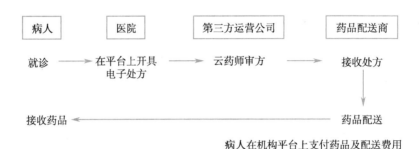

图 5-1   处方流转流程

6. **医保特慢病续方**   针对已确诊的常见病及特慢病病人,可通过互联网医院,开展线上常见病、特慢病复诊。病人与医生进行线上问诊,医生掌握病人病历资料后,可为病人提供医嘱及电子处方,指导病人用药。若病人病情发生变化,则需要医生引导病人线下就医。医保特慢病续方极大程度方便了特慢病病人,而非特意到医院只是为了"开药",并且支持药品邮寄到家。

7. **"互联网+"居家护理**   居家护理包括护理咨询、专科护理、康复护理、老年护理、母婴护理、护理评估、服务签约、服务评价、护理订单管理、护理健康宣教等服务。居家护理服务为病人提供线上线下的护理服务,护理服务过程全程记录,护理人员实时定位,护理人员遇到危急情况可以一键报警,护理服务后病人可以对护理服务进行评价。利用专业护士的碎片化时间,为病人提供全方位、个性化、多样化的贴心护理服务,将护理服务从医院延续到家中,而且服务全过程可追溯。"互联网+"居家护理有效促进了医院人力资源利用效率;推动了医院护理服务资源共享和延伸;提高了区域内护理服务能力;扩大了护理服务受众群体;满足了需要护理服务人群的需求。

8. **远程医疗业务**   远程诊疗包括双向转诊、远程会诊、远程查房、远程教育等功能。远程诊疗平台的双向转诊提供基层医院上转重症病人到核心医院治疗,同时核心医院的轻症、康复类病人也可通过远程诊疗平台下转至基层医院。病人诊疗数据院间互通,可直接调阅查看。远程会诊功能提供基层医生和上级医院医生之间的在线会诊,医生与远程专家之间无须面对面,使用电脑或者手机访问互联网医院,通过图文、视频等方式进行在线会诊。医生和专家可根据病人以往的历史诊疗记录和授权的线下电子病历,给出会诊结论。申请医生开具在线医嘱和经审核的电子处方,病人可以选择医院自提或者药品配送。远程诊疗平台还支持远程查房功能,病人入住基层医院病房,上级医院专家团队通过手机、平板等移动设备,利用实时视频影像给予连续的远程指导和支持,当地医生实施日常的治疗和护理,使病人不转院就可以得到省级、国家级专家的服务。

（二）改善医疗服务

1. **医保脱卡支付**　针对医保病人不能线上预约的问题，推出医保脱卡支付。医保病人线上通过医保授权后，完成线上挂号、缴费等流程。很大程度上解决了原医保病人只能线下到院挂号的问题，同时在疫情常态化下，减少了医保病人就诊过程中交叉感染风险，提高病人就医体验。

2. **智能导诊**　智能导诊，根据线上 AI 智能问答，解决病人盲目就医问题，支持医院特殊分导诊安排。根据病人选择的疾病症状，为病人推荐相应的检验、检查、用药，以及挂号科室。智能导诊为病人提供诊前引导，有效提高了预约挂号的准确度，减少病人在院停留时间。

3. **智能预问诊**　病人在预约挂号后，通过智能预问诊获得主诉、现病史、既往史、过敏史等内容，缩短医生书写病历的时间，有助于医生预先了解病人病情和下一步诊疗工作的开展。

4. **蓝牙导航**　医院提供室内蓝牙导航，通过导航为病人提供诊疗服务指引，帮助病人快速到达指定的诊疗区域。这一服务以就诊流程为统一入口，直接跨过"去哪儿"的问题并前置为"怎么去"，彻底解决了病人"一步一问"的痛点。

5. **二维码看诊**　疫情常态化下，病人可以使用二维码作为识别标识，减少实体身份证或就诊卡的接触。系统会自动生成唯一的二维码作为看诊的身份标识，可以用于看诊、缴费、取药、预约检查等。

6. **线上缴费**　实时获取病人的待缴费信息，包括就诊科室、开方医生、开方时间、处方项目、单价数量、合计费用、执行科室信息。查询处方的详细信息，包括病人信息、开方医生信息、处方信息（项目、用法用量、注意事项、执行科室）、交易信息、发票信息。在线完成处方、检查、检验、治疗门诊费用的支付，线上缴费免去了病人排队等待的困扰。

7. **报告查询**　病人检验/检查结果出来后，系统以消息形式推送给病人，病人可线上查看报告，可保存到本地后进行打印。线上查看报告极大地节约了病人的时间，提高了就医的效率。

8. **电子发票**　对接院内发票系统、电子发票平台，支持发票文件的本地保存。病人线上缴费后，后台自动生成电子发票。电子发票打印后，其法律效力、基本用途等与纸质发票相同，即电子发票也可以报销入账，让病人少排队，报销更便捷。

9. **线上病历复印**　病人线上复印病历，支持邮寄和自提，解决了病人为出院办理保险报销、商保理赔等后续打印病案资料事宜而发愁，为去异地就诊索取病案资料的奔波劳累而烦心，为去医院排队打印病历的漫长过程而苦恼等问题。

四、互联网医院建设意义

互联网医院是国家医疗改革的重点方向，它将在改善中国的医疗卫生问题方面发挥重要作用，并将在医疗机构中发挥更加明显的作用，要进一步落实中共中央国务院在《"健康中国 2030"规划纲要》提出的完善人口健康信息服务体系建设和推进健康医疗大数据应用。通过互联网医院开展线上复诊、慢性病管理等互联网诊疗服务，将"看病贵、看病难""人满为患""一号难求"、等候时间长等传统医疗问题转变为在家上网就享受到优质的医疗服务，这不仅改善了医院的医疗环境，而且显著改善了病人的就医体验。互联网诊疗活动还具有增加病人与医院黏合度、提升病人的依从性等优点，它不仅增加了院外收入，也得到了病人的认可，促进了医疗资源的优化配置，为病人提供了全方位、多学科的优质医疗服务。

五、互联网医院建设的社会效益

看病难问题的存在主要是因为医疗资源的分配不均和传统医疗流程的无序，互联网医院这一新型医疗组织形态，可以优化医疗资源配置，再造诊疗流程，从问诊、检查、治疗、开药以及诊后管理等各个环节进行改良。

对医院而言，互联网医院可提升门诊接待能力，获得更多"有价值病人"。拓展病人来源、增加医疗收入，尤其是在慢性病、重症以及年轻人方面。通过云门诊把医疗服务延伸到离老百姓最近的地方，方便病人就医，改善医疗服务。响应国家"互联网+"战略，提升医院影响力。

对医生而言，互联网医院可扩充医生的服务路径，增加病人的信任和尊重；充分利用业余时间，进行网上问诊，促进医院、医务人员、病人之间的有效沟通。专家通过对更多对症病人的诊疗，积累更多的诊疗经验。

对政府而言，互联网医院可促使分级诊疗、家庭医生、医药分家等医改政策有效落地，加强区域医疗资源整合，缓解群众看病难等问题。提高区域内医疗资源的利用效率，为区域分级诊疗开辟新途径，提升当地整体医疗水平。响应国家"互联网+"战略，抢占战略制高点。

对病人而言，互联网医院可统一医疗资源入口，以方便病人就医为目的，让病人不出门就能享受就医服务，提升就医体验感及满意度，使云医院成为病人就医的渠道，节约就诊时间和成本，优化就诊流程，做到真正的便民惠民。

（全　宇）

思 考 题

1. 简述医院信息系统的组成。
2. 门诊信息系统提供了哪些方便病人的服务？
3. 简述互联网医院建设的社会效益。

第六章

公共卫生信息系统

公共卫生信息系统是国家公共卫生建设的重要组成部分，是加强我国卫生体系建设，健全突发公共卫生事件应急机制、疾病预防控制体系、医疗救治体系和卫生监督体系的重要环节和纽带。公共卫生信息系统是利用计算机及网络设备将公共卫生事业管理和服务信息化运行，对公共卫生信息进行有效管理的信息系统。公共卫生信息系统具有纵横交错、互联运行的特点，纵向分为国家、省、地市、县四级卫生信息网络；横向根据公共卫生业务特点分为若干系统。目前我国开展的公共卫生信息收集涉及法定传染病、慢性非传染性疾病、职业病、地方病、免疫规划管理、死亡登记、食品卫生、环境卫生、学校卫生、妇幼卫生、职业卫生、精神卫生等内容。

为贯彻落实党中央、国务院关于改革完善疾病预防控制体系，建设平战结合的重大疫情防控救治体系，切实提高应对突发重大公共卫生事件的能力和水平的重要部署，国家卫生健康委联合国家中医药管理局研究制定了《全国公共卫生信息化建设标准与规范（试行）》。该标准与规范明确了各级疾病预防控制中心、二级及以上医院、基层医疗卫生机构、其他公共卫生机构等机构的公共卫生服务和管理业务，业务范围覆盖公共卫生信息化建设和应用的主要业务服务和管理要求。

本章重点介绍公共卫生信息系统中的 3 个业务系统：疾病预防控制信息系统、卫生监督信息系统、妇幼保健信息系统建设情况。

第一节　疾病预防控制信息系统

一、疾病预防控制信息系统概述

疾病预防与控制是公共卫生的基本职能，是由国家公共卫生部门组织和动员社会各界力量，针对人群中疾病、失能和死亡等健康相关事件，有目的、有计划地开展和实施一系列干预项目或社会集体活动，其目的是保护和促进国民健康，维护社会和谐与稳定。疾病预防与控制的监测是指连续地、系统地收集、分析、解读疾病发生及相关影响因素的数据，并及时上报和反馈信息，以便根据获得的知识指导疾病预防与控制实践活动，是疾病预防与控制项目的重要组成部分，是公共卫生信息的重要来源。

疾病预防控制信息系统（diseases prevention and control information system，DPCIS）是从人群的角度，实现公共卫生事件的监测与预警、疾病的预防和控制的公共卫生信息系统。该系统以人群为基础，搜集人群疾病发生和健康状况的数据资料，在进行归纳和整理之后，以周报、月报或年报等形式的统计结果，为疾病预防和控制部门等政府部门提供公共卫生决策支持。

二、疾病预防控制信息系统的建设与应用

我国疾病预防控制信息系统建设的总体目标是：综合运用计算机技术、网络技术和通信技术，构建一个覆盖各级卫生行政部门、疾病预防与控制中心、卫生监督中心、各级各类医疗机构的高效、快速、通畅的信息网络系统；扩展疾病预防控制信息处理的范围，覆盖城市社区和乡镇卫生室，规范和完善疾病预防控制信息系统数据的搜集、整理和分析，提高信息的质量，提升信息处理和传输的质量和速度；加强宏观管理、法治建设、科学决策及重大疫情和突发公共卫生事件的应急应变指挥能力，保障人群健康。

2003 年，中国疾病预防控制信息系统建成并于次年正式应用，建立了"个案、实时、在线"的网络直报模式，实现了法定报告传染病与突发公共卫生事件报告。随着 2019 年全民健康保障信息化工程的实施，将疾病预防控制信息系统包含的多个信息系统内容进行了整合，建立了统一的系统门户，形成了以传染病监测、慢性病监测、精神卫生、免疫规划、健康危害因素和疾病综合管理组成的 6 大信息系统。截止到 2021 年底，在相关法律法规的保障下，中国疾病预防控制信息系统已经形成了一个覆盖全国 16.8 万家各级各类医疗卫生机构，集规章制度、组织机制，以及 32.5 万专业人员、信息技术平台于一体的工作体系。

（一）系统的总体设计

国家疾病预防控制信息系统建设遵照全民健康保障信息化工程一期项目的门户统一集成、标准统一使用、数据统一采集、接口统一定制、应用统一整合、资源统一管理的"六个统一"的原则；应用基础设施一体化、标准体系一体化、安全保障一体化、数据资源一体化的"四个一体化"的原则，来重构应用架构，从而实现各级医院、疾控中心、预防接种单位、乡镇卫生院等机构统一的数据采集，实现传染病、慢性病、精神卫生、免疫规划、健康危害因素、综合管理等分级应用，如图 6-1 所示。

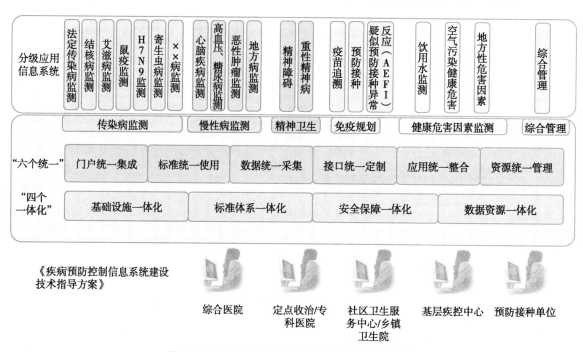

图 6-1　疾病预防控制信息系统总体设计架构图

（二）数据采集与交换

中国疾病预防控制信息系统目前有 3 种数据交换途径：省 / 市 / 县（区）有自建区域卫生信息平台的，可以通过省级统筹区域平台部署数据交换工具包进行数据交换；没有省级统筹数据交换平台的

省份,可以通过医疗机构直接部署数据交换工具包进行数据交换,或者将交换需要的工具包与医院的信息系统进行集成,自动抽取交换数据后进行交换;不具备上述条件的地区可以通过直接访问国家系统进行网络报告,如图6-2所示。

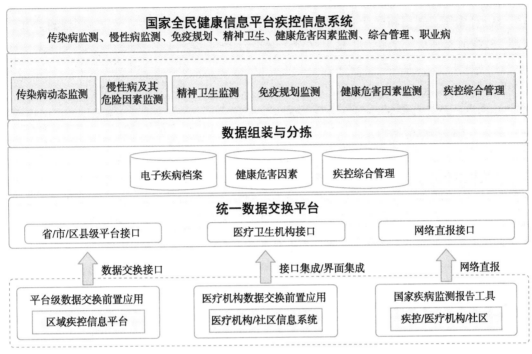

图6-2　疾病预防控制信息系统数据交换示意图

截止到2021年底,中国疾病预防控制信息系统中大部分业务系统仍采用网络直报方式。随着全民健康保障信息化工程的实施,开展数据交换的范围不断扩大。截至2021年底,中国疾病预防控制中心已发布了传染病、免疫接种、疫苗管理信息、冷链设备、职业病个案、职业健康体检、精神卫生、新型冠状病毒核酸检测结果等数据交换技术文档并开展了相关业务数据的交换。

（三）系统的构成及功能

疾病预防控制信息系统包含的业务功能逐渐增加,包含了传染病、慢性非传染性疾病、职业病、地方病、精神卫生、免疫接种、饮用水、空气污染、学校卫生、疾控综合管理、死亡登记、新型冠状病毒肺炎疫情基本情况统计、新型冠状病毒核酸检测报告工具、突发公共卫生事件、流行性感冒、鼠疫、法定传染病预警等业务系统。

疾病预防控制信息系统应具备信息采集、信息管理和统计分析3个基本功能。信息采集功能用于收集各级各类医疗机构上传的结构化数据和非结构化数据,常用的信息采集手段包括登录后手动填报、批量导入、自动交换和网络抓取等方式。信息管理功能主要是信息管理人员对于搜集到的信息进一步整理和归纳,主要包括数据的查询、审核、修改、删除等操作。统计分析功能主要是为了对于整理后的数据进行分析和可视化展示,如实时和定时统计报表、统计图、疾病或死亡分布地图等。

三、主要的疾病预防控制信息系统介绍

（一）传染病报告信息系统

传染病报告信息系统(infectious diseases notification information system)是一个包括传染病报告信息网络直报、审查、管理、分析等功能的信息系统,是各级机构在疾病预防控制中最常用的系统之一,又称大疫情系统或网络直报系统。

1．功能模块　传染病报告实行属地化管理，首诊负责制。传染病报告信息系统的功能体现在对传染病数据的采集、分析和利用，主要包括传染病信息的网络直报、审核订正、补报查重、数据分析等从传染病信息上报到反应处理的一系列流程。传染病数据采集可通过网络报告和医院信息系统的数据交换等多种方式进行网络直报。数据分析功能是对采集到的数据进行疾病档案存储、统计报告分析、模型分析等操作。数据利用功能是产出传染病关注的发病率、患病率、死亡率等指标，汇总统计报表分析、数据质量评价等活动。以新发病例个案报告为例，由首诊医生进行传染病报告卡的填写，由医院防保科人员进行报告、订正和疾控中心进行审核、订正。其主要功能包括报告卡管理、实时统计、统计图表展示、质量统计及信息反馈等。

2．监测内容　法定传染病。

（1）甲类传染病：鼠疫、霍乱。

（2）乙类传染病：新型冠状病毒肺炎、严重急性呼吸综合征、艾滋病、病毒性肝炎、脊髓灰质炎、人感染高致病性禽流感、麻疹、流行性出血热、狂犬病、流行性乙型脑炎、登革热、炭疽、细菌性痢疾和阿米巴痢疾、肺结核、伤寒和副伤寒、流行性脑脊髓膜炎、百日咳、白喉、新生儿破伤风、猩红热、布鲁氏菌病、淋病、梅毒、钩端螺旋体病、血吸虫病、疟疾。其中，乙类传染病中新型冠状病毒肺炎、严重急性呼吸综合征和炭疽中的肺炭疽，采取甲类传染病的预防、控制措施。

（3）丙类传染病：流行性感冒，流行性腮腺炎，风疹，急性出血性结膜炎，麻风病，流行性斑疹伤寒和地方性斑疹伤寒，黑热病，棘球蚴病，丝虫病，除霍乱、细菌性痢疾和阿米巴痢疾、伤寒和副伤寒以外的感染性腹泻病，手足口病。

（4）其他传染病：省级人民政府决定按照乙类、丙类管理的其他地方性传染病和其他暴发、流行或原因不明的传染病；不明原因肺炎病例和不明原因死亡病例等重点监测疾病。

3．应用效果　传染病报告信息系统在传染病防控工作中起到了积极的作用。一是提高了传染病监测报告工作效率，医疗机构通过网络直报极大提高了传染病报告的及时性。2018年全国法定传染病报告及时率达到99.68%，病例从诊断到报告的平均间隔为5.61小时。二是提高了传染病监测报告工作的质量，全国肺结核、艾滋病、血吸虫病等重大传染病发现能力进一步提高，网络直报系统应用后各级传染病漏报现象明显减少。2018年度全国共抽查各级医疗机构传染病个案95 077例，报告率为97.04%，报告及时率为98.18%，传染病监测的完整性明显提高。三是提高了我国传染病疫情信息发布透明程度和传染病风险沟通能力。国家级及省级卫生行政部门按月、年常规发布人群传染病疫情信息，同时向世界卫生组织常规通报传染病疫情信息。

（二）免疫规划管理信息系统

免疫规划管理信息系统（immunization program information management system，IPIMS）是按照国家有关法律、规范、标准的要求，以计算机技术、网络通信技术等现代化手段，构建的用于收集、汇总、分析预防接种相关信息的基础性信息系统。免疫规划管理信息系统按照不同层级可分为国家免疫规划信息系统、省级免疫规划信息系统。

1．国家免疫规划信息系统　国家级免疫规划信息系统是全民健康保障信息化工程一期工程国家疾控信息系统的6大业务子系统之一。该系统通过与省统筹健康信息平台对接，采用数据交换的方式，采集全国预防接种档案信息，从而实现跨省预防接种档案信息异地共享，为省级免疫规划信息系统实现流动人口跨省异地接种业务协同提供支撑。同时该系统对各级疾控机构及接种单位的免疫规划疫苗计划、出入库、库存、冷链设备、接种人员等疫苗接种全流程进行追溯，实现对疫苗供应的短缺预警和疫苗的电子追溯。该系统与药监协同平台进行对接和数据交换，采集疫苗的基本信息和批签发等数据，为疫苗流通过程进入卫健系统后的追溯信息提供查询服务，同时为全国免疫规划提供数据及必要的决策支持。国家免疫规划信息系统通过网络直报方式，采集疑似预防接种不良反应

（AEFI）的监测数据，采用由基层医疗卫生机构到国家系统的数据直通方式，实现疑似预防接种异常反应个案与预防接种个案信息关联，为 AEFI 监测流调、群体性事件监测、信号预警等提供相关功能与技术支持。

2. 省级免疫规划信息系统 2019 年 11 月，国家卫生健康委办公厅发布了《国家卫生健康委办公厅关于加快推进免疫规划信息系统建设工作的通知》，通知要求做好省级免疫规划信息系统建设或省级改造。2020 年 3 月，所有省级免疫规划信息系统完成升级改造，实现了与国家免疫规划信息系统和全国疫苗电子追溯协同平台对接。省级免疫规划信息系统的基本功能包括预防接种信息管理、疫苗信息管理、冷链设备和温度监测信息管理、单位及人员信息管理、公众服务、用户认证与权限管理等。系统实现了全人群预防接种信息管理、全过程疫苗电子追溯、全流程冷链设备和温度监测、收集免疫规划相关单位和人员信息并提供公众服务。升级后的系统全面实现疫苗出入库和接种信息的电子化管理，支持多种介质识别受众者身份信息，全面实现预防接种证打印。为规范预防接种门诊数字化建设，国家和地方也出台了数字化预防接种门诊基本功能标准，包括预防接种门诊数字化建设的基本要求、人员与硬件设施要求、数字化功能要求、安防与环保、监督评价等内容。以数字化技术为核心，在现有规范化预防接种门诊各要素的基础上，实现预防接种全流程信息化管理的医疗机构。

3. 应用效果 截至 2021 年 7 月，我国 31 个省（自治区、直辖市）和新疆生产建设兵团都建设了省级的免疫规划信息系统。全国的疾控机构免疫规划信息系统覆盖率为 96.07%，接种单位信息系统覆盖率为 96.77%。疾控机构疫苗扫码出入库覆盖率为 99.91%，接种单位疫苗扫码出入库覆盖率为 95.36%，接种单位扫码接种覆盖率为 98.86%。截至 2022 年 3 月 2 日，我国 31 个省（自治区、直辖市）和新疆生产建设兵团均正式实现与国家的免疫规划信息系统对接，31 个省（自治区、直辖市）和新疆生产建设兵团累计报告接种新冠病毒疫苗 314 147.3 万剂次。

（三）慢性病监测信息系统

慢性病监测信息系统（chronic disease surveillance information system）是医疗卫生机构对慢性非传染性疾病的病例进行病例报告、随访管理及相关信息采集交换、数据管理、质量控制、统计分析和利用的卫生信息系统，又称慢性病管理信息系统、慢性病监测报告系统。

1. 功能模块 慢性病监测信息系统功能主要是实现辖区内常住居民主要慢性病、心脑血管疾病、慢性阻塞性肺疾病、肿瘤及危险因素监测信息管理。其中 2 型糖尿病、高血压、心脑血管疾病、慢性阻塞性肺疾病的管理部门为各级疾病预防控制中心和医疗机构；肿瘤病例信息管理部门为国家及各级肿瘤登记中心和医疗机构。

慢性病监测信息系统具体功能包括病例报告、随访管理、统计分析和质量控制 4 部分，对慢性病监测业务活动中涉及的各个环节进行了功能要求，各机构在实施过程中可在本功能的基础上根据自身需求进行功能扩展。以浙江省为例，将全省慢性病监测网络规划为四级：省级疾病预防控制中心（疾控中心），地市级疾控中心，区县级疾控中心，医院及社区卫生服务机构。医院的主要职责为报告本单位门诊或入院治疗病人的慢性病发病死亡信息；社区卫生服务机构除了报告本单位收集的慢性病及死亡信息外也承担了所辖地区内的慢性病病人生存随访及死亡信息核实的责任。省级及地市级中心主要承担全省及相应地区的慢性病数据审核与分析。区县级中心承担所辖区域的慢性病数据的审核、查重、死亡补发与分析。

2. 监测内容 慢性病监测系统是医疗机构的医生在诊疗过程中对慢性病病人的首次诊断时进行病例填报，便于各级疾病预防控制机构慢性病防治人员可以从系统中获得慢性病监测报告个案信息以及个案汇总数据。慢性病监测系统根据监测目的要求主要包括 2 型糖尿病的服务和管理、高血压服务和管理、慢性阻塞性肺疾病服务和管理、心脑血管疾病服务和管理、肿瘤服务和管理、其他慢性病服务和管理、死因监测。不同省份根据本区域慢性非传染性疾病的发病情况不同，重点监测的慢性病有所不同。

3. 应用效果   根据 2020 年 9 月国家卫生健康委疾控局对全国疾控信息化工作进展调查，浙江、甘肃、云南、上海、山东、重庆、江苏、辽宁、河南、广东和贵州 11 个省（直辖市）建设了重点慢性病监测信息系统。浙江、甘肃、云南、上海和山东 5 个省（直辖市）3 154 家一级及以上医疗机构通过省级重点慢性病监测信息系统或省级卫生健康委建设的全民健康保障信息平台实现了与疾病预防中心的数据交换。通过慢性病监测系统的实施，不仅能充分发挥各级医疗卫生单位计算机网络作用，而且提高了监测信息的及时性、准确性、可靠性、安全性与共享性，为预测慢性病发病趋势和评价防控效果提供科学依据，为制定慢性病控制决策提供监测指标。

（四）精神卫生信息系统

精神卫生信息系统是精神卫生专业机构对精神障碍病人进行登记报告、信息审核、分析、定期报告、服务管理，为相关部门决策提供依据的卫生信息系统。系统的服务对象为辖区内常住居民中诊断明确、在家居住的严重精神障碍病人。

精神卫生信息系统主要功能是辅助精神卫生防治对辖区内常住精神障碍病人的病例报告、病人服务、抗郁测评、认知功能筛查、信息管理和动态监测等。根据 2020 年 9 月国家卫生健康委疾控局对全国疾控信息化工作进展调查，广东、山东、江苏、江西、辽宁、浙江、山西、陕西、北京、天津、吉林、四川、云南、内蒙古自治区、甘肃、上海、贵州和广西壮族自治区等 18 个省（自治区、直辖市），建设了省级精神卫生信息系统，并与国家精神卫生信息系统进行了数据交换。精神卫生信息系统应逐步与卫生健康、公安、民政、人力资源社会保障、司法行政、残联等单位共享严重精神障碍病人信息数据，与全民健康保健信息平台的居民电子健康档案、电子病历和全员人口数据库对接。

（五）健康危害因素监测信息系统

健康危害因素监测信息系统以人群为基础，系统、连续地收集与影响健康或疾病的发病、患病、死亡有关的所有相关信息的卫生系统，主要包括饮用水、空气污染、医用辐射、学校卫生、地方病、职业病等疾病及其危害因素的监测。健康危害因素监测信息系统的监测内容包括饮用水监测、空气污染对人群健康影响监测、医用辐射监测、学校卫生相关监测、地方病相关监测等。健康危害监测信息系统主要关注的是公共场所和环境中对健康有危害的各种因素。

健康危害因素监测信息系统的功能包括对上述监测信息的动态管理、信息质量控制、统计分析、信息发布等，针对监测的数据指标的录入系统的及时性、数据的完整性和准确性进行控制，完成对新增数据的审核、修订、查重、补报等功能。根据 2020 年 9 月国家卫生健康委疾病预防控制局对全国疾控信息化工作进展调查结果，健康危险因素信息系统的建设中，江苏、重庆、北京、浙江、辽宁、上海、广东和新疆维吾尔自治区等 8 个省（自治区、直辖市）建设了学校卫生监测信息系统。

（六）疾病综合管理信息系统

疾病综合管理信息系统是包含了全国各级疾控机构人、财、物的分类与精细化管理指标信息，将为全面改善各级疾病预防控制机构设施设备条件，加快提升实验室检验检测能力和水平，提供数据支撑的卫生信息系统。综合管理信息系统的信息内容包括疾控机构人、财、物的分类与精细化管理指标信息的管理，收集的数据包括疾控机构的组织机构、机构人员、基本建设、实验室检验能力、实验室资质、实验室标准品 / 菌毒种储备、实验室事故、设备管理、信息化建设、财务收支等管理信息。疾病综合管理信息系统功能包括数据报告管理、数据质量控制、统计分析、归档、共享、发布等。

（七）职业病与职业卫生信息监测系统

职业病与职业卫生信息监测系统（surveillance system of occupational diseases and occupational health information）是进行职业病报告、统计分析，对《中华人民共和国职业病防治法》中各类职业病及其影响因素进行监测的信息系统。职业病与职业卫生监测系统搜集的内容包括基于个案的尘肺病报告卡、职业病报告卡(不含尘肺病、放射性疾病)、农药中毒报告卡和疑似职业病报告卡以及业务汇总统计的有毒有害作业工人健康监护汇总表、职业病诊断鉴定相关信息报告卡共6张。

职业病与职业卫生监测系统功能包括职业健康检查信息交换或录入、职业病诊断信息交换或录入,录入数据质量控制和统计分析功能。信息管理的责任单位为负责属地职业病健康档案信息管理的县(区)级疾病预防控制中心或职业病防治院(所);管理人是责任单位中承担上述工作的相关人员。信息采集责任单位应将职业病信息按照国家有关规定纳入档案管理。

(八)人口死亡信息登记管理系统

人口死亡医学证明和信息登记是研究人口死亡水平、死亡原因及变化规律和进行人口管理的一项基础性工作,也是制定社会经济发展规划、评价居民健康水平、优化卫生资源配置的重要依据。人口死亡信息登记管理系统,也被称为死因登记系统,是为了掌握居民的死亡分布情况、死亡原因、平均预期寿命等指标,为病因探索和危险因素提供基础数据的卫生信息系统。2014年之前,人口死亡信息由两个独立的监测系统共同收集,分别为卫生部统计中心建设的死因监测系统和中国疾病预防控制中心建设的全国疾病监测系统。

随着社会经济和信息技术的发展,2014年国家卫生计生委、公安部、民政部三部委联合印发《关于进一步规范人口死亡医学证明和信息登记管理工作的通知》,从以下几个方面对人口死亡医学证明和信息登记管理工作提出了工作要求。一是进一步规范死亡医学证明签发及使用工作流程,从2014年起,负责救治或正常死亡调查的医疗卫生机构签发新版《居民死亡医学证明(推断)书》(简称《死亡证》)。未经救治的非正常死亡证明由公安司法部门按照现行规定及程序办理。二是完善人口死亡信息报告制度,要求卫生计生部门建立正常死亡人口信息库,医疗卫生机构在签发证书15日内网络报告死亡信息。卫生计生、公安、民政部门建立人口死亡信息共享机制。三是强化保障措施,要求各级卫生计生、公安、民政部门强化组织领导,落实部门职责,密切部门配合,规范工作流程,提供便民服务,完善工作制度,逐步实现业务协同。

各地统一使用《居民死亡医学证明(推断)书》进行居民的死亡登记报告,系统录入死亡个案信息包括死者个人信息、疾病诊断、确诊时间、转归、死因等内容。人口死亡信息登记管理系统的主要功能包括实现各地死因登记数据到国家死因登记报告系统上传和交换;死亡个案信息的创建、审核、订正、查重合并、废弃、查询等操作功能;死亡个案信息统计分析和报表生成等数据管理功能。

第二节 卫生监督信息系统

一、卫生监督信息系统概述

(一)卫生监督的概念

卫生监督(health supervision)是由国家授权的卫生行政部门依据国家的卫生法令、条例和标准,对辖区内的企业、事业单位和其他组织贯彻执行卫生法规的情况进行监督和管理,对违反卫生法规、危害人体健康的行为进行严肃处理并追究法律责任的一种卫生行政执法行为。

卫生监督是国家行政监督的一部分,也是国家卫生行政管理的重要环节,卫生监督的重点是保障各种社会活动中正常的卫生秩序,预防和控制疾病的发生和流行,保护人民的健康。各级政府根据实际需要设立卫生监督机构,在卫生行政部门的指导下对法定监督对象进行预防性或经常性监督。卫生监督分为医疗卫生监督、公共卫生监督、环境卫生监督、计划生育监督、传染病与学校卫生监督、职业卫生监督。

（二）卫生监督信息的概念

卫生监督信息（health supervision information，HSI）是卫生计生行政部门按照国家法律、法规的要求履行卫生监督职责，在此过程中产生、收集、整理、储存、统计、分析和发布的全部卫生监督相关信息的总和。

卫生监督信息具有实时性、真实性、科学性、专业性、安全性等特点。收集卫生监督信息的目的主要包括：①收集卫生监督相关信息制成报表，定期向上级领导部门报告，为政府和卫生行政部门制定卫生监督政策、做好卫生监督规划、进行卫生监督决策提供重要依据；②对卫生监督工作的成果进行评估，总结工作经验，及时发现问题，完善下一阶段卫生监督工作规划；③在不同地区、不同级别的行政部门间建立互查协查联动机制，加强卫生监督综合执法，强化履行卫生监督职责；④利用卫生监督信息撰写各类卫生监督稿件，通过媒体加强公众健康教育力度，扩大卫生监督的影响；⑤建设卫生监督信息门户网站，及时公布卫生监督统计信息，加强卫生监督机构与公众的互动性，维护公众的知情权和参与权。

（三）卫生监督信息卡的分类和组成介绍

经国家统计局批准使用的卫生监督信息卡分三大类，11个专业。

1. **第一大类**　涉及建设项目信息的有1张卫生监督信息卡为建设项目卫生审查信息卡。

2. **第二大类**　涉及被监督单位信息的有9张卫生监督信息卡，包括食品卫生被监督单位信息卡、公共场所卫生被监督单位信息卡、生活饮用水卫生被监督单位信息卡、化妆品卫生被监督单位信息卡、消毒产品被监督单位信息卡、学校卫生被监督单位信息卡、职业卫生被监督单位信息卡、职业卫生技术机构被监督单位信息卡、放射卫生被监督单位信息卡。

3. **第三大类**　涉及监督处罚个案信息的有10张卫生监督信息卡，包括食品卫生监督处罚个案信息卡、公共场所卫生监督处罚个案信息卡、生活饮用水卫生监督处罚个案信息卡、化妆品卫生监督处罚个案信息卡、学校卫生监督处罚个案信息卡、职业卫生监督处罚个案信息卡、放射卫生监督处罚个案信息卡、传染病防治监督处罚个案信息卡、医疗卫生监督处罚个案信息卡、采供血卫生监督处罚个案信息卡。

20张卫生监督信息卡中，建设项目卫生审查信息卡和9张被监督单位信息卡用于收集合法单位的符合国家卫生法规的相关信息，10张监督处罚个案信息卡则用于收集合法单位和非法单位的违反卫生法律法规，可能危害到人体健康的相关信息。

卫生监督信息卡具有以下四方面的作用：①有利于各级卫生监督机构建立完善的统一系统平台、统一信息标准、统一数据结构、统一业务流程的卫生监督信息数据库，实现卫生监督信息数据的科学利用和智能化、网络化动态管理；②有利于及时、全面地掌握本地区在建设项目卫生审查、卫生行政许可、卫生监督检查、卫生行政处罚等卫生监督主要业务领域的实施和进展情况；③有利于通过卫生监督处罚个案信息卡所反映的信息，掌握相关生产经营单位的不良记录，形成严重违反卫生法律法规的生产经营单位"黑名单"，为在今后的卫生监督管理过程中审查这些单位的准入资格提供信息支持；④有利于促进各级卫生行政部门和卫生监督机构进一步规范卫生监督业务工作，强化机构内部的卫生监督业务管理，提高卫生监督信息报告的工作质量和效率。

（四）卫生监督信息系统的概念

卫生监督信息系统（health supervision information system）是在卫生监督领域内，利用计算机技术和网络通信技术，对履行卫生监督职责的各阶段中产生的数据进行采集、存储、处理、提取、传输、汇总、加工，从而为卫生监督管理的整体运行提供全面、规范化管理的信息系统。

卫生监督信息化既是卫生监督现代化的重要组成部分，也是卫生监督现代化的先导和重要标志。卫生监督信息系统具有规范、完善的信息数据的采集、交换系统，提高了数据的准确性及报告的及时性。科学地组建卫生监督信息系统,提高了卫生监督的工作效率,促进了卫生监督的规范化发展,有效地提高了卫生执法监督的监管力度。

二、卫生监督信息系统的建设和构成

(一)卫生监督信息系统的总体架构

1.国家级卫生监督信息系统架构 卫生监督信息系统将构建国家级卫生监督信息平台作为最重要的建设目标,各级信息系统都将在此平台框架之下构建,通过统一的系统平台整合各业务系统,同时利用平台的强大集成性,将各项业务有机地融合到总体系统平台内。建立完善卫生监督信息安全保障体系和标准规范制度,使信息化管理体系与技术体系建设成为统一、有机的整体,形成一个业务功能强大、扩展性强、开放性高的信息平台,如图6-3所示。

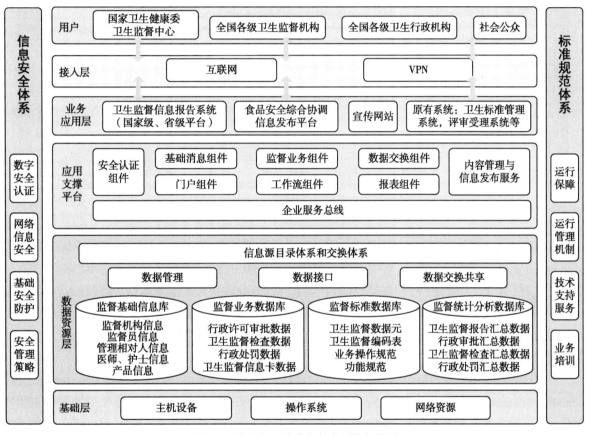

图6-3 国家级卫生监督信息系统架构图

2.省级卫生监督信息系统架构 省级卫生监督信息系统的架构与国家级系统架构大体一致,但在业务应用层、应用支撑平台和数据资源层3个方面存在差异,如图6-4所示。

(二)卫生监督信息系统的构成

卫生监督信息系统由卫生监督信息报告系统、卫生行政许可审批系统、卫生监督检查与行政处罚系统3个子系统组成。

1.卫生监督信息报告系统 卫生监督信息报告系统(health supervision information reporting system)是卫生监督信息系统的核心,它是利用计算机设备和网络设施采集、管理、分析卫生监督工作的相关数据的基础性信息系统。该系统以个案报告为基础,全面收集全国各级卫生监督机构的业务信息。收集的信息包括建设项目信息、被监督单位信息、经常性卫生监督信息、监督案件查处信息、卫生监督监测信息、监督业务统计信息和监督机构信息等内容。

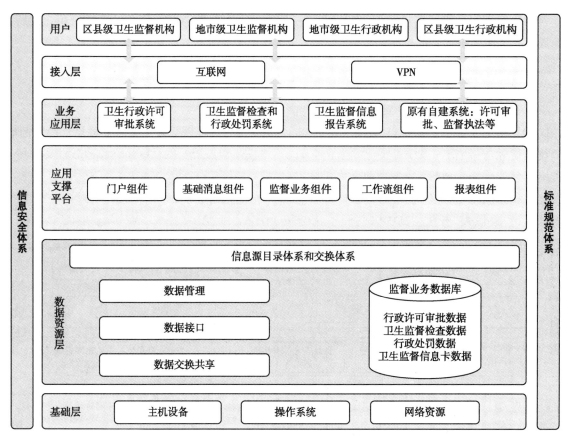

图6-4　省级卫生监督信息系统架构图

2. 卫生监督行政许可审批系统　卫生监督行政许可审批系统（health supervision administrative permission system）该系统实现了各级卫生监督机构承担的卫生行政许可、审查和备案等业务工作的信息化管理，采集、处理卫生行政许可、审查和备案等行政管理相对人基本信息，实现动态管理，并可规范卫生行政许可、审查和备案工作程序，该系统实现了从受理到制证、发证进行自动化管理，改变了行政许可的工作方式，提高了工作效率，同时促进政务公开、加强廉政建设，更好地为行政管理相对人和公众服务。

3. 卫生监督检查与行政处罚系统　卫生监督检查与行政处罚系统（health supervision administrative punishment system）是卫生监督日常业务系统的子系统，该系统采集卫生监督执法人员处理的卫生监督检查、监测以及行政处罚和行政控制措施的信息，并出具现场执法文书。该系统采用了以移动互联网为基础的现场执法模式，卫生监督人员可以使用信息采集终端，快速地进行执法信息的采集工作。该系统实现了卫生监督检查与行政处罚的动态管理，提高了卫生监督执法的工作效率，改善了卫生监督执法手段，保证了执法公正，是卫生监督执法的电子化发展的方向。

三、主要的卫生监督信息系统

（一）卫生监督信息报告系统

1. 功能模块　卫生监督信息报告系统主要包括如下功能，如图6-5所示。

（1）信息卡上报功能：通过网络方式直接将信息卡上报到本级或上级数据中心。

（2）信息卡管理功能：使各级监督机构实现信息卡的有效管理。

（3）汇总表上报功能：通过网络方式直接将汇总表填报到本级或上级数据中心。

（4）汇总表管理功能：使各级监督机构汇总信息卡得到汇总表信息。

（5）自定义报表功能：自主添加专项检查、专项整治和专项调查等报表。

（6）机构管理功能：包括添加机构、修改机构信息、删除机构。

（7）用户管理功能：包括用户登录、用户注销、新增用户、修改用户信息和删除用户。

（8）权限管理功能：国家—省—市—县逐级管理，实现权限分级控制。

（9）系统管理功能：包括系统初始化、系统退出、参数配置和权限管理。

（10）统计分析功能：对各地上报的数据按决策要求进行统计分析，并生成图形报表（饼图、柱形图、折线图等），以提供决策依据。

（11）卫生行政许可端：提供卫生行政许可的相关信息内容录入及许可证打印的卫生行政许可系统程序。

（12）监督检查端：提供日常监督检查相关信息内容录入程序。

（13）行政处罚端：提供行政处罚的相关信息内容录入及执法文书打印的系统程序。

（14）外部系统接口：提供与外部其他系统的接口，随着其他系统的建立（如卫生监督行政许可审批系统、卫生监督检查与行政处罚系统等）而取消手工录入，自动完成填报功能。

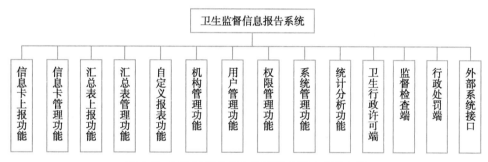

图6-5　卫生监督信息报告系统主要功能示意图

2.用户范围　系统将直接提供给全国卫生行政部门和卫生监督机构从事卫生监督工作的卫生监督人员和管理人员使用。

卫生行政部门包括国家卫生健康委员会，省级卫生健康委，地（市）、县（区）卫生健康委等卫生行政部门，他们在本系统中主要职能是对资料信息进行汇总分析、查询统计和信息审核。

国家卫生健康委员会卫生监督中心是本系统的建设者，在国家级层面全面负责系统的设计、运行、管理、标准制定、数据采集及分析等工作。系统主要运行在国家卫生健康委员会卫生监督中心数据中心机房内，负责系统的运行、管理和维护。

省级卫生健康委和卫生监督机构管理本省范围内系统数据，负责采集、审核、汇总、上报卫生信息报告数据；根据各自实际条件建设满足国家卫生监督信息标准规范的省级卫生监督系统平台。

地（市）、县（区）级卫生健康委和卫生监督机构是卫生监督业务信息采集上报的主要用户群，通过使用系统上报本辖区卫生监督信息数据。

（二）卫生监督行政许可审批系统

1.功能模块　卫生监督行政许可审批系统主要包括如下功能。

（1）业务管理：实现处理许可业务的动态管理功能。

（2）制证与文书管理：实现满足许可业务的所需要的所有许可文书的打印、制证和发放功能。

（3）归档管理：实现许可业务处理结束后对行政管理相对人统一归档管理的功能。

（4）结果公示：对许可项目在受理环节的审核结果、决定环节的审批结论在结果确认后进行公示，以便申请人及公众查询，同时提供申请人对申报的许可事项状态的查询功能。

（5）查询管理：实现许可业务根据单个或多个条件对许可（备案）的历史审批意见及基本信息和

许可业务当前所在的流程步骤的查询功能，并在数据共享的基础上控制用户只能查看到其可查看的数据范围。

（6）打印和数据导出：支持报表打印和查询结果打印；可导出全部许可结果数据，也可按查询的结果导出数据；导出许可数据可供分析决策使用。

（7）统计报表管理：可根据查询条件生成报表。

（8）流程管理：提供系统管理员关于行政许可系统的管理功能。主要包括许可事项、许可事项流程定制、许可材料定制等功能。审批流程的五大环节：申请、受理、审查、决定、办结。除申请环节外，其他四项为各许可事项的必须流程。

2. 用户范围　卫生监督行政许可审批系统主要提供给省、地（市）、县（区）各级卫生行政部门和卫生监督机构的卫生监督人员使用。地（市）、县（区）各级卫生监督机构是信息采集和上传的主要用户群，省级卫生监督机构负责收集本省的卫生监督行政许可审批相关数据，经过审核、汇总、上报至国家卫生健康委员会卫生监督中心。

（三）卫生监督检查与行政处罚系统

1. 功能模块　卫生监督检查与行政处罚系统主要包括如下功能。

（1）行政管理相对人档案查询：通过对卫生监督行政管理相对人基本档案数据库的查询，实现卫生监督员在监督工作中对行政管理相对人档案资料的掌握。

（2）执法标准管理：实现卫生监督检查和行政处罚业务执法标准的规范化、模板化管理，通过卫生监督规范用语、监督检查表等手段实现卫生监督执法标准的规范化。

（3）执法任务下达：支持通过任务下达方式，实现监督任务的层层下达和分配。

（4）现场监督检查：到现场监督检查时，有现场执法设备条件的需要通过在线或离线方式按照执法标准规范将监督检查结果输入系统，并可现场打印出监督文书和进行简易程序的处罚。对于不具备现场执法设备使用条件的地区，可将监督结果以日志的形式输入系统。

（5）行政处罚：对于监督检查中发现违法的，进行处罚办理过程中，根据业务办理需要从相关的监督记录中能自动关联并显示行政管理相对人信息、违法行为信息等功能。需要实现全部卫生行政处罚文书的制作以及简单的审批流程管理，各种文书间同类项目要求系统可以自动生成。

（6）查询统计：可据单个或多个项目组合查询出监督或处罚结果信息。对于统计汇总表采用一览表方式进行显示，如果存在同业务的关联关系需支持详细业务的关联查询，但同时要考虑控制数据权限。

（7）文书打印：符合《卫生行政执法文书规范》的卫生监督执法文书自动生成，多份文书通用的元素会自动套用。文书生成后可以直接打印或导出，打印输出包括打印整个文书和套打文书两种格式。

（8）信息卡生成：案件在结案后，能生成相关的卫生监督信息报告卡并实现上报功能。结案后，如果发生行政复议或行政诉讼，在案件归档时，能够将行政复议、行政诉讼信息更新到报告卡，并再次上报。

2. 用户范围　卫生监督检查和行政处罚系统主要提供给省、地（市）、县（区）各级卫生行政部门和卫生监督机构的卫生监督人员使用。监督人员在监督检查完毕后将监督执法结果上传至系统。地（市）、县（区）各级卫生监督机构是信息采集和上传的主要用户群，省级卫生监督机构负责收集本省的卫生监督检查和行政处罚相关数据，经过审核、汇总，上报至国家卫生健康委员会卫生监督中心。

（四）卫生监督信息系统的应用效果

卫生监督信息报告系统是继国家传染病报告系统后，我国公共卫生领域第二大信息系统，至今已覆盖全国 3 300 多个卫生监督机构，用户超过 6.5 万人，经过多年的数据采集与积累，执法监督数据量已达 8 000 万条，平均每年增加 800 万条数据。卫生监督信息系统用户多，覆盖范围广，数据接口多，数据量大，不断地充实了全国卫生监督数据库，为我国执法监督大数据的分析利用及"双随机、一公开"工作打下了良好的数据基础。

第三节　妇幼保健信息系统

一、妇幼保健信息系统概述

（一）妇幼卫生服务体系组成

妇幼卫生服务体系是以专业妇幼保健机构为核心，以基层医疗卫生机构为基础，以大中型医疗机构和相关科研教学机构为技术支持，具有中国特色的妇幼保健服务网络。妇幼卫生服务体系包括国家级、省级、市级和县（区）级专业妇幼保健机构，各级妇产医院和儿童医院，综合医院妇产科和儿科，相关科研教学机构，城市社区卫生服务机构，农村乡镇卫生院和村卫生室。国家级妇幼保健机构接受国家卫生健康委员会妇幼健康司的领导，地方各级妇幼保健机构接受同级卫生行政部门的领导和上级妇幼保健机构的业务指导。妇幼保健机构对本辖区妇幼卫生服务体系中其他专业机构开展的妇幼保健服务进行业务指导和质量控制，如图6-6所示。

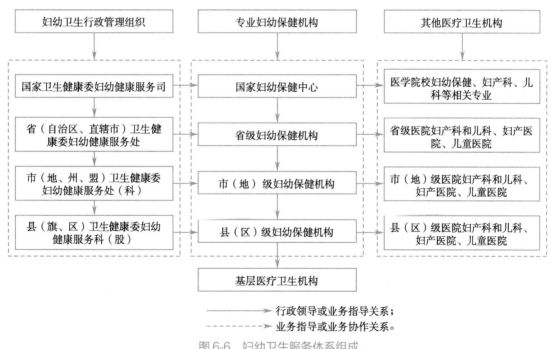

图6-6　妇幼卫生服务体系组成

（二）妇幼保健信息系统的概念

妇幼保健信息系统（maternal child information system，MCIS）是指按照国家有关法律法规和政策、标准的要求，以计算机技术、网络通信技术等现代化手段，对妇幼保健机构及相关医疗保健机构开展的妇幼保健服务工作各主要阶段所产生的业务数据进行采集、处理、存储、分析、传输及交换，从而为卫生行政部门、妇幼保健机构及社会公众提供全面的、自动化的管理及各种服务的信息系统。妇幼保健服务信息系统是"逻辑完整、物理分散"的开放式信息系统。逻辑结构上，其系统功能完整，支撑整个妇幼保健业务运转。物理结构上，其是由相互独立、面向不同业务层面、分散在多个不同机构中运行的若干业务应用按照一定的业务规则有机组合而成,可以跨机构甚至跨地域运行。

妇幼保健是我国公共卫生体系的重要组成部分,做好妇幼保健工作对提高妇女儿童的健康水平、提高出生人口素质、加快国民经济发展起着十分重要的作用。

二、妇幼保健信息系统建设

(一)国家妇幼保健信息系统

目前建成的全国性妇幼保健信息系统主要有全国妇幼卫生年报信息系统,妇幼卫生监测直报系统,全国妇幼保健机构监测管理信息系统,妇幼重大公共卫生服务项目信息直报系统,全国新生儿疾病筛查信息系统,全国儿童营养与健康监测数据直报系统,预防艾滋病、梅毒和乙肝母婴传播管理信息系统,孕产妇及儿童健康管理信息系统,中国妇幼健康监测信息系统,农村地区宫颈癌监测试点项目智能信息系统,全国妇幼保健机构人类辅助生殖技术与人类精子库服务与运营情况监测系统等,涵盖了妇幼保健服务的各领域。

全国妇幼保健机构监测管理信息系统,预防艾滋病、梅毒和乙肝母婴传播管理信息系统已覆盖全国所有妇幼保健机构的信息系统,其余信息系统已在重点省、市、县(区)开展试点工作,试点效果良好,逐步扩展到全国范围。

随着全民健康保障信息化工程的开展,继续扩大妇幼保健信息系统的服务范围,建设了包括儿童健康管理与服务评估信息子系统、妇幼健康保健与服务信息子系统、人类辅助生殖技术服务管理信息子系统等。

(二)省、市级妇幼保健信息系统

按照妇幼保健工作的要求,省、市级妇幼保健信息系统主要分为妇幼保健综合管理信息系统和妇幼保健服务信息系统两个基本组成部分。

妇幼保健综合管理信息系统主要由国家级和省级妇幼保健数据中心使用,该系统主要进行妇幼卫生信息的管理工作,可以实现对妇幼保健业务数据的统计、整理和利用等功能。该系统包括 5 个分系统:出生医学登记与《出生医学证明》管理信息系统、出生缺陷监测与干预信息系统、儿童健康管理与服务评估信息系统、孕产妇健康管理与服务评估信息系统、重大妇女病监测信息系统。

妇幼保健服务信息系统主要由地市级妇幼保健业务数据库使用,该系统主要进行妇幼保健服务工作,可以收集妇女儿童的个案信息,并对相关数据进行储存、管理和处理,实现了妇幼保健服务工作的信息化、现代化、科学化。该系统包括出生医学证明管理子系统、新生儿疾病筛查管理子系统、体弱儿童管理子系统等 17 个子系统,如图 6-7 所示。

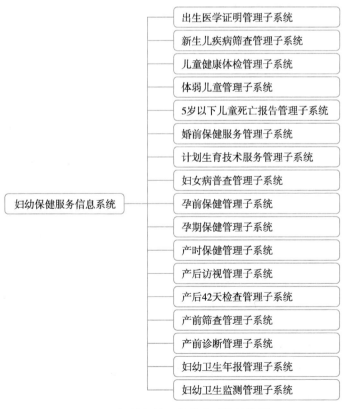

妇幼保健服务信息系统

- 出生医学证明管理子系统
- 新生儿疾病筛查管理子系统
- 儿童健康体检管理子系统
- 体弱儿童管理子系统
- 5岁以下儿童死亡报告管理子系统
- 婚前保健服务管理子系统
- 计划生育技术服务管理子系统
- 妇女病普查管理子系统
- 孕前保健管理子系统
- 孕期保健管理子系统
- 产时保健管理子系统
- 产后访视管理子系统
- 产后42天检查管理子系统
- 产前筛查管理子系统
- 产前诊断管理子系统
- 妇幼卫生年报管理子系统
- 妇幼卫生监测管理子系统

图 6-7　妇幼保健服务信息系统结构图

三、主要的全国性妇幼保健信息系统

（一）孕产妇健康管理信息系统

1. 概述 孕产妇健康管理信息系统（maternal health care management information system）是妇幼保健信息系统的重要组成部分，它是以计算机技术、网络通信技术等现代化手段，对妇幼保健机构及相关医疗保健机构开展的孕产妇健康管理业务产生的数据进行采集、处理、存储、传输及交换、分析与利用的业务应用系统。该系统可以收集孕产妇在怀孕和生产整个过程接受的医疗服务和保健服务的质量，并对孕产妇保健服务的工作效果进行绩效评估，通过系统收集到的数据改善孕产妇保健服务的方式，对相关妇幼机构进行督导检查，从而建立完善的孕产妇保健服务监管体系，更好地满足孕产妇的健康保健需求。

2. 功能模块 孕产妇健康管理信息系统的功能包括婚前保健服务管理、计划生育技术服务管理、孕前保健管理、孕期保健管理、产时保健管理、产后访视管理、产后42d检查管理、产前筛查管理、产前诊断管理、高危孕产妇管理。

孕产妇健康管理信息系统可以收集和管理孕产妇从准备怀孕开始，经历孕期、产前筛查和诊断、生产、生产后，直到产后42d全过程的信息，从而建立完整的孕产妇档案和孕产妇高危专案，实现了对孕产妇和高危孕产妇的基本信息和提供的医疗保健服务信息的数字化存储，有助于数据在各机构之间的交换和共享，改善和提高孕产妇保健服务的质量，改善孕产妇健康状况。

（二）危重症孕产妇管理信息系统

1. 概述 孕产妇危重症是指在妊娠至产后42d内，孕产妇因患疾病濒临死亡经抢救后存活下来的病例。危重症孕产妇管理信息系统（the management information system of maternal near miss）是指对孕产妇危重症病例资料进行系统、连续地收集、整理、存储、处理与统计分析、信息发布等一整套的管理系统。该系统是妇幼保健信息系统的组成部分，其目的是加强医疗机构的产科建设、改进服务质量，采用各种手段提高产科的医疗和管理水平，从而有效减少孕产妇死亡率，减少孕产妇危重症发生率，提高孕产妇的健康水平。

2009年WHO专家组制定了一套简便而实用的孕产妇危重症病例的鉴别标准，该套鉴别标准包括临床标准、实验室标准和管理标准3个方面。临床标准方面包括呼吸系统功能障碍、循环系统功能障碍、凝血功能障碍、肾功能障碍、肝功能障碍和子宫功能障碍等方面。实验室标准包括氧饱和度、肌酐、胆红素，乳酸、pH、血小板含量等指标严重偏离正常值。管理标准方面包括使用血管活性药物、输血、心肺复苏、透析和气管切开等。只要孕产妇出现以上任何一种危及生命状况且经抢救存活就可考虑为孕产妇危重症病例。

2. 功能模块 危重症孕产妇管理信息系统需要收集医疗保健机构中入院的全部危重症孕产妇的信息，包括引产、异位妊娠、流产和正常分娩的孕妇。通过孕产妇个案调查表、医院保健机构调查表、质量调查表等方法对孕产妇从入院开始到出院结束全过程的数据进行收集、整理、储存、汇总、审核、上报和统计分析，实现危重症孕产妇信息的网络化上报。通过该系统可以获得很多反映危重症孕产妇发生水平的数据，包括妊娠合并症或并发症的患病率、妊娠合并症或并发症的病死率、计算孕产妇危重症发生率、孕产妇死亡率、危重孕产妇与死亡孕产妇比、孕产妇死亡指数、孕产妇严重结局发生率等相关指标。

（三）儿童健康管理信息系统

1. 概述 儿童健康管理信息系统（child health care information system）是以计算机技术、网络通信技术等现代化手段，对妇幼保健机构及相关医疗保健机构开展的儿童健康管理工作的数据进行采集、处理、存储、传输及交换、分析与利用的信息系统。该系统是妇幼保健信息系统的重要组成部分，

通过收集儿童健康状况的相关个案数据,了解儿童健康水平和儿童健康管理的服务质量,提高儿童健康管理的服务效果,改善儿童健康水平。

2. 功能模块　儿童健康管理信息系统的服务对象主要是 0~6 岁的儿童,其基本功能包括:①出生医学登记和信息管理;②《出生医学证明》管理;新生儿访视管理,对新生儿进行健康检查,早期发现新生儿异常,降低新生儿的发病率和死亡率;③新生儿疾病筛查管理,通过医疗保健机构的专项检查,发现新生儿疾病并提供早期的诊断和干预措施;④儿童健康体检管理,通过儿童健康体检的相关数据对儿童的生长发育情况进行监测和评价;⑤高危儿管理,为早产儿及营养不良、佝偻病、肥胖、贫血等高危儿童提供专案管理服务;⑥营养性疾病儿童专项管理,对患有营养性疾病的儿童家属进行健康教育和喂养指导,通过饮食和药物治疗等干预措施,改善儿童的营养状况;⑦出生缺陷监测报告,是指对胚胎或胎儿发育过程中结构或功能发生的异常进行监测和报告;⑧5 岁以下儿童死亡报告,对妊娠满 28 周(或出生体重在 1 000g 及以上)的活产儿至未满 5 周岁的儿童的死亡情况进行报告管理。

(四)预防艾滋病、梅毒和乙肝母婴传播管理信息系统

1. 概述　预防艾滋病、梅毒和乙肝母婴传播管理信息系统又称母婴传播性疾病管理信息系统(integrated prevention of mother-to-child transmission management information system)、艾梅乙管理信息系统,该系统对患有艾滋病、梅毒和乙肝等母婴传播疾病的孕妇进行信息的收集、管理、上报和统计分析。该系统可以了解母婴传播疾病的发生情况,从而有针对性地提高人群对预防艾滋病、梅毒和乙肝母婴传播的认识,评价预防母婴传播性疾病防治工作的质量和效果,推进母婴传播性疾病综合防治工作深入开展,最大限度地减少因艾滋病、梅毒和乙肝母婴传播造成的儿童感染,改善妇女、儿童的生活质量及健康水平。

该系统采集的内容主要包括各级医疗卫生机构进行的艾滋病、梅毒和乙肝母婴传播性疾病的相关信息,对检测发现的艾滋病、梅毒和乙肝感染孕产妇进行随访和个案信息登记,及时填写月报表及系列个案登记卡,并进行数据信息的网络报告。

2. 功能模块　预防艾滋病、梅毒和乙肝母婴传播管理信息系统主要包括以下 4 个功能:①通过管理信息系统,每月按时收集、汇总与审核各级妇幼保健机构报告的本地区预防艾滋病、梅毒和乙肝母婴传播工作月报表,并于每月 15 日前完成本省上月的工作月报数据汇总;②动态报告与管理艾滋病、梅毒和乙肝感染孕产妇及所生儿童的个案登记信息、随访信息,了解目标人群接受相关干预服务的现状及相关检测服务现状,了解暴露儿童生长发育与相关疾病状况;③对相关工作月报与个案数据进行实时统计分析;④实现地区、机构及用户相关信息的动态管理,并提供信息共享与交流平台进行业务交流。

(五)出生缺陷监测信息系统

1. 概述　出生缺陷监测信息系统(birth defects monitoring information system)是以计算机技术、网络通信技术等现代化手段,对胚胎或胎儿发育过程中的结构或功能发生的异常进行监测,对监测数据进行采集、处理、存储、传输及交换、分析与利用的信息系统。以医院为基础的监测,监测对象是指从妊娠满 28 周至生后 7d 的围产儿(包括活产、死胎、死产及治疗性引产,但不包括计划外引产);以人群为基础的监测范围为妊娠满 28 周(如孕周不清楚,可参考出生体重达 1 000g 及其以上)至生后 42d,需要对所有首次确诊的出生缺陷进行报告。该系统对出生缺陷人群的监测信息进行登记、记录和管理,完善出生缺陷监测管理机制。

2. 功能模块　出生缺陷监测信息系统的主要功能模块包括出生模块、缺陷个案管理模块和统计分析模块。出生模块主要进行出生缺陷个案信息的登记工作,同时统计出生缺陷的汇总数据,为后续的统计分析提供基础数据。缺陷个案管理主要进行出生缺陷个案信息的管理和储存工作,主要管

理内容包括患儿基本情况、患儿家庭情况、母亲孕早期情况、缺陷类型。统计分析模块可以进行出生缺陷发生率、出生缺陷的构成、出生缺陷的发生顺位等重要指标的输出工作，为判断出生缺陷的发生趋势提供了数据基础。

第四节 公共卫生信息系统的未来发展

公共卫生实践及研究工作既关乎个体生命与健康，又涉及公众健康利益以及社会发展的公平与正义，已成为备受广大人民群众关注的一个领域。其信息化程度直接关系到医疗、卫生领域发展的水平与速度。公共卫生信息系统建设面临着 3 个主要挑战：如何开发一个集成的国家公共卫生数据系统，以综合的方式提供对公共卫生问题的评价；如何改善公共卫生与临床卫生保健之间的信息交换；公共卫生信息的隐私、安全和保密。"十三五"期间，各级疾病预防控制机构响应国家号召，遵循《"十三五"全国人口健康信息化发展规划》等文件的指导，加大了对公共卫生信息系统的建设和普及工作力度，完善了疾病预防控制信息系统的结构，开启了国家全民健康保障信息化工程的建设，更新了与新兴信息技术相结合的疾控信息标准，加强了信息技术专业人才的培养力度，改善了信息系统的安全架构，保障了数据传输的网络安全，使公共卫生信息系统的覆盖范围更广泛，应用场景更多元，达到了疾病预防控制信息化的建设目标。在"十四五"期间，公共卫生信息系统要以《"健康中国2030"规划纲要》和《健康中国行动（2019—2030 年）》等文件为指引，找准公共卫生信息化发展定位，加强业务系统信息融合，提升新技术的应用能力和专业技术人员的培养，注重信息的共享服务和数据的分析利用。

一、建立健全数据共享和业务协同机制

没有全民健康，就没有全面小康，此次新型冠状病毒肺炎疫情的暴发凸显了"医防融合"建设的重要性，只有将"治疗"与"预防"结合起来，在各级各类医疗卫生服务中推进"医防融合"，使治疗和预防融为一体，才能更快、更好地实现全民健康这一目标。但由于数据标准和规范不一致，疾病预防控制信息系统难以与其他业务系统进行数据共享，表现为数据重复采集、数据信息不一致、分析结果相矛盾的情况，大大浪费了系统和人力资源，降低了信息服务的效率和质量，也为医防融合的推进带来了困难。在"十四五"期间要建设完善公共卫生信息系统相关数据、技术、管理标准规范，统一信息登记标准，构建公共卫生信息系统与医疗机构之间数据沟通的渠道，消除公共卫生体系与医疗和其他业务体系间的数据壁垒，加强国家级公共卫生大数据中心建设，实现基于省统筹区域全民健康信息平台的核心疾控信息系统的建设应用，实现跨部门间的健康和医疗数据的集成共享和业务协同，促进"医防融合"的建设和发展，更好地捍卫人民群众的健康。

二、扩展公共卫生信息系统覆盖范围

中国的公共卫生信息系统已初具规模，但仍然存在业务应用覆盖不平衡的问题。国家级信息系统发展较为完善，但省、地市、县区级信息系统发展不平衡问题较严重，经济发达地区公共卫生业务系统覆盖范围广泛，数据采集全面，而经济欠发达地区尚未构建完整的公共卫生信息系统，并存在严重的漏报问题。应在现有的基础上，加强经济欠发达地区公共卫生信息系统的资金投入，缩小地区之间的差异，加快成功试点地区公共卫生系统建设的经验的推广，以点带面，强化基层信息系统的建设，从而加快覆盖全生命周期的疾病预防、治疗、康复和健康管理的全民健康信息服务平台建设，为人民健康提供有力保障。

三、加强新兴信息技术在公共卫生信息系统的应用

随着计算机技术的发展,越来越多的新兴信息技术应运而生,借助云计算、大数据、移动互联网、区块链、5G等新技术,整合线上线下公共卫生信息资源,构建"互联网+公共卫生"服务新模式,通过移动互联网和物联网等为相关机构和个人提供快捷方便的公共卫生信息服务。借助人工智能技术探索智慧化多点触发监测预警技术,可以解决传染病预警关口滞后、预警能力弱、传染病监测分析与决策缺乏数据支撑等问题,有效提升基层传染病防控能力;利用区块链和物联网等新技术,建设了"区块链+疫苗"追溯监管平台,确保疫苗流转和疫苗接种信息的唯一性、可追溯性和不可篡改性。应用新兴信息技术要在保证安全的基础上,使其对卫生信息技术进行赋能,使信息系统能更好地适应卫生工作的需求和处理越来越多的卫生信息数据。这意味着不仅要加强信息系统基础设施投入,完善系统基础架构,更要随着技术的更新提高数据的安全防护水平和基于网络大数据的安全运行能力,实现传染病智慧化多点触发监测预警平台投入应用,提升突发公共卫生事件和传染病疫情的早期预警和应急响应能力。

四、加强专业技术人才培养

公共卫生信息系统专业人员的缺乏是制约公共卫生信息化发展的重要因素之一。在各级疾控中心要加强公共卫生信息系统专业技术人才发掘的基础上,积极培养疾控机构卫生信息技术人员,同时对信息系统负责人员开展公共卫生业务知识培训,提升技术和业务水平。各大高校要完善公共卫生信息学的教学质量,完善学科体系,从工作实践需求出发,培养既有公共卫生理论知识储备又有过硬信息技术能力的复合型人才。

公共卫生信息系统的发展要坚持以业务需求为导向,以创新技术为引领,优化公共卫生信息化环境,加强卫生技术专业人员培养,更好地为全民提供疾病防控和健康促进服务,为实现健康中国目标添砖加瓦。

(苏雪梅)

思 考 题

1. 公共卫生信息系统的概念是什么?公共卫生信息系统有什么特点?
2. 卫生监督信息系统包括哪些子系统?这些子系统分别具有什么作用?
3. 妇幼保健信息系统的特点是什么?
4. 简述公共卫生信息系统的未来发展方向。

第七章

基层医疗卫生信息系统

基层医疗卫生机构是我国医疗卫生服务体系的基础。自 1995 年起,在国家政策的指导下,各地区、各级部门加快探索基层医疗卫生信息系统的建设,截至 2020 年底,全国 31 个省(自治区、直辖市)均已建设基层医疗卫生信息系统,有效助力了基层医疗卫生机构规范化服务质量提升,促进人人享有基本医疗服务和基本公共卫生服务的目标早日实现。

第一节 概 述

一、我国基层医疗卫生信息系统发展历程

基层医疗卫生机构是我国医疗卫生服务体系的基础,承担着为广大城乡居民提供全科诊疗服务和基本公共卫生服务的双重功能,是"保基本、强基层、建机制"的重要载体。作为医疗卫生服务体系的网底,基层医疗卫生机构具有机构多、分布广、工作量大、医疗卫生服务整体水平偏低等特点。随着医药卫生体制改革不断深入和现代信息技术迅速发展,以信息系统为支撑提升基层医疗卫生服务质量和效率、完善医疗卫生服务体系和优化医疗资源配置等已成为当前基层卫生工作的重要方向和必然选择。

针对基层医疗卫生信息系统建设,国家发布了一系列文件(表 7-1)。我国基层医疗卫生信息化发展历程分为以下 3 个阶段。第一阶段:1995—2005 年,基层医疗卫生机构信息系统主要以财务核算为核心,支持办公打字、工资管理、药事管理、防疫保健、计划免疫、健康体检、门诊收费和单机新农合报账结算。第二阶段:2006—2015 年,伴随着新型农村合作医疗、基本公共卫生服务和分级诊疗等医药制度改革,我国基层医疗卫生信息化迎来了 3 次飞跃性发展。第三阶段:2016 年至今,国家颁布了一系列深化医改文件,促使基层医疗卫生信息系统全面优化和更新,全国基层医疗卫生信息化进入一个全新有序的发展时期。2018—2020 年,连续 3 年的《关于做好国家基本公共卫生服务项目工作通知》,提出以高血压、2 型糖尿病等慢性病管理为重点,利用信息化技术推进基层医疗卫生机构基本医疗和基本公共卫生服务融合。截至 2020 年底,全国 31 个省(自治区、直辖市)均已建设基层医疗卫生信息系统,基层网络及硬件设施得到全面改善,系统功能建设逐步加强,标准化和规范化建设意识普遍提升,"互联网+"新技术应用不断拓展。

表 7-1　基层卫生信息化政策文件

文件名称	发文编号	发布日期	基层卫生信息化相关内容
《全国卫生信息化发展规划纲要（2003—2010 年）》	卫办发〔2003〕74 号	2003/4/14	推进卫生系统各专业领域信息化建设，尤其是基层卫生及妇幼保健等卫生系统
《全国"十一五"人口和计划生育信息化建设纲要》	国人口发〔2005〕86 号	2005/11/15	推进育龄妇女信息系统建设，提高基层信息工作人员操作水平
《关于新型农村合作医疗信息系统建设的指导意见》	卫农卫发〔2006〕453 号	2006/11/22	指导和规范全国新农合信息系统建设，实现网上在线审核结算、实时监控和信息汇总，实现新农合业务管理的数字化、信息化、科学化
《关于做好卫生系统电子认证服务体系建设工作的通知》	卫办综发〔2010〕74 号	2010/5/7	加快卫生系统电子认证服务体系，保障卫生信息系统安全
《卫生行业信息安全等级保护工作的指导意见》	卫办发〔2011〕85 号	2011/12/9	加强信息安全等级保护工作，保障重要卫生信息系统等级保护级别不低于三级
《关于加强卫生信息化建设的指导意见》	卫办发〔2012〕38 号	2012/6/15	建立居民电子健康档案，实现基层医疗卫生机构业务协同及信息共享
《远程医疗信息系统建设技术指南》	国卫办规划发〔2014〕69 号	2015/1/15	明确远程医疗信息系统建设原则、目标、任务和各服务站点基本功能技术架构和建设标准
《国务院办公厅关于推进分级诊疗制度建设的指导意见》	国办发〔2015〕70 号	2015/9/14	整合现有医疗卫生信息系统，完善分级诊疗信息管理功能，基本覆盖全部二、三级医院和 80% 以上的乡镇卫生院和社区卫生服务中心
《国务院办公厅关于促进和规范健康医疗大数据应用发展的指导意见》	国办发〔2016〕47 号	2016/6/24	建立远程医疗应用体系，推进大医院与基层医疗卫生机构的数据资源共享和业务协同
《基层医疗卫生信息系统基本功能规范》	WS/T 517—2016	2016/8/23	明确基层医疗卫生信息系统及其各功能单元的定义，指导基层医疗卫生信息系统的规划、设计、开发、部署和应用
《"十三五"全国人口健康信息化发展规划》	国卫规划发〔2017〕6 号	2017/2/21	加强基层医疗卫生机构信息化建设，落实基层首诊、支持双向转诊，引入基层智能诊断系统，引导优质资源下沉到基层
《关于做好 2018 年国家基本公共卫生服务项目工作的通知》	国卫基层发〔2018〕18 号	2018/6/20	开展基层高血压医防融合试点工作，重点在医防融合服务模式、激励机制、健康教育方式、信息化应用等方面积极探索
《全国基层医疗卫生机构信息化建设标准与规范（试行）》	国卫规划函〔2019〕87 号	2019/4/28	从服务业务、管理业务、平台服务、信息安全等 4 部分 58 类共 212 项规范了基层卫生信息化建设内容和建设要求
《国家卫生健康委办公厅关于加强基层医疗卫生机构新型冠状病毒感染的肺炎疫情防控工作的通知》	国卫办基层函〔2020〕72 号	2020/1/26	在加强基层医疗卫生机构疫情防控工作中要注重运用信息技术手段提供支撑。加强区域信息共享，向辖区居民精准、及时推送疫情防控和健康教育信息

续表

文件名称	发文编号	发布日期	基层卫生信息化相关内容
《关于做好 2020 年基本公共卫生服务项目工作的通知》	国卫基层发〔2020〕9 号	2020/6/16	依托区域全民健康信息平台，积极推动基层医疗卫生机构、上级医疗卫生机构和疾控等专业公共卫生机构间信息系统互联互通，为基层慢性病医防融合管理信息共享、远程服务等提供支撑条件
《关于加强基层医疗卫生机构绩效考核的指导意见（试行）》	国卫办基层发〔2020〕9 号	2020/8/13	加强省统筹区域人口健康信息平台及基层医疗卫生机构信息化建设，鼓励有条件的地方进一步建立健全基层卫生绩效考核信息系统

二、基层医疗卫生信息系统的目标用户及主要功能

基层医疗卫生信息系统是以满足城乡居民的基本卫生服务需求为目的，满足城乡居民健康档案管理、基本医疗服务、基本公共卫生服务、基层卫生管理、健康信息服务以及医疗卫生服务协同的要求的信息系统。基层医疗卫生信息系统的建设主要是为满足社区卫生服务中心（站）、乡镇卫生院（村卫生室）的服务业务和管理业务需求，以此提升基层医疗卫生机构规范化服务质量，促进人人享有基本医疗服务和基本公共卫生服务的目标早日实现。根据《基层医疗卫生信息系统基本功能规范》《全国基层医疗卫生机构信息化建设标准与规范（试行）》等政策文件要求，基层医疗卫生信息系统应涵盖基本医疗服务、基本公共卫生服务、健康档案管理、健康信息服务、运营管理 5 大子系统。其中，基本医疗服务子系统具体功能包括全科诊疗服务、住院管理服务、家庭病床和护理服务、健康体检管理服务、检验和检查服务、远程医疗服务、双向转诊服务以及中医药服务；基本公共卫生服务子系统具体功能包括健康教育、预防接种服务、儿童健康管理、孕产妇健康管理、老年人健康管理、高血压病人健康管理、2 型糖尿病病人健康管理、重性精神精病病人管理、传染病及突发公共卫生事件管理以及卫生监督协管；健康档案管理子系统具体功能包括居民健康档案管理、居民健康卡管理以及家庭健康档案管理；健康信息服务子系统具体功能包括健康档案查询、健康信息发布管理、网上预约与提醒、预防接种提醒与预约以及健康教育信息服务；运营管理子系统具体功能包括基本药物管理、药房管理、药库管理、物资（耗材）管理、设备管理、财务管理、个人绩效考核以及机构绩效考核。

根据医防融合的特点，融合基本医疗、基本公共卫生服务等功能的基层医疗卫生信息系统一体化建设应运而生，逐步形成以病人为中心的预防、医疗、慢性病管理、康复为一体的综合连续服务模式。

三、基层医疗卫生信息系统的建设原则

（一）标准先行，规范统一

严格遵循《基层医疗卫生信息系统基本功能规范》《全国基层医疗卫生机构信息化建设标准与规范（试行）》等国家已颁布的相关标准规范，统一系统建设、应用服务、安全防护等相关技术标准，做到有机对接、安全共享。

（二）统筹协调，重在整合

强化统筹协调，充分利用现有的基础设施，采用独立部署或云部署方式，注重资源统筹和集成整合，重点解决信息资源共享融合发展问题，消除信息壁垒和信息孤岛。

（三）以用促建，务求实效

以需求为导向，以应用为驱动，在完善信息系统基础设施建设的基础上，把惠民、惠医、惠政的工作思路作为信息系统建设的根本出发点，加快信息系统功能完善。

第二节　基本医疗服务信息系统

一、概述

基本医疗服务是维护人体健康所必需、与经济社会发展水平相适应、公民可公平获取,采用适宜药物、适宜技术、适宜设备提供的疾病预防、诊断、治疗、护理和康复等服务。为提高基本医疗服务的质量、效率和管理水平,需要建立与基本医疗服务相适应的信息系统,通过信息化手段实现基本医疗服务管理的现代化、科学化和规范化,基本医疗服务信息系统随之产生。基本医疗服务信息系统是以各类社区人群的居民健康档案和电子病历为基础数据,围绕基本医疗服务涉及的全科诊疗服务、住院管理服务、家庭病床和护理服务、健康体检管理服务、检验和检查服务、远程医疗服务、双向转诊服务以及中医药服务等业务内容进行功能部署,整合医院信息系统(hospital information system, HIS)、医生工作站、护士工作站,以及临检诊断、病理诊断、医学检验、影像诊断、心电诊断、远程医疗、双向转诊、药品管理、挂号管理等子系统,从而实现对病人诊疗过程的一站式服务和基本医疗信息的一体化集成,简化了病人的就诊流程,提高了基层医务人员的诊疗效率,降低了基层医疗卫生机构的运行成本。

二、系统功能

(一)全科诊疗服务

全科诊疗是基层医疗卫生机构为居民提供的以病人为中心,以健康问题为导向,以多发病、常见病的诊疗为主导,持续照护的基本医疗服务。全科诊疗服务业务功能主要包括预约、挂号与分诊,病人健康与诊疗信息查阅,全科诊疗,处置与转诊,费用管理等(图7-1)。

1. **预约、挂号与分诊**　包括诊疗预约、复诊预约、挂号、分诊。

2. **病人健康与诊疗信息查阅**　指通过居民健康卡或经选择查阅病人健康与诊疗相关的信息,包括病人基本信息、病人健康信息、诊疗项目费用信息、合理用药信息等。

3. **全科诊疗**　包括全科诊疗记录(电子病历)书写、医技申请、全科诊疗记录的修改与删除、健康指导、疾病转诊、健康档案生成与提交服务、基层卫生提醒服务、诊疗知识库等功能。其中,全科诊疗记录(电子病历)书写指对主诉、体征、疾病问询、观察检测、诊断、处方与处置等全科诊疗记录(电子病历)的书写,全科诊疗记录应符合SOAP病历格式要求;医技申请指向检查/检验等医技科室提出申请;健康指导指提供针对相应疾病问题的健康指导;基层卫生提醒服务指对于重点关注人群(如妇女、儿童、老年人、传染病病人、慢性病病人)提供相关的管理提醒功能,如疾病上报、特殊检查提示(如35岁首诊测血压等)、特殊病人(如契约服务对象、慢性病管理对象)诊疗计划的提示;诊疗知识库指围绕疾病治疗为核心的知识库架构,遵循医生诊疗的实际过程,实现对诊断、治疗等各环节用工作模板的方式提前进行预定义,对医生使用系统的习惯进行智能记忆,且不断更新完善,提高医生的工作质量和效率。

4. **处置与转诊**　指依据处置计划,对病人进行转住院、转诊或进行儿童健康管理、孕产妇健康管理、老年人健康管理、高血压病人健康管理、2型糖尿病病人健康管理、精神病病人健康管理等专项健康管理服务。

5. **费用管理**　包括划价、收费、退费、打印报销凭证、结账、统计等功能。

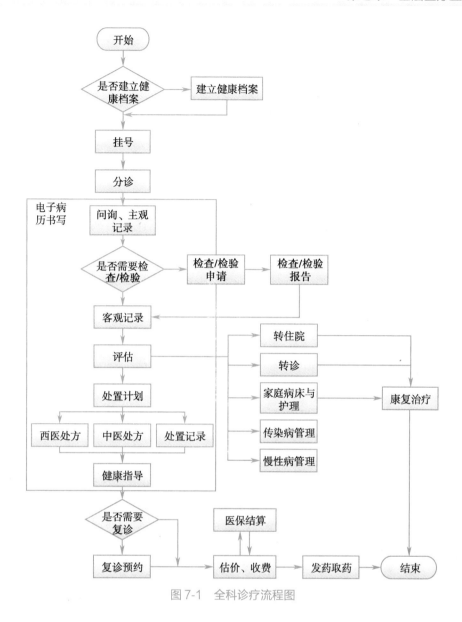

图 7-1　全科诊疗流程图

（二）住院管理服务

住院管理是为有住院条件的基层医疗卫生服务机构提供的信息管理服务。住院管理服务业务功能主要包括病人及临床诊疗相关信息查阅、临床诊疗与医嘱管理、医嘱执行与打印、护理管理、住院病人管理、住院收费管理等（图 7-2）。

1. **病人及临床诊疗相关信息查阅**　指通过健康卡或经选择获取病人基本信息、病人健康信息、住院费用信息、医嘱执行情况、合理用药信息等临床诊疗相关信息。

2. **临床诊疗与医嘱管理**　包括临床诊断、检查/检验申请、医嘱开立、医嘱辅助、医嘱审核、合理用药支持、停止医嘱、撤销医嘱、临床资料查阅等功能。

3. **医嘱执行与打印**　包括生成单日诊疗执行项目、单日用药医嘱执行项目、多日用药医嘱执行项目 3 类执行单，打印药品单、退药单、输液卡、服药卡以及相关医嘱。

4. **护理管理**　指获取床位信息、医嘱信息等临床护理信息，填写护理计划、护理记录、护理评价等护理文书。

5. **住院病人管理**　包括入院登记（入院登记、病案首页录入、预交金管理、住院病历管理等）、床位管理、出院管理（出院登记、出院召回）等功能。

6. 住院收费管理　包括费用计算、费用录入、住院结算、费用查询、欠费和退费管理等功能。

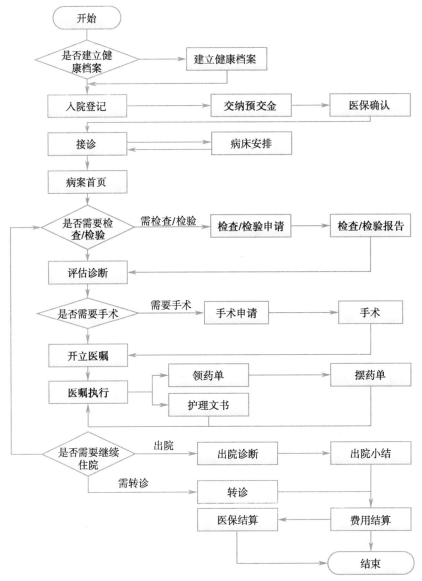

图 7-2　住院管理流程图

（三）家庭病床和护理服务

家庭病床和社区护理是医疗机构、病人、家庭"三位一体"的服务形式，以家庭作为护理场所，选择适宜在家庭环境下进行医疗或康复的病种，通过医护人员上门服务，让病人在熟悉的环境中接受医疗和护理。家庭病床与护理服务业务功能主要包括家庭病床登记服务、家庭病床的变更、家庭病床的撤床、家庭病床计划管理、家庭病床电子病历、家庭护理病历的书写、诊疗效果评估等（图 7-3）。其中，家庭病床登记服务是指对申请建立家庭病床的服务对象进行病床登记，登记服务内容与服务方式，建立与病人间的服务契约，支持通过引用健康档案提供的服务信息进行登记；诊疗效果评估是指对家庭诊疗、家庭护理效果进行评估。

（四）健康体检管理服务

健康体检管理服务是指基层医疗卫生机构开展体检业务，并对其数据进行收集、整理和统计分析的一系列活动。健康体检管理服务业务功能包括体检申请（体检卡）登记、体检结果录入、体检报告评价、健康教育支持、健康处方开具、套餐管理、体检项目管理等。其中，体检报告评价指系统能够根据体检数据进行自动评价,给出评价结果;健康教育支持指引用健康教育服务,获取相关的健康指导支持;健康处方开具指开具中医健康处方等健康处方。

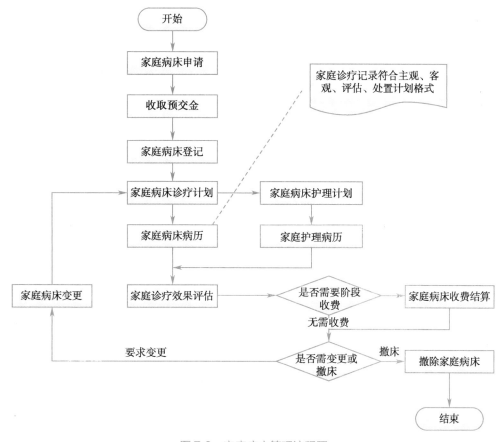

图 7-3　家庭病床管理流程图

（五）检验和检查服务

检验和检查等医技诊断在基层临床诊疗过程中发挥着举足轻重的作用,通过建立信息系统,能够大幅缩减检验检查人员的工作量,提高病人信息的准确度,减少病人报告等待时间,实现体检报告规范化、档案化管理。基层医疗卫生机构检验检查项目一般包括常规检验、生化检验、免疫检验、微生物检验等临床检验项目,心电、放射、超声、病理等医学影像检查项目,心电图等电生理检查项目(图7-4)。

1. **临床检验项目业务**　包括标本管理、时间管理、条形码管理、报告书写、报告审核、数据采集、双向质控、危急值设置、医嘱知识库等功能。

2. **医学影像检查项目业务**　包括影像数据采集、图像压缩、数据存储归档、检查预约、信息登记、影像后处理分析、影像一致性输出、图像内容检索、影像调阅、诊断报告管理和打印、质控管理等功能。

3. **电生理检查**　业务设备数据采集、数字图像分析、诊断报告管理、质量控制等功能。

（六）远程医疗服务

通过信息网络与远程医疗服务中心对接,获取远程医疗卫生机构或医护人员的健康服务协助。远程医疗服务业务功能提供远程会诊、远程健康咨询、远程数据资源共享、远程视频会议、远程专科诊断、远程监护等。

1. **远程会诊**　指基于居民健康卡及医生电子证照,为病人完成远程病历分析、疾病诊断和治疗方案,包括医患双方身份数字认证、会诊申请、病人病历信息采集、专家会诊、病历信息调阅、专科诊断、会诊结果下传、远程会诊相关知识库、会诊评价、示教示范、数字音频处理、视频压缩传输等功能。

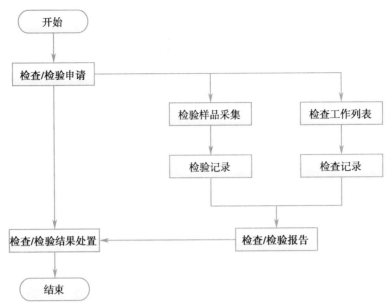

图 7-4　检验 / 检查服务流程图

2. 远程健康咨询　指通过电话网、互联网及移动互联网等现代通信手段与远程医生获取即时通信建立医患沟通的过程。支持诊疗咨询、心理咨询等服务。

3. 远程数据资源共享　指支持电子病历和医学影像等资源共享。

4. 远程视频会议　指位于 2 个或多个地点的多个用户之间提供语音和运动彩色画面的双向实时传送的视听会话型会议业务，包括远程培训、远程教学等功能。

5. 远程专科诊断　支持影像、心电、病理的远程诊断功能。

6. 远程监护　指通过通信网络将远端的生理信息和医学信号传送到监护中心进行分析并给出诊断意见的手段，包括生命体征远程传输、车辆全息定位管理、图像远程传输等功能。

（七）双向转诊服务

双向转诊是基层医疗卫生服务机构对于重病、疑难病病人向定点高级医疗机构转诊，或接收定点医疗机构要求转入社区进行康复治疗的管理过程。在上述全科诊疗和远程医疗服务中均有体现。双向转诊服务业务功能主要包括转诊定点机构管理、转诊登记、转诊回执接收、转诊接收登记等。

1. 转诊定点机构管理　指对各类疾病的转诊医疗机构进行管理登记、建立转诊协议。

2. 转诊登记　指响应全科诊疗、其他服务组件或系统模块的登记请求，对需要向定点医疗机构转出诊疗的病人转诊信息进行登记，登记结果向对应的定点医疗机构进行转输，并打印转诊单。

3. 转诊回执接收　指接收来自定点机构的转诊回执。

4. 转诊接收登记　指接收来自定点医疗机构的康复治疗请求，发送或打印接收回执，转诊信息向相应的康复管理或全科诊疗转移。

（八）中医药服务

中医药服务是运用中医药理念、方法、技术维护和增进社区居民身心健康的活动，主要包括中医药养生、保健、医疗、康复服务等内容。中医药服务业务功能包括中医门诊病历管理、门诊中药饮片处方管理、门诊中药非药物疗法（针灸、推拿等）管理、中医康复服务、中医养生保健服务、中药煎药管理、老年人中医药健康管理、儿童中医药健康管理、中医药健康教育等。

1. 中医门诊病历管理　包括中医病历书写、中医四诊信息录入、中医病证诊断录入、治则治法记录、中药处方录入、中医非药物疗法治疗记录、信息引用、智能提醒、中医特色模板管理等功能；同时，支持中医病证诊断记录、中医术语库、中医诊断知识库、方剂知识库、中医临床诊疗指南、名医医案库、中医病历信息质控规则知识库、古籍文献等知识库。

2. **门诊中药饮片处方管理**　包括门诊中药饮片处方录入、审核、作废、模板管理等功能,支持中药、方剂等知识库。

3. **门诊中药非药物疗法(针灸、推拿等)管理**　包括中医非药物疗法治疗单据的录入、审核、作废、执行、模板管理等功能,支持中医非药物疗法知识库。

4. **中医康复服务**　包括中医康复咨询、康复评定、中医康复治疗、中医康复训练指导等功能。

5. **中医养生保健服务**　包括中医体质辨识、中医药健康咨询、中医药健康干预等功能。

6. **中药煎药管理**　包括中药饮片处方与医嘱的信息获取、中药调配、煎药登记、煎药过程记录、质量控制、发放管理、配送管理等功能。

7. **老年人中医药健康管理**　包括中医体质辨识、中医药保健指导等功能。

8. **儿童中医药健康管理**　包括中医调养服务、中医药健康指导等功能。

9. **中医药健康教育**　包括中医药健康教育内容的发布、查询、审核、维护等功能。

第三节　基本公共卫生服务信息系统

一、概述

基本公共卫生服务是指由基本医疗卫生机构向全体居民提供的公益性公共卫生干预措施,主要起疾病预防控制作用。基本公共卫生服务信息系统为基层医疗卫生机构开展相应的基本公共卫生服务提供系统化支撑,功能主要包括健康教育、预防接种服务、儿童健康管理、孕产妇健康管理、老年人健康管理、高血压病人健康管理、2 型糖尿病病人健康管理、重性精神病病人管理、传染病及突发公共卫生事件管理、卫生监督协管等。

二、系统功能

(一)健康教育

健康教育是指基层医疗卫生机构通过有计划、有组织、有系统的信息传播和行为干预,帮助个人和群体掌握卫生保健知识,树立健康观念,合理利用资源,自愿采纳有利于健康的行为和生活方式,提高健康素养的教育活动与过程。健康教育业务功能主要包括健康教育机构及对象管理、健康教育资料管理、健康教育计划管理、健康教育认知评价、健康教育评估、健康指导支持。

1. **健康教育机构及对象管理**　包括提供各类机构(家庭、学校、医院、特定单位等)、各类人员(按机构分类)的信息管理;提供不同人群(儿童、青少年、妇女、老年人、从业人员、残疾人、病人、亚健康者等)的信息管理。

2. **健康教育资料管理**　指对疾病知识、心理知识、健康知识、社会适应知识等提供分类管理。

3. **健康教育计划管理**　包括制订健康教育目标、健康教育计划,记录实施日期、内容、对象、场地等信息。

4. **健康教育认知评价**　指提供如生理、心理健康、健康结果、健康行为和社会行为健康等知晓、认同和行为形成方面的各类评价指标,供健康教育效果评价时选用。

5. **健康教育评估**　指提供过程评价方法范例和效果评价方法范例,供评价应用时参考。

6. **健康指导支持**　指依据不同的卫生服务主题,提供相应的健康指导支持,主要包括相应的健康教育内容、健康教育处方等。

（二）预防接种服务

预防接种是基层医疗卫生机构为辖区内所有居住满3个月的0～6岁儿童进行预防接种管理、提供预防接种服务以及对疑似预防接种反应进行处理。预防接种服务业务功能主要包括疫苗字典管理、预防接种程序管理、预防接种档案管理、预防接种提醒、预防接种预约登记、预防接种登记、应急及群体性接种、预防接种不良反应处理、疑似异常反应登记、疑似异常反应上报（图7-5）。

1. **疫苗字典管理** 指提供对疫苗字典的维护管理。
2. **预防接种程序管理** 指提供对免疫规划的接种程序（接种时间表）的管理。
3. **预防接种档案管理** 指为辖区内所有居住满3个月的0～6岁儿童建立预防接种证和预防接种卡等儿童预防接种档案。
4. **预防接种提醒** 指依据预防接种程序，提醒预防接种对象及接种医生按时接种。
5. **预防接种预约登记** 指提供预防接种的预约登记，包括接种疫苗的种类、时间、地点和相关要求。
6. **预防接种登记** 指依据预防接种档案及预防接种程序对应接种儿童实施接种，系统提供接种的登记功能。
7. **应急及群体性接种** 指对重点人群提供出血热疫苗、炭疽疫苗、钩端螺旋体疫苗等应急接种。
8. **预防接种不良反应处理** 指提供对异常反应的登记、转诊、随访等功能。
9. **疑似异常反应登记** 指提供对预防接种异常反应或疑似异常反应进行登记。
10. **疑似异常反应上报** 指可通过接入疑似预防接种异常反应监测系统上报。

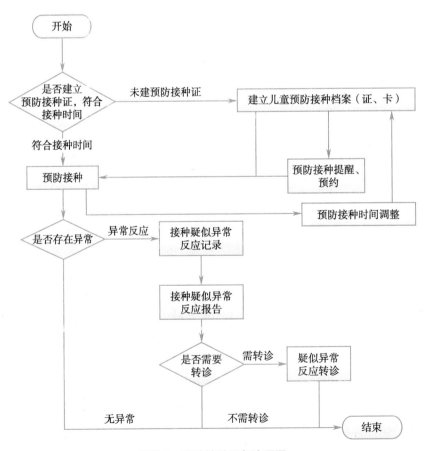

图7-5 预防接种服务流程图

（三）儿童健康管理

儿童健康管理是基层医疗卫生机构对 0～6 岁儿童进行健康管理，并施行保健服务。儿童健康管理业务功能主要包括儿童健康档案管理、新生儿家庭访视、体弱儿（高危儿）管理、婴幼儿随访管理、学龄前儿童健康管理、儿童体检管理、健康问题处理（图 7-6）。

1.**儿童健康档案管理**　指提供 0～6 岁期间儿童健康管理档案的管理，支持《儿童保健手册》及"儿童健康管理服务记录表"等儿童健康档案的建立、修改与结案功能。

2.**新生儿家庭访视**　包括新生儿医学信息获取、新生儿访视登记、获取新生儿疾病筛查情况、预防接种登记和新生儿健康指导。其中，新生儿医学信息获取指支持从妇幼保健信息系统获取新生儿出生医学信息；新生儿访视登记指与产后访视同时进行新生儿访视登记；获取新生儿疾病筛查情况指查询疾病筛查结果信息；预防接种登记指引用预防接种登记服务；新生儿健康指导指引用健康教育，提供新生儿健康指导内容资料查阅及打印。

3.**体弱儿（高危儿）管理**　包括人群筛选、人群专案管理、人群首诊登记和复诊登记、人群管理方案模板、人群管理列表、人群预约通知与提醒和人群结案管理。其中，人群筛选指依据体弱因素（高危因素）对体弱儿（高危儿）进行自动筛选，并列出体弱因素，供医生审核、确诊体弱儿童（高危儿）列入专案管理对象；人群专案管理指根据体弱儿（高危儿）的分类提供不同体弱儿专案指导方案，包括预约、治疗、指导等；人群首诊登记和复诊登记指首诊和复诊记录包括临床症状、体格检查、实验

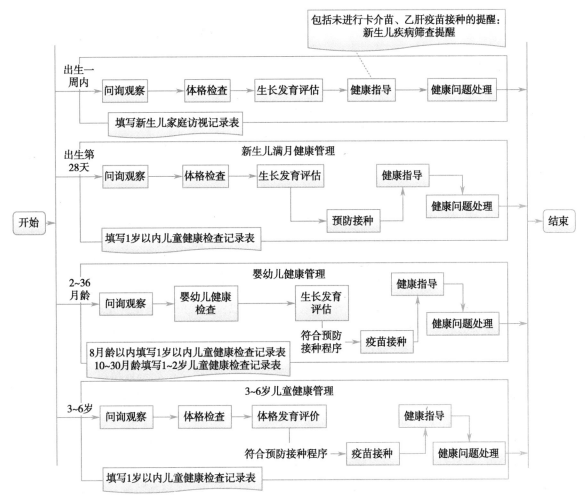

图 7-6　儿童健康管理流程图

室检查、治疗、转诊、指导及处理意见等；人群预约通知与提醒指可批量打印体弱儿（高危儿）预约通知单，发出预约通知单后，超过规定时间未来随诊者，系统自动给出提醒；人群结案管理指在体弱（高危）因素消失、超过儿童保健管理年龄、体弱儿死亡情形下系统自动对体弱儿（高危儿）进行结案。

4．**婴幼儿随访管理**　包括婴幼儿随访登记和健康指导。其中，婴幼儿随访登记支持1月龄、3月龄、6月龄、8月龄、12月龄、18月龄、24月龄、30月龄、36月龄的婴幼儿随访登记，包括体格检查、生长发育和心理行为发育评估记录、血常规检测、听力筛查与听性行为等登记；健康指导指提供母乳喂养、辅食添加、心理行为发育、意外伤害预防、口腔保健、中医保健、常见疾病防治等健康指导资料。

5．**学龄前儿童健康管理**　包括4～6岁儿童健康管理登记和健康指导。其中，4～6岁儿童健康管理登记指包括膳食、患病等情况登记；健康指导指进行合理膳食、心理行为发育、意外伤害预防、口腔保健、中医保健、常见疾病防治等指导。

6．**儿童体检管理**　包括儿童复检信息登记、儿童集体体检信息记录、听力及视力筛查登记、儿童死亡登记、儿童健康体检小结等。其中，儿童复检信息登记指记录儿童复检时病史、体格检查、辅助检查、结果评价、处理措施、下次检查预约时间等信息；儿童集体体检信息记录指提供儿童集体体检信息和相关诊疗信息的记录；听力和视力筛查登记指登记儿童听力和视力筛查结果；儿童死亡登记指提供对0～6岁儿童的死亡登记，支持通过接口报告给疾病预防控制及妇幼保健相关机构；儿童健康体检小结指提供儿童健康体检小结的登记。

7．**健康问题处理**　包括健康指导、转诊提醒和转诊。其中，健康指导指提供营养不良、贫血、单纯性肥胖等情况健康指导；转诊提醒指营养不良、贫血、单纯性肥胖提供转诊提醒；转诊指提供对健康管理中发现体弱儿、高危儿、听力、视力障碍的儿童的转诊处理。

（四）孕产妇健康管理

孕产妇健康管理是基层医疗卫生机构协同妇幼保健机构、综合医院及妇产医院为孕妇、产妇提供的健康检查、指导与健康干预。孕产妇健康管理业务功能主要包括孕产妇健康档案管理、孕期健康管理、产妇访视、产后42天健康管理（图7-7）。

1．**孕产妇健康档案管理**　指提供孕产妇在孕早期、孕中期、孕晚期、产后建立或补建孕产妇健康档案，发放《孕产妇保健手册》；支持健康档案的建立、修改与结案功能。

2．**孕期健康管理**　包括产前检查信息登记、产前检查信息获取、孕妇健康状况评估、孕妇随访登记、健康指导。其中，产前检查信息登记指提供孕早期、孕中期、孕晚期各阶段的检查信息录入；产前检查信息获取指从妇幼保健信息系统或区域卫生信息平台获取产前检查信息；孕妇健康状况评估指提供孕早期、孕中期、孕晚期各阶段孕产妇健康状况的评估功能，并进行自动高危评分，列出高危因素；孕妇随访登记指孕早期第1次随访登记、孕中期随访登记及孕晚期（第2～5次）的随访服务记录；孕妇转诊包括产前筛查转检、产前检查转检、产前诊断转诊、高危转诊；健康指导指提供孕早期、孕中期、孕晚期健康指导及转检、转诊建议。

3．**产妇访视**　包括产妇转入接收和产妇访视登记。其中，产妇转入接收指接收来自助产医院的产妇，获取产妇及新生儿信息，进行产后访视；产妇访视登记指提供产妇一般情况、乳房、子宫、恶露、会阴或腹部伤口恢复等情况登记。

4．**产后42天健康管理**　包括产后42天健康检查登记、产后42天转检和转诊、产后42天健康指导。其中，产后42天健康检查登记指登记产后42天健康检查信息；产后42天转检和转诊指对于不具备产后42天健康管理的社区，可转检到对应的妇幼保健机构，以及异常产妇转诊到原分娩医疗卫生机构检查；产后42天健康指提供性保健、避孕、预防生殖道感染、纯母乳喂养6个月、婴幼营养等方面的指导资料。

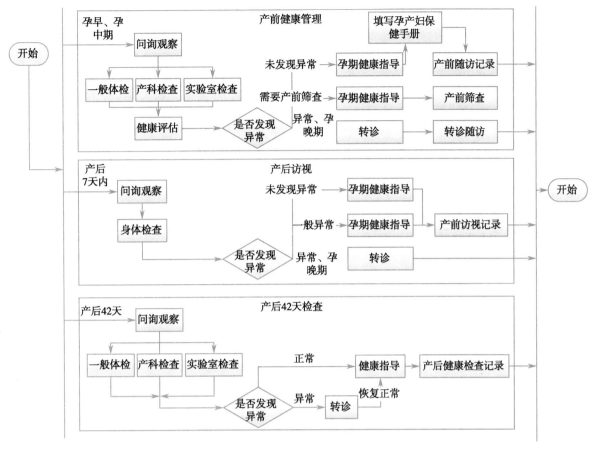

图 7-7 孕产妇健康管理流程图

（五）老年人健康管理

老年人健康管理是基层医疗卫生机构为辖区内 65 岁以上的老年人提供的健康管理。老年人健康管理业务功能主要包括老年人专项健康档案管理、老年人健康随访登记、老年人健康档案的调阅与使用、老年人健康管理提醒与预约登记（图 7-8）。

1. 老年人专项健康档案管理 指提供 65 岁以上的老年人建立专项健康管理档案管理；支持老年人专项健康档案的建立、修改与结案功能。

2. 老年人健康随访登记 指提供包括生活方式和健康状况评估、体格检查登记、辅助检查登记、健康指导及预约等功能。

3. 老年人健康档案的调阅与使用 指提供标准化的老年人健康管理信息。

4. 老年人健康管理提醒与预约登记 指对未进行健康管理服务的老年人提供健康管理的提醒与预约登记。

（六）高血压病人健康管理

高血压病人健康管理是基层医疗卫生机构对辖区内 35 岁及以上原发性高血压病人实施的健康管理。高血压病人健康管理业务功能包括高血压病人筛查、疑似高血压病人转诊管理、高血压病人健康档案管理、高血压病人随访登记、高血压病人健康检查（图 7-9）。

1. 高血压病人筛查 包括首诊测压登记、疑似高血压病人复检登记、高血压高危人群测压登记等，并将确诊为原发性高血压的纳入高血压病人健康管理。

2. 疑似高血压病人转诊管理 包括对无法确诊的高血压病人或可疑继发性高血压病人转诊到定点医院，以及对转诊病人进行随访登记。

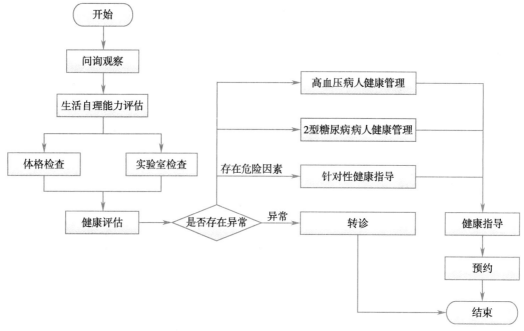

图 7-8　老年人健康管理流程图

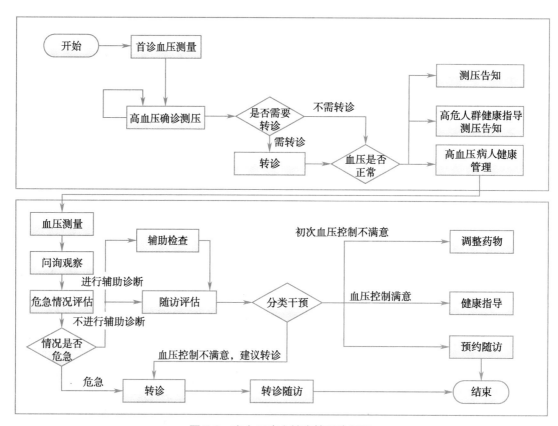

图 7-9　高血压病人健康管理流程图

3. 高血压病人健康档案管理　指建立高血压病人健康管理档案；支持高血压病人健康档案的建立、修改与结案功能。

4. 高血压病人随访登记　包括提供高血压问询观察登记（包括症状、体征等）；提供生活方式的指导登记；提供辅助检查登记；提供服药依从性、药物不良反应登记；提供随访分类药物控制登记、用药情况登记、转诊登记及下次随访日期预约登记等内容。

5.**高血压病人健康检查**　指对体温、脉搏、呼吸、血压、身高、体重、腰围、皮肤、浅表淋巴结、心脏、肺部、腹部等常规体格检查，以及口腔、视力、听力和运动功能等检查进行登记。

（七）2型糖尿病病人健康管理

2型糖尿病病人健康管理是基层医疗卫生机构对辖区内35岁及以上2型糖尿病病人实施的健康管理。2型糖尿病病人健康管理业务功能包括2型糖尿病筛查、2型糖尿病病人健康档案管理、2型糖尿病随访登记、转诊、健康指导、健康体检（图7-10）。

1.**2型糖尿病病人筛查**　指空腹血糖检查登记，确诊为2型糖尿病病人的纳入2型糖尿病病人健康管理。

2.**2型糖尿病病人健康档案管理**　指建立2型糖尿病病人健康管理档案；支持2型糖尿病病人健康档案的建立、修改与结案功能。

3.**2型糖尿病随访登记**　包括提供2型糖尿病病人问询观察登记；提供生活方式的指导登记；提供辅助检查登记；提供服药依从性、药物不良反应登记；提供随访分类药物控制登记、用药情况登记以及转诊登记、下次随访日期预约登记等内容。

4.**转诊**　指对2次空腹血糖控制不满意或药物不良反应难以控制等情况，建议将2型糖尿病病人实施转诊。

5.**健康指导**　指对2型糖尿病病人提供健康指导。

6.**健康体检**　指对体温、脉搏、呼吸、血压、身高、体重、腰围、皮肤、浅表淋巴结、心脏、肺部、腹部等常规体格检查，以及口腔、视力、听力和运动功能等检查进行登记。

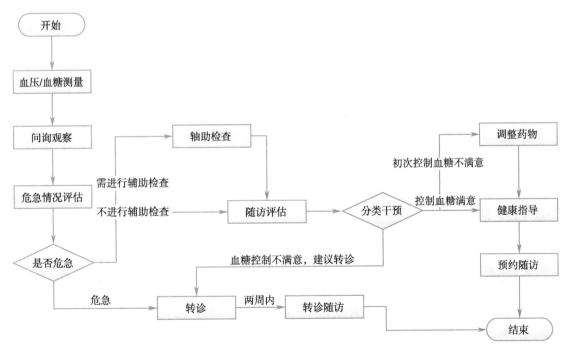

图7-10　2型糖尿病病人健康管理流程图

（八）严重精神障碍病人管理

严重精神障碍病人管理是基层医疗卫生机构对辖区内诊断明确、在家居住的严重精神障碍病人实施的健康管理。严重精神障碍病人管理业务功能包括严重精神障碍病人健康档案管理、严重精神障碍病人随访登记、转诊、康复训练登记、健康指导、健康体检（图7-11）。

1. **严重精神障碍病人健康档案管理**　指建立严重精神障碍病人健康管理档案,完成"严重精神障碍病人信息补充表"的登记;支持严重精神障碍病人健康档案的建立、修改与结案功能。

2. **严重精神障碍病人随访登记**　指提供"严重精神障碍病人随访服务记录表"登记信息;提供患病对家庭社会的影响评估;提供关锁情况、住院情况登记;提供实验室检查、服药依从性、药物不良反应、治疗效果、用药情况登记;提供转诊情况登记、康复措施登记、本次随访稳定性分类等;提供下次随访日期预约功能。

3. **转诊**　指提供对有急性药物不良反应或严重躯体疾病病人实施转诊。

4. **康复训练登记**　指登记精神病病人的康复训练情况。

5. **健康指导**　指提供对严重精神障碍病人的健康指导。

6. **健康体检**　指一般体格检查、血压、体重、血常规、氨基转移酶、血糖、心电图等。

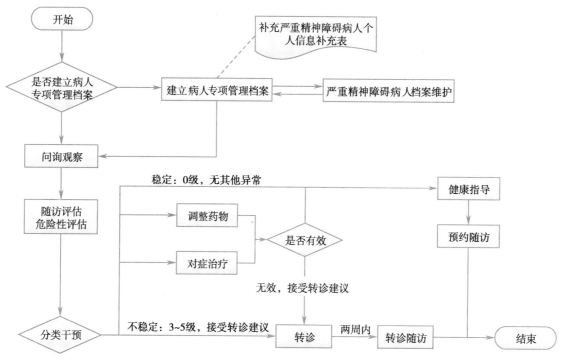

图 7-11　严重精神障碍病人健康管理流程图

(九)传染病及突发公共卫生事件管理

传染病及突发公共卫生事件管理是基层卫生疾病预防管理人员针对传染病及突发公共卫生事件进行的管理和报告活动。传染病及突发公共卫生事件管理业务功能主要包括传染病及突发公共卫生事件风险管理、传染病及突发公共卫生事件报告(图7-12)。

1. **传染病及突发公共卫生事件风险管理**　包括传染病及突发公共卫生事件风险评估、传染病及突发公共卫生事件预案。

2. **传染病及突发公共卫生事件报告**　包括传染病及突发公共卫生事件登记、报告、补报和订正功能。

(十)卫生监督协管

卫生监督协管是基层医疗卫生机构协助卫生监督部门开展食品安全监督、职业病防治、饮用水安全监督、学校卫生监督以及非法行医、非法采供血监督活动。卫生监督协管业务功能主要包括卫生监督协管巡查报告管理、卫生监督协管信息报告管理和职业病防治健康指导(图7-13)。

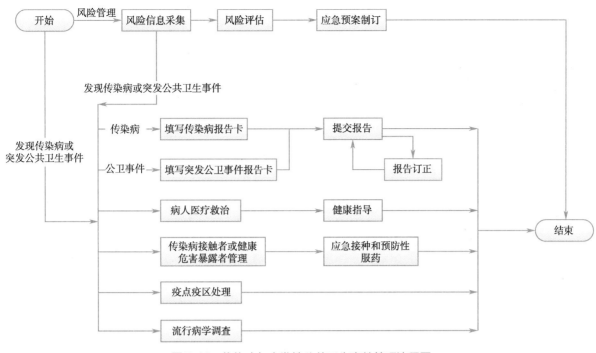

图 7-12　传染病与突发性公共卫生事件管理流程图

1. **卫生监督协管巡查报告管理**　指提供"卫生监督协管巡查登记表"进行监督协管巡查报告登记，包括社区及家庭、农村集中供水、城市二次供水点、学校等地的食品安全、饮用水安全、学校卫生以及非法行医非法采供血的巡查报告登记内容；提供对卫生监督协管巡查报告的登记、报告、订正等功能。

2. **卫生监督协管信息报告管理**　指提供"卫生监督协管信息报告登记表"进行协管报告登记。

3. **职业病防治健康指导**　指采用健康教育方式，提供职业病防治健康指导。

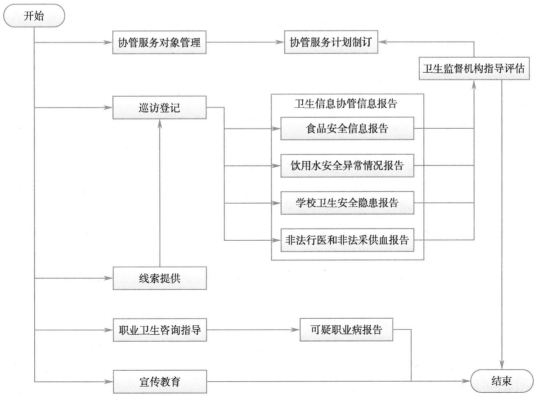

图 7-13　卫生监督协管活动图

第四节　基层医疗卫生信息系统其他子系统

除上述基本医疗服务和基本公共卫生服务外，基层医疗卫生信息系统还包括健康档案管理、健康信息服务、运营管理等子系统。

一、健康档案管理

健康档案管理以居民健康档案为基准，辐射慢性病管理、传染病管理、老年人管理、康复管理、健康体检、健康宣教、家庭医生等内容，并关联门诊、住院、体检、计划免疫、妇幼等信息的居民管理系统，主要包括居民健康档案管理、居民健康卡管理、家庭健康档案管理。

1.**居民健康档案管理**　是基层医疗卫生机构为辖区内常住居民，包括居住半年以上的户籍及非户籍居民建立的医疗卫生服务记录。涵盖居民健康档案基本信息登记服务、居民健康档案的修改、居民健康档案的更新、居民健康档案的迁移、居民健康档案的删除、居民健康档案的注销、居民健康档案查重与合并功能。

2.**居民家庭档案管理**　是基层医疗卫生服务机构为建立健康档案的居民，提供的电子身份识别卡的管理。涵盖居民健康卡建卡登记、居民健康卡信息更新、居民健康卡挂失、居民健康卡恢复、居民健康卡补卡、居民健康卡注销、居民健康卡使用。

3.**家庭健康档案管理**　是基层医疗卫生服务机构为辖区内常住居民以家庭为单位建立的基本健康信息记录，主要信息包括家庭住址、人数及每人的基本资料、建档医生和护士姓名、建档日期等。家庭健康档案管理服务，是对居民家庭健康记录的动态维护，主要包括家庭健康档案基本信息登记服务、家庭健康档案批量导入、家庭健康档案的修改、家庭健康档案的更新、家庭健康档案的删除、居民健康档案的加入或移除。

二、健康信息服务

健康信息服务包括健康档案查询、健康信息发布管理、网上预约与提醒、预防接种提醒与预约、健康教育信息服务等功能。

1.**健康档案查询**　是居民个人通过网上信息门户查询自身健康档案。健康档案查询应包括健康档案的基本信息、门急诊及住院就诊信息、疾病信息、用药信息、接受健康教育、预防接种、健康管理、疾病管理的相关信息的查询。

2.**健康信息发布管理**　用于在网站或其他媒体上发布与基层医疗卫生相关的健康信息。涵盖栏目管理、信息发布管理、信息检索、信息浏览功能。

3.**网上预约与提醒**　主要为居民提供基本医疗服务、基本公共卫生服务的预约，以省去排队挂号的麻烦。同时也提醒医护人员在约定时间对预约者提供相应的服务。涵盖诊疗预约、体检预约、健康档案建档预约、预防接种提醒与预约、随访提醒与预约等功能。其中，诊疗预约指提供包括就诊时间、全科医生、职称的诊疗预约和预约答复；体检预约指提供包括体检时间、体检项目预约和预约答复；健康档案建档预约指提供包括健康档案建档申请、建档时间预约和预约答复。

4.**预防接种提醒与预约**　指用户登入时，依据用户预防接种程序表，自动提供疫苗接种提醒功能，提供包括接种时间、地点预约和预约答复；随访提醒与预约包括疾病随访、新生儿访视、产妇访视、产后 42 天检查等提醒与预约功能。

5.**健康教育信息服务**　旨在健康知识宣传教育与普及。提供健康知识发布、健康知识检索、健康知识上传、健康知识下载和健康指导等功能。

三、运营管理

运营管理包括基本药物管理、药房管理、药库管理、物资（耗材）管理、设备管理、财务管理、个人绩效考核、机构绩效考核等功能。

1. **基本药物管理**　主要实现纳入《国家基本药物目录》的药品管理，各省、市的增补目录管理以及基本药物药品规格和商品信息管理。基本药物管理主要功能包括药品分类管理、基本药品录入、基本药品增补、基本药品移除、基本药品调价处理、基本药物使用。其中，基本药品录入指提供基本药品目录的录入功能（如品种、价格、单位、计量、特殊标志等），支持一药多名操作，判断识别，实现统一规范药品名称；基本药物使用指提供在药品入库、出库管理、药房管理、诊疗、电子处方录入时自动获取药品名称、规格、批号、价格、生产厂家、供货商、包装单位、发药单位等药品信息以及医疗保险信息中的医疗保险类别和处方药标志等。

2. **药房管理**　是基层医疗卫生机构用于药房药品出入库，以及盘点、药品调价等过程的管理，涵盖药品信息获取、药品划价、发药、对账、领药等功能。

3. **药库管理**　是基层医疗卫生机构用于管理药品从入库、储存到出库，以及盘点、药品调价等过程的管理。涵盖药品信息获取、药品采购计划、药品入库、药品出库、药品盘点、药品调价、药品库存管理、药品有效期管理、低限报警等功能。

4. **物资（耗材）管理**　是基层医疗卫生机构针对各种不列入固定资产管理的低值易耗品的管理。涵盖物资（耗材）字典管理、采购计划编制、专购品请购、入库、请领、出库、调拨、盘点、物资（耗材）损溢处理等功能。

5. **设备管理**　是基层医疗卫生机构针对设备固定资产的管理。涵盖设备分类字典管理、供应商与制造商管理、设备台账管理、设备入库管理、设备出库、设备折旧、设备消减与增值管理、设备清查、设备状态管理、请领、维修管理、检定与检验管理、设备报废管理等功能。

6. **财务管理**　是对机构中资金的收入、支出以及国有资产进行管理和监督。涵盖单位预算管理、收入管理、支出管理、收支结余管理、资产管理、负债管理、净资产管理等功能。

7. **个人绩效考核**　涵盖医护人员与健康管理人员绩效数据的建立、收集、处理和监控，具有关键绩效指标设定、关键绩效指标的获取与评价、满意度考核、综合评价等功能。其中，关键绩效指标包括工作量、服务效果和服务质量。工作量包括获取医生、护士、技师、药剂师的个人工作量；服务效果包括人均全科诊疗费用、人均住院费用、住院人均天数、平均住院天数等指标；服务质量指通过抽查医生处方、护理记录、考核处方的规范性、完整性、基药的使用、护理记录的完理性与规范性。

8. **机构绩效考核**　适用于基层医疗卫生机构管理人员对机构或部门的综合绩效进行评定。涵盖关键绩效指标设定、关键绩效指标的获取与评价、综合评价等功能。

第五节　医防融合与基层医疗卫生信息系统一体化

一、概述

经过长期发展，我国已经建立了由医院、基层医疗卫生机构、专业公共卫生机构等组成的覆盖城乡的医疗卫生服务体系。但是，医疗卫生资源总量不足、质量不高、结构与布局不合理、服务体系碎片化等问题依然突出，已成为保障人民健康和深化医改的重要制约。2018—2020年，国家卫生健康委员会连续 3 年印发的国家基本公共卫生服务项目工作通知中，均提出以高血压、2 型糖尿病等慢性病管理为重点，推进基层医疗卫生机构基本医疗和基本公共卫生融合服务，重点在医防融合服务模式、激励机制、健康教育方式、信息化应用等方面积极探索。2020 年 7 月，国家卫生健康委员会与国家中医药管理局联合印发《医疗联合体管理办法（试行）》（国卫医发〔2020〕13 号），提出城市医疗集团和县域医共体应当落实防治结合要求，做到防治服务并重，形成医防有机融合的服务工作机制。"医防融合"就是将"治病"和"防病"结合起来，即医疗、预防相互渗透，融为一体，通过医疗服务与预防服务有效衔接、同时提供、相互协同等形式，最大限度地减少健康问题的发生，有针对性地控制健康问题的恶化，提高医疗卫生服务的适宜性和有效性，实现"以健康为中心"的目标。目前我国基层医疗卫生机构"医防融合"的典型模式包括云南基层高血压"医防融合"的新型单病种防控模式、安徽界首县域医共体"医防融合"模式、宁波象山"三位一体"健康服务模式及重庆"五融合"模式等（图 7-14），已进入探索基本医疗服务与基本公共卫生服务整合模式的新阶段。信息化建设能进一步推进基层医疗卫生机构"医防融合"服务，优化常见多发慢性病的基层诊疗和健康管理流程，加速基本医疗与基本公共卫生服务双提升的进程。

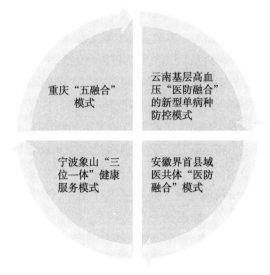

图 7-14　基层医疗卫生机构"医防融合"的典型模式

二、典型案例分析

云南新型单病种防控模式、安徽界首县域医共体、宁波"三位一体"等"医防融合"典型案例阐述如下。

（一）云南基层高血压"医防融合"的新型单病种防控模式

2018 年，云南省聚焦影响人均期望寿命的主要慢性非传染性疾病，落实疾病"早发现、早诊断、早治疗"的三早方针，在国家卫生健康委员会和国家心血管病中心的指导下，在昆明、曲靖、红河、楚雄、丽江等地，创新基层高血压"医防融合"的新型单病种防控模式。聚焦高血压病人确诊、治疗、转诊、死亡等重要生命过程，建立分工明确、协助有效的"行政—疾控—专病医院"三位一体管理构架和"医院—疾控—基层"间的信息转介、分工协作机制。

在信息化赋能"医防融合"方面，云南省利用国家基层高血压管理信息系统，建立高血压病人电子采集系统和精准管理质控体系。系统后台通过数据分析和质控管理，实现对各地、各机构必备药物配备率、任务完成率、规范管理率、处方合理率、规律服药率、血压控制率、心血管事件发生率等考核指标的实时监测，对血压连续不达标未处理率、控制率、处方率、服药率对比、纸质表格随访比例不达标的地区和机构精准预警，对机构和医生开展药物种类分析、各类降压药物占比分析指导合理用药，高血压管理水平和卫生行政管理效率明显提升。

（二）安徽界首县域医共体"医防融合"模式

安徽省是国家首批 4 个医改试点省之一，是改革"排头兵"。作为安徽省第一批医共体试点的界首市，2017 年界首市人民医院在医共体建设的基础上建立了集职责融合、资金融合、信息融合、服务融合于一体的"医防融合"新模式。为了推动"医防融合"更好开展，界首市人民医院医共体建立了城乡一体化的信息化系统，打通医共体内病人所有医疗健康信息，不仅破解了家庭医生"签而不约"的难题,实现在线签约、在线交费、在线履约,还建设了中心药房、区域影像中心、区域检验中心、区域心电中心、远程会诊中心五大中心,实现药品配送和远程医疗等服务。此外,界首市还在全国率先引入智能穿戴系统,通过面部识别,确保人民健康体检和健康档案的真实性,为县域卫生与健康信息化管理工作推进奠定坚实基础。

(三)宁波象山"三位一体"健康服务模式

2020年,宁波象山县编制《高水平高质量推进象山县医共体建设三年行动计划(2020—2022年)》,着力优化集健康教育、风险评估、慢性病筛查、有序分诊、规范诊疗、随访干预为一体的慢性病健康管理服务。象山县依托医共体"一盘棋"聚力抗疫,将"医防融合"深植于"少吃药、不病、少病、晚病、主动健康"健康服务中,全力构建"疾病预防 + 精准治疗 + 健康促进"三位一体"医防融合"改革模式。

为更好推进"医防融合",象山县开展医共体城乡一体信息化建设,实现医疗信息纵向与基层医疗机构互通,横向与公共卫生服务全面融合,分院通过远程门诊直接将心电图检查图纸、血液检验项目、CT 等影像资料连到县级医院,由县级专家免费作出诊断,诊断结果通过计算机系统反馈至检查医院医生和病人。

(四)重庆"五融合"模式

2020年,重庆市在 25 个区县开展医共体"医通、人通、财通"建设基础上,重庆市医改领导小组办公室印发《关于推进区县域医共体医防融合发展的指导意见》,运用"三把钥匙",即建立"两员一机构两联盟"医防融合新体系,建立两部一馆一专区服务新模式,建立医防管理融合机制、医防队伍融合机制、医防服务融合机制、医防信息融合机制、医防绩效考核融合机制的医防"五融合"新机制,正式开启医共体"医防融合"之门。

为更好推进"医防融合"开展,重庆市在以下两方面做出信息化建设提升。一是加快推进全市统筹全民健康信息平台建设。建设完善市级传染病、慢性病、职业病、老年与妇幼保健、免疫规划、精神卫生等公共卫生信息系统,建立基层卫生综合管理信息系统。加快推进医共体各成员单位间电子健康档案和电子病历信息共享,实现系统互联互通、数据同步共享、业务协同联动,促进临床诊疗和公共卫生数据的整合利用,提高工作效率和质量。二是加快推进基层智能诊疗设备配置和信息系统协同服务。各区县要加快推进基层医疗卫生机构数字化检验检查设备和基层医生辅助诊疗系统配置,利用远程医疗系统,为基层医生提供远程技术支持。加快区县域内基层医疗卫生机构信息系统整合,推动市级统筹建设公共卫生信息系统与基层医疗卫生机构业务信息系统协同服务。

(李亚子)

思 考 题

1. 简述我国基层医疗卫生信息系统发展历程。

2. 基层医疗卫生信息系统包括哪些子系统?

3. 论述基层医疗卫生信息系统对提升我国基层医疗卫生服务质量的意义。

第八章

国家突发公共卫生事件应急指挥信息系统

2003 年的严重急性呼吸综合征（SARS）疫情和 2019 年的新型冠状病毒肺炎（COVID-19）疫情，对我国和全世界人民的健康和经济造成了巨大的冲击和损失，暴露了公共卫生体系整体发展滞后、信息渠道不畅、应急处理能力低等薄弱环节。完善重大疫情防控体制机制，健全国家公共卫生应急管理体系，建立突发公共卫生事件应急指挥信息系统（下简称卫生应急指挥信息系统），实现卫生应急工作的科学化、高效化、信息化，是有效控制危机蔓延、降低损失的关键环节。卫生应急指挥信息系统是科学先进的危机处理方法，利用计算机技术、网络技术与多媒体技术等信息技术，采用地理信息系统（GIS）、数据分析系统等手段，实现对突发公共卫生事件的分析、组织、协调和控制等管理与指挥功能。

本章主要分为五节：第一节主要介绍了突发公共卫生事件概述；第二节阐述了国家突发公共卫生事件应急指挥信息系统建设回顾；第三节介绍国家突发公共卫生事件应急指挥信息系统建设内容；第四节介绍国家突发公共卫生事件应急指挥信息系统建设成果；第五节对突发公共卫生事件应急指挥信息系统建设经验进行了总结。

第一节　突发公共卫生事件概述

一、突发公共卫生事件概念

突发公共卫生事件是指突然发生，造成或者可能造成社会公众健康严重损害的重大传染病疫情、群体性不明原因疾病、重大食物和职业中毒以及其他严重影响公众健康的事件。

二、突发公共卫生事件分级

根据突发公共卫生事件性质、危害程度、涉及范围，《国家突发公共卫生事件应急预案》将突发公共卫生事件划分为特别重大、重大、较大和一般四级，依次用红色、橙色、黄色、蓝色进行预警。

（一）特别重大的突发公共卫生事件（Ⅰ级）

如发生传染性非典型肺炎、人感染高致病性禽流感或者群体性不明原因疾病病例，并有扩散趋势，或者其他特别重大的突发公共卫生事件。

（二）重大的突发公共卫生事件（Ⅱ级）

如发生霍乱、肺鼠疫、重大医源性感染事件等。

（三）较大的突发公共卫生事件（Ⅲ级）

如食物中毒一次 100 人以上。

（四）一般的突发公共卫生事件（Ⅳ级）

如霍乱一周内发病9例以下，一次食物中毒人数30～100等。

三、突发公共卫生事件特点

（一）成因的多样性

许多公共卫生事件与自然灾害有关，比如说地震、水灾、火灾等。社会安全事件也是形成公共卫生事件的一个重要原因，如生物恐怖等。另外，还有动物疫情、致病微生物、药品危险、食物中毒、职业危害等。

（二）分布的差异性

在时间分布差异上，不同的季节，传染病的发病率不同，比如SARS往往发生在冬、春季节，肠道传染病则多发生在夏季。分布差异性还表现在空间分布差异上，此外还有人群的分布差异等。

（三）传播的广泛性

全球化时代，某一种疾病可以通过现代交通工具跨国流动，而一旦造成传播，就会成为全球性传播。另外，传染病一旦具备了流行过程的基本条件，即传染源、传播途径以及易感人群，它就可能在毫无国界的情况下广泛传播。

（四）危害的复杂性

重大的突发公共卫生事件不但对人的健康有影响，而且对环境、经济乃至政治都有很大的影响。比如2003年的SARS流行和2019年的新型冠状病毒肺炎疫情，都对我们国家造成了很大的经济损失。

（五）治理的综合性

治理需要四个方面的结合：第一是技术层面和价值层面的结合，我们不但要有一定的先进技术还要有一定的投入；第二是直接的任务和间接的任务相结合；第三是责任部门和其他的部门结合起来；第四是国际和国内结合起来。只有通过综合的治理，才能使突发公共卫生事件得到很好的治理。

（六）发展的阶段性

突发公共卫生事件其实质是社会危机，其发生、发展具有阶段性，在不同的阶段有不同的特征。

第二节　国家突发公共卫生事件应急指挥信息系统建设回顾

国家公共卫生应急管理体系是国家应急管理体系的重要组成部分，承担着预防、控制、化解、消除公共卫生事件危害的重要职责。健全国家公共卫生应急管理体系，是一项整体性、系统性、协同性都很强的任务，既要完善疾病预防控制体系、医疗救治救援体系，又要对突发公共卫生事件预防与应急准备、监测与预警、应急处置与救治救援、事后恢复、物资保障等各个环节进行统筹设计；既要强化体系建设，又要着力从制度机制层面理顺关系、强化管理。

为加强我国公共卫生体系的建设，2003年10月，国务院提出用3年左右的时间，建立健全国家突发公共卫生事件应急机制、疾病预防控制体系、医疗救治体系和卫生执法监督体系。2003年5月，国家财政投入资金，提出建设"国家突发公共卫生事件应急指挥与决策系统"项目，确立了"实现对突发公共卫生事件的动态监测与预警，面对突发公共卫生事件，能够为指挥首长和参与指挥的人员和专家提供各种通信和信息服务；提供决策依据、分析手段、指挥命令实施部署的工具和监督方法；通过指挥中心使指挥首长能及时下达命令，有效调集各种资源，实施疫情控制和医疗救治工作，减轻突发公共卫生事件对居民健康和生命安全造成威胁，用最有效的控制手段和最优的资源投入，将损失控制在最小范围内"的建设目标。

2003 年 6 月，卫生部印发了《卫生部关于国家公共卫生信息系统建设工作有关问题的通知》（卫办发〔2003〕212 号），明确了卫生应急指挥信息系统建设目标和建设重点。网络直报系统的建设包括国家公共卫生信息系统基础网络建设和疫情、突发公共卫生事件监测系统建设两大任务。依托国家公用数据网，综合运用计算机技术、网络技术和通信技术，初步建立连接了乡镇、县（区）、地（市）、省、国家五级卫生行政部门、疾病预防控制中心、各级各类医疗卫生机构的多向信息传输网络，形成国家公共卫生信息系统的网络基础，并在中国疾病预防控制中心建立了国家级公共卫生信息网络平台。

2007 年我国《突发公共卫生事件应对法》出台，历经预案建设、体制建设、机制建设、法治建设四个阶段后，逐步形成我国突发事件应急指挥的制度基础。2010 年 4 月，卫生部印发了《地市级突发公共卫生事件应急指挥与决策系统建设指南》（卫办应急发〔2010〕59 号），指导全国各地（市）建设突发公共卫生事件应急指挥与决策系统。

2011 年 1 月，国务院签发第 588 号令《突发公共卫生事件应急条例》（国务院 588 号），该条例为有效预防、及时控制和消除突发公共卫生事件的危害，保障公众身体健康与生命安全，维护正常的社会秩序，提供了制度保障。

2020 年 2 月 14 日，习近平主持召开中央全面深化改革委员会第十二次会议强调完善重大疫情防控体制机制，健全国家公共卫生应急管理体系。

2020 年 3 月 1 日出版的第 5 期《求是》杂志发表中共中央总书记、国家主席、中央军委主席习近平的重要文章《全面提高依法防控依法治理能力，健全国家公共卫生应急管理体系》。

第三节　国家突发公共卫生事件应急指挥信息系统建设内容

一、我国突发公共卫生事件应急指挥信息系统规划

卫生应急指挥信息系统是卫生信息化的重要子系统，高效、权威、统一的应急组织指挥系统是卫生应急的中枢神经。卫生应急指挥信息系统利用现代网络和信息技术，实现了危机应对全程的跟踪、决策与支持。系统可以在最短时间内做出反应并决定合理的应对措施，及时下达或传递，使各机构共同应对危机。在常态下，实现卫生应急日常管理工作、日常监测及应急管理业务流程的规范；在应急状态下，实现信息的采集、存储、传输、分析、处理，预案选择及启动，辅助决策，指挥调度，调查评估全过程的自动化、信息化与网络化，最终在信息系统层面实现应急管理的平战结合。

二、系统建设目标

2003 年，卫生部提出逐步建设国家突发公共卫生事件应急指挥与决策系统，系统建设目标是以国家突发公共卫生事件应急指挥中心为核心，形成一个覆盖全国的应急指挥与决策系统网络，实现对全国公共卫生突发事件的"指挥网络化、应急信息化、执行流程化、决策智能化"。

三、体系结构

根据国家应急指挥体系的特点，突发公共事件应急指挥平台分别从纵向与横向进行了拓展：纵向划分为国家应急指挥系统、省级应急指挥系统和市级应急指挥系统；横向划分为各部委应急指挥系统、联动部门应急指挥系统和其他综合信息系统。从而对各个层面、各个级别的应急事件处置提供了支持。

四、总体框架

卫生应急指挥系统包含九个功能：地理信息系统、运营支持系统、决策支持系统、共性支撑平台、综合信息门户、系统监控与管理平台、安全管理平台、基础数据管理平台、数据交换平台（图8-1）。

1. 综合信息门户分为内网门户和外网门户，根据服务对象不同而有所侧重。外网服务门户侧重于信息发布、健康宣教、应急知识等；内网门户侧重于综合决策支持、专业服务、知识库、专家会商等。

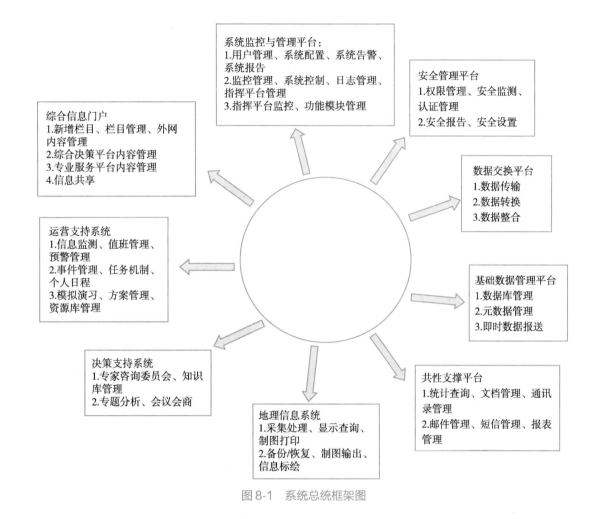

图 8-1　系统总统框架图

2. 地理信息系统主要有以下内容：采集处理、显示查询、制图打印；备份/恢复、制图输出、信息标绘；态势信息处理、发布空间信息等。

3. 决策支持系统主要有以下内容：专家咨询委员会；知识库管理；专题分析；会议会商等。

4. 运营（业务）支持系统主要有以下内容：信息监测、值班管理、预警管理；事件管理、任务机制、个人日程；模拟演习、方案管理、资源库管理等。

5. 系统管理与监控平台主要有以下内容：用户管理、系统配置、系统告警、系统报告；监控管理、系统控制、日志管理、指挥平台管理；指挥平台监控、功能模块管理等。

6. 安全管理平台主要有以下内容：权限管理、安全监测、认证管理；安全报告、安全设置等。

7. 数据交换平台主要有以下内容：数据传输；数据转换；数据整合等。

8. 基础数据管理平台主要有以下内容：数据库管理；元数据管理；即时数据报送等。

9. 共性支撑平台主要有以下内容：统计查询、文档、通讯录管理；短信管理、报表管理等。

五、卫生应急指挥信息系统处置流程

卫生应急指挥信息系统处在监测到预警时,应急指挥中心评估突发公共卫生事件等级并启动相应等级预案。应急指挥中心在应急方案指导下开展医疗资源调动、现场救治和专家会诊,并注重信息发布。

基本处置流程如下:①成立突发卫生事件应急处理指挥部;②调配应急人员、物资;③开展流行病学调查;④划定控制区域;⑤采取控制措施;⑥追踪调查;⑦制定技术标准和规范;⑧发布通报信息;⑨进行事件评估;⑩启动其他治疗、预防及相关措施。

突发公共卫生事件的一般处理程序如图8-2所示。

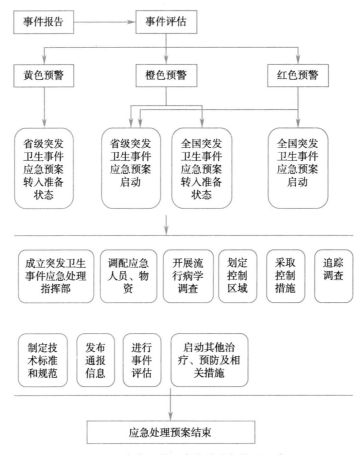

图8-2　突发公共卫生事件应急处理程序

第四节　国家突发公共卫生事件应急指挥信息系统建设成果

一、我国突发公共卫生事件应急指挥信息系统建设和运行现状

国家层面,卫生应急指挥信息系统基本建成并运行,并在卫生应急信息化管理职能、管理方式和协调机制等方面,取得了初步成效。国家卫生健康委员会突发公共事件卫生应急指挥与决策系统已完成应急指挥中心、大屏幕显示系统、视频会议系统、数据存储系统、运营支持系统、决策支持系统、地理信息系统、综合信息门户、数据交换平台等各子系统的建设。功能上,实现了规划的远程视频会

商,突发事件地理空间分布的展示,突发事件相关信息的收集、管理、存储和初步分析,专家库、应急队伍库、知识库、预案库、卫生资源库等信息资源管理。系统软件方面,通过调研了解需求,针对需求完成相关软件设计。指挥中心综合业务软件开发以事件管理为中心,梳理监测预警和应急处置的业务流程。系统用户管理方面,对系统各级各类用户的使用权限进行了角色分配,并通过各级各类用户的使用权限的模型搭建工作对系统权限管理功能进行优化。

各省级应急指挥中心均已建设完成,但运行较少。地市级系统搭建情况进度不一。总体来看,多数地市已经建成卫生应急指挥信息系统,部分地市正处于建设中。

1. 应急指挥中心基础设施建设情况　根据设计规划,卫生应急指挥中心基础设施提供基础的应急指挥与日常工作环境、环境设备、办公设施等。建设内容包括指挥中心建筑装修、动力配电系统(不间断电源)等。

卫生应急指挥场所方面,根据卫生应急指挥信息系统建设技术指南,建立了应急会商室和应急机房,作为突发事件发生时的卫生应急指挥场所。

2. 系统数据库建设情况　卫生应急指挥系统数据中心是公共卫生基础数据、卫生应急指挥专题数据的存储、加工、处理、备份中心,主要包括卫生应急地理信息库(GIS 数据库)、专家队伍数据库、应急物资数据库、卫生应急相关知识库等。

(1)卫生应急地理信息库:是应急救援的重要信息,国家与省级已完成系统 GIS 地理信息数据库相关建设。

(2)专家队伍数据库:部分地级市已建立起专家队伍数据库,具体包含相关专家信息和联系方式,初步实现卫生应急人才队伍管理的信息化。

(3)应急物资数据库:包括救治设备、疫苗、药物、血液/血制品、防护物质、车辆、通讯物品等的数量、批次、存储地等信息。针对应急物资的信息,部分地区已建立物资储备数据库。

(4)卫生应急相关知识库:地方卫生应急指挥信息系统知识数据库和法律法规数据库的建设情况还需进一步提升。

数据库建立之后的应用,即数据的加工、处理,主要依靠相关数据分析模型。部分地区建立了提升数据信息使用效能的数据分析模型。要实现卫生应急管理的高效化、智能化,系统数据分析利用的标准化和规范化机制亟待建立。

3. 应急指挥平台建设情况及覆盖情况　应急指挥平台是为有关部门提供处置突发事件统一、灵敏、高效、可靠的技术支撑平台,辅助进行突发事件的监测预警、应急准备、应急响应(决策、指挥调度、处置)和恢复/评估等应急管理全过程。主旨是整合与协同,核心是实时和移动办公,关键因素是通信与信息。

作为应急平台体系的核心功能,移动应急平台能实现现场应急指挥调度,是应急机构指挥能力的有效延伸。移动应急平台具有数字化、网络化、透明化,在线网络动态重构,集中监控管理,一体化接入,实时数据与态势共享等功能优势。突发事件发生时,平台通过多种通信手段(多种链路通信互联技术和卫星通信等),快速实现事件现场与平台之间的联通,进行实时分析和研判,最终实现"事件现场—指挥中心"协同应急一体化。移动应急平台是直观、有效、科学化应急决策和指挥的重要工具。

关于突发公共卫生事件移动应急平台,大部分地区在建设中,我国移动应急平台建设情况不平衡,需要进一步完善与推广。

4. 应急指挥通讯情况　应急指挥通讯方式主要有卫星、短波、超短波、移动电话、固定电话、互联网、卫星电话、专用网络等。固定电话和移动电话等传统通信方式的应用最广,各地市应急人员均已熟练应用,是重要的信息来源;短信、移动终端与邮件等互联网等在实际工作中也较为常用;微波、超短波两种通信方式尚未进入实际应用;卫星电话已开始应用;互联网通信和智能手机软件以其便利性成为目前正在日渐发展为实际应急工作中常用的通信方式。

视频交换平台网络,国家至省级卫生部门的通信依赖于与通信运营商的合作,通过专项项目,实现专线通信;链路通信采用租赁运营商网络的方式购买链路租赁,保障专用性和安全性。国家至地方,视频平台的运用也日渐熟练。

在各种应急通信方式中,卫星通信具有诸多优势:可自行收发、机动性好、灵活性;线路稳定,通信质量高;可多址通信,覆盖面广等。发挥卫星通信的长处,可提供快速可靠的应急移动通信覆盖,保证突发事件信息和救援指挥命令及时传递。然而在实际应用中,各地方对卫星通信的利用尚不足,卫星通信技术深入运用到应急通信还需要相关投入与推进。

5. 系统运行情况   国家层面,卫生应急指挥信息系统的建设初步实现管理职能、管理方式和协调机制信息化等方面的转变。国家卫生应急指挥信息系统实现了远程视频会商,突发公共卫生事件的地理空间分布的展示,突发公共卫生事件相关信息的收集、管理、存储和初步分析;以及专家库、应急队伍库、知识库、预案库、卫生资源库等信息资源管理。运行与应用方面,常态下,主要用于专家会商、月度风险评估等日常工作;战时,该系统已在四川汶川地震医学救援、青海玉树地震、甲型 H1N1流感疫情等突发事件卫生应急工作中进行了运用,发挥了一定实效,初步实现平战结合。

系统应用运行情况随行政级别呈现倒金字塔形。地方各级的系统应用有限,多未发挥实效,且地区间存在不平衡。多地卫生应急指挥信息系统平时多承担日常的办公工作,作为日常应急的综合管理信息平台。战时的指挥调度平台和辅助决策工具功能由于启用时间有限,特重大突发公共卫生事件发生频率低,多未能得到实践的检验。

目前的卫生应急指挥信息系统,更多的是信息处理系统,即平时进行信息采集与更新,信息汇总与数据交换。而信息收集方面,在该系统前期的信息监测中,由于系统设计及监测对象的配合问题,信息的准确性不能完全保证,影响到决策的针对性;且信息中由于各系统的不同,以及缺乏统一的数据收集格式,导致信息格式不一,难以全面利用;信息预警和信息报告工作不够完善、信息报送渠道不畅通,个别部门容易出现迟报、漏报、瞒报现象,且对有效信息的筛选与利用不足。

二、卫生应急指挥信息系统取得的主要成就

经过政府和相关部门的规划与推进,我国卫生应急指挥信息系统的建设推进与初步运行,实现了卫生应急信息化管理职能、管理方式和协调机制等的转变,我国卫生应急信息化已取得初步成效。卫生应急管理正由传统经验式管理向智能化、高效化、科学化、规范化决策模式转变。在我国公共卫生体系的逐步健全,应急体系逐步规范,应急管理体制逐步完善,应急能力逐步提升的背景下,我国卫生应急组织管理和指挥体系基本实现了管理职能从分散到集中、管理方式从经验管理到科学化管理、工作重点从重处置到监测预警与应急处置并重,协调机制从单一卫生部门应对到跨部门协调联动的转变,并树立了"平战结合"的指导思想,卫生应急信息化是卫生应急管理科学化、高效化的进一步升级。

目前,我国已基本建成了覆盖国家、省、地市三级的卫生应急指挥信息系统,尤其是国家级和省级卫生应急指挥信息系统,除完成基本建设外,还进行了初步的运用,在突发事件应对中发挥了一定作用。卫生应急指挥信息系统的大体框架初步构建;网络与技术环境基本完善,安全保障系统以外的基础设施各子系统也多具备;通信方式逐步多样化和高效化,视频通话技术日渐成熟并进入应用;人、财、物保障机制和相关制度保障也在日益完善中。突发公共卫生事件的信息共享与交流机制也在日益完善。我国已建立完整的传染病监测系统,国家疾病网络直报系统(简称大疫情网)定位于法定传染病疫情和突发公共卫生事件网络直报,它的启用使得传染病等信息的收集日益规范,实现了全国各级医疗卫生部门机构在采集、报告和使用中对数据理解的一致性,为疫情与突发事件的监测

预警提供了及时有效的数据基础。卫生应急指挥信息系统作为重要的信息系统,与大疫情网等信息系统的相互联系构成卫生应急的信息基础。卫生应急的信息共享与交流日益完善,尤其在战时,国家或地方政府成立应急指挥部,协调处置突发事件,也使得各机构信息沟通交流畅通、实现及时的信息传递与信息共享,各部门齐心协力,协同处置突发事件。

第五节　突发公共卫生事件应急指挥信息系统建设经验

目前,我国卫生应急信息化尚处于初始阶段,各地应急指挥信息系统的建设情况进度不一。

一、卫生应急指挥信息系统各大模块在工作中发挥实效

(一)先进的统一通信

应急信息化建设从完善基础设施建设入手,充分利用现代的信息通信技术,构筑起覆盖全国的防灾专用通信网络。从完善基础建设开始,指挥决策系统采用了先进的通信技术,实现单人、多人电话和视频功能,并通过电子传真取代普通传真机进行传真,大大提高了工作效率。

(二)统一规划的应急准备模块

在处置突发公共卫生事件前,应急部门需要进行人员、物资、车辆、预案和知识资料的准备。应急准备模块的构建包含了应急物资、应急人员、各种技术方案和知识资料。在应急准备的物资数量方面,对物资清单和规格进行设置,系统会根据标准对目前的库存是否充足进行提示,各地市只需对管辖区域内的物资进行录入即可。

二、卫生应急指挥信息系统部分功能模块存在不足

(一)地图展示欠直观

卫生应急指挥信息系统应该与地理信息系统对接。但地图存在一定滞后性,制约系统的功能运用。此外,应急地图不够直观,卫生应急医疗卫生机构标识对比性不强,仍需要进一步细分。

(二)数据质量有待完善

卫生应急指挥信息系统需要具备早期各类信息汇集、分析、整合和共享能力,但以上功能是以基础数据真实可靠为前提。从目前来看,系统数据填报的情况不尽如人意。

(三)应用系统对接不足

本套系统和其他系统的对接(横向和纵向对接)仍显不足。在部门间(公安、民政等部门)的资源共享和部门内的协调沟通方面较差,许多应急联动部门(尤其是非卫生部门)还没开通账号。

三、卫生应急指挥信息系统发展方向

(一)加强互联互通,完善监测预警机制

在网络覆盖节点方面,卫生应急指挥信息系统已覆盖包括所有二级以上的医院。由于突发公共卫生事件是涉及范围广的群体事件,需要掌握第一时间的信息与报告。应将现有的网络节点向下延伸,建设镇(乡)级卫生服务机构四级网络,把社区服务站、村卫生所等末端节点接入系统,提高在发生公共卫生应急事件时可查、可控、可管的能力。

在监测预警中,为了降低填报人员的工作量,应尽量采用多渠道(如系统对接)收集相关信息的方式,利用网络技术、数据库技术等的支持采集信息并汇总。避免各机构数据信息重复建设和浪费现象,从而为提升监测预警效能打好基础。

（二）加强决策分析和应急演练模块建设

决策分析是本系统的核心功能，设计的展望是系统能实现智能化处置与决策，并直接提供决策建议。

（三）加快基础数据录入

经各方的努力与推进，卫生应急正由传统经验式管理向智能化、高效化、科学化、规范化管理转变。接下来需要建立长效运维机制，做好各项保障，从而为有效、及时地应对处置突发公共卫生事件提供支持，并在使用中不断完善各大模块，推进卫生应急信息化建设与应用。

（孙　焱）

思 考 题

1. 突发公共卫生事件分级判定标准是什么？
2. 国家突发公共卫生应急指挥信息系统的建设内容是什么？
3. 国家突发公共卫生应急指挥信息系统的建设经验是什么？

第九章

卫生信息项目管理

广义的卫生信息（health information）是指与医药卫生工作相关的任何形态的信息，不仅包括医药卫生行业自身的内容，而且涉及医疗保险、劳动保障、医药市场等相关领域的内容。信息化（informatization）是一个通过信息技术与传统产业渗透、融合，以促进经济发展和社会进步的动态进程。我国乃至世界，医疗卫生信息化正面临一个蓬勃发展的新局面。在卫生信息化（health informatization）发展过程中，信息化工作的推进实际上往往具体化为一系列卫生信息项目的建设和应用。为了确保这些项目能获得成功，项目建设亟需引入正确的项目管理理念、方法和工具，以达到优化规划、设计、管理和控制等目的，从而推动我国卫生信息化建设的健康、持续发展。本章首先概要介绍项目管理基础知识上，然后系统地阐述了卫生信息项目及其管理的相关内容，并分析了卫生信息项目管理的应用现状。

第一节　项目管理基础

信息时代的今天，项目管理在行业发展中起到重要的作用，对于医疗卫生信息行业更是如此。以下对项目管理的基础知识简要概述。

一、基本概念

（一）项目

一般认为，项目（project）是一个组织为实现既定目标而在一定的时间、人员和资源等条件约束下所开展的一种具有独特性的一次性工作。简单来说，项目就是一件事情，一项独一无二且仅需做一次的任务。需要注意的是，项目侧重动态的过程，而不只是目标或成果。

（二）项目管理

项目管理（project management，PM）是将知识、技能、工具和技术应用于项目活动中，以满足项目需求的管理活动。直观上说，项目管理就是"针对项目进行的管理"，即项目管理属于管理范畴且项目管理的对象是项目。项目管理伴随着社会发展而不断演化进步，项目管理的概念不断渗透到各个领域。

（三）项目集管理和项目组合管理

依据项目的规模和统属关系有项目集、项目和子项目之分。在一个成熟的项目管理中，项目管理会处于一个由项目集管理和项目组合管理所治理的环境中。

1. **项目集管理**　是指在项目集中应用知识、技能、工具和技术来满足项目集的要求，重点关注项目间的依赖关系，主要管理措施包括解决影响项目集内多个项目的资源制约和/或冲突，调整对项目（集）目标有影响的战略方向等。

2. 项目组合管理   是指为了实现战略目标而对一个或多个项目组合进行的集中管理,重点在于通过审查项目(集),来确定资源分配的优先顺序,并确保对项目组合管理与组织战略协调一致。

二、项目管理的主要内容和基本职能

(一)项目管理主要内容

项目管理涉及多方面的内容,从不同角度进行划分,通常可划分为 2 个层次、4 个阶段、5 个过程组、10 个领域、47 个管理过程及多个主体。2 个层次为全局层次与项目层次。4 个阶段为概念阶段、规划阶段、实施阶段与结束阶段。5 个过程组为启动过程组、规划过程组、执行过程组、监控过程组与收尾过程组。10 个领域即按照美国项目管理协会(Project Management Institute,PMI)提出的方法进行划分出的十大知识领域。5 个过程组又可细化为 47 个管理过程,主要包括项目管理的运行、项目背景、项目开发与评估、团队工作、项目后评价等。多个主体主要包括业主、各承包商、用户、监理、政府等。

项目管理是通过合理运用与整合按逻辑分组的 47 个管理过程来实现的,在 PMI 发布的《项目管理知识体系》(*Project Management Body of Knowledge*,PMBOK)指南中,这 47 个管理过程被归入 5 个过程组和 10 个知识领域,故下文详细介绍项目管理的 5 个过程组和 10 个知识领域。

(二)项目管理基本职能

1. 计划   是指根据项目期望要求,对项目的各项活动作出合理安排。

2. 组织   是指项目组织机构建立、组织运行和组织调整等活动,包括组织设计、组织联系、组织运行、组织行为和组织调整。

3. 评价和控制   目的在于根据项目计划执行过程中的实际情况及时作出合理的调整,以使项目能按计划完成。

三、项目管理十大知识领域

(一)项目整合管理

项目整合管理兼具统一、合并、沟通和建立联系的性质,对受控项目从执行到完成、满足项目要求和成功管理干系人期望都至关重要,包括对隶属于项目管理过程组的各种过程和项目管理活动进行识别、定义、组合、统一和协调的各个过程。具体过程包括制定项目章程、制订项目管理计划、指导与管理项目工作、管理项目知识、监控项目工作、实施整体变更控制和结束项目或阶段。

(二)项目范围管理

项目范围管理主要在于定义和控制哪些是应该或不应该包括在项目内的工作,包括确保项目做且只做所需的全部工作,以成功完成项目的各个过程。具体过程包括规划范围管理、收集需求、定义范围、创建工作分解结构、确认范围和控制范围。

(三)项目进度管理

项目进度管理包括为管理项目按时完成所需的各个过程。具体过程包括规划进度管理、定义活动、排列活动顺序、估算活动资源、估算活动持续时间、制订进度计划和控制进度。

(四)项目成本管理

项目成本管理包含为使项目在批准的预算内完成而对成本进行规划、估算、预算、融资、筹资、控制和管理的各个过程,从而确保项目在批准的预算内完成,具体包括规划成本管理、估算成本、制定预算和控制成本四个过程。

(五)项目质量管理

项目质量管理包括实施组织确定质量政策、目标与职责的各过程和活动,从而使项目满足其预期的需求。具体包括规划质量管理、实施质量保证和控制质量三个过程。项目质量管理确保项目需求，包括产品需求，得到满足和确认。

（六）项目资源管理

项目资源管理包括识别、获取和管理所需资源，从而成功完成项目的各个过程，具体过程包括规划资源管理、估算活动资源、获取资源、组建团队、建设团队、管理团队和控制资源。这些过程有助于确保项目经理和项目团队在正确的时间、地点使用正确的资源。

（七）项目沟通管理

项目沟通管理包括通过开发工件，以及执行用于有效交换信息的各种活动，来确保项目及其相关方的信息需求得以满足的各个过程。有效的沟通在项目干系人间架起一座桥梁，把各类干系人联系起来。具体过程包括规划沟通管理、管理沟通和监督沟通。

（八）项目风险管理

项目风险管理的目标在于提高项目中积极事件的概率和/或影响，从而降低项目中消极事件的概率和/或影响。包括规划风险管理、识别风险、实施定性风险分析、实施定量风险分析、规划风险应对、实施风险应对和监督风险等过程。

（九）项目采购管理

项目采购管理包括从项目团队外部采购或取得所需产品、服务或成果的各个过程，其中包括编制和管理协议所需的管理和控制过程，如合同、订购单、协议备忘录或服务水平协议。具体包括规划采购管理、实施采购和控制采购三个过程。

（十）项目相关方管理

关注与相关方的持续沟通，以便了解相关方的期望和需求，解决问题，管理利益冲突，包括用于开展识别能影响项目或受项目影响的全部人员、团体或组织，分析相关方对项目的期望及影响，制定合适的策略来有效调动相关方参与项目决策与实施等工作的各个过程。具体过程包括识别相关方、规划相关方参与、管理相关方参与和监督相关方参与。

四、项目管理五大过程组

过程是为创建产品、服务或成果而执行的相互关联的活动。项目由多个工作过程构成，而为了取得项目成功，项目团队应该选择适用的管理过程。这些过程保证项目在整个生命周期中顺利进行。这种项目管理过程可归纳为五类，即项目管理的五大过程组：启动、规划、执行、监控和收尾过程组。

（一）启动过程组

启动过程组包含定义一个新项目或现有项目的一个新阶段，决策其是否可以开始，以及决定是否继续进行下去等工作，包括识别干系人和制定章程两个过程。此过程组的主要目的在于保证干系人期望与项目目的的一致性，让干系人清楚了解项目范围和目标，有助于实现他们的期望。

（二）规划过程组

规划过程组包含明确项目范围、定义和优化目标，确保实现既定项目目标的过程。具体包括拟定、编制和修订项目或阶段的工作目标、工作计划方案、成本预算、资源供应计划、计划紧急措施等方面的工作。此过程组的主要作用是为成功完成项目或阶段确定战略级行动方案。

（三）执行过程组

执行过程组包含完成项目管理计划中的确定工作，以实现项目目标。此过程组需要按照项目管理计划来协调资源和人员，管理干系人期望以及整合并实施项目活动。具体包括指导和管理项目执行、组建项目团队、建设项目团队、实施质量保证、管理项目团队、发布信息、管理干系人期望、实施采购等过程。项目执行结果可能引发计划更新，执行中偏差的分析可能引发变更请求。项目的大部分预算将花费在执行过程组中。

（四）监控过程组

监控过程组包含跟踪、审查和调整项目进展与绩效，识别必要变更并启动相应变更的过程，以保障项目目标得以实现，防止偏差积累而造成项目失败。具体包括监控项目工作、实施整体变更控制、控制范围、控制成本、实施质量控制、监控风险等过程。此过程组的主要作用是，定期对项目绩效进行测量和分析，以便识别与项目管理计划的偏差。

（五）收尾过程组

收尾过程组包含完结所有项目管理过程组的所有活动，正式结束项目或合同责任或阶段的一组过程。本过程组完成时，就标志着项目或项目阶段正式结束。具体过程包括获得客户或发起人的验收、进行项目后评价或阶段结束评价，记录经验教训、结束所有采购活动等。

需要注意的是，项目管理过程组不同于项目阶段，项目管理过程组所包含的过程可能会在同一个项目阶段被反复执行。

五、项目管理组知识领域的构成

有效的管理要求项目管理组至少能理解和使用五个方面的专门知识领域：项目管理知识体系，应用领域的知识、标准和规定，项目环境知识，通用的管理知识和技能，软技能或人际关系技能。它们之间的关系（图 9-1）既相互独立，又彼此交叉。有效的项目团队会将它们整合到项目管理的各个方面，并不要求团队的所有成员在这五个方面都是专家。

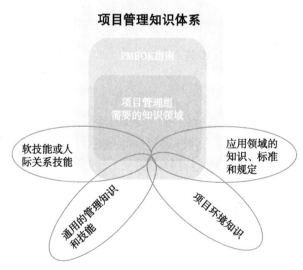

图 9-1　项目管理组需要的知识领域

1. **项目管理知识体系**　描述了项目管理领域独特的知识以及与其他管理领域交叉的部分。美国项目管理协会（Project Management Institute，PMI）发布的《项目管理知识体系》（*Project Management Body of Knowledge*，PMBOK）是大的项目管理知识体系的子集。

2. **应用领域的知识、标准和规定**　指项目按应用领域进行分类，相同应用领域的项目具有一些公共的元素，每个应用领域通常都有一系列公认的标准和实践，经常以规则的形式成文。这些公共元素和标准、规则对于某些项目来说是重要的因素。

3. **项目环境知识**　指项目管理团队需要熟悉和了解社会、政治以及自然环境等因素对项目的影响，即应该在上述三种环境背景下来考虑项目。

4. **通用的管理知识和技能**　指一般的管理包括计划、组织、人事、执行和控制一个正在运行的企业的运作。一般管理提供了构建项目管理技能的基础。对于任何一个特定项目来说，很多通用管理领域的技能都是必需的。

5. **软技能或人际关系技能**　是指工作中确实有效但难以被观察、量化及测量的技能，包括人际关系管理、谈判和冲突管理、有效的沟通交流、问题解决、领导能力和激励等。

第二节　卫生信息项目

卫生服务活动中需要处理和利用大量的信息，卫生信息化提高了卫生服务的效率和服务的可及性。我国医疗卫生信息化的热潮是从 2009 年开始的，以云计算、大数据、物联网、移动互联网、人工智能、区块链为代表的一系列新技术的应用，以及政府与社会对全面提升我国医疗卫生服务水平和信息化程度的期待，共同催生了一批投资规模巨大的卫生信息项目。当前，卫生信息化建设是以项目为中心的，新项目遍地开花，有必要以科学的态度，从学术和技术的视角认真加以梳理、辨析，以减少项目规划、计划、实施的盲目性。

一、卫生信息项目的定义

在信息化发展规划中，一般会提出信息化发展的总目标、分步实施的阶段目标，以及为实现这些目标而需要分阶段完成的若干具有信息化功能的建设任务，每一个任务可以由一个或若干个建设项目组成。卫生信息项目（health information project）是指各类社会组织为解决卫生领域中存在的特定问题或为实现某些既定的组织目标，而在一定的时间内，人财物和其他资源的约束条件下，以现代信息技术为主要手段，以卫生信息网络、卫生信息资源、卫生信息服务为主要建设内容，所开展的一种有一定独特性的、一次性的工作。

卫生信息项目可以是国家医疗卫生信息专用网络建设、全国居民健康卡工程这样的大型项目；也可以是在网络上开展一项对社区卫生服务满意度的调查、组织一次卫生信息宣传活动这类小型项目；可以是开发一种新技术或系统、提供一种新服务或应用；也可以是建立一种卫生信息标准、开展一项科研活动。只要是为解决卫生领域存在的特定问题，实现一个地区或组织的信息化发展目标，创造特定的卫生信息产品或服务而开展的一次性活动，均属于卫生信息项目的范畴。

二、卫生信息项目的一般特征

在卫生信息化中，每一次信息化建设任务都是一个项目。不同的项目在内容上可能千差万别。例如，开展一项病案信息挖掘研究与区域卫生信息平台建设在项目的内容和复杂程度上相差甚远。但不管项目的规模大小，不管项目的性质如何，从本质上说，任何项目都具有以下一般特征。

（一）目的性

每一个项目都有明确的实施要求和目标，它是项目诞生的意义所在，也是项目所赋予的真实内涵。各类社会组织，无论是卫生组织还是非卫生组织，他们所发起的卫生信息项目都会以信息化发展战略为依据，针对卫生领域中存在的各种问题来确定项目活动，将项目作为实现信息化战略目标的具体手段。

（二）独特性

任何一个卫生信息项目都有其与众不同之处，表现在不同的项目针对的卫生问题不同，或针对的问题相同但解决问题的思路不同，或思路相同但采取的方法不同，或方法一致但实施对象不同。总之，每个卫生信息项目一定有其独特之处。

（三）一次性

每一个项目都有自己明确的起点和终点，而不是不断重复、周而复始的。项目的起点是项目开始的时间，项目的终点是项目的目标已经实现，或者项目的目标已经无法实现，从而终止项目的时间。在一个项目的建设过程中，某些阶段可能有重复，但整个建设过程不可能重复。项目的一次性与项目持续时间的长短无关。例如，一个信息系统升级项目只需要几周，而一个电子健康档案建设项目可能需要持续 5 年甚至更长时间。

（四）制约性

每个项目都在一定程度上受到客观条件和资源的制约。例如，一个项目可能会受到人力、物力、财力资源，技术资源，时间资源，信息资源等各方面资源的制约。无论什么项目，其资源都不会是无限的。因此，合理地分配和利用现有资源是项目管理的重要内容。

（五）生命周期性

项目立项批准后，意味着项目诞生，并开始了它的生命周期。在约束条件许可的情况下，通过有效的组织和领导，制订和实施项目计划，控制项目风险，评估执行效果等。项目通过竣工验收后，意味着项目结束。从诞生到结束的整个时间阶段便是项目的生命周期。

（六）其他特性

由于项目具有独特性，项目的产出与众不同，所以项目一般都具有创新性。由于项目具有独特性、制约性和一次性的特点，造成了项目具有风险性。项目团队常常是因为实施一个具体的卫生信息项目而组建的，项目完成后，项目团队就会解散、项目团队成员得以重新分配，表现为项目组织的临时性。

三、卫生信息化中工程建设类项目的特征

卫生信息化中的工程建设类项目，包括信息系统工程、信息网络工程、信息安全保障工程、医院基建工程等项目，一般都具有投资规模大、功能覆盖广、科技含量高、建设周期长、风险程度高和内部结构复杂等特点。因此，该类项目除具有上述卫生信息项目的一般特征外，还具有以下特征。

（一）目标不精确和渐进性

例如，医院做信息化一般有三种模式：一是医院的顶层设计比较完整，对应用的了解和期望目的也比较明确；二是医院信息化基础差，什么都不懂，要由经验丰富的项目承包商告诉医院做什么；三是医院与企业两者的交叉碰撞比较多，需要多次协商研究，最终达成共识再去具体执行。后两种情况，医院常常在项目开始时只有一些初步的功能要求，没有明确的想法，也提不出确切的需求，使得项目实施带有一定的不确定性，这需要医院和厂商在项目执行前、执行中充分沟通，双方必须要对项目的目标和进程达成高度共识。

（二）项目范围边界模糊

尽管已经做好了系统规划、可行性研究等工作，签订了较明确的技术合同，然而随着项目实施的逐步深入，项目中甲方的需求不断地被激发，往往会在中途提出增加合同里没有的功能需求，而且修改过程中又可能产生新的问题。例如，卫生各业务领域的应用系统建设项目，由于客户方对信息技术的各种性能指标并不熟悉，信息系统项目所应达到的任务范围和质量要求也更多地由项目组定义，客户则担负起审查任务。

（三）项目利益相关者众多

例如，基于健康档案的区域卫生信息平台建设项目，其利益相关者不仅包括居民个人，还包括医

院、社区卫生服务中心、妇幼保健院、专科医院等医疗卫生服务提供机构,疾病预防控制中心、卫生监督所等公共卫生专业机构,卫生局、卫生厅、国家卫生健康委员会等卫生行政部门,以及保险、药监、计生、公安、民政等相关部门。不同用户对项目的关注点不同,各利益相关者的态度和行为都可能对项目的设计、实施及效果产生影响。

（四）信息化监理作用逐渐增加

随着我国卫生信息化建设的全面进展,以信息系统工程形式表现的卫生信息建设项目越来越多,投资力度越来越大,技术难度也越来越复杂。多种限制因素的影响,导致项目建设存在各种各样的风险,信息系统工程监理应运而生。从本质上说,信息化监理是国家政策和标准的执行者,为建设单位提供信息系统工程知识结构服务和建设经验,有利于我国医疗卫生信息化的长期发展。

四、卫生信息项目的主要利益相关者

医疗卫生服务涉及社会各类人群,医疗卫生改革关系千家万户,卫生信息项目往往涉及社会各方面的利益,受到各类社会组织、人群或个体的关注。如何在项目建设过程中协调好各方利益,成为实现项目目标的关键之一。美国经济学家 Edward Freeman 认为,利益相关者(stakeholder)是指能够影响一个组织或被组织所影响的任何团体或个人,对其分析有利于项目管理的成功。因此,识别卫生信息项目中的利益相关者及其需求,了解其所拥有的资源状况,分析其在项目中的作用及可能产生的影响,能够帮助项目管理者明确项目目标,预测可能存在的风险,增加项目实施的可行性。

卫生信息化建设是当今最复杂的行业信息化建设。从项目管理角度,卫生信息项目的主要利益相关者包括项目发起人、项目执行组织、团队成员、开发商、项目用户等;从卫生服务角度,卫生信息项目的主要利益相关者则包括卫生服务管理者、卫生服务提供者、卫生信息人员、信息技术人员、卫生服务对象(病人或公众)等。由于卫生信息项目源于卫生信息化建设,且服务于信息化发展目标,即"人人享有基本医疗卫生服务",故从卫生服务角度来分析主要利益相关者的角色与期望。

（一）卫生服务管理者

绝大多数情况下,卫生服务管理者是项目发起人,拥有对项目开始、继续、终止、调整,以及项目目标、范围、工期、成本、质量和集成管理等方面的决策权。同时,他们也是项目产品或成果的用户。卫生服务管理者的角色大致可分为两个层次:第一层次是卫生机构管理者(各级医院、公共卫生机构、社区等卫生机构的领导者),往往根据本单位的需要发起卫生信息项目,主要考虑如何利用卫生信息项目的建设,改进卫生服务的组织与提供;第二层次是政府高层管理者(各级卫生行政部门),为本国或本地区的卫生信息化制定政策与统筹规划,需要综合考虑机构或系统内外环境因素,尤其是消费者的利益和整个卫生服务体系的发展问题。例如,区域卫生信息系统项目,卫生服务管理者主要关注的是如何提高卫生服务质量、强化绩效考核、提高监督管理能力、化解疾病风险等方面。

（二）卫生服务提供者

卫生服务提供者包括医院、社区卫生服务中心、妇幼保健院、专科医院等医疗机构的医生、护士和医疗辅助人员,以及疾病预防控制、卫生监督、妇幼保健等公共卫生机构的专业人员。他们的主要任务是对病人进行治疗和护理,对城乡居民进行疾病管理、健康管理、卫生管理和应急管理等,参与服务病人或公众的过程。他们也是卫生信息项目重要用户群,将使用项目成果或从项目成果中受益。例如,对于医院信息系统开发与利用项目,临床工作人员的主要作用是确保开发出来的系统能够得以实施,并能提高服务效率。为此,临床人员不但要参与系统开发的全过程,而且要对系统功能的转换实施、人员培训、信息采集等作出积极贡献。

（三）卫生信息人员

澳大利亚卫生信息委员会(Australian Health Information Council)将卫生信息学定义为"为了支

持卫生服务的提供、教育和管理而收集、存储、整合、分析和利用卫生信息的科学"。从实践的角度看，卫生信息人员在卫生信息化建设过程中，通常是作为卫生服务领域的专家，而不是程序员或信息技术开发人员。卫生信息人员在卫生信息项目的生命周期中扮演着重要的角色，他们所具有的特殊技能，如卫生服务知识、信息技术技能、项目管理技能、人际沟通技能等，能够让他们作为卫生服务与信息技术专业人员之间的协调者，充分理解并详细说明组织机构开展项目所需要的回报，以确保项目目标和任务的顺利实施。例如，在医院信息系统项目中，卫生信息人员的主要作用是把临床与其他用户的要求转换成信息系统的功能要求，分析所采集的数据，提供信息管理等。

（四）信息技术人员

卫生信息项目是以计算机和网络技术、通信技术及其他现代信息技术为主要手段或工具，来提高卫生服务质量与效率。因此，信息技术人员在卫生信息项目的技术方面承担越来越重要的作用。信息技术人员包括组织机构的技术职工、系统开发商、软件销售商等。例如，在医院信息系统项目中，信息技术人员负责采用适宜的技术设计系统，以支持卫生专业人员对信息的要求，具体在信息系统开发过程中定义系统组成、结构、数据、安全、功能，编写程序等。

（五）病人或公众

国家"十三五"卫生信息化顶层设计的系统目标是方便百姓就医和进行个人健康管理，因此病人或公众应是卫生信息项目最大的受益者，这也是开展卫生信息项目的初衷。项目成果会以各种不同的方式对病人或公众产生影响，所以一定要明确项目成果如何给病人或公众带来利益，或者如何影响他们等。例如，基于健康档案的区域信息平台项目，建设成功后可使居民享受可及的、优质的卫生服务，可以查询自己连续的健康信息，获得全程的健康管理等。另外，病人或公众作为卫生服务对象，最清楚当前卫生服务的失败之处，是指出问题、提高质量的宝贵资源。因此，项目管理者应使其有机会参与项目，当然参与的方式和频率取决于项目对他们的影响。

（六）其他利益相关者

卫生信息项目的其他利益相关者还包括医保、药监、计生、公安、民政等相关部门，他们对项目的期望、要求和行为也都会对项目的成败产生影响。例如，区域卫生信息平台建设项目，只有各相关部门紧密配合，加强沟通，才能真正实现卫生资源高效整合、信息互通和业务协作。

第三节　卫生信息项目管理

卫生信息项目管理是随着卫生信息化建设事业的兴起而发展起来的，是以信息技术在医疗卫生领域的应用为基础的项目的管理。它是项目管理面向特定领域而形成的一种特殊形式，并随着卫生信息技术的发展而不断完善。一般项目管理的科学理论、方法和技术在卫生信息项目管理依然适用，同时由于它所面向领域的特殊性，也使其有特殊的管理问题需要研究和讨论。重视卫生信息项目管理，研究它本身的特点与规律，有助于实现项目原来的规划和设计要求、降低项目成本、保证项目工期、确保项目质量，从而达到卫生信息化建设助力医改、惠及民生的目的。

一、卫生信息项目管理的定义

卫生项目作为一种创新活动，普遍存在于卫生领域的各个方面。卫生信息项目是卫生项目的一部分，随着"新医改"提出的卫生信息化应运而生，具有规范医疗服务行为、增强卫生服务能力、提高卫生管理水平的重要作用。为了有效推进卫生信息项目的建设，需要建立一套切实可行的项目管理办法。

卫生信息项目管理就是结合卫生领域的特点,应用现代项目管理的理念、技术和方法,对卫生信息项目进行管理。或者可以理解为卫生信息项目管理是在特定的时间、质量、资金等约束下,根据一定的项目需求或期望,依托一定的资源,为达成一定的卫生信息化目标,而对卫生信息项目的全过程进行计划、组织、协调和控制所开展的一系列的活动集合。

卫生信息项目管理可以分为面向职能的项目管理和面向过程的项目管理。第一,面向职能的项目管理以项目管理职能为主线,描述卫生信息项目管理的进度、范围、质量、成本、采购、风险、团队等职能管理的内容与方法。它突出卫生信息项目的管理特点、控制难点与实施方法。第二,面向过程的项目管理以项目生命周期为主线,描述卫生信息项目管理的基本流程、工作阶段的基本内容和方法。它体现卫生信息项目管理的动态性、协同性和系统性,其内容分布在卫生信息项目启动、规划、执行、监控、收尾等各阶段。为便于卫生信息项目管理人员易学、易懂、易操作,本书整体框架基本按面向过程的卫生信息项目管理进行内容组织。

二、卫生信息项目管理的特点

卫生信息项目的行业特殊性决定卫生信息项目管理也具有一定的行业特殊性。

(一)卫生信息项目管理的全过程贯穿系统论的思想

卫生信息项目管理把庞大的卫生信息项目看成一个完整的系统,依据系统论"整体—分解—综合"的原理,把项目分包或外包给专业的公司,或指定相关人员负责,由他们分别按要求完成目标,然后汇总、综合成最终的成果。同时,卫生信息项目管理把卫生信息项目看成一个完整的生命周期,强调部分对整体的重要性,促使管理者不要忽视其中的任何阶段,以免造成总体的效果不佳甚至失败。

(二)卫生信息项目管理的方式是目标管理

卫生信息项目管理是一种多层次的目标管理方式。它通过确定项目组织内部的任务分工,把项目组织的任务转换为具体的工作目标,落实制定的目标,对目标的执行过程进行调控和对目标完成的结果进行评价。目标经过层层分解到最小的单位和个人,有利于目标的执行、控制与实现。

(三)卫生信息项目管理的目的是满足各利益相关者对项目的要求

卫生信息项目管理的对象是各类卫生信息项目,一旦项目目标确定,组织协调有限的资源,合理规划安排这些资源并在一定的时间框架内有效地实现项目目标,就成为项目管理者所追求的目标。然而,由于卫生信息项目的利益相关者众多,他们对什么是项目的最佳目标,以及如何有效地实现项目目标,可能存在不同看法。因此,必须全面识别出项目的各利益相关者,分析、权衡主要利益相关者的要求和期望,作为确定项目目标的基础。

(四)卫生信息项目管理体现多学科知识交叉融合

有效的卫生信息项目管理需要运用多学科的知识、技能、方法与工具。它属于管理学科,适用于管理学的一般方法;它以卫生信息项目为管理对象,需要应用项目管理的方法和工具;它应用于卫生领域,以解决卫生领域存在的各类问题为目的,需要遵循医疗卫生工作的一般规律,体现卫生信息化的特点。因此,运用项目管理、一般管理、医药卫生、信息技术等各学科的知识,才能对卫生信息项目实施有效的管理。

三、卫生信息项目管理的过程

从项目生命周期的角度,一般可将卫生信息项目划分为可行性研究、启动、规划、执行、监控和收尾六个阶段。卫生信息项目管理过程通常按项目阶段顺序进行,但也会不同程度地交叠进行。各阶段的工作重点不同,包含各自的管理活动,详细阐述请参见本书后续各章,此处仅介绍项目管理主要阶段的要点。

（一）卫生信息项目可行性研究阶段

项目可行性研究是卫生信息项目管理的第一个环节，是项目决策的主要依据，即决定"做还是不做"。对卫生信息项目进行可行性研究是防止卫生信息项目陷入盲目投资、防范风险的有效手段。因此，从卫生信息项目的准备阶段就应深入研究整个项目建设所需要解决的各种问题。可行性研究的主要任务是在市场调查的基础上，通过市场分析、技术分析、国民经济分析和财务分析，运用科学方法对拟建设的卫生信息化项目进行全面论证；对项目建设完成以后可能取得的经济效益和社会影响进行预测；对项目是否值得投资、如何进行建设提出建议；最终以可行性报告的文件形式向行政主管部门、投资方提供可靠依据。卫生信息项目可行性研究的发起人是卫生信息项目建设单位，涉及的部门有卫生行政主管机关、卫生信息项目投资单位，以及具备可行性研究资质的专业咨询机构。

（二）卫生信息项目启动阶段

卫生信息项目启动是一个新项目正式被认可或者是让一个已经存在的项目执行下一阶段工作的过程。项目启动意味着开始定义一个项目的所有参数，以及开始计划针对项目的目标和最终成果的各种管理行为。一般来说，在这个阶段的主要任务包括制定项目的目标、初步确定项目范围、确定项目的可交付成果、预计项目的持续时间及所需要的资源等。卫生信息项目启动的侧重点会随着组织本身的特征不同而不同。

项目章程是卫生信息项目启动阶段最核心的文件，是一份在项目启动过程中可以正式确认项目存在的文件。该文件对项目进行了整体规划，说明项目的任务和目标、项目管理人员、项目应当取得的成果以及对该成果的要求。项目章程的篇幅根据项目实际情况可简可繁，一般包括项目名称、项目组织机构、项目描述、项目目标、项目背景、里程碑计划、主要风险、假设和约束条件、项目初始预算、项目干系人签署与承诺等10余项内容。

（三）卫生信息项目规划阶段

项目的不确定性决定了项目目标的实现是存在风险的，而规避或消减项目中的各种风险最主要的手段就是重视并做好项目规划。卫生信息项目规划是从现实条件出发、围绕着卫生信息项目目标的实现所进行的思考和谋划。其目的是为项目的开发和管理工作制定合理的行动纲领，使所有人员能按照规划有条不紊地开展工作。项目规划的主要内容包括定义项目范围、项目工作分解、项目活动定义并进行优先级排序、项目所需资源估算、成本估算等。可以说，项目规划事无巨细，"面面俱到"既是整个项目的行动纲领，又是编制执行计划的开始。

项目管理计划是卫生信息项目规划阶段的一个重要输出文件，是针对卫生信息项目启动至收尾全过程的管理计划。它可用于指导项目的范围、进度、成本、质量、人力资源、沟通、风险、采购等方面的管理，在卫生信息项目生命周期中起到承上启下的作用，有助于各方负责人领导下属行动及评估项目的进展，使项目始终处于可控的状态。

（四）卫生信息项目执行阶段

卫生信息项目执行是采取必要行动以确保完成项目管理计划中确定的工作，以满足项目规范要求的过程。它是整个项目建设过程中的核心部分，是项目投入使用并展现项目成果的过程，其他阶段或各项管理工作都是围绕这个核心而展开。项目执行阶段耗用的资源是最多的，时间也最长，其效果是项目成功的关键。该阶段的主要工作是对项目工作提供全面管理，包括项目团队建设与管理、管理干系人参与、管理沟通、实施采购、实施质量保证等。项目执行的结果可能引发计划变更和基准重建，应仔细分析并制定适当的应对措施。

（五）卫生信息项目监控阶段

卫生信息项目监控是跟踪、审查和报告卫生信息项目进展，以实现项目管理计划中确定的绩效目标的过程。其主要作用在于,让干系人了解项目的当前状态、已采取的步骤,以及对预算、进度和范围的预测。卫生信息项目监控的输入主要有项目管理计划、进度预测、成本预测、确认的变更、工作绩效;监控的工具与方法包括专家判断、分析技术、项目管理信息系统、会议;监控的结果则包括变更请求、工作绩效报告、项目管理计划更新、项目文件更新等。

(六)卫生信息项目收尾阶段

卫生信息项目收尾是卫生信息项目生命周期的最后阶段,目的是分析确认项目实施的结果是否达到了预期的要求,完成项目的移交或清算,通过项目后评价进一步分析项目可能带来的实际效益。收尾工作的主要内容包括项目验收、项目合同收尾、项目管理收尾、项目费用决算、项目审计、项目后评价、项目交接与完工总结等。项目收尾阶段的起点通常是面向项目目标的各项任务结束,完成了项目可交付成果,终点是项目成果的最终移交或进行项目清算,并解散项目团队。项目收尾过程完成,也就标志着该项目或项目阶段正式结束。

四、卫生信息项目管理的知识体系

卫生信息项目管理的知识体系是指在卫生信息项目管理中所要开展的各种管理活动,所要使用的各种理论、方法和工具,以及所涉及的各种角色的职责和他们之间的相互关系等一系列知识。它以信息管理学的基本原理和方法为依据,以项目管理的知识体系为重点,以医药卫生领域的专业知识为基础,以信息技术知识为核心,通过多学科领域知识的相互整合,形成完整的知识体系。

(一)信息管理知识

信息管理是指对涉及信息活动的各种要素(信息、人、设备、机构等)进行合理的组织和控制,以实现信息及有关资源的合理配置,从而有效地满足社会的信息要求。卫生信息项目管理是随着卫生信息化建设事业的兴起而发展起来的,而卫生信息化建设就是为了满足卫生行业信息服务和信息管理的需求。因此,从根本上讲,卫生信息项目管理的终极目标符合信息管理的总目标。信息管理的对象、任务及信息管理流程等方面的知识,构成了卫生信息项目管理的基本组成部分。

(二)项目管理知识

在卫生信息化建设的项目管理过程中,只有按照项目管理的理念和方法对项目建设进行科学计划、质量控制、全程管理和风险规避,最终才能取得一个成功的建设结果。但是,上述项目管理知识体系,主要是在工业及工程建设项目管理领域中发展起来的,而将这些管理方法和技术直接应用于解决社会性卫生问题则需要有一个适应的过程,如果能够合理应用,将会有利于提高卫生信息项目的管理水平。

(三)医药卫生知识

卫生信息项目适用于整个卫生领域,涵盖公共卫生、妇幼保健、医疗服务、社区卫生服务、医疗保障、药品供应、财务监管和综合管理等多个业务范畴。开展有效的卫生信息项目管理,不仅需要信息管理知识和项目管理知识,更需要以医药卫生专业知识为基础,需要卫生技术知识,如医疗、预防、保健知识,也需要卫生管理知识,如卫生事业管理、医院管理、社区卫生服务管理等方面知识。

(四)信息技术知识

卫生信息项目是以计算机和网络技术、通信技术及其他现代信息技术为主要手段,所开展的一种有一定独特性的、一次性的工作。因此,信息技术是从事卫生信息项目管理的核心知识之一,主要包括计算机软硬件技术知识、现代通信技术知识、系统分析与建模等控制学科知识、信息组织与管理知识、电子技术基础知识等。由于信息技术正在不断发展,并且是当今发展最迅速的技术领域之一。因此,不断学习和完善信息技术的知识体系以及不断更新和充实新的信息技术知识就显得极为迫切和重要。

第四节   卫生信息项目管理技术与工具

项目管理是项目达到所有预定目标的必要保障,也是项目活动中各种知识、技术和工具的综合应用。实施规范化,标准化的项目管理离不开相应技术与工具的支持。规范的项目管理技术为企业及相关人员提供统一的工作方法与参考标准;高效、实用的项目管理工具可以帮助企业实现更高的运营效率。早在 20 世纪 90 年代,国外很多组织已经投身到项目管理技术的研究及相关工具的开发,促使了越来越多的项目管理技术和工具问世。

一、常用卫生信息项目管理技术

规范项目管理技术可以为企业及相关人员提供统一的工作方法和参考标准。国际上成熟的项目管理技术有很多,其中影响力较大的有:1987 年美国项目管理协会推出的项目管理知识体系(project management body of knowledge,PMBOK);20 世纪 90 年代末 IBM 公司推出的 IBM 全球项目管理方法;2002 年由美国卡内基 - 梅隆大学软件工程学院(SEI)推出的能力成熟度模型集成(capability maturity model integrated,CMMI);2005 年由 Jim High smith 提出的敏捷项目管理等。我国在项目管理技术方面的研究起步虽晚,但也取得了一些成果,如 CMMI 3 级软件过程改进方法与规范,即精简并行过程(simplified parallel process,SPP)。

(一)CMMI

CMMI 的全称是 capability maturity model integration,即软件能力成熟度模型集成,前身是 CMM(能力成熟度模型)。CMMI 由美国卡内基 - 梅隆大学(Carnegie Mellon University)的软件工程学院(Software Engineering Institute,SEI)研制开发,描述了软件组织在定义、实施、度量、控制和改善其软件过程的实践中的各个发展阶段。CMMI 的目标是用来指导软件企业按照 CMMI 模型的要求去改进现有的管理过程、管理方法,使软件企业不断进步、不断成熟,从而实现商业目标。

CMMI 并非过程或者过程描述,而是给出了制定过程所需要的指南。CMMI 主要包含两部分内容:过程内容,即为组织的管理活动提供指导;过程改进,即对过程的改进提供优先级的参考,包括组织级的项目管理所需的制度和管理方法等。因此,CMMI 模型可以帮助组织规范软件开发过程,提升组织级项目管理能力以及规范成果物的管理和使用。

2002 年 CMMI 正式发布 1.1 版本,2006 年发布 1.2 版本,2010 年发布 1.3 版本,2018 年发布 2.0 版本。CMMI 的较早版本已被用于评估和提升全球领先组织和企业的绩效,惠及数千家中国组织。CMMI V2.0 模型让经过验证的方法能适应不断变化的技术环境,更高效易用,确保决策者更好地应对新挑战,最大限度提高业绩。经过数年的发展,CMMI 已成为国际公认的衡量 IT 企业综合实力的事实标准。

CMMI 从成熟度上来说包括 5 个等级,从过程域的角度来说包括 22 个过程域,52 个目标,300 余个关键实践。等级越高,成熟度越大,管理水平和承接能力越强。CMMI 模型有阶段式和连续式两种表示法。连续式表示法侧重于单个过程域的能力,没有等级的概念,从单个过程域的角度考察基线和度量结果的改善;而阶段式表示法则强调组织的成熟度,从过程域集合的角度考察整个组织的过程成熟度能力,对达成的过程域组合情况判定组织的成熟度等级。CMMI 成熟度等级及过程域分类如下(表 9-1)。

CMMI 的实施流程共有 8 个部分,分别为 CMMI 项目启动会、CMMI 基础培训和过程改进小组组建、诊断、过程域培训和文件定义、项目试点、组织推广、预评估、过程改进的标准 CMMI 评估方法

表 9-1　CMMI 成熟度等级及过程域分类表

过程域等级	过程管理类	项目管理类	工程类	支持类
1 级：初始级（initial）	无	无	无	无
2 级：受管理级（managed）	无	项目策划（PP） 项目监督和控制（PMC） 供方协定管理（SAM）	需求管理（REQM）	度量和分析（MA） 过程和产品质量保证（PPQA） 配置管理（CM）
3 级：已定义级（defined）	组织过程聚焦（OPF） 组织过程定义（OPD） 组织培训（OT）	集成项目管理（IPM） 风险管理（RSKM）	需求开发（RD） 技术解决（TS） 产品集成（PI） 验证（VAL） 确认（VER）	决策分析和解决（DAR）
4 级：量化管理级（quantitatively managed）	组织过程性能（OPP）	量化项目管理（QPM）	无	无
5 级：持续优化级（optimizing）	组织性能管理（OPM）	无	无	原因分析和解决（CAR）

（standard CMMI appraisal method for process improvement，SCAMPI）正式评估。每个实施流程及各阶段工作内容分别为：① CMMI 项目启动会，明确企业实施 CMMI 的商业目标，建立 CMMI 项目实施的沟通机制；② CMMI 基础培训和过程改进小组组建，进行 CMMI 基础概念讲解，指导企业建立核心过程改进小组；③诊断，充分了解企业研发过程现状，意识到企业现有软件过程与现阶段理应达到的 CMMI 成熟度级别的差距，提交诊断报告，策划过程改进；④过程域培训和文件定义，结合企业过程现状进行 CMMI 过程域培训，让企业的过程改进小组掌握过程文件定义技巧，结合企业实际情况有针对性地定义组织的研发过程，并确定过程产出物（如需求报告）；⑤项目试点，选择代表公司核心业务的项目或者典型项目进行试点，通过试点来完善过程文件，作为企业全面推广过程文件的基础；⑥组织推广，全员参与全面导入并执行 CMMI；⑦预评估，验证组织推广的结果，识别企业尚存缺陷并制订再次改善方案，经过充分的准备使企业能够更好进行正式 SCAMPI 评估；⑧ SCAMPI 正式评估，由 SEI 授权的主任评估师领导，采用 SCAMPI 评估方法，正式评估企业的能力成熟度，并颁发证书，通过 SEI 网站向全球发布企业信息。

CMMI 的适用范围主要有三个方面：用于软件过程的改进（software process improvement，SPI），帮助软件企业对其软件过程的改变进行计划、制定以及实施；用于软件过程评估（software process assessment，SPA），在评估中，一个企业软件过程的状况由一组经过培训的软件专业人员确定，找出该企业所面对的与软件过程有关的迫切问题；软件能力评鉴（software capability evaluation，SCE），在能力评鉴中，一组专业人员鉴别出软件承包者的能力资格，或检查正用于软件制作过程的状况。

基于 CMMI 成熟度模型，人们关注的重点落在包括中小企业在内的软件企业如何进行软件过程改造，如何在具体项目中引入并实施 CMMI 的标准。CMMI 的实施核心在于工程过程层面和工程管理层面，而不在于软件的开发技术层面。CMMI 主要针对大型软件企业，这些企业的开发工作通常涉及软件生产过程的方方面面，对于 20 人以下的小型企业，可能并不适用。

（二）PMBOK

项目管理知识体系（project management body of knowledge，PMBOK）是美国项目管理协会（Project Management Institute，PMI）对项目管理所需的知识、技能、工具和技术进行的概括性描述。

根据 PMI《项目管理知识体系》（第 6 版），项目管理按所需知识内容可以分为十大知识领域：项目整合管理、项目范围管理、项目进度管理、项目成本管理、项目质量管理、项目资源管理、项目沟通管理、项目风险管理、项目采购管理和项目相关方管理。PMBOK 的项目管理流程分为 5 个阶段，分别为启动过程组、规划过程组、执行过程组、监控过程组和收尾过程组。每个阶段都有明确的分工和详细的目标，各个阶段整合起来就是一个完整的管理流程。10 个知识领域和 5 个过程组的详细信息，参见本章第一节所述。

PMBOK 的项目管理过程组与知识领域内容如下（表 9-2）。

表 9-2　PMBOK 项目管理过程组与知识领域内容

知识领域	启动过程组	规划过程组	执行过程组	监控过程组	收尾过程组
项目整合管理	制订项目章程	制订项目管理计划	指导与管理项目工作 管理项目知识	监控项目工作 实施整体变更控制	结束项目或 阶段
项目范围管理		规划范围管理 收集需求 定义范围 创建工作分解结构 （WBS）		确认范围 控制范围	
项目进度管理		规划进度管理 定义活动 排列活动顺序 估算活动持续时间 制订进度计划		控制进度	
项目成本管理		规划成本管理 估算成本 制定预算		控制成本	
项目质量管理		规划质量管理	管理质量	控制质量	
项目资源管理		规划资源管理 估算活动资源	获取资源 建设团队 管理团队	控制资源	
项目沟通管理		规划沟通管理	管理沟通	监督沟通	
项目风险管理		规划风险管理 识别风险 实施定性风险分析 实施定量风险分析 规划风险应对	实施风险应对	监督风险	
项目采购管理		规划采购管理	实施采购	控制采购	
项目相关方管理	识别相关方	规划相关方参与	管理相关方参与	监督相关方参与	

CMMI 与 PMBOK 其实是不同领域内的模型，但是随着项目管理在各行各业中的深入应用，了解 CMMI 和 PMBOK 之间的区别和关系是非常有必要的。

首先，二者在过程模型开发方面有区别。CMMI 基于实践，以能力成熟度等级的方式，主要是应用在软件行业中；PMBOK 基于知识点，从通用的角度提出了项目管理的 5 个过程阶段。其次，结构不同。CMMI 是由两个实施方法（连续式、阶段式），5 个成熟度等级，4 个能力等级，22 个过程域，若干个实践以及子实践组成的；PMBOK 是以 10 个知识领域，5 个过程阶段来描述的。最后，覆盖的范围不同。CMMI 包括软件能力成熟度模型、系统工程能力模型、集成产品开发能力成熟度模型等；PMBOK 针对项目管理领域，具有行业的通用性。

当然在项目管理方面，CMMI 本身有一些过程域（PA）与 PMBOK 的内容是基本相同的。PMBOK 中的所有的知识域在 CMMI 中大多数有合适的 PA 对应，但是 CMMI 中包含的内容更多一些。

（三）IBM 全球项目管理方法

IBM 全球项目管理方法的形成有一个漫长的发展过程。IBM 公司在向服务转型时首先综合了 IBM 公司内部的各种项目管理方法，在 20 世纪 90 年代中期推出了 WSDDM 方法论，这个方法论实际上集合了不同类型的项目管理方法。20 世纪 90 年代末，IBM 公司成立了一个项目管理委员会（PM/COE 项目管理最佳实践中心），通过整合 IBM 公司的项目管理方法，在 IBM 内部形成了一套统一的项目管理方法，称为 WWPMM，即 IBM 全球项目管理方法。IBM 全球项目管理方法主要由四个有机部分组成，分别为项目管理领域（project management domain）、项目管理工作产品（working product）、项目管理工作模式（working pattern）、项目管理系统（project management system）；共涵盖了 13 个领域，分别是变更管理（change management）、沟通管理（communication management）、交付管理（delivery management）、事件管理（event management）、人力资源管理（human resource management）、项目定义（project definition）、质量管理（quality management）、赞助人协议管理（sponsor agreement management）、风险管理（risk management）、跟踪和控制（track and control）、供应商管理（supplier management）。

通过 IBM 全球项目管理领域与 PMBOK 的 10 个知识领域的对比可以发现 IBM 全球项目管理领域的质量管理、采购管理、人力资源管理、风险管理基本采用了 PMBOK 的内容，与 PMBOK 比较一致。不过 IBM 项目管理方法为满足 IBM 公司对项目管理的需要，特别扩展了赞助人协议管理、事件管理和技术环境管理。

由于 PMBOK 中没有项目管理、工作产品、工作模式和项目管理系统等功能。所以 PMBOK 是以静态的方式，高度概括了项目管理的知识点和过程，而 IBM 公司的项目管理方法不但在应用 PMBOK 的基础上进行了扩展，而且同时提供了项目管理的工作产品、工作模式和项目管理系统的概念，是一个可以具体指导项目经理进行工作的动态方法论。

（四）敏捷项目管理

2005 年，美国的海史密斯（Highsmith）在敏捷开发理念的基础上，提出了敏捷项目管理（agile project management）的理论方法。敏捷项目管理是将敏捷开发方法运用到各种项目管理之中，其目的是了解快速变化、发展无序的问题。敏捷项目管理采取敏捷的理论和方法，运用于那些高复杂性、高风险性、高不确定性、在项目实施过程中会产生持续变化的研发项目，它强调研发项目是一个摸索的过程。敏捷项目管理的三个重点是客户、产品和人。

利用敏捷方法开发软件的目的是引入一些实践，通过纪律和反馈的信息，提供一些原则来保证软件的灵活性和可维护性，让我们知道一些设计模式和一些利用平衡法则解决特殊问题的原则。这些优势表现在：利用敏捷软件开发方法的用户满意度较高；敏捷软件开发方法能快速适应需求的变化；敏捷软件开发方法开发效率比较高；敏捷软件开发方法给予开发人员编写繁重文档的压力比较小；敏捷方法提供了一个很好的需求管理基础。敏捷方法重视沟通，有很强的社会性，在面对中小型项目时优势更明显。

总的来说，相对于计划驱动的方法，敏捷方法更适于产生有价值的代码产品。在计划驱动开发过程中，开发人员常常认为第一位要产生的事物是 UML 设计和其他一些非代码项目。然而，在敏捷方法中，这些事物只是用于支持代码的生产。

敏捷项目管理可以概括为构思、推测、探索、适应、结束五个阶段，各阶段工作内容分别为：①构思，确定产品的构想、项目的范围、项目的社区以及团队工作的模式；②推测，指定基于功能的发布计划、里程碑和迭代计划，确保构思产品的交付；③探索，在短期内提供经测试的功能，不断致力于减少项目风险和不确定性；④适应，审核提交的结果、当前情况以及团队的绩效，必要时作出调整；⑤结束，终止项目，交流主要的学习成果。

二、常用卫生信息项目管理工具

计算机科学的快速发展推动网络在全球的普及，也使得项目管理本身及项目管理的知识和技能一直在持续改进。项目管理工具和相关软件的使用可以提高项目管理的效率和效果。以下介绍适用于卫生信息行业和机构的最常用的工具和软件。

（一）项目管理工具箱

传统观点认为，项目管理工具是协助项目经理实现项目目标的重要手段。现今，项目管理工具箱（project management toolbox）的角色比传统观点更有意义。它的作用更多体现在：提高项目管理者的效率；为解决问题和制定决策提供合适的信息；帮助建立和维护经营战略、项目战略和项目可交付结果之间的基线；为有效管理提供方法、手段和过程。

项目管理工具既可以是定性的，也可以是定量的。例如团队章程为团队完成某个项目提供一个系统过程，属于定性分析工具；而蒙特卡罗模拟是用于确定风险的算法，属于定量分析工具。每个项目管理工具都可以是 PM 工具箱一系列工具的组成部分。

建设项目工具箱是一个系统驱动过程，与组织的战略紧密联系且协同驱动，主要有三个步骤：①理解组织的经营战略、初步构思与战略一致的工具箱；②根据项目规模、项目成员或项目类型定制工具箱；③持续改进，包括成立持续改进团队、确认收集改进方法的机制和遵循改进进程。

项目管理工具箱的使用效率主要取决于用户个体对项目管理工具的了解。不同项目阶段对应的工具较多，体现了多学科知识与技能的融合，主要有：①项目启动阶段，用于项目选择的效益图、经济分析法、评分模型、投票模型、成对排序、协同矩阵等；用于项目启动的项目章程、项目启动清单、目标网格、责任矩阵、复杂性评估、项目建议书等。②项目计划阶段，用于需求管理的启发式计划、需求说明书、产品需求文档、需求基线等；用于范围计划的项目 SWOT（strengths weaknesses opportunities threats）分析、范围说明书、工作分解结构、产品分解结构等；用于进度计划的甘特图、里程碑图、关键路径法、时标网络图、关键链进度、分层进度计划、平衡线图等；用于成本计划的成本计划图、类似估算法、参数估算法、自下而上估算法、成本基线等。③项目执行阶段，用于范围管理的项目范围控制系统、项目变更申请、项目变更日志、范围控制决策清单等；用于进度管理的燃尽图、趋势图、缓冲图、缓行线、B-C-F（baseline-current-future）分析、赶工技术等；用于成本管理的成本管理计划、预算消费曲线、挣值分析法、里程碑分析等。④项目报告和收尾阶段，用于绩效报告的项目报告清单、项目仪表盘、项目指示器等；用于项目收尾的项目收尾计划和清单、项目收尾报告、项目后评价等。⑤其他，如用于风险管理的风险管理计划、风险识别清单、风险评估矩阵、蒙特卡罗模拟、决策树等。

在项目管理的实践过程中证实，使用项目管理工具箱，可以提升项目管理能力，提升项目管理绩效。对于医药卫生行业，由于其项目管理复杂，应根据项目的实际情况选择最适合项目的工具。

（二）常用项目管理软件

目前项目管理软件较多，国外常用的项目管理工具包括美国的 Microsoft Project 和 Oracle Primavera P6；国内也有一些比较优秀的项目管理软件，如禅道、诺明、智邦国际、Teambition 及 Worktile 等。由于篇幅所限，国内软件仅介绍影响力较大的禅道。

1. Microsoft Project　作为 Microsoft Office 系列产品的一个分支，是国际通用型的主流项目管理软件，适用于多类型机构。第一版 Microsoft Project 于 1995 年发布，目前最新版本是 Microsoft Project 2019。在项目管理的 9 个知识领域中，Microsoft Project 涉及了其中六个方面：项目范围管理、费用管理、时间管理、沟通管理、风险管理、整体管理。其主要集中在时间管理、费用管理和沟通管理。Microsoft Project 不仅可以快速、准确地创建项目计划，而且可以协助项目经理发展计划、为任务分配资源、管理预算、跟踪进度、分析工作量，进行成本的预测、控制和分析，提高了经济效益。此外该软件还可以产生关键路径日程表。除了上述功能，Microsoft Project 有严格的权限设置，即不同类别的用户对项目、概观和其他数据的访问级别不同。

2. Oracle Primavera P6　P6 原是项目管理软件 Primaver 6.0 的缩写，又称为 Oracle Primavera P6，多用于生产性企业。它是在大型关系型数据库 Oracle 和 MS SQL Server 上架构起来的工程项目管理软件，同时具有工程进度、资源和费用管理三项主要功能。在项目管理过程中以计划、协同、跟踪、控制、积累为主线，编制的网络计划能反映工程项目的关键路径及资源配置，并能实现进度计划的优化，具有提高项目管理的敏感性、提高项目组合可预测性以及提升项目管理整体效率的特点，从而降低项目风险，为主要利益相关者带来收益。该软件现有两大系列，即企业级项目组合管理（enterprise project portfolio management，EPPM）和项目组合管理（project portfolio management，PPM）。EPPM 是基于 Web 网络的，重点突出其强大的汇总功能，它可以管理任何规模的项目，对组织和项目团队内不同复杂程度、不同管理层次或技术要求的项目都适用。

3. 禅道　第一款国产的开源项目管理软件，从 2004 年至今，版本迭代快速（2021 年发布禅道 V15.6）。其核心管理思想基于斯克拉姆方法（scrum method），内置了产品管理和项目管理，同时补充测试管理、计划管理、发布管理、文档管理、事务管理等功能。基于敏捷而不限于敏捷，更适合国情。将软件研发中的需求、任务、漏洞、用例、计划、发布等要素有序地跟踪管理起来，完整地覆盖了项目管理的核心流程。

第五节　卫生信息项目管理应用现状

随着医疗卫生信息化的深入发展，项目建设步伐加快、规模急速扩大，在其成效初显的同时，也经常暴露出管理薄弱制约发展等问题，使卫生信息项目的管理日益引发了人们的关注。根据本章前述定义，卫生信息项目管理是以卫生信息项目为对象，以高效地完成既定的项目任务为目标。它关系医疗卫生信息化建设水平，对推动医疗卫生信息化建设持续、健康发展有重要意义。当前，项目管理越来越广泛地应用于医疗卫生信息化建设的发展中，了解国内外的相关应用情况，对成功实施卫生信息项目管理有积极的借鉴价值。

一、项目管理在我国医疗卫生信息化建设中的应用

我国医疗卫生信息化发展与世界各国一样，经历了从"点"向"线"、连"线"成"面"的发展过程。医疗卫生信息化开始于局部和机构内部，称为点上的应用。随着网络的发展，逐步建立各种业务信息系统，即线上的应用。为了实现信息资源共享和业务工作协同，在前期基础上，开始建立区域卫生信息平台，即面上的应用。

在"点""线"应用阶段，信息项目涉及利益相关者较少，部门之间业务协同关系简单，对项目规划设计、组织协调、全程管理、质量控制和风险规避等要求并不迫切。深化医药卫生体制改革为医疗卫生信息化发展创造了难得的发展机遇，中央政府加大资金投入重点领域建设，地方政府也纷纷筹措资金开展重点卫生信息系统和区域卫生信息化建设。医疗卫生信息化进入快速发展阶段，新项目、大项目遍地开花，例如"5G＋医疗健康"应用试点项目、综合信息平台综合试点项目、远程医疗、医疗卫生信息系统建设项目、药品电子监管项目、公立医院改革试点信息化建设项目、卫生应急信息系统建设项目等。当项目建设规模发展到一定程度时，管理薄弱所引发的问题日益凸显，迫切需要引入

正确的项目管理理念、方法和工具，以提高卫生信息化建设项目的效益和质量。

　　顺应发展趋势，许多专家学者呼吁有必要将项目管理在医疗卫生信息化建设中应用，并从不同角度对项目管理内容、方法和实践中出现的问题进行分析探讨。笔者以项目管理、卫生信息、医院信息、公共卫生信息等为检索词，在 CNKI 学术期刊数据库中查得相关文献 232 篇，对其发表时间进行统计分析，发现在"十五"以前（1994—2000 年）相关文献仅为 5 篇，"十五"期间（2001—2005 年）为 17 篇，而"十一五"期间（2006—2010 年）猛增至 44 篇，"十二五"规划期间（2011—2015 年）为 64 篇，"十三五"规划（2016—2020 年）及"十四五"开局（2021 年）已达 102 篇。卫生信息项目管理相关理论和实践研究总体呈上升趋势，且与国家卫生信息化、医疗改革同步发展。内容涉及信息系统建设的进度管理、质量管理、风险管理、范围管理、成本与资金管理及管理平台建设等多方面。由此可见，虽然项目管理在我国医疗卫生行业的应用起步较晚，但是随着"十三五"期间我国医疗卫生事业的蓬勃发展与医疗体制改革的大力推进，尤其是"十四五"是落实中共中央、国务院《"健康中国 2030"规划纲要》提出的完善人口健康信息服务体系建设和推进健康医疗大数据应用的支撑保障要求的关键阶段，项目管理理论和方法在行业应用方面将会产生跨越式发展。

　　但是，由于医疗卫生行业的特殊性，决定了卫生信息项目管理，尤其是卫生信息化发展的重点项目具有复杂性高、系统集成化要求高、数据安全性和共享性要求高、对信息化人员项目管理技能要求高等特点。现阶段，项目管理过程中不可避免地出现了各种问题。例如，医院信息系统建设中，由于信息化项目管理能力缺失，常见工期拖延、维保质量差、用户满意度差、管理混乱等现象，对医院信息化建设与发展造成了一定程度的影响。因此，在医院信息化建设过程中，应用项目管理的理论和专业知识进行科学有效的管理，是项目建设成败的关键条件。

　　医院在管理中应用项目管理，需要从实际角度出发，注重部门之间的工作协调性，与组织结构以及功能分布相配合。其中应注意的问题有：①需保证领导对医院发展起到决策与指引的作用，依据医院的实际发展状况在管理机制下积极引入项目管理方法，保证医院管理的有序性和全面性；②需要加强对医院管理的认识与了解，引入新技术、新方法；③需要对传统的直线职能组织进行分析架构，实现组织体制的配合；④需要重视团队管理，实现进度管理与预算管理的相互融合，并且要保证项目可以按照原先设定的路线实施与执行、按照原先的预算体系保证整个项目能够达到基本的要求；⑤做好项目交接、各项后续工作，避免在移交过程中出现职责交叉的现象。

　　信息化项目管理难点在于需求管理、人员管理及进度管理。在信息化建设项目实施中，仍需明确复杂的项目范畴，动态变更项目范畴，全面考虑用户需求，管理、技术及经济的可行性，系统功能，运行环境等方面问题。综合考虑项目范围、时间、成本三者关系。随着科学项目管理知识体系和方法的引进，医疗卫生信息化建设中的项目管理水平将不断提高，我国医疗卫生信息项目管理必将为国民提供良好的健康资源和高效的健康服务。

二、项目管理在其他国家卫生信息化建设中的应用

　　西方发达国家，项目管理在医疗卫生信息化建设的应用已十分普及，其中有成功的经验，也有失败的教训，值得我们借鉴。大部分国家，尤其是美国、英国、加拿大、澳大利亚等发达国家，政府在卫生信息化建设中起主导作用，重视顶层设计和统筹规划，将实施和推进国家卫生信息化工作视为一个大项目，或者通过增加各种重大卫生项目的实施来加速信息化进程。

（一）英国 NPfIT 项目

　　英国国家医疗服务体系（national health service，NHS）于 2002 年开始启动国家医疗信息化项目（national programme for information technology，NPfIT）。为了有效管理 NPfIT 项目执行，英国实行国家统管，并组织"执行队伍"。首先建立领导班子，包括建立部级团队和国家信息化项目局长，以及

组建包括有来自许多医疗卫生机构代表的临床医疗顾问组。整个 NPfIT 项目采用"集中式"技术架构，按地理区域划分 5 个"簇"(clusters)，每个"簇"建立项目的本地服务提供者(local service provider，LSP)，LSP 和 NHS 服务机构一起解决关键问题。"簇组"要依赖本地项目组、临床工作组，接受"区域执行长"(regional implementation director)的领导。

为了执行更有效率，减少交付的风险和提高从这个项目中获得的利益，NPfIT 项目开发了一套"执行指导"，并基于教训不断改进。例如，项目管理的焦点应该主要放在事务改变方面而不是技术活动；项目组成员应该包括本地 IT，数据质量和事务改变(business change)等方面的专家。执行指导适用于整个国家项目的施用，并可用于地方执行国家项目的规划和管理。地方执行项目活动的周期有准备、启动、本地设计(调查、设计和获得)、准备进入活动、进入活动和维持六个阶段，每一个都要有里程碑的程序报告。

巨大的投资使英国医疗体系的电子化和网络化发展走在了 G8 国家的前列，NHS 的医疗服务得到了一定改善，为病人带来了益处。到 2004 年之后，该项目的一些问题逐渐暴露，主要体现在设计者没有充分考虑医生的专业需求和医疗服务的多样性，新的系统并未带来新的功能，承诺的关键系统不能交付使用等。到 2006 年时 NPfIT 项目投资已严重超预算。在对整个 NPfIT 项目进行评估和总结后，发现造成 NPfIT 项目遭遇到一系列问题和困难的原因是多方面的。例如：该项目在目标设定、覆盖范围、实施计划、预算等方面都存在问题；采用集中式技术架构，不能适应不同医疗专业的服务要求，存在严重的性能和功能拓展问题；政府和 NHS 在项目规划和实施中对外界的信息透明度低；由于 NPfIT 项目采用自上而下的建设模式，在系统设计和需求分析上缺少与实际用户的沟通和交流，使系统在部署和使用方面得不到用户信任等。

英国 NPfIT 项目实践表明，国家卫生信息化建设需要开展系列项目，并应用项目管理的思想和方法，以提高卫生信息化建设项目的效益和质量。在国家卫生信息化建设过程中，需要强化中央政府的职责，全面规划信息化内容，为地方提供公共技术支持和服务特别是数据安全和数据标准，统管及指导地方的项目执行。地方部门则要遵循中央政府的执行指导，严格执行国家程序和监督执行质量。

(二)加拿大 Health Infoway 项目

该项目由加拿大联邦政府资助，与省地区政府、医疗保健组织、临床医生和病人合作，使医疗保健更加数字化，致力于建立一个更加互联和协作的卫生系统，以促进更快、更便捷和更安全的信息共享。

Infoway 是加拿大联邦政府于 2001 年成立的国家层面卫生信息化建设者，负责领导全国医疗信息化建设，并在全国建立可共享的电子健康系统。该公司通过与医疗服务提供者、信息技术专家和咨询顾问的集体合作，共同制定了《电子健康档案解决方案的蓝图》(*Electronic Health Record Solution Blueprint*, EHRS Blueprint)以及医疗信息共享交换标准用以指导和规划 Health Infoway 项目的所有投资决策。Infoway 作为战略投资者和技术领导者，强化组织管理和协调配合，不仅负责全国范围的项目投资，还具有参与项目的立项、统筹使用资金、监督项目进程和质量以及合作开发等职能。Infoway 公司的专业化运作和管理模式是加拿大卫生信息化建设成功的重要因素。

尽管 Infoway 公司取得了很多的成绩，但也存在很多问题，有专家提出应建立独立于政府的第三方监管机构，以客观、真实评价国家卫生信息化建设进展和水平。

三、卫生信息项目管理技能培养现状

医疗卫生信息化要有专业化人才队伍作为支撑，在卫生信息人员所需具备的多种知识与技能中，项目管理是不可或缺的组成部分。各国信息化建设实践亦证实，卫生信息人员作为卫生服务和信息技术专业人员之间的协调者，需具备项目管理的能力，以确保卫生信息项目目标和任务的顺利实施。

　　基于上述认识，多个国家及学术组织都在其出台的卫生信息学（或医学信息学、生物医学与卫生信息学）教育标准中对项目管理技能作出相应阐述。例如，国际医学信息学会（International Medical Informatics Association，IMIA）是学科领域公认的领导，经过广泛论证，于 2010 年颁布《IMIA 对生物医学信息学和卫生信息学教育的建议》。该建议中的知识和技能水平分为三个层次（+= 了解；++= 熟悉；+++= 掌握），项目管理为 +++ 层次，应重点学习项目管理和变革管理的方法，做好项目规划、资源管理、团队管理、冲突管理、协作和激励、变革策略等。参照国际标准，各国政府亦相继在本国的卫生信息学教育标准中作出相应技能要求。

　　在此形势下，我国医疗卫生行业项目管理人才培养也逐步开展。例如，由国家卫生健康委员会统计信息中心牵头，中国卫生信息与健康医疗大数据学会和世界卫生组织卫生信息与信息学合作中心联合启动国家级卫生信息化高级管理培训项目，培养了一批高层次卫生信息化管理人才和技术骨干。内容包括项目管理、IT 治理、信息资源规划基本理论与方法等，从基础理论到技术架构、从顶层设计到基层实现，从项目管理到区域案例，注重实用性、前瞻性，很受业内人士重视。

　　随着科学项目管理知识体系和方法的引进，卫生信息化建设中的项目管理状况将不断改善；随着政府部门、行业协会、大学院校、科研院所、培训机构等各方面共同努力，医疗卫生行业项目管理人才与专业技能培养将更加合理化、规范化。我国卫生信息项目管理在走过了艰难的探索道路后，必将迎来蓬勃发展的大好局面。

（赵玉虹）

思 考 题

1. 卫生信息项目管理的知识体系包括哪些？
2. 如何理解当前国内卫生信息项目管理面临的形势和特点？
3. 请从项目管理的职能和作用，探讨卫生信息系统建设中引入项目管理的意义。

第十章

卫生信息系统技术与开发方法

在信息时代，卫生信息系统是各医疗卫生机构运行必不可少的系统。了解卫生信息技术及卫生信息系统开发方法，是开发卫生信息系统的基础。本章将介绍卫生信息技术的概念、发展现状和关键技术；并详细介绍卫生信息系统开发网络技术与数据库技术，以及卫生信息系统开发方式、开发方法等。

第一节　卫生信息技术

一、卫生信息技术概述

（一）卫生信息技术概念

卫生信息技术（health information technology，HIT）是指对卫生信息进行获取、存储、传输、分析和展示所涉及的各种资源和方法。卫生信息技术涉及医学、计算机学、人工智能、决策学、统计学、卫生保健学和信息管理学等众多领域，是一门交叉技术学科。

目前，卫生信息技术已经深入应用到卫生行业的方方面面，成为卫生行业必不可少的支柱，发挥着巨大的作用。例如，利用计算机断层扫描技术（也称CT），可以得到人体内部图像，极大地提高了诊断和治疗水平；利用数据库存储技术，可以将海量病人数据存储起来，方便查询和利用；利用网络技术，可以开展远程医疗、移动医疗等服务，病人不必到医院就享受一定的诊疗服务；达·芬奇机器人融合人工智能等各种领先卫生信息技术，使医生仅操作机器，就可以为病人手术。卫生信息技术的应用极大地提升了医疗卫生行业的应用水平。

（二）卫生信息技术主要用途

卫生信息技术的主要用途有四个方面。第一是卫生信息收集，利用信息技术生成并收集各类卫生信息，如医院病人的体格检查信息，身体影像信息，生物基因信息等。通过标准化的接口，信息系统可以方便地读取此类信息并加以利用。第二是卫生信息的存储与检索，卫生信息种类繁杂，数量庞大，利用数据库等信息技术，将大量医学信息存储起来，提供快速便捷的方式支持查询与获取。第三是卫生信息的传输，运用互联网等信息技术，实现信息在不同系统、不同地域位置的便捷传输与共享。第四是卫生信息的处理与展示，运用数据处理、分析技术，最终展示给使用者。卫生信息技术应用贯穿公共卫生、医院管理、健康管理、疾病预防、诊断和治疗、医学科研、药学研发等卫生领域信息的各个方面。

（三）卫生信息技术主要分类

卫生信息技术可以按照形态和用途进行分类。

按表现形态的不同，卫生信息技术可分为硬技术与软技术。硬技术指各种信息设备及其功能，如各种 IT 设备、可穿戴设备、手持式诊断仪、表皮电子等。软技术指有关信息获取与处理的各种知识、方法与技能，如自然语言处理技术、语音识别技术，数据统计分析技术、规划决策技术、计算机软件技术等。

按卫生信息技术的用途不同，信息技术可分为信息获取技术、信息存储技术、信息传输技术、信息处理技术及信息展示技术。信息获取技术包括信息的搜索、感知、接收、过滤等；信息存储技术指跨越时间保存信息的技术，包括硬盘、光盘、USB、数据库等技术；信息传输技术包括数据的发送、接收、安全等技术；信息处理技术包括信息的清洗、分析等技术，其中人工智能就属于信息分析技术的一种；信息展示技术是指信息的人机接口技术、图形展示技术等。一个卫生信息系统，通常包含以上的所有信息技术的应用，包括卫生信息的获取、存储、传输、处理与展示在内的软硬件技术。

二、国内外卫生信息技术发展

（一）国外卫生信息技术发展

国外卫生行业信息技术的应用始于二十世纪五六十年代，利用大型计算机以及基本的计算机技术帮助医疗机构实现如记账和支付这样的功能驱动的应用。随后，计算机硬件技术、数据库技术、网络技术、图形技术不断发展并应用到了卫生领域，各种医疗服务应用系统应运而生，如医院信息系统、临床信息系统、医师执业管理系统、医学科研数据分析系统、物流及性能管理系统等。从 21 世纪开始，卫生信息技术的应用迈入了新的台阶，其主要特点是消除信息孤岛，实现诊疗系统间信息共享与交换，电子病历、医院信息平台、区域信息平台有了广泛的应用，卫生信息系统逐渐向区域化、数字化、智慧化发展。基于互联网技术的分级诊疗、互联网医院、移动医疗、远程医疗等新的诊疗模式以及基于人工智能的临床辅助决策、机器人、生物医学、数字医药等新的诊疗技术也都得到了广泛应用。

（二）我国卫生信息技术发展

我国卫生信息技术应用虽然起步晚，但发展迅速。我国卫生信息化建设最早始于 1980 年代医院财务管理、收费管理系统的建立，实现了计算机技术在医疗卫生系统的应用。1995 年卫生部提出实施"金卫工程"，利用计算机网络技术、数据库技术以及分布式软件技术，开始了我国医院信息化系统以及远程诊疗信息系统建设。随后卫生信息整合技术受到重视，推动了以医生工作站以及电子病历为重点的医院信息系统建设，主要特点是整合医院内部系统数据，使其能高效共享和交互。2013 年在国家卫生和计划生育委员会、国家中医药管理局在《关于加快推进人口健康信息化建设的指导意见》中，提出了卫生信息化建设"46312"总体框架，即建设四级卫生信息平台、6 个业务应用、3 个基础数据库、1 个人口健康统一网络、2 个体系标准，基于计算机网络、数据库技术及基于卫生信息整合的信息平台技术等进一步在卫生行业深入应用。此类技术同时也促使我国公共卫生信息化进入了快速发展阶段，开始全面建设公共卫生信息平台、公共卫生监督系统、突发公共卫生事件检测网络直报系统等。

2021 年 3 月发布的《中华人民共和国国民经济和社会发展第十四个五年规划和 2035 年远景目标纲要》提出"加快数字化发展，建设数字中国""全面推进健康中国建设"。在"数字中国"以及"健康中国"战略指引下，我国卫生信息技术正在向推动卫生行业全面"数字化转型"发展，5G、物联网、区块链、人工智能和云计算等新技术在不断发挥着重要的作用。

三、卫生信息关键技术简介

卫生信息关键技术主要包括计算机网络技术、数据库技术、卫生信息整合技术和软件工程技术等。

（一）计算机网络技术

计算机网络技术是密切结合计算机技术和通信技术的一门综合性技术，推动了各行各业的信息化建设。计算机网络是按照网络协议，将地理位置上分散的、独立的计算机相互连接的集合，具有共享硬件、软件和数据资源的功能。一个国家计算机网络建设的水平是衡量一个国家综合国力、科技水平和社会信息化的重要标志。

目前,计算机网络技术已经在我国医疗卫生信息化建设中得到了广泛的应用,例如卫生政务信息网络、公共卫生信息网络、医疗服务信息网络、卫生监督信息网络、远程医疗服务网络等。基于计算机网络的"互联网+医疗健康",互联网医院、云医院、区域医疗卫生信息平台、移动医疗等也都有广泛的应用。近年来5G网络发展迅猛,基于5G的物联网等技术已成为计算机网络技术在卫生行业应用的一大趋势。

(二)数据库技术

数据库技术是信息系统的一个核心技术,是一种计算机辅助管理数据的方法,研究如何组织和存储数据,如何高效地获取和处理数据。数据库技术是计算机科学技术中发展最快的领域之一,也是应用最广泛的技术之一。数据库技术已成为计算机信息系统的核心技术和重要基础。

目前,数据库的建设规模、数据库信息量的大小和使用频度已成为衡量我国医疗卫生信息化程度的重要标志,而数据库技术也成为开发和应用卫生信息系统的核心与基础。近年来,我国着重建设了一批卫生信息资源数据库群,包括卫生技术标准类数据库群、医疗类数据库群、医学教育类数据库群、医学科技类数据库群、疾病监测防疫类数据库群、妇女儿童类数据库群、食品卫生类数据库群、卫生统计信息类数据库群、卫生政策管理类数据库群、卫生经济类数据库群、卫生机构类数据库群、卫生人员类(含专家库)数据库群等。同时我国还在推进国家级健康医疗大数据建设,其中最典型的是建设5个国家级区域健康医疗大数据中心,将全国各省市的健康医疗大数据汇聚到这5个大数据中心。另外还建设了癌症、心脑血管等30多种国家级专病队列数据库。总之,数据库技术已经成为卫生行业不可或缺的关键技术之一。

数据库技术与计算机网络技术的结合又使人们对医疗卫生信息的利用突破了时间和空间的限制,成为医疗卫生信息平台的重要支撑,在卫生信息领域得到蓬勃的发展和推广应用。

(三)卫生信息整合技术

卫生信息整合技术是为实现卫生信息全面集成,制定的一种信息交换和共享的框架,其目标是促进医疗信息系统的集成,为不同子系统之间的互连提供集成方案。

目前卫生行业普遍采用的卫生信息整合技术标准有医疗卫生企业集成(integrating the healthcare enterprise,IHE)、卫生信息交换标准(health level seven,HL7)以及医学数字成像和通信标准(digital imaging and communications in medicine,DICOM)等。

1. IHE 标准　IHE 是 1997 年,由北美放射学会(RSNA)、美国卫生信息管理系统学会(HIMSS)倡导的,由医疗机构和医疗企业工作者联合发起成立的国际组织,旨在提高数字化医疗设备和医学信息系统之间的互联、互通、集成、共享水平,IHE 国际通用规范规定了医学信息互联互通的技术框架和通讯应遵循的标准。IHE 拥有 5 个技术框架、37 个集成模式,全球 100 多个厂商参与。我国现在推行的国家级用于医疗机构间信息共享的区域卫生信息平台标准以及用于医院内部信息交互的医院信息平台标准都是基于 IHE 标准制定的。

2. HL7 标准　HL7 标准是医疗卫生领域不同应用之间电子数据传输的协议。HL7 采用 OSI 参考模型中的第 7 层(应用层)协议,用于规范各医疗机构之间、医疗机构与病人、医疗事业行政单位、保险单位以及其他单位之间各种不同信息系统之间进行医疗数据传递的标准,降低卫生信息系统互联的成本,提高卫生信息系统之间数据信息共享的程度。例如,医院信息系统(HIS)与放射科信息系统(RIS)之间使用 HL7 进行信息传输和交换。

HL7 标准于 1987 年产生,目前为止正式发布的最新版本是 HL7 V3 版本以及在 HL7 V3 基础上形成的 HL7 FHIR。当前,绝大多数卫生信息交换都基于 HL7 协议实现。

3. DICOM 标准　DICOM 标准是由美国放射学会(American College of Radiology,ACR)和国家

电器制造商协会（National Electrical Manufacture Association，NEMA）为主制定的用于数字化医学影像显示、传输与存储的标准。DICOM 标准以计算机网络的 OST 参考模型为基础，详细定义了影像及其相关信息的组成格式和交换方法，能够帮助用户在影像设备上建立一个接口，从而完成医学影像设备之间传输、交换数字影像。所涵盖的影像设备包括 CT、CR/DR、MR、超声、胶片数字化系统、视频采集系统和放射科信息系统等。目前，世界医学影像设备的主要供应商都宣布支持 DICOM 标准。

DICOM 标准于 1985 年产生，目前版本为 2019 年发布的 DICOM 2019a 版本。

（四）软件工程技术

软件工程就是将系统化的、规范的、可度量的方法用于软件的开发、运行和维护的过程，即将工程化的方法应用于软件开发中。软件工程是研究计算机软件开发和软件管理的一门工程学科，是计算机科学技术领域中的一个重要分支。

卫生信息系统作为一种综合集成的、复杂的应用系统软件，涉及面广，工作量大，其开发质量的好坏和开发效率的高低，将直接影响到各机构卫生信息化工作能否顺利进行。为了保证卫生信息系统的开发质量和开发效率，减少软件运行、维护和管理的困难，需要用科学正确的软件工程技术和方法指导整个软件生存周期，包括软件定义、开发、维护与管理等。因此，软件工程技术在卫生信息系统开发与实践中有着非常重要的作用。

软件工程的开发模型包括早期的瀑布模型（waterfall model），到后来出现的螺旋式开发（spiral development），到近年来流行的敏捷开发（agile development）等。

第二节   系统开发网络技术与数据库技术

一、系统开发网络技术概述

计算机网络是指将地理位置不同的具有独立功能的多台计算机及其外部设备，通过通信线路连接起来，在网络操作系统、网络管理软件及网络通信协议的管理和协调下，实现资源共享和信息传递的计算机系统。

根据连接的范围，计算机网络可以分为局域网（local area network，LAN）、城域网（metropolitan area network，MAN）、广域网（wide area network，WAN）。全球范围的广域网，又被称因特网（Internet）。根据连接的介质不同，计算机网络可以分为由光纤、双绞线、同轴电缆等介质组成的有线网络以及利用空气作为介质传播的无线网络（wireless network）。

（一）局域网技术

局域网是最常见、应用最广的一种网络。局域网一般位于一个建筑物或一个单位内，其特点是连接范围窄、用户数少、配置容易、连接速率高。目前局域网最快的速率可以达到 10G。电气与电子工程师协会的 802 标准委员会定义了多种主要的 LAN 网标准：以太网（ethernet）、令牌环（token ring）、光纤分布式数据接口（FDDI）、异步传输模式（ATM）以及无线局域网（WLAN）。目前应用最广泛的局域网是以太网以及无线局域网。

进行局域网开发，需要了解局域网网络拓扑、传输介质和介质访问控制方法。将部署卫生信息系统的设备成功连接到局域网中，能够与局域网内其他设备进行通信。然后采用网络编程技术，实现卫生信息的发送与接收，实现信息的处理与应用。局域网应用开发的主要编程语言是 Java、C#、Python、PHP 等。当前局域网普遍是基于 TCP/IP 的以太网，局域网开发需要考虑的是基于 TCP/IP 的网络编程以及基于以太网的网络连接。

（二）互联网技术

互联网（internet）是网络与网络之间所串连成的庞大网络，是最大的一种广域网，通常采用因特网协议（Internet Protocol，IP）将全世界的网络连接起来，是最大的一种广域网。互联网上可以提供的服务主要有 Web 服务、电子邮件服务、文件传输服务、实时通信服务等。其中电子邮件服务、文件传输服务、实时通信服务等都可以基于 Web 服务实现，使得 Web 服务成为互联网最主要的服务。Web 服务能够把各种类型的信息资源，如静态图像、文本、数据、视频和音频有机地结合起来，使用户能够在互联网上浏览、查询和共享建立在 Web 服务器所有站点上的信息。

卫生信息系统主要通过提供 Web 服务的形式实现互联网上的各种应用。例如，远程医疗就是在因特网网络环境下开展的异地远程医疗活动，凡是能够接入到互联网上的医务人员和病人都可以通过部署在互联网上的远程医疗 Web 服务应用，跨地区进行诊疗活动。Web 服务基于浏览器 / 服务器体系结构（Browser/Server architecture），卫生信息系统应用是通过客户机上的 Web 浏览器和部署了应用的 Web 服务器之间的通信来实现的。

Web 服务开发主要分为前端开发和后端开发。前端开发是指开发运行在 Web 浏览器上的代码。最常用于前端开发的技术是 HTML 静态页面开发技术以及 JSP、ASP、PHP 等动态页面开发技术。后端开发是指开发运行在服务器上的代码，主要涉及数据库技术以及 Web 编程技术。

（三）无线网络技术

无线网络与传统的网络主要不同之处就是传输介质不同，传统网络都是通过有形的传输介质进行连接的，如同轴电缆、双绞线和光纤等，而无线网络则是采用空气作为传输介质。无线网络摆脱了有形传输介质的束缚，其最大特点就是接入自由，只要在无线网络的覆盖范围内，可以在任何一个地方接入网络，实现与服务器及其他工作站连接。无线网络非常适合移动应用，如救护车、手持式终端、手机应用等。

无线局域网采用的是 802.11 系列标准，由 IEEE802 标准委员会制定，主要有 4 个标准，分别为：802.11b、802.11a、802.11g 和 802.11z。最开始推出的是 802.11b，传输速度为 11MB/s，随后推出了 802.11a 标准，连接速度可达 54MB/s。但由于 802.11b 与 802.11a 两者互相不兼容，导致早期支持802.11b 标准的无线网络设备在新的 802.11a 网络中不能用，因此后面推出了兼容 802.11b 与 802.11a 两种标准的 802.11g，使 802.11b 和 802.11a 两种标准的设备可以在同一网络中使用。802.11z 是一种专门为了加强无线局域网安全的标准。802.11z 标准在无线网络的安全性方面做了明确规定，加强了用户身份论证制度，并对传输的数据进行加密。

无线网技术的普及，极大地提高了信息技术的可及性，使信息技术能够应用到社会生活的方方面面，大大提高了信息技术应用水平。

（四）物联网技术

物联网（internet of things，IoT）是指通过信息传感器、射频识别技术、全球定位系统、红外感应器、激光扫描器等各种装置与技术，实时采集任何需要监控、连接、互动的物体或过程，采集其声、光、热、电、力学、化学、生物、位置等各种需要的信息，通过各种网络接入，实现物与物、物与人的连接，实现对物品和过程的智能化感知、识别和管理。物联网是一个基于互联网、传统电信网等的信息承载体，它让所有能够被独立寻址的普通物理对象形成互联互通的网络。当前，基于 5G 技术的物联网已经成为物联网发展的主流。

物联网的基本特征可概括为整体感知、可靠传输和智能处理。整体感知是利用射频识别、二维码、智能传感器等感知设备感知获取物体的各类信息。可靠传输是通过对互联网、无线网络的融合，将物体的信息实时、准确地传送，以便信息交流、分享。智能处理是使用各种智能技术，对感知和传送到的数据、信息进行分析处理，实现监测与控制的智能化。

物联网开发主要分应用层、平台层、感知层和网络层等四个层面。应用层主要开发与用户交互、体验的功能,所涉及的技术主要有物联网 APP 应用开发、Web 服务客户端设计开发。平台层主要涉及的技术有数据库设计与运维、服务器开发以及 Web 服务后台开发、网络编程等。感知层,需要掌握单片机与嵌入式的开发技术、传感器原理与应用、RFID 射频技术和嵌入式微操作系统等。物联网网络层开发主要涉及物联网通信技术如 ZigBee、BLE、WiFi、433M、IPv6、Lora 等无线网通信技术等。

二、数据库技术概述

数据库技术是研究数据库的结构、存储、设计、管理与使用的技术。数据库技术相关概念包括数据库(database,DB)、数据库管理系统(database management system,DBMS)、数据库系统(database system,DBS)、数据库管理员(database administrator,DBA)、用户(user)等。

数据库是指长期存储在计算机内,有组织的、统一管理的相关数据的集合。数据库能为多种应用服务,为各种用户共享,具有数据冗余少、数据间联系紧密、数据与程序具有较高的独立性等特点。

数据库管理系统是管理数据库的软件工具,是帮助用户创建、维护和使用数据库的软件系统。数据库管理系统是建立在操作系统基础之上,实现对数据库的统一管理和操作,满足用户对数据库访问需求的信息系统。

数据库系统泛指引入数据库技术后的计算机系统,狭义地讲是由数据库和数据库管理系统构成;广义而言,是由计算机系统、数据库管理系统、数据库、数据库管理员和用户组成。计算机系统分为计算机硬件系统和软件系统两大部分,是数据库系统的运行环境。数据库管理员(database administrator,DBA)主要负责设计、创建、管理和维护数据库,协调各用户对数据库的要求和访问等。数据库系统的服务对象是用户,一般包括应用程序员和终端用户。

数据库技术是一门综合性较强的学科。数据库技术是在操作系统的文件系统基础上发展起来的,数据库管理系统要在操作系统支持下才能工作。数据库技术是计算机科学技术中发展最快的领域之一,也是应用最广的技术之一。数据库技术已成为计算机信息系统与智能应用系统的核心技术和重要基础。

(一)国内外数据库发展现状

数据库技术依据数据模型的进展可以相应地分为三个发展阶段,即第一代的网状、层次数据库系统,第二代的关系数据库系统,以及第三代的面向对象数据库系统。

1. 第一代数据库系统　第一代数据库系统有两类代表:层次模型数据库系统和网状模型数据库系统。这两类数据库系统的共同特点是:①支持三级模式(外模式、模式、内模式)的体系结构,模式之间具有转换(或称为映射)功能。②用存取路径来表示数据之间的联系。这是数据库系统和文件系统的主要区别之一。数据之间的联系在层次和网状数据库系统中都是用存取路径来表示和实现的。③独立的数据定义语言。层次数据库系统和网状数据库系统有独立的数据定义语言,用以描述数据库的三级模式以及相互映像。④导航式的数据操纵语言。层次和网状数据库的数据查询和数据操纵语言是一次一个记录的导航式的过程化语言。这类语言通常嵌入某一种高级语言中,如 COBOL、FORTRAN、PL/1、C 语言。

2. 第二代数据库系统　第二代数据库系统是指支持关系模型的数据库系统。第二代数据库系统的特点是:①数据结构化,数据库中的数据具有一定的组织结构,属于同一集合的数据具有相似的特征。②数据共享性,在一个单位的各个部门之间,存在着大量的重复信息。使用数据库的目的就是要统一管理这些信息,减少冗余度,使各个部门共同享有相同的数据。③数据独立性,数据的独立性是指数据记录和数据管理软件之间的独立。数据及其结构应具有独立性,不需要改变应用程序。关系模型数据库系统于 1970 年由 IBM 公司提出,以后逐渐发展成为世界主流数据库系统。

3. **第三代数据库系统**　第三代数据库技术又称为新一代数据库技术，以面向对象模型为特征的数据库系统。第三代数据库系统的基本特征是：①支持数据管理、对象管理和知识管理。②保持或继承第二代数据库系统的技术。第三代数据库系统不仅能很好地支持对象管理和规则管理，而且能更好地支持原有的数据管理，支持多数用户需要的即席查询等。③具有开放性。第三代数据库系统的开放性表现在支持数据库语言标准；支持标准网络协议；系统具有良好的可移植性、可连接性、可扩展性和可互操作性等。第三代数据库与多种技术（如分布式技术、人工智能技术、多媒体技术等）相结合，广泛应用于多个领域，也因此产生了多种数据库技术，但第三代数据库技术还属于尚不完全成熟的数据库系统。

（二）卫生信息系统数据库选型方法

卫生信息系统数据库选型需要考虑通用性要求、安全性要求、可靠性要求、高性能要求、扩展性要求以及易用性要求等。

1. **通用性技术要求**　数据库的高性能技术要求包括兼容多种硬件体系，可运行于 X86 服务器或 UNIX 服务器等硬件体系之上；支持多种操作系统，支持 Windows、Linux、UNIX 等操作系统；支持主流开发工具，如 Java、.Net、Python 等；支持多语言；支持 Unicode、GBK 等多种字符集等。

2. **安全性技术要求**　数据库系统应采用基于角色与权限的管理方法来实现基本的安全功能，并采用三权分立的安全机制，将审计和数据库管理分别处理，同时增强访问控制的功能。另外，系统还应实现通信加密、存储加密以及资源限制等辅助安全功能。

3. **可靠性技术要求**　任何一个系统都存在发生各种意外故障的可能性，数据库系统的高可靠性可以避免或降低系统的意外故障对用户带来的损失。可靠性技术要求主要有多种备份与还原方式，如基于时间点还原、备份压缩、数据复制、数据库集群。

4. **高性能技术要求**　数据库的高性能技术要求包括可配置的多工作线程处理功能、高效的并发控制机制、基于代价的查询优化技术、执行计划重用、视图查询合并、存储过程优化、数据分区、函数索引、大对象存取优化等。

5. **扩展性技术要求**　数据库的扩展性技术要求包括多处理器支持、64 位全面支持及优化、海量数据存储和管理、存储设备支持、分布式支持、外部链接、外部过程 / 函数、全文检索等。

6. **易用性技术要求**　数据库的易用性技术要求对应的安装、配置比较简单，尽可能多的配置、管理、优化工作交由系统自动完成，包括实用易操作的图形化 / 远程管理工具、实用的命令工具、性能监视与分析、作业调度、自动升级、数据库重演、数据库快照等。

（三）卫生信息系统数据库设计

卫生信息系统数据库设计的步骤包括数据需求分析、概念结构设计、逻辑结构设计、物理结构设计以及数据库运维管理设计五个阶段。

1. **数据需求分析**　数据需求分析是整个数据库应用系统的设计基础，主要任务是通过对用户数据需求进行调查和分析，确定对即将建立的数据库应用系统的信息要求和处理要求，并产生一系列系统需求分析报告。其中与数据库设计关系最大的文档是业务流程图、数据流程图和数据词典等。显然，数据需求分析的目的是设计数据库和整个数据库应用系统。

2. **概念结构设计**　数据库概念结构设计是根据数据需求和处理需求设计数据库的概念模型，是独立于任何计算机系统的信息结构模型。概念模型最常用的表示方法是实体 - 联系模型（entity-relationship model，又称 E-R 模型）。E-R 模型直接从现实世界中抽象出实体类型及实体间联系，然后用实体 - 联系图（E-R 图）表示数据库概念模型。E-R 图由矩形框、菱形框、椭圆形框和连线四个基本成分组成，矩形框表示实体类型（问题的对象）；菱形框表示联系类型（实体间联系）；椭圆形框表示实体类型或联系类型的属性，属性名下画一条横线表示键属性；连线是用于表示实体与属性之间、联系与属性之间以及实体与联系之间的连接,实体与联系之间的连线上可以标注联系的类型。设计 E-R 模型前,首先根据分析阶段收集到的材料,利用分类、聚集、概括等方法抽象出实体,并一一命名,再根据实体的属性描述其间的各种联系。图 10-1 是某医院体检业务管理的 E-R 模型。

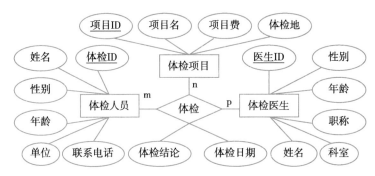

图 10-1　医院体检业务管理 E-R 模型图

这里,医院体检业务管理涉及的实体包括以下几项。

（1）体检项目:属性包括项目 ID、项目名称、项目费用、体检地点。

（2）体检人员:属性包括体检 ID、姓名、性别、年龄、单位、联系电话。

（3）体检医生:属性包括医生 ID、姓名、性别、年龄、职称、科室。

这些实体之间的联系就一个——体检,即体检将三个实体联系起来。体检人员可能参加多个体检项目,分别由多名体检医生负责主检;反之,一个体检项目可能涉及多名体检人员和多名体检医生。因此,在图 10-1 中用 m:n:p 表示这种多对多的联系。体检联系的属性包括体检 ID、项目 ID、医生 ID、体检日期、体检结论、体检建议、体检总费用等。

E-R 图所表示的概念模型提供对数据环境的简明描述,且独立于软件和硬件。概念模型不依赖于实现该模型的 DBMS 软件,同时也不依赖于实现该模型的硬件设备。因而,概念模型是抽象和描述现实世界的有力工具。

3. 逻辑结构设计　数据库逻辑结构设计是将概念模型转换成相应的数据模型。数据模型是对客观事物及其联系的数据化描述,是一种逻辑模型。用户依据数据模型来认识数据库,操作数据库和维护数据库。可以说,数据模型在数据库系统设计中是用来提供信息表示和操作手段的形式框架,是数据库系统实现的基础。目前,主要的数据模型是关系数据模型,关系数据模型由关系数据结构、关系操作集合和关系完整性约束组成。

4. 物理结构设计　数据库物理结构设计是将数据库逻辑设计产生的数据模型转换成相应的物理模型,又称数据库的物理实现。物理模型描述数据在存储介质上的存储结构和存取方法,它完全依赖给定的计算机系统。物理设计首先根据设计的数据库的逻辑结构,数据库的数据量,以及数据库查询、更新的频率等情况决定选用哪个数据库管理系统;然后根据具体的数据库管理系统来实现数据库的物理结构设计。关系数据库的物理结构设计简单,可由 DBMS 自动进行。这是关系数据库系统广泛应用的重要原因之一。

5. 数据库运维管理设计　数据库运维管理设计是指根据数据库及业务系统特点,建立数据库标准化运维制度,如组织架构、管理流程、管理规范、变更管理流程等,保证系统长期、稳定、安全运行。通过建立运维管理制度,保障运维操作可靠、响应及时、管理有序,在出现各类异常时有标准处理流程与处理方法,减少故障时间,减少停机时间。数据库运维分为基础运维和运维优化。

数据库基础运维包括数据库软件安装部署（如数据库初始化、数据库上下线、数据库资源扩容）、账号管理（如申请账号,账号权限变更,账号回收）、基础配置（如数据库时钟设置、数据库任务规划）、数据库备份恢复（如增量备份、完全备份、基于时间点的备份）等。

运维优化包括参数优化（如数据库优化参数、基础配置适配），对象优化（数据表优化、索引优化），SQL优化（执行计划优化、索引建议等），配置优化（系统配置、服务配置优化等）。

第三节　卫生信息系统开发方式、原则与策略

一、卫生信息系统开发概述

信息系统的开发方法是指开发管理信息系统所遵循的步骤，是在信息系统开发过程中的指导思想、逻辑、途径和工具等的集合。在长期实践中，由于信息系统的种类很多，情况各异，研制的具体方法、途径有很多种，逐渐形成了多种系统开发方法，如结构化系统开发方法、快速原型法、面向对象方法、计算机辅助软件工程法（CASE）等，这些方法各自遵循一定的基本思想，适合于一定的场合，解决问题的出发点和侧重点各不相同。从技术层面而言，卫生信息系统就是一种信息系统，信息系统的开发方法，也适用于卫生信息系统开发。

从系统过程管理的自动化水平来看，卫生信息系统开发方法又分为传统开发方法和自动化开发方法。随着云原生技术的成熟，卫生信息系统也将趋向自动化开发和运维。

二、传统开发方式简介

传统开发方式也称作瀑布式开发，将软件生命周期的全过程划分成若干个阶段，然后顺序或迭代地完成每个阶段的任务。传统软件开发过程一般分为需求—设计—编码—测试—验收几个阶段，完成应用系统的交付。只是各个环节所用的技术不同、框架不同以及粒度不同。传统软件开发方式每个阶段任务相对独立，易于不同人员之间分工合作。各阶段评审，保证了软件质量，提高了软件可维护性。目前为止也是比较受欢迎的软件开发方法。

传统软件开发方式有结构化系统开发方法、快速原型法、面向对象方法、计算机辅助软件工程法。

（一）结构化系统开发方法

结构化系统开发是用系统工程的思想和工程化的方法，遵照用户至上的原则，从系统的角度分析问题和解决问题。结构化系统开发将提出建立一个管理信息系统到系统完全建成的生命周期划分为5个阶段：系统规划、系统分析、系统设计、系统实施和系统维护与评价。按照规定的步骤和任务要求，使用图表工具完成规定的文档，采用自顶向下整体分析和设计，自底向上逐步实施的系统开发过程。

结构化系统开发方法的优点是建立面向用户的观点、严格区分工作区间、设计方法结构化、文件标准化和文献化。其缺点是开发周期长、烦琐，使用工具落后，不能充分预料可能发生的情况及变化，不直观，用户最后才能看到真实模型。

（二）快速原型法

快速原型法是指系统开发人员在初步了解用户的基础上，借助功能强大的辅助系统开发工具，快速开发一个原型，并将其演示给用户，开发人员根据用户的意见和评价对这个原型进行修改，如此反复，逐步完善，直到用户完全满意为止。

快速原型法的类型包括丢弃式原型法、演化式原型法、递增式原型法。

快速原型法的优点是减少开发时间、提高系统开发效率、改进用户与系统开发人员的信息交流方式、用户满意程度高、应变能力强。快速原型法的缺点是开发工具要求高、对大型系统或复杂性高的系统不适用、管理水平要求高。

（三）面向对象方法

面向对象方法是指采用面向对象方法的技术把对象的属性（数据）和处理（方法）封装在一起，通过子类对父类的继承，使得软件便于维护和扩充，提高了软件的可复用性。

面向对象方法的优点是以对象为基础，利用特定的软件工具直接完成对象客体的描述与软件结构之间的转换，解决了传统结构化开发方法中客观世界描述工具与软件结构不一致的问题，缩短了开发周期，解决了从分析和设计到软件模块多次转换的繁杂过程。

面向对象方法的缺点是需要有一定的软件基础支持才可以应用，对大型的系统可能会造成系统结构不合理、各部分关系失调等问题。客观世界的对象五花八门，在系统分析阶段用这种方法进行抽象比较困难。另外，在某些情况下，纯面向对象的模型不能很好地满足软件系统的要求，其实用性受到影响。

（四）计算机辅助软件工程法（CASE）

计算机辅助软件工程法又称为 CASE 方法，是一种支持整个软件开发生命周期的软件开发自动化技术，是一种从开发者的角度支持信息系统开发的计算机技术。CASE 方法是为了提高软件开发效率，支持开发人员工作的工具。CASE 并不是一个真正意义上的开发方法，而是一种开发环境，是对整个开发过程进行支持的一种技术。

计算机辅助软件工程法的优点是可以提高生产率、提高质量、减少系统维护的费用和精力。

三、基于 DevOps 的开发方式

（一）定义

DevOps 是一组过程、方法与系统的统称，用于促进开发（development，Dev）、技术运营（operations，Ops）和质量保障（QA）部门之间的沟通、协作与整合。DevOps 遵循敏捷与精益思想，其一些内容来源于敏捷方法，是敏捷软件开发的补充。DevOps 提供一套软件工程方法体系，包括方法、工具与实践等，旨在缩短系统开发生命周期以及加快高质量软件持续交付，实现应用系统快速交付与价值最大化。

（二）核心思想

DevOps 的核心实践理念统称为 CALMS：文化（culture）、自动化（automation）、精益（lean）、度量（measurement）、分享（share）。

1. **文化（culture）** 拥抱变革，促进协作和沟通。

2. **自动化（automatic）** 将人为干预的环节从价值链中消除。

3. **精益（lean）** 通过使用精益原则促使高频率循环周期。

4. **度量（measurement）** 衡量每一个环节，并通过数据来改进循环周期。

5. **分享（share）** 与他人开放分享成功与失败的经验，并在错误中不断学习改进。

（三）过程管理

采用工具链配合敏捷、精益落地持续交付，在提升交付速度的同时增加安全、合规性的检查，保证软件交付质量。基于 DevOps 的开发方式可以划分为五个主要环节。

1. **规划** 该环节对应敏捷中的计划阶段、在此环节增加开源协议扫描及漏洞扫描，从源头保证代码安全。

2. **开发** 该环节是将需求拆分后的任务实现的环节，该环节中主要涉及分支开发、代码检查、代码审查及制品管理等。在此环节中通过工具检查代码合规性（如代码覆盖率、复杂度、重复性），包含安全漏洞检查。通过工具中的 PR（pull request）/MR（merge request）实现代码的人工审查工作。在审查代码前可设置条件，比如需要通过构建、代码检查、单元测试之后才能进入到人工审查环节。将打包好的制品推送到制品库，制品库通常区分为 SNAPSHOT 库及 RELEASE 库，该步骤的二进制文件

推送到 SNAPSHOT 库中，需要正式发布时，再将制品推送到 RELEASE 库。

3. **测试**　该环节主要在测试环境、Staging 环境中进行功能 / 性能测试。可通过统一的配置模板准备测试用环境，也可通过脚本的方式实现一键式部署环境。根据配置文件，从制品库中拉取指定版本的制品。主要进行自动化 / 手工的功能测试、性能测试，可以结合自动化工具在测试环境中进行功能测试、性能测试。将测试过程中出现的缺陷反馈给开发人员，做到问题闭环，开发人员可以将缺陷与代码、需求关联，实现缺陷可追溯。

4. **部署**　该环节主要将通过以上测试的制品部署到生成环境，同时需要满足安全合规要求，对目标网络及主机进行漏洞扫描。

5. **运维**　该环节主要指在应用部署到生产环境后，通过一些工具辅助完成日志分析工作，同时设置目标阈值实现预警功能、结合图形化工具做到更直观地展示。

（四）优点和缺点

基于 DevOps 的开发方式的优点是开发软件快，新软件发布的失败率低；能够为设计人员、开发人员和测试人员提供具有精确细节的预定义角色，来持续改进产品质量；DevOps 的流程自动化可以实现软件的平稳、可靠、快速部署。

基于 DevOps 的开发方式的缺点是一些质量属性需要人工参与，会减慢软件交付过程。当产品进入运营阶段之前需要进行大量测试时，DevOps 方法不能提供很好的解决方法。因此，在向 DevOps 转型过程中，不能直接将传统开发方式摒弃，应该考虑双模 IT 方式作为过渡，即 DevOps 方式加传统方式。

四、开发原则

卫生信息系统开发的基本原则与一般的管理信息系统类似，但更强调设计的标准化与共享性。系统开发一般遵循以下基本原则。

（一）适应性原则

适应性原则是一般信息系统开发所遵循的基本原则，主要包括两个方面：一方面是系统要适应用户所有不同层次的需求，并且当这些需求随着时间或者环境的变化而变化时，系统也需要适应变化而不断地改进；另一方面是创新性，在当今计算机技术迅速发展的环境下，要及时了解新技术，使用新技术，不断地升级系统，使之能适应不断变化的信息技术环境。当然在进行升级创新的同时还要充分考虑实现的可行性，以务实的态度做行之有效的创新。

目前，我国正处在医疗卫生体制改革的重要阶段，卫生信息系统的建设要能够适应体制改革的需求。单位职能的变化、需求的变化以及相关标准的变化都会影响到信息系统的建设。因此，在进行卫生信息系统开发时，要特别关注系统的适用性与扩展性，为未来的变化留足空间。

（二）效益性原则

效益性原则是指卫生信息系统的开发符合整体效益。医疗或相关机构应用卫生信息系统的主要目的是创造直接或间接、目前或长远的经济效益或社会效益。卫生信息系统的开发也必须着眼于整体效益。在系统开发前期，应进行科学严密的可行性论证，其中要包括预算资金的投入、经济效益与社会效益。在技术上不能片面追求最先进的技术，而应该选择最成熟的技术；在人机界面设计上，应以实用、方便、简洁为原则，不能一味追求华丽技巧的人机接口，而应该实用、方便、简洁。在系统设计过程中，对业务流程的分析不能只着眼于现有的业务流程的信息化，而应该以提高效益为目标，科学规划业务流程所对应数据流，充分发挥人机结合处理优势，综合构建适应用户需要的业务流程及对应的数据流程。

（三）系统性原则

系统性原则是指卫生信息系统的开发必须注重其功能设计和数据处理的整体性、系统性。卫生信息系统是医疗卫生领域信息管理和处理的软件系统，有着鲜明的整体性、综合性、层次性和目的性。卫生信息系统的功能是由许多子功能有序组合而成的，与管理活动和组成职能相互联系、相互协调。各子系统功能所处理的数据既独立又相互关联，构成一个完整而又共享的数据体系。比如，要开发一个医院信息系统，不仅要考虑医院内部的门诊住院、检验、药房等多部门之间关系以及不同层次的医院之间的信息交换与共享；还要考虑医保、疾控中心、卫生监督等其他相关部门之间的数据共享。不遵循整体规划的系统性原则会导致最终开发的医院信息系统仅仅可在一个单位内部使用。事实上，目前大多数医院的信息管理现状正是如此。因此，卫生信息系统的开发过程中，必须十分注重其功能设计和数据处理的整体性、系统性，为建立一个统一的卫生信息数据共享体系奠定基础。

（四）规范化原则

规范化原则包括两个方面：一方面，卫生信息系统的开发是一项复杂的应用软件工程，应该按照软件工程的理论、方法和规范去组织与实施，无论采用的是哪一种开发方法，都必须注重软件开发工具、文档资料以及项目管理的规范化；另一方面，医疗卫生领域是一个关乎民生的重要领域，国家的卫生主管部门制定了许多相应的规范，许多相关的部门在设计相应的信息系统过程中，只有遵循相关规范才能更好地实现信息共享与综合利用。

（五）循环发展与逐步递进的原则

软件系统有其自身的生命周期，随着用户需求、支持环境等多种因素的变化，软件系统也在发展变化。因此，信息系统的开发不是一个单向的发展流程，而是一个循环往复的复杂体系，每到一个阶段都需要及时地更新，通过不断地循环发展，系统功能和应用逐步递进。为了提高卫生信息系统的使用效率，有效地发挥其作用在开发及应用升级、维护的过程中，应当时刻注意技术的发展、行业的需求及相关政策的变化，适时更新相关参数，逐步推进系统的发展。

信息系统的生命周期长度往往与系统开发者的设计意识紧密相关，具有超前性的系统才是具备生命力的系统。一个比较全面的卫生信息系统一般都牵涉面广、投入较大，卫生信息系统在开发过程中应注重坚持发展和超前意识，才能使系统的生命周期延长。但是，在系统开发过程中，也不能贪大求全、试图一步到位，这样不仅违反客观发展规律，而且使系统研制的周期过于漫长，影响了信心，增大了风险。总的来说，开发工作应该有一个总体规划，然后分步实施，递进发展。系统的功能结构及设备配备方案，都要考虑日后的扩充和兼容程度，使系统具有良好的灵活性和扩充性。

五、开发策略

每一种开发方法都要遵循相应的开发策略，总体而言，卫生信息系统的开发策略可以分为以下三种："自下而上"的开发策略、"自上而下"的开发策略、"自上而下规划，自下而上实现"的开发策略。

（一）"自下而上"的开发策略

"自下而上"的开发策略是指通过对卫生信息系统的整体业务进行具体分析后，先实现比较具体、基础的功能，然后逐步地由低级到高级建立整个卫生信息系统。因为任何信息系统的基本功能是数据分析与处理，所以"自下而上"方法首先从研制各项数据处理基础应用开始，然后根据需要逐步增加有关管理控制方面的功能。对于一些实力不强或计算机应用水平不高的医疗单位或卫生行业管理部门，由于各种条件（设备、资金、人力）尚不完备，对信息系统的功能要求也不太高，一般采用这种开发策略。其优点是从底层开始逐步建立信息系统可以及时地调整或测试系统模块的运行情况，避免了大规模系统可能出现运行不协调或者资源不充分的危险。但是，由于没有从整个系统出发进行总体规划，其缺点是系统整体性有欠缺，不同模块之间的接口可能会出现问题，随着系统的进展，可能要做许多重大修改，有些甚至需要重新规划、设计。

（二）"自上而下"的开发策略

"自上而下"的开发策略强调从整体上协调和规划，由全面到局部，由长远到近期，通过分析卫生信息系统整体的业务流程，获取高层的逻辑模型与相关数据的信息流，并以此为基础来设计信息系统。卫生信息系统一般都涉及多个部门、多个层次，对系统的整体性及不同系统共享信息的协调性要求较高，所以在系统的总体设计时一般采用这种开发策略。由于这种开发策略要求很强的逻辑性和较高的系统抽象能力，难度较大，但这是一种重要的策略，是信息系统的发展走向集成和成熟的要求。

（三）"自上而下规划，自下而上实现"的开发策略

"自下而上"的开发策略通常用于小型系统的设计，适用于技术力量不强、对开发工作缺乏经验的情况；而"自上而下"的策略需要很强的归纳分析与系统抽象能力，如果没有底层需求的充分分析与归纳，很难抽象出整体的系统模型，最终也很难实现底层的基本功能。因此在实践中，对于大型系统往往把上述两种方法结合起来使用，即先通过对系统需求进行综合分析后，自上而下地做好管理信息系统的整体规划，再自下而上地逐步实现各系统的应用开发。这是大型的卫生信息系统建设普遍采用的方法。

第四节 卫生信息系统开发方法

一、卫生信息系统开发环境介绍

（一）软件开发环境定义

软件开发环境（software development environment，SDE）是指在基本硬件和宿主软件的基础上，为支持系统软件和应用软件的工程化开发和维护而使用的一组软件。SDE 由软件工具和环境集成机制构成，软件工具支持软件开发的相关过程、活动和任务，环境集成机制为工具集成和软件的开发、维护及管理提供统一的支持。

软件开发环境的主要组成是软件工具。人机界面是软件开发环境与用户之间的一个统一的交互式对话系统，是软件开发环境的重要质量标志。软件开发环境的核心是存储各种软件工具加工所产生的软件产品或半成品（如源代码、测试数据和各种文档资料等）的软件环境数据库。

（二）软件开发环境分类

软件开发环境的分类方法有四种，按照模型及方法分类、按照功能及结构特点分类、按应用范围分类、按开发阶段分类。

1. 按模型及方法分类 按软件开发模型及开发方法分类，有支持瀑布模型、演化模型、螺旋模型、喷泉模型以及结构化方法、信息模型方法、面向对象方法等不同模型及方法的软件开发环境。

2. 按功能及结构特点分类 按功能及结构特点分类，有单体型、协同型、分散型和并发型等多种类型的软件开发环境。

3. 按应用范围分类 按应用范围分类，有通用型和专用型软件开发环境。其中专用型软件开发环境与应用领域有关，故又可称为应用型软件开发环境。

4. 按开发阶段分类 按开发阶段分类，有前端开发环境（支持系统规划、分析、设计等阶段的活动）、后端开发环境（支持编程、测试等阶段的活动）、软件维护环境和逆向工程环境等。此类环境往往可通过对功能较全的环境进行剪裁而得到。

（三）软件开发环境构成

软件开发环境由工具集和集成机制两部分构成，工具集和集成机制间的关系犹如插件和插槽间的关系。

1. 工具集　软件开发环境中的工具可包括支持特定过程模型和开发方法的工具,如支持瀑布模型及数据流方法的分析工具、设计工具、编码工具、测试工具、维护工具;支持面向对象方法的 OOA 工具、OOD 工具和 OOP 工具等;独立于模型和方法的工具,如界面辅助生成工具和文档出版工具;亦可包括管理类工具和针对特定领域的应用类工具等。

2. 集成机制　对工具的集成及用户软件的开发、维护及管理提供统一的支持。按功能可划分为环境信息库、过程控制和消息服务器、环境用户界面三个部分。

(1)环境信息库:是软件开发环境的核心,用以储存与系统开发有关的信息并支持信息的交流与共享。库中储存两类信息,一类是开发过程中产生的有关被开发系统的信息,如分析文档、设计文档、测试报告等;另一类是环境提供的支持信息,如文档模板、系统配置、过程模型、可复用构件等。

(2)过程控制和消息服务器:是实现过程集成及控制集成的基础。过程集成是按照具体软件开发过程的要求进行工具的选择与组合,控制集成并行工具之间的通信和协同工作。

(3)环境用户界面:包括环境总界面和由它实行统一控制的各环境部件及工具的界面。统一的、具有一致视感的用户界面是软件开发环境的重要特征,是充分发挥环境的优越性、高效地使用工具并减轻用户学习负担的保证。

二、基于 Java 的卫生信息系统开发方法

(一)Java 简介

Java 是一门面向对象编程语言,Java 语言不仅吸收了 C++ 语言的各种优点,还摒弃了 C++ 里难以理解的多继承、指针等概念,因此 Java 语言具有功能强大和简单易用两个特征。Java 语言作为静态面向对象编程语言的代表,极好地实现了面向对象理论,使程序员能以优雅的思维方式进行复杂的编程。

Java 语言具有简单性、面向对象、分布式、健壮性、安全性、平台独立与可移植性、多线程、动态性等特点。Java 语言可以用来开发桌面应用程序、Web 应用程序、分布式系统和嵌入式系统应用程序等。

(二)核心开发框架

Java 作为主流的开发语言之一,其框架的使用也非常广泛,从 Java 到 Java 企业版(Java enterprise edition, JEE)全部是基于框架来开发,因为框架可以大大节约时间以及成本。Java 开发的核心开发框架主要包括业务层框架、持久层框架等。

业务层框架主要使用 Spring 框架,Spring 框架使 Java EE 开发变得更加容易。Spring 致力于提供一个统一的、高效的方式来构造整个应用。Spring 可以将单层框架以最佳的组合糅合在一起建立一个连贯的体系。Spring 是一个提供了更完善开发环境的框架。Spring 框架的核心模块包含 Spring Core、Spring Context、Spring AOP、Spring DAO、Spring ORM、Spring Web、Spring MVC 等。随着软件应用架构的不断演进,目前微服务架构成为主流,Spring 家族中的 Spring Boot 框架天生具备云原生的十二要素,快速成为企业级服务开发的基础框架,Spring Cloud 也已经成为微服务开发的主流技术栈。

持久层框架的主要职责是将业务数据进行持久化。具有代表性的持久层框架有 Hibernate、Mybatis,都支持 MySQL、Oracle、SQLServer 等数据库的信息系统开发。

(三)存在的问题以及未来发展趋势

医疗卫生行业面临着服务体验要求不断提高、应用软件复杂度不断增加、数据互联互通等诸多需求,这些都对医疗软件架构提出了更高的要求。以数据、服务为核心,构建以平台化、服务化为目标的医疗卫生信息系统成为首要任务。Java 虽然在运行时相对要增加一些运行成本,但 Java 本身具备强大的生态支持,并且积极拥抱云原生,为医疗卫生信息快速上云打下基础。从目前发展来看,医卫行业中的大多数企业还是用 Java 构建自身业务平台中的基础服务或微服务。

三、基于 .Net 的卫生信息系统开发方法

（一）.NET 简介

.NET 是一款致力于敏捷软件开发、快速应用开发、平台无关性和网络透明化的软件开发平台，提供了桌面应用程序、Web 应用和 Windows 服务等应用程序构建能力。

（二）核心开发框架

.NET 包含 CLR 和 .NET Framework 类库两部分，公共语言运行时（common language runtime，CRL）是 .NET 的基础，提供程序运行支持，并提供内存管理、线程管理和类型安全检查等功能，.NET Framework 类库包含了应用程序开发所需要的各种类库，可使用 WinForm、WCF、Asp.Net 等组件框架构建不同类型的应用程序。随着云服务、嵌入式和物联网应用等跨平台应用场景的流行，微软推出 .NET 跨平台框架，包括 .NET Core、.NET 6 等面向未来的跨平台框架，提供在 Widnows、Linux 和 macOS 系统开发和部署，未来 .NET 框架发展将会以跨平台和开源为主要发展方向。

基于 .NET 的企业级解决方案通常会采用三层逻辑架构，包括表现层、业务逻辑层和数据访问层。表现层即用户界面 GUI，可采用 WinForm、WPF、ASP.Net 等技术实现用户界面程序开发。业务逻辑层实现业务规则、定义业务流程，可以使用 WCF 等技术实现，并将业务逻辑托管在服务容器中提供远程通信，也可通过 WebApi 技术实现 Restful 服务应用。数据访问层提供的 ADO.Net 可以让开发者方便地访问及操作各种当前主流数据库。

（三）存在的问题和发展趋势

虽然 .NET 具有支持多语言编程，编程界面友好等优点，但是由于 .NET 是由微软所开发，其开放性比较低，其他开发人员很难对其进行修改，生态系统远不能支持社区驱动，只能依靠微软对其持续更新。未来，.NET 将会向彻底实现和完善统一的工具链、跨平台原生 UI、云原生、性能改进和提高生产效率等方面推进，使性能和生产效率成为突显 .NET 的优势的两个重要方面。

四、基于 Python 的卫生信息系统开发方法

（一）Python 简介

Python 是一种解释型、面向对象、动态数据类型的高级程序设计语言。Python 支持命令式编程、函数式编程，支持面向对象程序设计，拥有大量的标准库和支持各领域的扩展库。Python 常被称为胶水语言，可以把多种不同语言编写的程序融合到一起实现无缝拼接，更好地发挥不同语言和工具的优势，满足不同应用领域的需求。

（二）开发类型以及开发框架

Python 是一个非常好用的编程语言，开发的速度非常快，而且语法简单，通俗易懂，很容易上手。在医疗行业内适合的开发类型以及对应常用的框架、模型如下。

1. **Web 开发**　Python 拥有很多免费数据函数库、免费 Web 网页模板系统以及与 Web 服务器进行交互的库，可以实现 Web 开发，搭建 Web 框架，常用的 Python Web 框架为企业级开发框架 Django、高并发处理框架 Tornado、支持快速建站的框架 Flask 等。

2. **网络编程**　Python 进行网络编程，就是直接或间接地通过网络协议与其他计算机进行通信。常用 SocketServer 网络服务框架。

3. **GUI 界面**　Python 在图形界面开发上很强大，可以用 PyQT、WxPython、Tkinter 等框架开发各种医疗信息相关 GUI 图形界面软件。

4. **爬虫开发**　Python 处于爬虫开发领域领导地位，将网络一切数据作为资源，通过自动化程序进行有针对性的医疗数据采集以及处理。常用 Scrapy、PySpider 等高性能异步 IO、分布式爬虫框架。

5.**智能医疗**　Python 是人工智能领域中使用最广泛的编程语言之一，它可以无缝地与数据结构和其他常用的 AI 算法一起使用。用于开发智慧医院系统、区域卫生系统以及家庭健康系统等。常用 TensorFlow、PyTorch、Caffe、Keras 等框架。

6.**自动化运维**　Python 能满足绝大部分自动化运维需求，开发周期性、重复性、规律性工作；达到应用系统维护自动化，巡检自动化和故障处理自动化。支持 Ansible、Ngios、Saltstack 等批量运维管理框架。

（三）存在的问题和发展趋势

目前，我国卫生信息系统建设发展，总体上呈现稳健上升的态势，但是医疗行业的智能化、信息化水平还不够高，医疗资源的整合和共享，难以得到充分的展现。人工智能的飞速发展大大提高了医疗数据处理深度和效率，通过 Python 利用机器学习、人工智能、物联网、大数据成为智慧卫生信息系统建设发展趋势。

五、基于 Go 的卫生信息系统开发方法

（一）Go 简介

Go 又称 Golang，是一种静态强类型、编译型、并发型，并具有垃圾回收功能的编程语言。Go 的语法接近 C 语言，具有自动垃圾回收、天然并发支持、拥有静态语言的安全与性能并且兼顾动态语言的开发效率等特点。Go 可以编写 Web 应用程序、分布式系统、数据库代理程序、中间件等，并且被大量应用在区块链、云平台的开发中。

（二）核心开发框架

Go 语言目前发展迅速，版本更新发布较快，伴随着也有非常多的优秀开发框架涌现，具有代表性的主流开发框架有 Beego、Gin 等。

Beego 是一个能够快速开发 Go 应用程序的 Web 框架。它可以用来迅速地开发 API、网络 APP 和后端服务。同时，Beego 也可以作为 RESTful 框架。Beego 的设计灵感主要来自 Python 和 Rails 的流行框架，并借鉴了 Python 语言开发框架 Tornado 和 Flask 以及 Ruby 的 Web 框架 Sinatra。Beego 与其他框架的最大区别是在追求框架性能的同时，更加关注开发效率，解放程序开发者的生产力。

Gin 是一个 Go 的微框架，封装比较优雅，API 友好，源码注释比较明确，具有快速灵活、容错高、方便等特点。对于 Go 而言，对 Web 框架的依赖要远比 Python、Java 之类的要小，自身的 net/http 足够简单，性能也非常不错。借助框架开发，不仅可以省去很多常用的封装带来的时间，也有助于团队的编码风格和形成规范。

（三）存在的问题以及发展趋势

目前 Go 语言已经广泛应用于人工智能、云计算开发、容器虚拟化、大数据开发、数据分析及科学计算、运维开发、爬虫开发、游戏开发等领域。但是在医疗卫生领域应用较少，并且 Go 语言目前的用户量相对还是较少，整合生态还在不断发展当中，未来或许会在医疗卫生领域系统开发中占有一席之地。

六、人工智能 AI 应用开发方法

近年来，随着人工智能技术的突破，各应用领域信息化过程所不断积累的数字化资源以及计算机计算能力的逐步提升，越来越多的智能化应用被用于各个领域。人工智能的概念涵盖的范围很广，一般认为人工智能包含机器学习技术，而机器学习技术包含了深度学习技术。以多层神经网络为代表的深度学习技术是当前人工智能领域最热门的研究方向和应用，它在图像识别、自然语言处理等各个应用领域的各项任务中都达到了领先的水平。深度学习虽然有着很多优点，也存在模型计算需要大量计算力、大量训练数据，以及模型解释性方面的局限性等缺点，但人工智能还是在各个领域展

现了的巨大应用潜力和价值。

（一）AI开发环境介绍

深度学习的依赖因素可以概括为算法、数据和计算力。所以开发环境也围绕这三方面来描述。

1. 算法　由于深度学习技术的潜力巨大，出现了大量优秀的开源算法库。为了兼顾编程方便性和较高的运算性能，很多算法都基于 Python 实现前端接口，以 C/C++ 语言作为后端来实现算法，开发人员可以根据任务需求和自身情况来选择合适的算法库。

2. 数据　在深度学习中，监督学习居多，算法模型是根据数据进行训练而得到的。排除算法本身的限制，数据的质与量会在一定程度上影响所训练模型 / 算法的性能。所以如何有效且高效地管理数据的需求已经从系统的使用方延伸到开发此系统的开发组织中了。

3. 计算力　基于数据的训练需要的计算量非常大，需要高性能的计算机，一般需要 GPU 显卡等高性能计算设备来满足计算需求。

（二）开发框架

深度学习的开发框架可以分为训练框架和部署框架，二者侧重点不同。训练框架主要用于模型的训练，用于产生模型。部署框架一般用于将训练好的模型部署到实际生产环境中。有一些开源框架可以满足训练和部署两个阶段的任务。

常用的深度学习框架包括 Tensorflow/Keras、Pytorch、MXNet、PaddlePaddle。

一些专注于部署以及模型优化的库包括 NVIDIA TensorRT、Intel OpenVINO、Tencent ncnn、Tensorflow Lite。除了深度学习框架，也出现了一些基于深度学习的软件平台或者能够支撑训练或者部署流水线的框架，比如 Kubeflow、MLflow、H2O.ai。

（三）存在的问题以及发展趋势

深度学习技术虽然具有性能方面的优势，但是由于模型的复杂度高，所以可解释性差。加之模型训练过程相当于对数据的拟合，所以一旦在数据选择上出现偏移可能导致模型的公正性有问题，这需要模型的预测具有可解释性的特性。

深度学习技术需要利用海量数据，对于卫生信息系统来说，数据来自健康人或者病人，对这些数据的使用应在满足国家法律法规和伦理道德的前提下进行。

七、大数据应用开发方法

（一）大数据概念

大数据是指无法在一定时间内用常规软件工具对其内容进行抓取、管理和处理的数据集合。大数据技术是指从各种各样类型的数据中，快速获得有价值信息的能力。

（二）大数据应用开发架构

大数据应用开发可使用多种大数据处理架构，如 Hadoop、Storm、Flink 等。Hadoop 实现成本低，比较适用于对时间不敏感且仅需要批处理的工作负载；Storm 可支持更广泛的语言并实现极低延迟的处理，比较适合仅需要流处理的工作负载；Flink 提供了真正的流处理并具备批处理能力，通过深度优化可运行针对其他平台编写的任务，提供低延迟的处理，适用于混合型工作负载。

Lambda 架构和 Kappa 架构是常用的两种大数据开发架构。Lambda 架构是构建大数据平台的一种常规架构原型方案。Lambda 架构使开发人员能够构建大规模分布式数据处理系统，具有很好的灵活性和可扩展性，对硬件故障和人为失误有很好的容错性。Kappa 架构在 Lambda 的基础上进行了优化，删除了 Batch Layer 的架构，将数据通道以消息队列进行替代。因此，Kappa 架构依旧以流处理为主。这种架构只关注流式计算，并不是取代 Lambda 架构。

一般来说，Lambda 架构较适用于实时案例，Kappa 比较合适流处理与批处理分析流程比较统一的案例。如果需要对整个数据集进行批量处理而且优化空间较低，使用 Lambda 架构性能会更好，实现也更简单。最适合的解决方案主要取决于待处理数据的状态、对处理所需时间的需求以及希望得到的结果。

（三）存在的问题以及发展趋势

医疗数据的特征包括真实性强、敏感度高、覆盖面广、规模庞大、结构形态多样与逻辑复杂六个方面。医疗行业大数据应用开发上的主要问题是管理机制不健全、数据标准不统一、数据质量缺乏有效保障、数据价值尚未充分挖掘等。未来的医疗卫生信息系统从医疗信息化逐步向医疗智能化发展，因此需要以数据为基础资源，以医疗的业务实践为导向，构建统一大数据平台；将"数据按需处理"变为"数据主动治理"，将"数据局部接入"变为"数据全量管理"，实现医疗数据价值化、资产化，通过数据提高医疗管理水平、增强医疗服务能力、提升医疗服务质量。

八、物联网应用开发方法

（一）基础环境

信息通信技术的快速发展和成熟促进了物联网医疗设备的创新研发与广泛应用，射频识别（RFID）、传感器、扫描设备等通过物联网与医疗 IT 系统相连接，共同构成了医疗物联网的基础环境，实现医疗数据的采集、传输、分析、辅助决策及创新式组合应用。

（二）开发方法

1. 启动过程　医疗物联网项目的启动过程，首先要收集需求，定义项目的工作与活动，根据项目管理的方法论分析和决策每个阶段的相关工作。

2. 计划过程　医疗服务过程包括护理流程、检验流程、诊断流程、追溯流程、质控和管理流程以及过程中的主体交互等。本阶段根据具体业务愿景拟订、编制和修订一个项目或项目阶段的工作目标、任务、工作计划方案、资源供应计划、成本预算、计划应急措施等工作。

3. 执行过程　医疗物联网系统可大致分为感知层、网络层、平台层、应用层，本过程项目管理者应组织和协调人力及其他资源，组织和协调各项任务与工作，激励项目团队完成既定的工作计划，开发人员根据对医疗物联网系统进行分析、设计、研发、交付高质量的项目产出成果。

4. 控制过程　物联网医疗由于医疗业务的复杂性，通常可能是多系统、多网络、多模态数据的有机结合。本过程应通过制定标准、监督和测量项目工作的实际情况对项目进行控制、分析差异和问题、采取纠偏措施等工作。

5. 收尾过程　医疗物联网项目的收尾过程应制定项目或项目阶段的移交与接收条件（如项目文档、验收基准等），并完成项目或项目阶段成果的移交，从而使项目顺利结束。

（三）存在的问题以及发展趋势

从标准、技术、政策、市场和资本五个维度来看，基于物联网智能感知和大数据分析的精准医疗已经迈入产业化阶段，医疗物联网产业已初步建成一批共性技术研发、检验检测、投融资、标识解析、成果转化、人才培训、信息服务等公共服务平台。未来通过完善标准制定、提升产业协调性、拓展商业模式等，必将实现医疗物联网向产业平台化的跨越。

九、数据可视化开发方法

（一）数据可视化的概念

数据可视化是指将数据转化成为交互的图形或图像，以视觉可以感受的方式表达数据，增强人的认知能力，达到发现、解释、分析、探索、决策和学习的目的。数据可视化是卫生信息系统开发中不可或缺的一环，数据可视化的好坏，直接影响用户的体验以及对整个卫生信息系统的评价。

数据可视化涉及信息技术、自然科学、统计分析、图形学、交互、地理信息等多种学科，要解决的问题是如何将数据通过视觉可观测的方式表达出来，同时考虑美观、可理解性，解决在展示空间有限的情况下数据展示存在的覆盖、杂乱、冲突等问题，然后以交互的形式展示数据的细节。常用的数据可视化软件有 QlikView、Tableau、Power BI、FineBI 和 Google Data Studio 等。

（二）数据可视化开发方法

数据可视化开发的一般步骤是定义要解决的问题，确定要展示的数据和数据结构、展示的维度以及图表类型，确定图表的交互。

确定展示的问题是数据可视化最关键的一步，问题不同，展示的方式也会不同。例如，将人体影像数据展示在影像胶片上和展示在计算机电脑屏幕上，会有截然不同的效果。电脑屏幕可以展示三维立体影像，而影像胶片只能展示二维影像。

第二步是确定展示的数据、数据结构、维度和图表，需要展示的数据多种多样，有文本、有数字，有一维、二维、多维等。要根据不同的问题，确定所需要的数据、数据类型，确定展示的维度，然后选取特定的图表。常用的展示图表有柱状图、条形图、折线图、面积图、饼图、散点图、气泡图、甘特图、框架图、漏斗图、地图等。另外还有各类三维立体展示、视音频展示等。

最后需要确定图表的交互。图表的交互允许按照用户的选择，分阶段显示数据，以便可以突出数据组之间或图表之间的关系。典型的图表交互方法是钻取、联动和跳转。钻取是通过变换分析的粒度、层次在不同层面展示数据，如年、月、日或国家、省、市等。联动是指变换某个图表，与之关联的图表也相应发生改变。而跳转则是指点击某个图表，会跳转至相应的另一个图表。

（三）存在的问题及发展趋势

数据可视化已经从简单和静态图表，发展到如交互式、视觉效果炫酷的图表。随着展示手段的多样性，数据可视化展示也越来越复杂，需要使用者理解数据源、多维数据、维度、度量的一些基本概念，并对图表有一定的了解才能更好地展现图表效果。降低数据可视化的使用门槛，让一般用户也可以轻松使用数据可视化产品，是数据可视化开发者面临的一个重要问题。另外一个问题是开发者做了大量展示效果，但由于数据质量差或者不能准确领会用户的意图等原因，这些展示不能真正让最终用户满意。准确领会用户意图、选取合适的数据、开发合适的数据展示产品是数据可视化开发者需要重视的问题。

数据可视化未来趋势有四个：一是数据可视化开发将更加以用户为中心，根据每个用户的特定需求进行个性化的数据可视化，同时为用户提供简单直接的用户体验；二是人工智能和机器学习将使数据可视化的创建变得更加智能；三是数据可视化将有专门的移动友好型展示，移动设备已经越来越成为用户必不可少的工作工具，为移动设备设计内容清晰、简单、紧凑和简洁的可视化产品将会是未来的一大趋势；四是，近年来，虚拟现实、增强现实、全息影像等技术不断发展，已经有研究在利用这些技术进行数据可视化展示，给用户带来更佳的体验。

（杨　扬）

思 考 题

1. 简述卫生信息技术发展现状及未来趋势。
2. 举例说明互联网和数据库技术在卫生信息系统开发中的作用。
3. 简述基于 Java、.NET、Python、Go 语言的卫生信息系统开发特点。
4. 设想开发一个基于 5G 的智能急救系统，要如何去做？

第十一章

卫生信息系统规划与可行性分析

本章重点介绍卫生信息系统的规划和可行性分析，读者从中可以全面了解卫生信息系统规划的内容和重要性，可行性分析所涉及的主要技术和方法等。

第一节　卫生信息系统规划

一、卫生信息系统规划概述

卫生信息系统规划一般是指以医疗机构的发展目标和发展战略为指导，以业务需求为依据，结合医疗机构信息化方面的实践和对信息技术发展趋势的把握，定义医疗机构信息化的目标、使命和远景，确定主要任务和战略步骤，规划出信息化架构，为医疗机构信息化建设和发展提供一个完整的蓝图，具有前瞻性、全面性、系统性地指导医疗机构信息化的进程。

卫生信息系统规划是项目生命周期中的第一个阶段，规划质量的好坏直接影响系统的成败，也决定卫生信息系统在整个生命周期内的发展方向、规模和发展进程。卫生信息系统规划就是针对医疗机构信息化中关键性、全局性等问题提出来的，通常包括发展目标、发展重点以及实现目标的途径和措施等。

卫生信息系统的规划既可以看成是医疗机构的一个专门性规划，也可以看成是医疗机构整体规划的一个重要组成部分。当医疗机构制定或调整规划时，卫生信息系统可以提供各种必要的信息技术支持医疗机构规划的实现，所以不论卫生信息系统规划是作为医疗机构规划的一部分还是一个专门性的规划，都应当与医疗机构的规划有机地结合，加强卫生信息系统规划与整个医疗机构规划之间的联系。

卫生信息系统规划的主要任务是制订卫生信息系统的发展战略以及系统建设的资源分配计划。制订医疗机构的主要信息系统需求，形成卫生信息系统的总体结构方案规划；制订卫生信息系统建设的资源分配计划，提出所需要的硬件、软件、人员和资金等资源并进行可行性分析。

二、卫生信息系统规划特点

卫生信息系统的建设是一项涉及面广、耗资大、历时长且技术复杂的工程项目，规划是这一复杂工作的起始阶段，规划者应该充分认识到这一阶段工作所具有的特点，把卫生信息系统的规划摆到重要的战略位置上，提高规划工作的科学性和有效性。

（一）目标明确

规划的目标应当是明确的，没有二义性的。规划内容应当使人得到振奋和鼓舞。规划的目标要先进,经过努力是可以达到的,描述的语言应当是坚定和简练的。

(二)可执行性良好

好的规划的说明应当是通俗的、明确的并且是可执行的,应当是医疗机构各级领导的向导。使员工确切地了解它,执行它,并使自己的战略和规划保持一致。

(三)有效组织人员落实

制订规划的人往往也是执行规划的人,一个好的战略规划要有好的人员执行才能实现。战略规划要求一级抓一级,层层抓落实,直到个人。高层领导制订的规划一般应以方向和约束的形式告诉下级,下级接受任务,这样逐级细化,做到深入人心、人人皆知,战略规划也就个人化了。个人化的战略计划明确了每一个人的责任,可以充分调动每一个人的积极性。这样一方面激励了大家动脑筋想办法,另一方面增加了组织的生命力和创造性。在一个复杂的组织中,仅仅靠领导是难以识别所有机会的。

(四)灵活性好

医疗机构的目标可能不随时间而改变,但它的活动范围和组织计划的形式无时无刻不在发生改变。现在所制订的战略规划只是一个暂时的文件,只适用于现在,应当进行周期性的校核和评审。灵活性强使之容易适应变革的需要。

三、卫生信息系统规划的重要因素

卫生信息系统规划需要坚持两个原则:一是以医疗机构战略为出发点,而不仅仅是从卫生信息系统的需求进行考虑,这样可以避免因脱离医疗机构发展目标而进行的盲目信息化建设困境;二是以医疗机构业务的变革为出发点,而不是单纯从信息技术的应用进行考虑,这样有利于充分利用医疗机构现有资源来满足医疗机构关键需求的信息化支撑。除此之外,也应该充分认识到以下几个重要因素。

(一)目标明晰是前提

在进行规划前,应该结合医疗机构内外部的实际情况,站在医疗机构发展的战略高度制订出清晰准确的目标,将卫生信息系统的目标纳入医疗机构发展战略目标之列,进行优化和改造。卫生信息化的实施可能将导致原有的利益分配关系的打破,将职能导向为主变为以流程导向为主,人员的裁减、控制更趋于风险最低化等。只有目标制订了,才可以决定项目的范围大小,才可以决定项目成本预算和实施周期等。

(二)团队有力是基础

卫生信息化建设绝对不单纯是医疗机构信息管理部门的事。它要求医疗机构所有相关部门参与目标制定、规划建设和实施,所以建立项目团队是必须的。应挑选各部门中经验丰富、思路清晰、富有改革创新意识的人员作为项目成员,赋予其决定权,将其在项目中的表现结合项目本身的质量纳入本人的绩效考核之中。

同时应针对员工进行相关思想教育和技能培训。卫生信息化会导致人员精简和权力利益结构的重建,无疑会影响员工的工作情绪。让员工了解项目实施对自己所造成的影响和可能需要的真实变化是很有必要的,最有效可行的方式是宣传、教育和培训,定期公布项目状态和可能带来的变化,在项目进行的各个阶段为员工安排相应的培训(包括新的管理思想观念培训和必要的技能培训),聆听员工的心声并通过对话等方式消除不必要的疑虑和恐慌。

(三)领导参与是保障

卫生信息化建设是一场医疗机构管理革命。对于有些部门,有些群体的利益再分配所招致的阻力可能不是项目团队所能够解决的,领导介入和参与就非常重要了。应该直接由领导负责,领导项目团队,进行项目的建设和实施必要的变革。将项目的分段实施作为医疗机构年度最重要工作任务来抓,将项目进程和质量作为考核各部门领导的重要指标之一。

（四）科学方法引入是核心

如何制订科学、有竞争力的项目目标,如何组建项目团队,如何对项目进行科学的规划、组织、执行和控制,都涉及项目管理的思想方法是否科学,所以引入科学的项目管理思想方法和具有成功的项目管理经验的人才也是非常重要的。这对于保证项目达到预期目标,降低项目成本和风险是非常必要的。

（五）信息管理部门改造是关键

对信息管理部门进行重组,成立专门的项目团队,他们对项目具有绝对权力,直接对领导负责,由该团队牵头进行需求分析、优化、开发直到最终提出解决方案。这样做的好处在于能够使成员可以在能力上互补,逐渐积累经验,减少对外部顾问的依赖,又能够保证项目的时效性,控制项目成本。

卫生信息化是一个持续的过程,如何对这一过程中不断涌现的需求进行有效管理变得非常重要,所以信息系统的变革管理也是卫生信息化规划非常重要的一环。

四、卫生信息系统规划的内容

卫生信息系统规划的主要内容包括指导思想、基本原则、战略目标、主要任务和战略步骤等,就是在医疗机构愿景和战略规划前提下,描绘出一幅人与流程、信息技术相结合的信息化运营蓝图。

（一）明确卫生信息系统的目标、约束与结构

首先确定卫生信息系统的主要任务、任务的作用以及为什么会有这些任务。研究卫生信息系统建设的内外部环境、预测在目前环境中实现系统目标的各种机会和威胁。

根据医疗机构的战略目标、内部和外部约束条件,来确定卫生信息系统的总目标、发展战略和总体结构等。其中,总目标为卫生信息系统的发展方向提供准则;而发展战略则提出完成工作的具体衡量标准;总体结构规定了信息的主要类型以及主要的软件系统,为系统开发提供了框架。

（二）了解当前的组织状况

规划内容包括硬件情况、软件情况,应用系统及现有人员状况,各项费用情况,项目进展情况及评价,研究各种限制、不利条件,确定所需资源以及资源的来源和资源分配。

（三）业务流程的优化和再造

分析业务流程的现状,找出存在的问题,提出在新技术条件下优化、重组和再造的业务流程。

（四）对新技术发展预测

卫生信息系统规划无疑要受当前和未来信息技术发展的影响。因此,计算机及其各项技术的影响应得到必要的重视并在规划中有所反映。另外,对软件的可用性、方法论的变化、周围环境的变化以及它们对卫生信息系统产生的影响也属所考虑的因素。

（五）短期计划

通过信息需求分析、指定系统开发具体的发展、投资和执行计划,建立卫生信息系统结构,指导具体应用项目的开发工作,包括系统开发的时间安排。在规划试用的期间,就应对即将到来的一段时期做出相当具体的安排,主要包括硬件设备的采购时间表、应用项目的开发时间表、人员培训时间安排、软件维护与转换工作时间表、人力资源的需求计划以及资金需求等。

卫生信息系统的规划方案并不是一经制订就再也不发生变化。事实上,各种因素的变化都可能随时影响整个规划的适应性。卫生信息系统规划也要不断修改以适应变化的需要。同时,也要制订出一个应变规划,一旦预测发生失误或出现意外情况可采用应变规划以减少损失。

五、卫生信息系统规划的步骤

（一）卫生信息系统规划的四个基本阶段

根据实践经验、文献和规划方法的研究，提出卫生信息系统的规划模型，如图11-1，即卫生信息系统总体规划分为四个基本阶段：制订战略、信息需求分析、资源分配、项目计划制订。

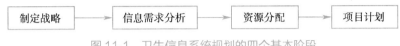

图11-1　卫生信息系统规划的四个基本阶段

1. 制订战略　这一阶段要进行的工作是根据医疗机构的目标和战略确定卫生信息系统的使命，对卫生信息系统建设或更新编制报告；评价组织的目标、战略和实现目标、主要业务流程；对目前卫生信息系统的功能、应用环境和应用现状进行评价；制订建设卫生信息系统的政策、目标和战略。关键是要使卫生信息系统的战略与整个医疗机构的战略和目标协调一致。

制订卫生信息系统战略的结果应该包括对医疗机构的战略报告和方向精确地理解，产生卫生信息系统报告书，对卫生信息系统各功能的现状评价以及对卫生信息系统建设过程中的目标和战略的陈述。

2. 信息需求分析　这一阶段工作确定医疗机构在目前和规划中的决策支持和事务处理方面的信息需求，以便为整个医疗机构或其主要部门提出信息系统的总体结构方案；制订主开发计划，即根据发展战略和系统总体结构，确定系统和应用项目的开发次序和时间安排。这需要广泛调研医疗机构的信息需求，在此基础上建立信息系统结构，并用来指导具体应用项目的开发。

3. 资源分配　资源分配指的是分配卫生信息系统的开发资源和运行资源。它包括趋势确定、硬件计划、软件计划、人员计划、网络计划、数据通信计划、设备计划、资金计划等的制订。

4. 项目计划　项目计划工作主要包括如下步骤：第一，根据需求和困难程度评价各项目；第二，确定需要完成的任务；第三，对时间、成本等作出估计；第四，确定评价项目进展所需的检验点。

（二）卫生信息系统规划的具体步骤

卫生信息系统规划具体步骤共分为13个步骤，如图11-2所示。

第1步：规划基本问题的确定，包括确定规划的年限、规划的方法、规划的方式（集中式和分散式）、规划的策略（进取型和保守型）等。

第2步：收集初始信息，包括从各级主管部门、内部科室、市场同行业竞争者以及各种文件、书籍、杂志中收集的信息。

第3步：现状评价、识别计划约束，包括分析系统目标、系统开发方法；识别系统现存的设备、软件及其质量状况；计划系统的人员、资金、安全措施、运行控制、标准以及子系统在中期和长期开发的优先顺序等。

第4步：设置目标，由领导和系统开发负责人依据医疗机构整体目标来确定卫生信息系统的目标。不仅包括卫生信息系统的目标，也包括医疗机构的目标、系统服务的范围、组织、人员和政策等。

第5步：准备规划矩阵，这是由卫生信息系统规划内容之间相互关系所组成的矩阵。这些矩阵列出后，实际上就确定了各项内容，以及它们实现的优先顺序。

第6~9步：识别各种活动，包括列出一次性的工程项目和重复性的经常进行的活动，以及优先进行的项目。由于资源的约束，各项活动和项目不可能同时进行，要正确选择工程类项目和日常重复类项目的比例，正确选择风险大项目和风险小项目的比例。项目优先顺序的选择应该依据项目的重要性、风险性以及效益的好坏等原则来进行。

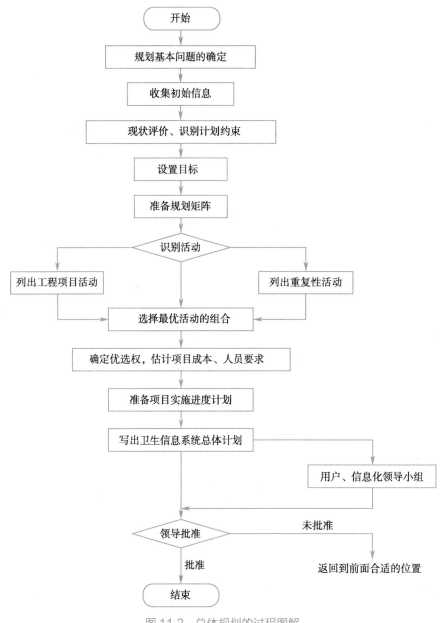

图 11-2   总体规划的过程图解

第 10 步：确定优先权、估计项目成本、人员要求。

第 11 步：准备项目实施进度计划。

第 12 步：写出卫生信息系统总体计划，这一步是指将卫生系统开发的规划书写成文件并与各级领导不断地交换意见。

第 13 步：领导批准，书写过程中还要与用户交换意见信息，书写出的规划只有经过领导批准后才能生效，标志着规划工作的完成。否则，需返回到前面某一个步骤重新规划。

第二节   可行性分析

并非所有信息化问题都有简单明显的解决方案。事实上，许多问题不可能在预定的系统规模或时间期限之内解决。可行性分析的目的，就是用最小的代价在尽可能短的时间内确定问题是否能够解决。

卫生信息系统可行性分析是立项阶段的核心文件,是项目决策的主要依据,即决定卫生信息系统"做还是不做"。而决定项目是否立项的关键性文件就是可行性分析报告。

一、可行性分析的任务

首先,必须谨记可行性分析的目的不是解决问题,而是确定问题是否值得去解决。如何确定问题是否值得去解决?不能靠主观猜想,而一定要靠客观分析。必须分析几种主要的可能解决方案的利弊,从而判断系统规模和目标是否能够实现,系统完成后所能带来的效益是否值得投资开发或购买目标系统。因此,可行性分析实质上是要进行一次大大压缩简化了的系统分析和设计的过程,也就是在较高层次上,以抽象的方式进行的系统分析和设计的过程。

其次,需要进一步分析和澄清问题定义。在问题定义阶段初步确定的规模和目标,如果是正确的就进一步加以肯定,如果有错误就应该及时改正。如果对目标系统有任何约束和限制,也必须把它们清楚地列举出来。

最后,在澄清了问题定义之后,分析员应该导出系统的逻辑模型。然后从系统逻辑模型出发,探索若干种可供选择的主要解决方案。对每种解决方案都应该仔细研究它的可行性,一般来说,至少应该从以下 3 个方面分析每种解决方案的可行性。

1. **技术可行性**　使用现有的技术可以实现这个系统吗?
2. **经济可行性**　这个系统的经济效益能超过它的开发成本吗?
3. **社会环境可行性**　这个系统在当前社会环境下行得通吗?

二、可行性分析的内容

可行性分析是在项目决策前对项目的工程、技术、经济、社会、法律等多方面条件和情况进行详尽、系统、全面地调查、研究、分析,对各种可能的解决方案进行详细地比较论证,并对项目建成后的经济效益、社会效益进行预测和评价的一种科学分析过程和方法,是对项目进行评估和决策的依据。

（一）可行性分析的依据

一般地,对一个拟建项目进行可行性分析,必须在国家有关的规划、政策、法规的指导下完成,同时还要有相应的各种技术资料,这些资料如下。

1. 国家有关的发展规划、政策、法规等文件,包括对该行业的鼓励、特许、限制、禁止等有关规定。
2. 项目主管部门对项目建设要求请示的批复。
3. 项目建议书及其审批文件。
4. 项目承办单位委托进行的详细可行性分析的合同或协议。
5. 对承建单位的初步选择报告。
6. 试验或测试报告。在进行可行性分析前,对某些需要经过试验的问题,应该由项目承办单位委托有关单位进行试验或测试,并将其结果作为可行性分析的依据。
7. 项目承办单位与有关方面取得的协议。
8. 用户需求调查报告。
9. 项目所在地。

（二）技术可行性分析

技术可行性分析主要根据项目的功能、性能、约束条件等,分析在现有资源和技术条件下该系统能否实现。技术可行性分析通常包括技术分析、资源分析和风险分析。

1. **技术分析**　是说明技术条件方面的可行性。在卫生信息系统项目中,技术分析包括以下内容。
（1）技术原理和方法的合理性、适宜性和先进性。

（2）项目的目标能否达到。

（3）在规定的期限内，系统的开发能否完成。

2. 资源分析 是分析是否具备项目建设所需的各类人员、软件、硬件等资源和相应的工作环境。在卫生信息系统项目中，资源分析包括以下内容。

（1）开发人员是否能达到项目开发要求。

（2）开发设备是否能满足项目开发目标。

（3）可选择的其他系统方案，扼要说明曾考虑过的每一种可解决方案，包括需开发的和可以直接购买的系统。

3. 风险分析 说明与所选技术方案相关的技术风险，定义一定的技术风险水平，超过该技术风险水平将导致项目终止。在卫生信息系统中，风险分析包括以下内容。

（1）是否有类似的开发经验。

（2）项目的目标是否定得太高。

（3）项目实施后是否有充足的人员和经费支持系统维护运行。

（三）经济可行性分析

在项目的技术路线确定以后，必须对不同的解决方案进行财务、经济效益评价，判断系统在经济上是否可行，并对比推荐出最佳的解决方案。

1. 成本 是指项目建成后在一定时期内为生产和销售所有产品而花费的全部费用。在卫生信息系统项目中，成本一般包括以下内容。

（1）计算机、打印机、服务器、网络设备、存储设备等各种硬件设备费用。

（2）电话、传真等通信设备及网络通信费用。

（3）资料费。

（4）办公消耗，如场地费用、水电费、打印复印费等。

（5）软件开发人员和其他人员的劳务费用。

（6）购买系统软件（如操作系统、数据库系统、软件开发工具等）的费用，市场调查、可行性分析、需求分析等费用。

（7）监理、审计、专家论证等费用。

（8）行业相关评级费用、网络安全等级保护等费用。

（9）其他费用，如培训费用、会议费用等。

2. 收益 对于所选择的解决方案，说明能够带来的收益。这里所说的收益，表现为开支费用的减少或避免、差错的减少、灵活性的增加、工作效率的提高和管理计划方面的改进等。

3. 投资回报率分析 如上所述，回报并非总是有形的，不可定量的收益就无法用金钱来表示。在信息技术领域比较热衷于投资回报率，因为它显示了信息化对组织所贡献的价值。虽然也是通过成本和收益来进行衡量的，不同的是这里假定收益将在一段较长的时间内获得。因此，收益是针对一段特定时间计算的，表现为投资的一个百分比。

由于卫生信息系统项目的实施将对医疗机构运营的各个环节产生深刻的影响，要重点考察项目实施给医疗机构经营、技术、管理、工作方式等方面带来的影响。因此，对投资回报率分析的本质是对信息化环境下的医疗机构绩效进行综合评价，实现医疗、运营管理、教学、科研等环节中数据的整合。

（四）社会环境可行性分析

1. 法律方面的可行性 法律方面的可行性问题很多，例如合同责任、侵犯专利权、侵犯版权等方面的陷阱，软件人员通常是不熟悉的，有可能陷入其中，务必要注意避免。

2. 使用方面的可行性 从使用单位的行政管理、工作制度等方面来看，是否能够使用该项目系统。从使用单位工作人员的素质来看,是否能满足使用该项目系统的要求等。

分析员应该为每个可行的解决方案制订一个粗略的实现进度。可行性分析最根本的任务是对以后的行动方针提出建议。如果问题没有可行的解决方案,分析员应该建议停止这个项目,以避免时间、资源、人力和资金的浪费。如果问题有解决方案,分析员应该推荐一个较好的解决方案,并且为项目制订一个初步的计划。

可行性分析需要的时间长短取决于项目的规模。一般来说,可行性分析成本是预期工程总成本的 5%~10%。

三、可行性分析的步骤

(一)复查系统规模和目标

分析员访问关键人员,仔细阅读和分析有关的材料,以便对问题定义阶段书写的关于规模和目标的报告书进一步复查确认,改正含糊或不确切的描述,清晰地描述对目标系统的一切限制和约束。复查系统规模和目标实质上是为了确保分析员正在解决的问题确实是要求他解决的问题。

(二)研究目前正在使用的系统

现有的系统是信息的重要来源。仔细阅读并分析现有系统的文档资料和使用手册,同时实地考察现有系统。应该注意了解现有系统可以做什么,为什么这样做,还要了解使用现有系统的代价及存在的问题。

常见的错误做法是花费过多时间去分析现有系统。分析员只需要了解现有系统能做什么即可,不必了解现有系统的实现细节。分析员应该画出描绘现有系统的高层系统流程图,并请相关人员检验对现有系统的认识是否正确。

(三)导出目标系统的高层逻辑模型

优秀的设计过程是从现有的物理系统出发,导出现有系统的逻辑模型,再参考现有系统的逻辑模型,设想目标系统的逻辑模型,最后根据目标系统的逻辑模型创建新的物理系统。

分析员根据之前对目标系统的基本功能和所受约束的了解,通过数据流程图和数据字典描绘数据在系统中流动和处理情况,从而概括地表达出对目标系统的设想。数据流程图和数据字典共同定义了目标系统的逻辑模型,以后可以从这个逻辑模型出发设计新系统。

(四)进一步定义问题

目标系统的逻辑模型实质上表达了分析员对目标系统必须做什么的看法。为了保证用户和分析员有相同的看法,分析员应该和用户一起再次复查问题定义、工程规模和目标。为了发现是否存在分析员对问题有误解或者用户有遗漏的要求,这次复查应该把数据流程图和数据字典作为讨论的基础。

可行性分析的前四个步骤实质上构成了一个循环。分析员定义问题,分析这个问题,导出一个试探性的解决方案。在此基础上再次定义问题,再一次分析这个问题,修改完善这个解决方案。不断继续这个循环过程,直到提出的逻辑模型完全符合系统的目标。

(五)导出和评价供选择的解决方案

分析员应该从所建议的系统逻辑模型出发,抽象导出若干个较高层次的物理解决方案供比较和选择。导出供选择解决方案的最简单的途径,是从技术角度出发考虑解决问题的不同方案。

为每个解决方案制订实现的进度表,进度表不需要制订得很详细,通常只需要估计生命周期每个阶段的工作量。

(六)推荐解决方案

根据可行性分析结果,首先应该回答的一个关键性问题就是:是否继续进行这项开发工程?分析员必须清楚地表明对这个关键性决定的建议。

如果分析员认为值得继续进行这项开发工程，那么分析员应该推荐一种最合适的解决方案，并且说明选择这个解决方案的理由。

（七）草拟开发计划

分析员应该为所推荐的解决方案草拟一份开发计划，除了制订工程进度表之外，还应估计对各类开发人员和各种资源的需求，应该指明什么时候使用以及使用多长时间。

（八）书写可行性分析报告提交审查

书写可行性分析报告，请用户、用户组织的评审组审查，以决定是否继续本项目以及是否接受分析员推荐的解决方案。

四、卫生信息系统项目的可行性分析报告撰写

近年来，国内卫生信息化水平明显提高，信息化在医疗机构管理和发展中发挥了越来越重要的支撑作用。但是，并不是投入越大医疗机构信息化水平就一定越高。有些医疗机构信息化投入巨大，但效果并没有达到预期目标。或者有些卫生信息系统繁多，医疗机构的信息管理部门经常处于四处救火的状态，无暇顾及创新及信息化可持续发展。

这要求我们在建设卫生信息系统项目时要科学进行可行性分析和决策，切忌盲目投资、重复建设。要充分利用、开发和整合已有资源，以较少的投入获得较好的收益。可行性分析不能以偏概全，也不能事无巨细的各种细节都加以权衡，可行性分析必须为决策者提供有价值的、全局性的依据。

下面介绍如何撰写卫生信息系统项目的可行性分析报告。

（一）总论

总论作为可行性分析报告的第一章节，要综合叙述分析报告中各章节的主要问题和研究结论，并对项目可行与否给出最终建议，为可行性分析报告的审批提供方便。

总论要对卫生信息系统项目的经济可行性、技术可行性、社会环境可行性等重大问题作出描述。若有旧系统，还应对比新旧系统的功能，最后给出明确的结论。

在总论中还要对项目背景进行说明，所建议开发的信息系统项目名称和目标、项目干系人、项目经理、资源条件，该系统与其他系统或其他机构相互往来关系等。

（二）可行性分析的前提

总论之后可以分层来阐述可行性分析的内容。在这里用来说明对所建议的开发项目进行可行性分析的前提，如要求、目标、条件、假定和限制等。

1. **要求**　说明对所建议开发或购买的软件系统的基本要求。

（1）功能。

（2）性能。

（3）说明系统的输出，如报告、文件或数据。对每项输出要说明其特征，如用途、接口及分发对象。

（4）说明系统的输入，包括数据的来源、类型、数量、数据的组织以及提供的频度。

（5）处理流程和数据流程。用图表的方式表示出最基本的数据流程和处理流程，并辅之以叙述。

（6）安全与保密方面的要求。

（7）同本系统相连接的其他系统。

（8）完成期限。

2. **目标**　说明所建议系统的主要开发目标。

（1）人力与设备费用的减少。

（2）工作效率的提高。

（3）服务的改进。

（4）人员利用率的提升。

3.**条件、假定和限制**　说明对项目建设中给出的条件、假定和所受到的限制。

（1）所建议系统的运行寿命的最小值。

（2）进行系统选择比较的时间。

（3）经费、投资方面的来源和限制。

（4）医疗卫生法律和政策方面的限制。

（5）硬件、软件、运行环境和开发环境方面的条件和限制。

（6）可用的信息和资源。

（7）系统投入使用的最晚时间。

（三）对现有系统的分析

分析现有系统的目的是进一步阐明建议开发新系统或修改现有系统的必要性。

1.**处理流程和数据流程**　说明现有系统基本的处理流程和数据流程。可用图表的方式表示出最基本的数据流程和处理流程，并辅之以叙述。

2.**工作负荷**　列出现有系统所承担的工作及工作量。

3.**费用开支**　列出由于运行现有系统所带来的费用开支，如人力、设备、空间、支持性服务、材料等各项开支以及开支总额。

4.**人员**　列出为了现有系统的运行和维护所需要的人员的专业技术类别和数量。

5.**设备**　列出现有系统所使用的各种设备。

6.**局限性**　列出本系统主要的局限性，如处理时间赶不上需要、响应不及时、数据存储能力不足、处理功能不够等。并且说明，为什么对现有系统的改进性维护已经不能解决问题。

（四）所建议的系统

说明所建议系统的目标和要求将如何被满足。

1.**对所建议系统的说明**　概况地说明所建议系统，并说明前面所列出的对系统的要求将如何得到满足，说明所使用的基本方法及理论根据。

2.**处理流程和数据流程**　给出所建议系统的处理流程和数据流程。

3.**改进之处**　按照开发目标，逐项说明所建议系统相对于现存系统的改进之处。

4.**影响**　说明在实施所建议系统时，预期将带来的影响。

（1）对设备的影响：说明新提出的设备要求及对现存系统中尚可使用的设备需作出的修改。

（2）对软件的影响：说明为了使现存的应用软件和支持软件能够同所建议系统相适应，而需要对这些软件进行的修改和补充。

（3）对用户科室的影响：说明为了建立和运行所建议的系统，对用户科室、人员的数量和技术水平等方面的全部要求。

（4）对系统运行过程的影响：说明所建议系统对运行过程的影响，如用户的操作规程，信息管理部门的操作规程，信息管理部门与用户之间的关系，源数据的处理，对数据保存的要求，对数据存储、恢复的处理，输出报告的处理过程，存储设备和调度方法，系统失效的后果及恢复的处理办法。

（5）对开发的影响：说明对开发的影响，如：为了支持所建议系统的开发，用户需进行的工作；为了建立一个数据库所要求的数据资源；为了开发和测验所建议系统而需要的计算机资源；所涉及的保密与安全问题。

（6）对地点和设施的影响：说明对建筑物该做的要求及对环境设施的要求，如综合布线。

（7）对经费开支的影响：扼要说明所建议系统的开发、设计和运维需要的各项经费开支。

5.**局限性**　说明所建议系统尚存在的局限性以及这些问题未能消除的原因。

6. 技术条件方面的可行性　说明技术条件方面的可行性，如：在当前的限制条件下，该系统的功能目标能否达到；利用现有的技术，该系统的功能能否实现；对开发人员的数量和质量的要求并说明这些要求能否满足；在规定的期限内，本系统的开发能否完成。

（五）投资及效益分析

1. **成本**　在卫生信息系统项目中，可以根据项目的阶段或基于费用科目来估算成本。

2. **收益**

（1）一次性收益：说明能够用金额表示的一次性收益，可按数据处理、用户、管理和支持等项分类叙述，如：①改进的或新建的系统运行所带来的开支缩减，如有效控制漏费、欠费、逃费或乱收费的现象等；②由于信息系统的投入使用所引起的收益，如加强医疗机构医疗质量管理、提高工作效率、提高领导决策能力、提升就医体验等；③其他收益，如出售多余设备回收的收入等。

（2）非一次性收入：说明在整个系统生命周期内，由于运行所建议系统而导致的按月的、按年的能用金额表示的收益，包括开支的减少和避免。

（3）不可定量的收益：逐项列出无法直接用金额表示的收益，如服务改进、由操作失误引起的风险的减少、信息掌握情况的改进、科室给外界形象的改善等。当然这个是最难捉摸的收益，有时只能按估值来计算。

3. **社会效益和社会影响分析**　说明医疗机构通过信息化建设，加强了对医疗业务的管理，优化了工作流程，提升了病人就医体验，在减轻医护工作人员工作强度的同时，也提高了工作效率，使得医疗机构的各种医疗文书、统计数据进一步规范，提高了信息的准确率，减少了医疗纠纷。同时，这也极大地提高了医疗机构的知名度，给医疗机构的发展创造了更多的社会效益。

4. **可行性分析的结论**　在进行可行性分析报告单的编制时，必须有一个分析的结论。例如：可以立即开始进行；需要推迟到某些条件（资金、人员、设备等）落实之后才能开始进行；需要对开发目标进行某些修改之后才能开始进行；不能进行或不必进行（如技术不成熟、经济不合算等）。

（尚文刚）

思 考 题

1. 为什么要进行卫生信息系统的规划？
2. 简述卫生信息系统规划的内容。
3. 简述可行性分析的步骤。

第十二章

卫生信息系统分析

卫生信息系统分析的基本任务就是围绕新系统的既定目标，了解并获得其所有的业务能力及其要求处理的信息，并对获取的信息进行检查、分析和结构化，以全面、准确、详细地定义新系统的需求，从而获得新系统的逻辑模型，即回答"系统做什么？"的问题。卫生信息系统分析主要包括需求分析、组织结构和功能分析、业务流程分析、数据流程分析和功能/数据分析。

第一节 需 求 分 析

需求分析是系统开发工作中最重要的环节之一，实事求是的全面调查是分析与设计的基础，这一步的工作质量对整个开发工作起着决定性作用。同时需求分析工作量很大，所涉及的业务和人、数据、信息较多。因此，科学地组织并展开这项工作是非常重要的。

一、需求分析方法

所谓需求分析实际上就是对对象进行系统调查。在系统调查过程中应始终坚持正确的方法，以确保调查工作的客观性、正确性。系统调查的工作应该遵循如下几点。

（一）自顶向下全面展开

系统调查工作应严格按照自顶向下的系统化观点全面展开。首先从组织管理工作的最顶层开始，然后再调查为确保最顶层工作的完成下一层（第二层）的管理工作支持。完成了这二层的调查后，再深入一步调查为确保第二层管理工作的完成下一层（第三层）的管理工作支持。依此类推，直至摸清组织的全部管理工作。

（二）确认改进空间

组织内部的管理部门和管理工作都是根据组织的具体情况和管理需要而设置的。我们调查工作的目的正是要搞清这些管理工作存在的道理、环境条件以及工作的详细过程，然后再通过系统分析讨论其在新的信息系统支持下有无优化的可行性。所以我们在系统调查时要保持头脑冷静，明确现实工作和环境条件。

（三）工程化的工作方式

所谓工程化的方法就是将工作中的每一步工作事先计划好，对多个人的工作方法和调查所用的表格、图例都统一规范化处理，以使群体之间都能相互沟通。另外，所有规范化调查结果都应整理后归档。

（四）全面铺开与重点调查结合

如果是开发整个组织的管理信息系统，开展全面的调查工作是当然的。如果我们近期内只需开展组织内部某一局部的信息系统,这就必须坚持全面铺开与重点调查相结合的方法。即自顶向下全面展开,但每次都只侧重于与局部相关的分支。例如,我们只要医院门急诊管理部分,调查工作也必须是从门急诊组织管理的顶层开始,先了解主管院长、门诊部、急诊室所做的工作与分工,下设各个分科室的主要工作,工作安排的制订过程以及所涉及的部门和信息,然后略去其他无关部门的具体业务调查,而将工作重点放在门诊部和急诊室具体业务上(图 12-1)。

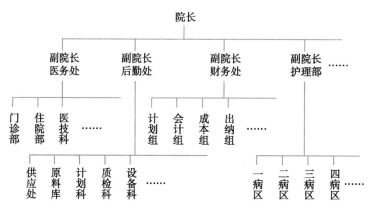

图 12-1　调查方式举例

(五)主动沟通和亲和友善的工作方式

系统调查涉及组织内部管理工作的各个方面,涉及各种不同类型的人。故调查者主动地与被调查者在业务上的沟通是十分重要的,创造出一种积极、主动友善的工作环境和人际关系是调查工作顺利开发的基础,一个好的人际关系可能导致调查和系统开发工作事半功倍。

二、需求调查的范围

需求调查的范围应该是围绕医疗卫生机构组织内部信息流所涉及领域的各个方面,但应该注意的是,信息流是通过物流而产生的,物流和信息流又都是在组织中流动的,故我们所调查的范围就不能仅仅局限于信息和信息流,应该包括医疗卫生机构的生产、经营、管理等各个方面。下面我们把它大致地归纳为九类问题:①医疗卫生组织机构和功能业务;②医疗卫生工作的目标和发展战略;③医疗卫生机构产品工艺流程;④卫生信息数据与数据流程;⑤卫生信息业务流程与工作形式;⑥卫生信息管理方式和具体业务的管理方法;⑦医疗卫生决策方式和决策过程;⑧可用资源和限制条件;⑨现存问题和改进意见。

围绕上述范围我们可根据具体情况设计调查问卷的问题,真正了解处理对象现阶段工作的详细情况,为后面的分析设计工作做准备。

在完成需求分析的过程中,除上述主要内容之外,还要考虑具体医疗卫生机构的规模、人员和软硬件条件,充分考察以下几方面的需求。

1. **医疗卫生机构管理者的需求**　医院管理者关心系统运行后宏观上的效益,它并不是指该系统所具备的功能和直接的经济效益,而是能否让管理者及时了解医院运行情况,为科学决策提供准确的信息。作为一个完善的医院信息系统,一方面要能建立起一套能够反映医院医疗和经济运行状况的指标体系,另一方面是能改善医院的管理和医疗服务水平。

2. **系统直接使用者的需求**　系统的直接用户关心的是系统提供的功能对业务是否有直接的帮助,系统是否简单易学、操作方便而且快速响应。这就要求系统要面向每一个具体应用,针对每个具体问题做专门的设计。

3. **系统维护人员的需求**　系统维护人员关心的是系统的安全可靠性和可维护性。医院信息系统要求24h不间断运行，在系统的日常运行中，要进行数据的维护，所以要把系统的可维护性作为一项基本要求纳入产品开发过程中。

4. **对网络平台的要求**　要使系统运行稳定可靠，具有一定的容错能力，要求网络平台要有清晰的层次结构、高速稳定的数据交换能力、良好的扩展能力和安全监控特性，提供方便快捷的图形化管理界面，符合医院特点及软件需求。同时不断满足医院对信息集成的需求，避免信息孤岛现象。

5. **对应用软件的要求**　要求应用软件具有标准化、通用性和可扩展性，随着信息技术与医疗服务的不断进步，医院信息系统逐步由"管理信息为主"向"以病人信息为中心"方向发展，使计算机更多地参与临床医疗工作服务。在选取医疗信息系统时，计算机网络解决方案是选取的关键，不同规模的医院所选的方案不同，方案中的产品数量及设备具体型号也应根据实际应用需求作相应的调整。

三、医院信息系统规范性需求分析

医院规范化管理是医院管理的必然要求和趋势，信息系统如何做到规范医疗与管理活动，实现过程监督是信息化建设所要解决的难题。需求分析是系统建设的关键，做好需求分析，特别是规范性需求分析对实现这一功能具有极其重要的意义。

（一）规范性需求的种类与特点

规范性需求定义为用户在业务过程中应遵循的规范集合，我们把医院的规范性需求分成三类。①政策性需求指卫生行政机构对医院进行业务上的规定、要求和医院自身根据上级管理部门的规定而制订的各类规范，旨在规范医疗操作与管理。这类规范种类多，从行政部门的强制性规定到医院自行倡导的规定，既有医院之间共同遵守的规范，又有不同医院自身特色，如当地医疗保险部门对保险种类和费用的限制。②技术性需求指工作人员在执行业务时遵循一定的技术操作流程和规范。从知识分类角度来看，这类需求既有显性知识，如临床工作人员对疾病、药理、治疗行为的科学认识，常见的药物之间的禁忌等；又有隐性知识，如医院（专家）在学习和工作中的宝贵经验总结，目前还没有被挖掘出显性知识。③标准性需求即医院所采用各类管理标准和技术标准，这些标准按层次分为国际标准、国家标准、行业标准、地方标准和医院自制标准，例如国家药品统一编码、HL7等。

规范性需求具有如下特点。

1. **复杂性**　需求种类繁多，医院是受多方卫生领导机构管理，又有各类协会、组织，它们对医疗和管理都提出自己的要求。

2. **科学性**　这种规范根据医学、药学、生物学、卫生学及其他有关自然科学的基本原理和研究成果制定的，与现代科技紧密相连，体现其科学性。

3. **稳定性**　规范化需求在一定时间是相当稳定的，无论是法规规定还是技术规范都要求保持一定的稳定。

4. **强制性**　国家卫生行政机构将治疗的科学工作方法、程序、操作规范、卫生标准等确定下来，成为技术规范法规，把遵守技术法规确定为法律义务，要求医院或医生在执行业务功能时必须遵守。

5. **层次性**　从禁令性的法律法规到普通的医疗、业务规范，再到医院的倡导性规范、服务承诺等。

（二）规范性需求的内容

在具体的规范化需求分析时，由于规范化的概念是交叉型的，各种内容之间并没有严格的界线，将其划分为三种。

1. **医疗行为**　医疗行为是医疗服务行为的简称，是运用医学科学理论和技术对疾病作出诊断和治疗的行为。医疗行为相当复杂；伦理性和道德性，即从医学伦理上对医疗者提出的要求，实行自我约束机制以及行业自律；风险性与相对确定性，即由于人类的认识有限，医疗活动中多种因素的不确定性依然存在,同时人类又对许多疾病取得了科学的认识;专业性与技术性,即利用了大量的医学科学理论和技术;侵袭性,即医疗中采用的检查方法和手段,治疗方法及药物对人的身体具有侵入性。

2. 医疗政策与法规　政策与法规是规范化管理最基本的要求,具有强制性,同时还具有层次性,如国家级的、地方性的、医院制订的、国际法等。为促进医院规范化管理,卫生行政机构如国家卫生健康委员会、国家药品监督管理局等出台了70多种法规,例如药品管理、临床输血管理、病案管理、资产管理等相关法规;地方卫生行政机构则根据上级行政的要求对下属医院作进一步具体要求,这些法规要想有效地实施,必须要求对其进行正确解读,分析政策与法规中的可量化部分,将其转变为计算机语言,同系统建设结合起来。

3. 医院管理标准　医院的标准按照标准化对象的性质、作用、专业类别以及彼此间的联系,构成以下标准体系:①基础标准,在一定范围内作为其他标准的基础,有共同性和指导意义的标准,如国家计量标准、通用技术语言标准、质量检查标准;②技术方法标准,从事技术工作的技术人员都必须遵守的准则,如检查/检验方法标准、技艺标准等;③行政管理标准,包括规章制度、文书档案、工作内容等;④医疗管理标准,是对医疗工作组织管理标准,如疾病的诊治、医疗质量管理、教学和科研等;⑤设备管理标准是指对医院的基本装备和与医疗、护理、预防、教学和科研相适应的仪器设备所制定的标准;⑥经济管理标准,包括医院收费标准、医疗成本、各项费用标准等;⑦信息管理标准,包括信息表达形式、软件、硬件、接口的标准化。

信息系统要真正发挥对医疗和管理过程的监督,有依赖医院实施规范化管理的程度。因此,规范化的管理是信息化建设的基础。医院领导和员工对信息系统的认识也是一个重要因素。规范性需求分析只是完善系统功能的第一步,如何融入信息系统仍需要大量的努力。

第二节　组织结构和功能分析

组织结构和功能分析是需求分析完成之后,整个系统分析工作中的第一环,主要有三部分内容。其中组织结构分析通常是通过组织结构图来实现的,是将组织结构具体地描绘在图上,作为后续设计之参考。业务过程与组织结构联系分析通常是通过业务与组织关系图来实现的,是利用系统调查中所掌握的资料着重反映管理业务过程与组织结构之间的关系,它是后续分析和设计新系统的基础。业务功能一览表是把组织内部各项管理业务功能都用一张表的方式罗列出来,它是今后进行功能/数据分析、确定系统拟实现的管理功能和分析建立管理数据指标体系的基础。

一、组织结构和功能分析概述

(一) 组织结构图

组织结构图是一张反映组织内部之间隶属关系的树状结构图(图12-2)。在绘制组织结构图时应注意,除与生产、经营、管理环节无直接关系的部门外,其他部门一定要反映全面、准确。为了表明机构的运行过程,我们往往也画出机构物流和管理组织关系图(图12-3)。

(二) 组织/业务关系分析

组织结构图反映了组织内部和上下级关系。但是对于组织内部各部分之间的联系程度、组织各部分的主要业务职能和它们在业务过程中所承担的工作等却不能反映出来。这将会给后续的业务、数据流程分析和过程/数据分析等带来困难。为了弥补这方面的不足,通常增设组织/业务关系图来反映组织各部分在承担业务时的关系。我们以组织/业务关系图中的横向表示各组织名称,纵向表示业务过程名,中间栏填写组织在执行业务过程中的作用(图12-4)。

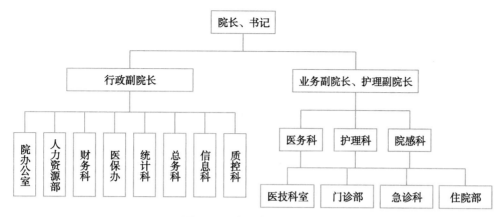

图 12-2　企业的组织结构图

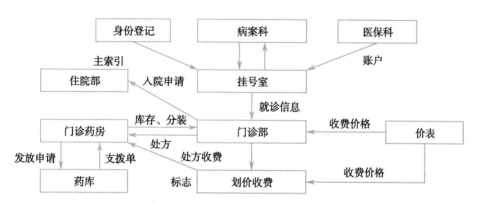

图 12-3　组织管理机构与物流的关系

组织 / 功能	门诊挂号管理	出入院管理	住院记账收费	（护士工作站）病区管理系统	药库管理	药房管理	收入归集	住院信息查询	药库信息查询	系统管理	……
挂号	●										
收费	√	√	○				○			√	
病例病史	√	√		○		√		√	√	√	
出入院手续		●	√	○		√		○		√	
住院收费		○	●	○		√	√	○	√	√	
药库管理					●	○	√		○	√	
病人取药					√	●	√		√	√	
……											

"●"表示该项业务是对应组织的主要业务（即主持工作的单位）；
"√"表示该单位是参加协调该项业务的辅助单位；
"○"表示该单位是该项业务的相关单位（或称有关单位）；
空格：表示该单位与对应业务无关。

图 12-4　组织 / 业务关系图

在组织中,常常有这种情况,组织的各个部分并不能完整地反映该部分所包含的所有业务。因为在实际工作中,组织的划分或组织名称的取定往往是根据最初同类业务人员的集合而定的。随着生产的发展、生产规模的扩大和管理水平的提高,组织的某些部分业务范围越来越大,功能也越分越细,由原来单一的业务派生出许多业务。这些业务在同一组织中由不同的业务人员分管,其工作性质已经逐步有了变化。当这种变化发展到一定的程度时,就要引起组织本身的变化,裂变出一个新的、专业化的组织,由它来完成某一类特定的业务功能。如最早的病案室,该部门的工作主要是对已出院病人的病案,通过病案管理的方法进行分类、建档,从而达到科学的管理。但随着医院电子病历系统的应用和完善,病案的质量控制需要在医生医嘱端、电子病历书写端和病案管理端分别和协作完成,这样就产生了病历质量控制科。对于这类变化,我们事先是无法全部考虑到的,但其功能是可以发现的。

二、卫生信息系统功能分析概念

(一)卫生信息系统功能分析的概念

1. 卫生信息系统功能分析的基本任务　系统功能是卫生信息系统所能实现的各种业务活动,包括管理活动、医疗活动等。系统功能在逻辑上是有层次的,一个上层功能包括若干项下层子功能,一个下层功能又包括若干项更下一层的子功能。这种层次,在系统实现时,就对应于系统—子系统—更下一层的子系统或模块的层次结构。

系统功能分析的基本任务就是实现卫生信息系统的总体目标,分析并确定系统应该具有哪些功能,确定系统的功能模型。系统功能分析是系统分析的一个很关键的环节,是系统设计、模块划分的依据。它基本上确定了系统的规模和结构。

卫生信息管理的系统功能分析,应该本着以病人医疗信息为核心,财务管理信息为纽带,分析决策信息为主导的原则;本着以病人为中心,为病人服务为宗旨的指导思想。

2. 卫生信息系统功能分析的特点

(1)多元性和复杂性:由于卫生系统自身的性质和业务的多元性和复杂性,决定了卫生信息管理的系统功能比一般的管理信息系统种类更多、内容更复杂,是至今世界上管理信息系统中最为复杂的一类。

(2)高可靠性:系统所支持的医疗工作与服务对象——病人的生命健康密切相关,所以对各项功能以及这些功能的正确性、严密性、可靠性的要求比一般的管理信息系统更严格,否则有可能发生难以挽回的后果。所以卫生信息系统从数据输入、加工处理、传输、存储到数据产出全过程均要保证各级各类数据的合法、准确、可靠、完整。

(3)合法性:卫生信息系统必须保证与我国现行的有关法律、法规、规章制度相一致,并能满足医院和卫生行政机关对信息的要求。

3. 卫生信息系统功能分析的依据

(1)依据系统目标:系统功能分析的根据是系统目标,系统范围,卫生部门、医院及各个业务部门承担的任务和处理的各项业务,以及计算机系统支持这些业务的可行性。就技术上而言,系统功能分析离不开系统流程。

(2)依据各项政策法规:系统功能分析时要参照医政法、药政法、财务制度、隐私权保护法等各项政策法规,以及医院的规章制度,系统必须在符合上述各项政策法规的前提下进行各项功能的分析。

(3)依据专业法规:在此特别要提到的是国家卫生部信息化建设领导小组于2002年4月颁发的《医院信息系统基本功能规范》和国家卫生健康委员会办公厅于2018年4月颁发的《全国医院信息化建设标准与规范(试行)》,更是系统功能分析时应遵循的具体的专业法规依据。它不仅是评审 HIS 的标准和依据,更是指导医院信息化建设的基本准则。

（二）卫生信息系统功能分析的内容

1. 系统功能的完整性和实用性

（1）系统功能的完整性：卫生信息系统必须满足现阶段卫生信息化的基本需求，为人们的管理决策提供充足可靠的数据，尽可能满足所有授权用户对信息的各种功能需求。

卫生信息系统不仅要像其他管理系统一样追踪并管理伴随人流、财流、物流所产生的管理信息，而且还应该支持以医疗信息记录为中心的整个医疗、教学、科研活动。

卫生信息系统及其下属的各级子系统，均具有丰富的业务功能。同时还必须具有各个级别（系统级、子系统级）的尽可能完善的系统初始化功能和系统维护功能。系统初始化功能包括建立医院和部门的工作环境、清理数据库、定义初始化参数。系统维护功能包括数据字典的维护、用户及其操作权限的维护等。

卫生信息系统应能满足各上级卫生行政部门对信息的要求，为地区卫生信息系统提供所需的信息。所以系统功能分析必须全面、详细，系统功能应该完整，这是系统功能分析的基本点。

（2）系统功能的实用性：系统功能应该完整，但更应该强调其实用性，实用性是评审 MIS 的主要标准。它应该符合医院现行的组织结构、管理和运营模式，能满足当前和今后一定时期内的信息需求，在提高医院的医疗服务质量、工作效率、管理水平和综合效益等诸方面产生积极的作用。所以，要分析功能的主次关系，抓住与系统总体目标关系密切的功能。否则，不仅开发周期长、成本大，还会造成系统的模块和数据容量过大，从而降低系统整体的运行效率。

2. 分析系统功能的规范性　在系统功能分析时必须分析哪些功能是规范的，哪些功能是可以根据医院要求修改的。同时，还应该分析系统不应该具有哪些功能，或者说不允许提供哪些功能。例如：系统不应该具有遇到病人欠费时就拒绝医嘱录入和自动停止执行，或拒绝发药的功能；不应该提供收费员任意更改发票金额的功能；不应该提供库管员不通过入出库事务而直接修改库存量的功能等。

卫生信息系统至少在现阶段不允许医院信息系统代替人们做出任何决策。医院信息系统只能为人们的管理决策提供各式各样尽可能充足可靠的数据信息，然后由人们做出最终的选择和决策。对于重要数据的修改，系统必须提供有完整痕迹的修改功能，以预防利用计算机犯罪。同时，还要具有相关数据的同步修改功能。对这些数据的删除，系统只能提供逻辑删除功能（注上删除标志），而不能作物理删除，使数据从系统中消失。

3. 分析系统功能的科学性　根据新系统的目标与要求，确定新系统的管理模型，对业务操作流程进行优化，以求更加合理、更有效率，能更好地为医院和病人服务。其中对原系统存在问题的分析及解决方案都应在新模型中体现。为此，新系统的实施又会要求管理和业务环节进行改革。所以说卫生信息系统是一项综合工程，系统功能分析应由多方面专业人员共同参与研究。其中，业务方面的人员和专家是主体；计算机方面的人员和专家的主要工作是实现和配合分析；双向复合型人员和专家是二者之间的桥梁。三位一体才能使新系统的管理模型和对业务操作流程的优化方案真正做到更加科学。

4. 分析系统功能之间的关系　卫生信息系统是一个整体，硬件上是运行于同一套网络，同一组中心服务器，软件上是在同一个操作系统和同一个数据库系统管理下，运行于同一个应用数据库。功能相互之间直接或间接地有许多联系。而从系统工程的角度，如果在系统功能上，这些联系过紧，相互之间过分制约是不利的。从功能分析时就要描述好这些联系，并将联系限制于数据相关的级别，常见的联系有互相依存、互相排斥、数据共享。

5. 分析系统功能的时序性　如果医院因资源的限制，近期内无力建设一个完整的信息管理系统，这时候，我们必须先实现一部分功能。即使全部功能都要实现，也需有先后安排的计划。所以，系统功能分析时不仅要分析系统应该具有哪些功能，还要从以下几方面分析这些功能的时序性。这项分析也是今后制订系统实施计划的重要依据。

（1）医院管理的需要：时序性首先要服从医院管理的需要和条件。如医院刚改造好门诊大楼，病区尚待整理调整，医院从管理上要求先上门诊系统。

（2）先关注与系统当前目标关系最直接的功能：如一般在实施 HIS 项目时，门急诊信息管理、住院病人信息管理、病房医嘱处理、财务信息管理、医院药品信息管理等功能往往会排在前。而其他功能尽管在医院管理中也很重要，同系统的主要目标均有联系，但由于资源的限制，或者其信息可以从其他子系统间接地获取，这些功能往往会后续安排。

（3）从系统功能之间的依存性分析：如上所说，有时两项功能之间是互相依存的，必须有 A 功能，才可能有 B 功能。那么，应该先实现 A 功能，再实现 B 功能。例如药名、规格、药价的管理功能必须在先，库管功能可以在后，否则库管无从管起。

6. 分析系统功能的单元性

（1）分析系统功能的单元：分析系统不仅要分析应该具有哪些功能，还要细分这些功能的基本单元。例如药品调价这项功能由负责药品调价的人（多为药品会计或库管员）全部负责，这是一个基本的功能单元，而有的医院会把这项功能分为西药调价、中药调价，分别由西药库管理人员和中药库管理人员负责。那么，系统功能分析时就要将这项功能细分为西药调价和中药调价两项功能单元。今后系统设计，模块划分时也同样处理。

（2）分析各个操作单元应具备的功能：分析系统的各个操作单元应该分别具有哪些功能，这个操作单元可能是一个班组，也可能是一个人。这不仅是今后系统设计、模块划分的依据，而且是用户组划分和用户权限定义的依据。

7. 分析系统功能的地域性

（1）要注意分析系统功能的地区性差别。例如有的地区对药品的管理要求管到产地，同一种药，不同产地的，要作为不同的药来管理，有的地区就不需要。

（2）不仅不同地区有差别，不同医院间也有差别。例如儿童医院，对药品的最小单位（片，支）还要进一步拆分，经常有用几分之一支的药量，收几分之一支的药费的处理要求。而在一般医院，都是按最小单位来计价收费的。

（3）同时，在"新医改"背景下，医院信息化也出现了新的需求。医院卫生服务体系的变革带来区域化和集团化的趋势，医院将不再是传统意义上的单个医院，呈现出区域化、集团化的发展趋势。因此，卫生领域会出现区域医疗资源的整合，医院既要考虑自身的信息化，又不能单独考虑本院。

8. 分析系统功能的适应性　用户要求变化的适应性。系统功能都是基于医院的管理模式，其中很多是与政策有关的，随着时间的推移和政策的变化，会对系统提出新的要求，相应的功能就得及时调整。所以，系统要具有一定程度的灵活性，尽可能多地提供客户可定义的功能，以方便适应这些变化。

适应性医院信息系统与手工管理方法互相并存，互为支持。医院中很难全部实现计算机管理，有些部门实现了计算机管理，而有些部门仍为手工方式。所以，系统应具有能适应上述两种方式间相互协调的能力。

9. 分析系统功能的容错性　就系统功能分析的本质而言，系统应该能处理什么事情、完成什么任务是问题的基本点。但在系统的操作运行过程中，难免会有这样那样的问题和错误，这些问题和错误，有的是人为的，有的是设计时没有考虑到的。如果不及时排除纠正，还会传递到下一环节。例如，个人的属性中没有性别，年龄达到 4 位数等。所以，系统在执行特定的功能时，应检测数据的合法性、逻辑的合理性，并及时地提示。排除这些问题和错误是必要的，这就是系统功能的容错性。系统容错功能应从多方面采取措施实现，如程序的容错性、数据库的容错性、使用触发器、系统环境的容错性等。

三、卫生信息系统功能的范畴

（一）卫生信息系统的基本功能

卫生信息系统作为一个计算机系统，作为一种 MIS 而言，本质上具有对数据和信息的收集、存储、处理、传递和提供的五个基本功能，满足所有授权用户对信息的需求，满足各种业务处理的功能需求。

1. 数据和信息的采集功能　系统必须具备数据和信息的收集功能。系统中任何处理功能，乃至分析决策无不依赖这些数据资料，如果把系统看作是一个工厂，那么数据资料就是原材料。

原始数据和信息的收集主要是在各项业务处理的第一线，如收费窗口、库房、病房、医技科室等。国外多年来一直流行的所谓有序化的系统设计的思想核心，就是数据在何处发生，就在何处采集。只有在一线采集，才能保证数据的实时性和真实性。

原始数据和信息的采集，根据其性质和形式不同，采集的方法和手段也不同。大部分是通过键盘录入。还有各种形式的卡，如磁卡、IC 卡、条码卡等。

近年来，随着大型自动化仪器设备的智能化，实验室信息系统（LIS），影像存储与传输系统（PACS）的建设，HIS 可从这些仪器的输出端直接将检查结果的数据和图像接收进来。由于计算机读入技术的长足进步，诸如数码照相，缩微照相的图像也可直接接收进来。网上的许多信息，也可下载接收到系统中来。还可以通过新兴物联网技术进行信息的采集，实现对住院病人和医护人员的自动身份识别、电子导医、生命体征信息自动采集监视等功能。

2. 信息的存储功能

（1）系统必须具备存储信息的功能：医院的各项业务每天都在产生大量的数据。这些数据要保留一定时期，有些则是要永久保留的，所以数据量极其巨大，且是与日俱增的。因此，要高度重视数据资料的存储管理。系统应该有很完善的存储管理功能、措施和制度。在涉及信息的存储问题时，要考虑存储量、信息格式、存储方式、使用方式、安全保密等问题。

（2）系统应有完善的数据复制（备份）功能：为防意外事故，备份的数据资料的异地存放是必须的。

3. 信息的加工处理功能　系统必须具备对数据的各种加工处理的功能，此项功能是整个系统功能的主体。各个部门、各个子系统，不仅对数据加工处理的逻辑功能要求不同，而且对加工处理的性能要求也不同。各事务处理的第一线，如窗口、病房对加工处理的速度要求较高。对于同一批数据，由于使用目的不同，加工的方式也不同，得到的结果也不同。如同样是对药品的采购数据，为库管员所提供的加工处理的功能和结果与为院长查询系统提供的加工处理的功能和结果就不一样。

4. 信息的传递功能　系统必须具备对数据的传递的功能。卫生信息系统是在全院范围的大规模的网络环境上运行的一个整体，各个部门，各个子系统在系统上处理自身的业务，实现自身的功能时，时刻都在为系统提供各种各样的信息，又时刻都在从系统得到各种各样的信息。也就是说，系统时时刻刻都在进行着数据信息的传输。信息的传递问题解决得不好，经常成为系统运行效率的瓶颈。在涉及信息的传递问题时，要考虑传递量、传递方式、传递速度等问题。所以信息的传递是与信息的存储、系统的结构结合在一起统筹考虑的。

5. 信息的提供功能　系统必须具备向用户提供信息的功能。医院耗费大量资金建设信息系统，其目的就是要利用信息系统为各项工作服务。它必须具备提供信息的手段、机制，以供使用者利用，否则它就不能实现其自身的价值。

信息系统的服务对象是管理人员和医院的各项业务的用户。应为医院及其所属各部门提供病人医疗信息、财务核算信息、行政管理信息和决策分析信息。信息的提供与利用是五个基本功能中的核心，一切功能因此而生，因此而存。它是系统建设的出发点，也是系统建设的归宿。信息的种类和服务对象不同，其表达和提供信息的方式也不同。信息表达的方式一般有数字方式、文字方式、表格方式、图形方式、图像方式。信息提供的方式一般有屏幕方式、打印方式、绘图方式、电子文件方式。

上述的五个基本功能是一个相辅相成的整体。

（二）医院信息系统的业务功能体系

医院信息系统（HIS）是卫生信息系统的重要组成部分，以上五个基本功能作用于医院的各个部门，各种性质的业务活动，实现着多种多样的业务功能，支持医院及各个业务部门承担的任务和处理的各项业务，我们通常说的 HIS 的系统功能，实际上是指的这些业务功能，而不是计算机系统的五个基本功能。

HIS 的功能不但非常丰富，而且错综复杂，绝不是一张二维表或三维表所能概括的。它是一个十分庞杂的业务功能体系，也可以说是一个多棱镜，一个多维综合的整体。从不同的侧面看，有各自不同的一整套功能。以下，我们从八个不同的侧面来分析一下它的功能体系。

1. **按处理的信息大类分析**　HIS 有两大类功能。

（1）管理信息处理功能：如物资管理功能，财务处、经管办的物价审核修改功能。

（2）临床信息处理功能：如病区医生工作站功能，检验科接收医嘱和检验结果采集发送功能。

这两大类功能再按部门和职能，又可分为几十项（参见下面的子系统划分）。

2. **按功能的层次分析**　HIS 有三个层次的功能。

（1）窗口一线事务处理功能：如门诊挂号功能。

（2）部门级管理功能：如药剂科采购计划审核功能。

（3）院长级决策支持功能：如提供上年财务核算结果的功能，院长据此可能决定今年压缩某项费用开支。

3. **按专业深度分析**　HIS 有三个级别的功能。

（1）一般日常事务处理功能：如入院通知功能，划价收费功能。

（2）专业业务支持功能：如药理咨询功能。

（3）专业知识处理功能：如疾病诊疗支持功能。

4. **按任务分工（职能）分析**　HIS 有四大类功能。

（1）医疗支持与管理功能：如医嘱处理功能。

（2）管理支持功能：如经济核算功能。

（3）科研支持与管理功能：如科研成果一览表功能。

（4）教学支持与管理功能：如进修人员安排计划功能。

5. **按运作阶段分析**　HIS 有四个阶段的功能。

（1）计划功能：如制订各科开诊时间和就诊人数计划功能。

（2）执行功能：如按开诊计划进行挂号的功能。

（3）管理功能：如按计划加强开诊医生出勤管理的功能。

（4）控制功能：如根据实际就诊人数情况调整开诊计划的功能。

6. **按系统前后台分析**　HIS 有两大类功能。

（1）前台应用系统功能：如上述各项功能。

（2）后台系统支持与系统管理功能：如服务器端的双机实时热备份的功能；数据库检测和数据备份功能等。

7. **按空间范围分析**　HIS 有两大类功能。

（1）院内信息处理功能：如上述各项功能。

（2）院外系统衔接功能：如与医保系统接口功能；与其他系统（如银行、电信等）接口功能。

8. **按运行环境分析**　HIS 有两大类功能。

（1）联网运行功能。

（2）脱网单机运行功能：一个完整的医院信息系统应该具有上述不同层次、不同方面的功能，还要合理地、相互协调、有条不紊地编织集成在一起。

第三节　业务流程分析

业务流程分析是对业务功能分析的进一步细化，从而得到业务流程图即 TFD（transaction flow diagram），是一个反映企业业务处理过程的"流水账本"。业务流程分析的目的是形成合理、科学的业务流程。通过分析现有业务流程的基础上进行业务流程重组，产生新更为合理的业务流程。

一、业务流程分析

在对系统的组织结构和功能进行分析时，需从一个实际业务流程的角度将系统调查中有关该业务流程的资料都串起来作进一步的分析。业务流程分析可以帮助我们了解该业务的具体处理过程，发现和处理系统调查工作中的错误和疏漏，修改和删除原系统的不合理部分，在新系统基础上优化业务处理流程。

前面已经将业务功能一一理出，而业务流程分析则是在业务功能的基础上将其细化，利用系统调查的资料将业务处理过程中的每一个步骤用一个完整的图形将其串起来。在绘制业务流程图的过程中发现问题，分析不足，优化业务处理过程。所以说绘制业务流程图是分析业务流程的重要步骤。

业务流程图就是用一些规定的符号及连线来表示某个具体业务处理过程。业务流程图的绘制基本上按照业务的实际处理步骤和过程绘制。换句话说，就是一本用图形方式来反映实际业务处理过程的流水账。绘制出这本"流水账"对于开发者理顺和优化业务过程是很有帮助的。

有关业务流程图的画法，目前尚不太统一。但若仔细分析就会发现它们都是大同小异，只是在一些具体的规定和所用的图形符号方面有些不同，而在准确明了地反映业务流程方面是非常一致的。

业务流程图是一种用尽可能少、尽可能简单的方法来描述业务处理过程的方法。由于它的符号简单明了，所以非常易于阅读和理解业务流程。但它的不足是对于一些专业性较强的业务处理细节缺乏足够的表现手段，它比较适用于反映事务处理类型的业务过程。

（一）基本符号

业务流程图的基本图形符号（图12-5）非常简单，只有6个。有关6个符号的内部解释则可直接用文字标于图内。这6个符号所代表的内容与信息系统最基本的处理功能一一对应。如图圆圈表示业务处理单位；方框表示业务处理内容；报表符号表示输出信息（报表、报告、文件、图形等）；不封口的方框表示存储文件；卡片符号表示收集资料；矢量连线表示业务过程联系。

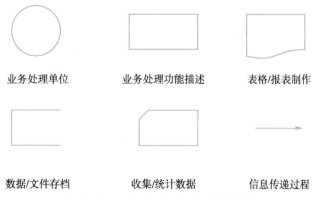

图 12-5　业务流程图的基本图形符号

（二）绘制举例

业务流程图的绘制是根据系统调查表中所得到的资料和问卷调查的结果,按业务实际处理过程将它们绘制在同一张图上。例如,某个业务的流程可被表示成图的形式(图12-6)。

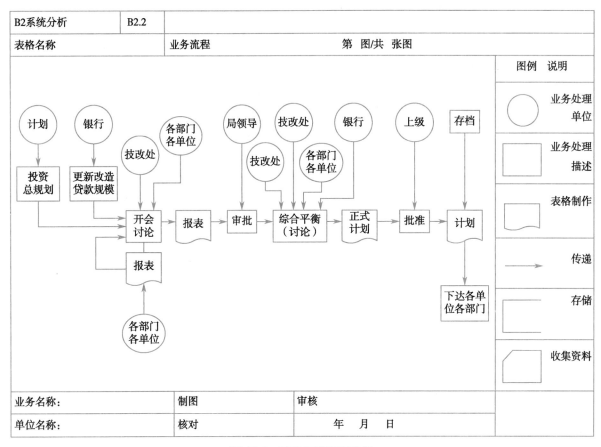

图 12-6　某业务流程图举例

二、医院业务流程的重组

近年来,随着计算机技术、网络技术和数据库技术的迅速发展,医院信息系统(HIS)的建设也呈现出快速发展的良好势头。但是,几乎所有已经使用或正在建设 HIS 的医院都面临着大量的医院业务流程重组问题的困扰,这个问题不能正确解决将严重阻碍 HIS 的进一步发展和完善。

（一）医院业务流程重组的基本要求

医院业务流程重组的基本要求就是以作业过程为中心,摆脱传统观念的束缚,根据信息系统建设目标的要求,对医院不适应的业务流程作根本性的思考和改革,改变传统的管理模式,其目的就是要建立现代医院管理制度,在面向病人、面向社会的基础上,谋求医疗成本、医疗质量、医院管理、工作效率及医院文化等方面得到显著改善,充分利用现代信息技术,适应社会发展需要。

（二）医院业务流程重组的方法步骤

医院业务流程重组就是站在医院信息系统建设的高度,对不是面向服务病人的医院传统业务流程进行重新思考和设计,它是一项庞大的系统工程,包括在医院信息系统规划、系统分析、系统设计、系统实施与评价等整个过程之中。

1. 系统规划方法主要有医院系统规划法、关键因素法、目的／方法（E/M）分析、战略目标集中转化法等。在医院系统规划法中应注意找出哪些过程是正确的,哪些过程是低效的,在信息技术的支持下进行优化处理,那些不适合计算机信息处理特点的过程,应当予以改进。

2. 系统分析方法主要有需求分析方法、可行性分析和详细调查、医院业务调查与分析、数据流程的调查与分析及系统化分析与逻辑模型的建立。

3. 系统设计的主要内容有系统设计的任务及总体设计、代码设计、信息系统功能结构图及流程图设计、输入与输出设计、编写设计规范的系统设计报告等。

4. 系统实施的主要内容有程序设计与调试、人员及岗位培训、试运行和系统转换、建立系统运行管理制度等。

5. 系统评价的内容有确定信息系统质量的评价标准、建立运行评价指标。

（三）医院业务流程重组的重点问题

医院业务流程的先进与否决定医院管理模式的先进与否,医院管理模式先进与否将直接影响HIS建设水平的高低。

1. 病人主索引特别是门诊病人主索引的建立与管理使用等未得到有关部门的足够重视,病人的诊疗流程得不到简化,病人的主索引信息得不到利用,资源不能共享。

2. HIS数据接口不能遵守 HL7 标准,为集成其他系统留下隐患,势必影响医院业务流程的进一步优化。

3. HIS 建设缺乏创新意识,管理观念淡薄。如现在医院大量的一次性卫生材料、特殊材料仍简单地沿用科室集中到物资管理部门领用、科室计价收费的办法,不能实现同类药品建立科室数量、金额的管理办法。在现阶段不能忽视经济管理,应力求建设医疗信息、物流信息、资金信息有机结合的复合型医疗经济体系,努力做到社会效益、技术效益和经济效益同步提高。

4. HIS 在经济管理方面采用的手段落后,不能建立事前预测、事中控制、事后反馈监督的完整机制,过多注重动态实时反映信息现状,较少地考虑静态反映、控制和预测信息情况。如住院病人欠费的管理,在院期间可得到有效控制;而出院病人欠费得不到有效管理,其欠费情况不能提供到门诊系统或让社会监督;不能把大型医疗设备的管理与使用有机地结合。

5. 大液体的管理具有双重职能,既有储存大液体的药库职能,也具有按医嘱集中送病房的药房职能。

6. 目前的 HIS 建设基本不考虑在尊重病人隐私权的前提下,提供社会共享病人信息资源。

7. 国内的 HIS 软件开发商过多,基本上是在较低的水平上重复开发或追求规模效益,忽视或缺乏知识库的支持,缺乏疾病成本控制的能力等。

总之,医院管理要改变传统的核算管理型的管理模式,必须全面优化医院业务流程,科学、合理地规划医院信息的采集、记录、加工、处理、传输、储存等问题,建设全方位面向病人的医疗服务型的HIS,才能使医院信息系统走向可持续、可扩充的稳定发展之路。

第四节　数据流程分析

数据流程分析就是把数据在现行系统内部的流动情况抽象出来,舍去了具体组织机构、信息载体、数据存储等物理组成,单纯从数据流动过程来考察实际业务的数据处理模式。

数据流程分析主要包括对信息的流动、变换、存贮等的分析。其目的是要发现和解决数据流动中的问题。这些问题有数据流程不畅、前后数据不匹配、数据处理过程不合理等。问题产生的原因:有的是属于现行管理混乱,数据处理流程本身有问题;有的也可能是我们调查了解数据流程有误或作图有误。调查的目的就是要尽量地暴露系统存在的问题,并找出解决方法。

一、调查数据的汇总分析

在系统调查中我们收集了大量的数据载体（如报表、统计表等）和数据调查表，这些原始资料基本上是由每个调查人员按组织结构或业务过程收集的，它们往往只是局部地反映了某项管理业务对数据的需求和现有的数据管理状况。对于这些数据资料必须加以汇总、整理和分析，使之协调一致，为以后在分布式数据库内各子系统充分地调用和共享数据资料奠定基础。调查数据汇总分析的主要任务首先是将系统调查所得到的数据分为如下三类：①本系统输入数据类（主要指报来的报表），即今后下级子系统或网络要传递的内容；②本系统内要存储的数据类（主要指各种台账、账单和记录文件），它们是今后本系统数据库要存储的主要内容；③本系统产生的数据类（主要指系统运行所产生的各类报表），它们是今后本系统输出和网络传递的主要内容。然后再对每一类数据进行如下三项分析：①汇总并检查数据有无遗漏；②数据分析，即检查数据的匹配情况；③建立统一的数据字典。

（一）数据汇总

数据汇总是一项较为繁杂的工作，为使数据汇总能顺利进行，通常将它分为如下几步。

1. 将系统调查中所收集到的数据资料，按业务过程进行分类编码，按处理过程的顺序排放在一起。

2. 按业务过程自顶向下地对数据项进行整理　例如，对于成本管理业务，应从最终成本报表开始，检查报表中每一栏数据的来源，然后检查该数据来源的来源……一直查到最终原始统计数据（如生产统计、成本消耗统计、产品统计、销售统计、库存统计等）或原始财务数据（如单据、凭证等）。

3. 将所有原始数据和最终输出数据分类整理出来　原始数据是以后确定关系数据库基本表的主要内容，而最终输出数据则是反映管理业务所需求的主要数据指标。这两类数据对于后续工作来说是非常重要的，所以将它们单独列出。

4. 确定数据的字长和精度　根据系统调查中用户对数据的满意程度以及今后预计该业务可能的发展规模统一确定数据的字长和精度。对数字型数据来说它包括数据的正、负号，小数点前后的位数，取值范围等；对字符型数据来说只需确定它的最大字长以及是否需要中文。

（二）数据分析

数据的汇总只是从某项业务的角度对数据进行了分类整理，还不能确定收集数据的具体形式以及整体数据的完备程度、一致程度和无冗余的程度。因此还需对这些数据做进一步的分析。分析的方法可借用企业系统规划方法（BSP）中所提倡的U/C矩阵来进行。U/C矩阵本质是一种聚类方法，它可以用于过程/数据、功能/组织、功能/数据等各种分析中。这里我们只是借用它来进行数据分析。

1. U/C矩阵　U/C矩阵是通过一个普通的二维表来分析汇总数据。通常将表的纵坐标栏目定义为数据类变量（X），横坐标栏目定义为业务过程类变量（Y），将数据与业务之间的关系（即 X 与 Y 之间的关系）用"使用"（use，U）和"建立"（create，C）来表示，那么将上一步数据汇总的内容填于表内就构成了所谓的U/C矩阵（图12-7）。

2. 数据正确性分析　在建立了U/C矩阵之后就要对数据进行分析，其基本原则就是"数据守恒原则"（principle of data conservation），即数据必定有一个产生的源，而且必定有一个或多个用途。

原则上每一个列只能有一个 C。如果没有 C，则可能是数据收集时有错。如果有多个 C，则有两种可能性：其一是数据汇总有错，误将其他几处引用数据的地方认为是数据源；其二，数据栏是一大类数据的总称，如果是这样应将其细化。

每一列至少有一个 U。如果没有 U，则一定是调查数据或建立 U/C 阵时有误。

不能出现空行或空列。如果出现有空行或空列，则可能是下列两种情况：其一，数据项或业务过程的划分是多余的；其二，在调查或建 U/C 矩阵过程中漏掉了它们之间的数据联系。

功能	数据		就诊名表	挂号收据	主索引	收款凭证	门诊费用表	门诊量表	预约入院单	病案首页	医嘱单	收款凭证	病人明细账	住院动态	职工主索引	基本工资表	考勤表	科室名表
门急诊管理	查号、挂号		U/C	C	U		C								U			U
	病历创建			U	U/C					C								
	划价收费		U	U			U											
	门诊费用统计			U		U	C											
	就诊统计		U					C							U			
住院管理	预约管理								C									
	入院管理								U	C				C				U
	床位管理													C				U
	出院结算									U/C	U	C		C				

图 12-7　U/C 矩阵

3. 数据项特征分析　数据的类型、精度和字长是建库和分析处理要求必须确定的。

合理取值范围是输入、校对和审核所必需的。

数据量，即单位时间内（如天、月、年）的业务量、使用频率、存储和保留的时间周期等，是在网上分布数据资源和确定设备存储容量的基础。

所涉及业务，即 U/C 矩阵中每一行有 U 或 C 的列号（业务过程）。

二、数据流程分析

数据分析的最后一步就是对数据流程的分析，即把数据在组织（或原系统）内部的流动情况抽象地独立出来，舍去了具体组织机构、信息载体、处理工作、物资、材料等，单从数据流动过程来考查实际业务的数据处理模式。数据流程分析主要包括对信息的流动、传递、处理、存储等的分析。数据流程分析的目的就是要发现和解决数据流通中的问题。

现有的数据流程分析多是通过分层的数据流程图（data flow diagram，DFD）来实现的。其具体的做法是按业务流程图理出的业务流程顺序，将相应调查过程中所掌握的数据处理过程，绘制成一套完整的数据流程图，一边整理绘图，一边核对相应的数据和报表、模型等。如果有问题，定会在这个绘图和整理过程中暴露无遗。

（一）基本图例符号

常见的数据流程图有两种，一种是以方框、连线及其变形为基本图例符号来表示数据流动过程，另一种是以圆圈及连接弧线作为其基本符号来表示数据流动过程。这两种方法实际表示一个数据流程的时候，大同小异，但是针对不同的数据处理流程却各有特点。故在此我们介绍其中一种方法，以便读者在实际工作中根据实际情况选用。

（二）方框图图形符号

方框图的图例符号及基本用法如下。

1. 外部实体　外部实体用一个小方框并外加一个立体轮廓线表示（图12-8），在小方框中（图12-9）来表示。

同上述图例符号一样，它也必须标明数据文件的标识编码和文件名称两部分信息（图12-10）。

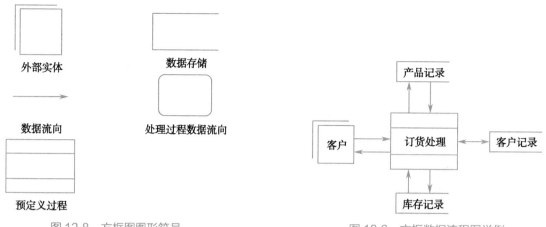

图 12-8 方框图图形符号

图 12-9 方框数据流程图举例

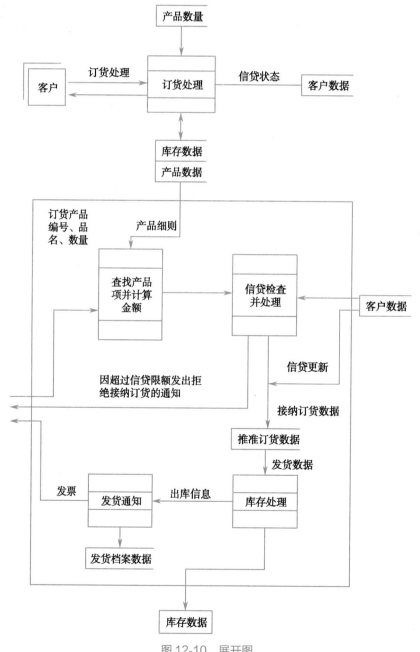

图 12-10 展开图

用文字注明外部实体的编码属性和名称。如果该外部实体还出现在其他数据流程中，则可在小方框的右下角画一斜线，标出相对应的数据流程图编号。

2. 数据流动　数据流动用直线、箭头加文字说明组成，例如销售报告送销售管理人员，库存数据送盘点处理等。

3. 数据处理　数据处理用圆角小方框来表示。方框内必须表示清楚三方面的信息：一是综合反映数据流程、业务过程及本处理过程的编号；二是处理过程文字描述；三是该处理过程的进一步详细说明。因为处理过程一般比前几种图例所代表的内容要复杂得多，故必须在它的下方再加上注释，用它来指出进一步详细说明具体处理过程的图号。

4. 数据存储　即是对数据记录文件的读写处理，一般用一个右边不封口的长方形来表示。同上述图例符号一样，它也必须表明数据文件的标识编码和文件名称两部分信息。

由于实际数据处理过程常常比较繁杂，故应该按照系统的观点，自顶向下地分层展开绘制。即先将比较繁杂的处理过程（不管有多大）当成一个整体处理块来看待（如图 12-10 中的一个处理过程，俗称黑匣子），然后绘出周围实体与这个整体块的数据联系过程；然后再进一步将这个块展开。如果内部还涉及若干个比较复杂的数据处理部分的话，又将这些部分分别视为几个小黑匣子，同样先不管其内部，而只分析它们之间的数据联系，这样反复下去，依此类推，直至最终搞清了所有的问题为止。也有人将这个过程比喻为使黑匣子逐渐变灰，直到半透明和完全透明的分析过程。

第五节　功能 / 数据分析

在对实际系统的业务流程、管理功能、数据流程以及数据分析都作了详细的了解和形式化的描述以后，就可在此基础上进行系统化的分析，以便整体地考虑新系统的功能、子系统和数据资源的合理分布，进行这种分析的有力工具之一就是功能 / 数据分析。

功能 / 数据分析法是 IBM 公司于 20 世纪 70 年代初的企业系统规划（BSP）中提出的一种系统化的聚类分析法。功能 / 数据分析法是通过 U/C 矩阵的建立和分析来实现的。这种方法不但适用于功能 / 数据分析，也可以适用于其他各方面的管理分析。

一、U/C 矩阵及其建立及检验

（一）U/C 矩阵及其建立

要建立一个 U/C 矩阵对于一个实际的组织来说并非易事。从理论上说要建立 U/C 矩阵首先要进行系统化，自顶向下地划分，然后逐个确定其具体的功能（或功能类）和数据（或数据类），最后填上功能 / 数据之间的关系，即完成了 U/C 矩阵的建立过程。

（二）正确性检验

建立 U/C 矩阵后一定要根据"数据守恒原则"进行正确性检验，以确保系统功能数据项划分和所建 U/C 矩阵的正确性。它可以指出我们前段工作的不足和疏漏，或是划分不合理的地方，及时地督促我们改正。具体说来 U/C 矩阵的正确性检验可以从如下三个方面进行。

1. 完备性检验　完备性（completeness）检验是指对具体的数据项（或类）必须有一个产生者（即 C）和至少一个使用者（即 U），功能则必须有产生或使用（U 或 C 元素）发生。否则这个 U/C 矩阵的建立是不完备的。这个检验可使设计者及时发现表中的功能或数据项的划分是否合理，以及 U、C 元素有无错填或漏填的现象发生。

2. 一致性检验　一致性（uniformity）检验是指对具体的数据项 / 类必有且仅有一个产生者（C）。

如果有多个产生者的情况出现，则产生了不一致性的现象，其结果将会给后续开发工作带来混乱，这种不一致现象的产生可能有如下原因。

（1）没有产生者：漏填了 C 元素，或者是功能、数据的划分不当。

（2）多个产生者：错填了 C 元素，或者是功能、数据的划分不独立，不一致。

3. 无冗余性检验 无冗余性（non-verbosity）检验即表中不允许有空行空列。如果有空行空列发生则可能出现如下问题。

（1）漏填了 C 或 U 元素。

（2）功能项或数据项的划分是冗余的，没有必要的。

（三）U/C 矩阵的求解

U/C 矩阵求解过程就是对系统结构划分的优化过程。它是基于子系统划分应相互独立，而且内部凝聚性高这一原则之上的聚类操作。其具体做法是使表中的 C 元素尽量地靠近 U/C 矩阵的对角线，然后再以 C 元素为标准，划分子系统。这样划分的子系统独立性和凝聚性都是较好的，因为它可以不受干扰地独立运行。

U/C 矩阵的求解过程是通过表上作业来完成的。其具体操作方法是调换表中的行变量或列变量，使得 C 元素尽量地朝对角线靠近（注意：这里只能是尽量朝对角线靠近，但不可能全在对角线上）。

（四）系统功能划分与数据资源分布

在本书中 U/C 矩阵的求解是为了对系统进行逻辑功能划分和考虑今后数据资源的合理分布。一般说来 U/C 矩阵的主要功能有如下四点。

1. 通过对 U/C 矩阵的正确性检验，及时发现前段分析和调查工作的疏漏和错误。

2. 通过对 U/C 矩阵的正确性检验来分析数据的正确性和完整性。

3. 通过对 U/C 矩阵的求解最终得到子系统的划分。

4. 通过子系统之间的联系可以确定子系统之间的共享数据。

二、子系统的划分和选择

（一）子系统的划分

功能 / 数据分析的重要任务之一是划分子系统。医院信息系统是不同任务、不同层次的部门间互相交叉的网状系统，每个部门的功能与数据之间的逻辑关系复杂、凌乱。因此，分析系统的信息加工过程，按照系统总体目标的需要，依据上述的原则和总体要求，对系统所有功能谨慎地、科学地划分和选择子系统是十分重要的一环。

划分子系统是系统的宏观划分，必须先进行宏观的子系统划分，才能进一步作微观的模块划分。一个子系统通常包含一群关系密切的功能，一个高层模块对应其中的一组功能，而一个底层模块则对应其中的一项功能。

子系统的划分要遵循高内聚、低耦合的原则，即尽量保持每个子系统的相对独立性。每个子系统内部应该有着较密切的逻辑联系，而各子系统之间则是关联性越弱越好。只有严格遵照此项原则划分和设计的子系统才能实现子系统的功能剪裁与组合。

（二）子系统的选择

子系统的选择应遵循下述原则。

1. 系统总体目标的实现 基本功能的覆盖是我们选择子系统应遵循的基本出发点。医院管理信息系统所包含的内容是渗透到医院所属的一切科室的，从行政到医疗，从教学到科研，没有一个单位不同其他部门进行信息沟通，系统应选择那些与系统总体目标关系密切的子系统，即与医疗、决策管理、财务、经济核算密切相关的子系统。

2. 追踪信息流　子系统的选择应该包括从信息发生元数据采集经过加工处理直至满足最高层管理需要的全过程。

HIS 的目标是建立一个完整的医院信息系统，因此要实现信息发生地一次性的数据录入。或者说，无论就财务与经济核算管理还是医疗动态与医疗管理，系统应能直接处理与此有关的最主要的窗口业务，达到数据的实时、实地的一次性录入。

3. 系统规模要适当　子系统的选择要符合系统开发适度的原则。过大的系统规模，投资大，环境复杂，开发工作难于控制，其效果不如实用性强、规模适中的系统。

（三）子系统的划分方法

依据以上原则，可以方便地利用功能/数据矩阵（或称 U/C 矩阵）来划分子系统。具体的做法是：根据总体目标的需要将各个功能排列到 U/C 矩阵中"功能"一列。然后，将已确认的系统各数据类（信息类）排列到"数据类"一行，形成功能/数据类表。在表中功能与数据类交叉点标上 U 表示该功能使用该数据；标上 C 表示该功能产生该数据。这样，就形成了 U/C 矩阵。

在此基础上，调整"数据类"这一行的顺序，使得矩阵中不破坏功能组的逻辑性的基础上，适当调整功能的分配，使得 U 尽量靠近对角线。最后，把每个 U、C 集中的区域用线框起来，每个框组成一个子系统。该子系统所包含的功能和数据类由方框确定。这时，子系统外的 U、C 数量减到最少，意味着子系统之间的数据关联最少。最后得到医院 HIS U/C 矩阵和子系统的划分。

（四）子系统的划分结果

医院信息系统包括子系统组成见图 12-11。

三、模块的划分

（一）模块划分的概念

系统功能确定，子系统划分之后，首先需要从实现角度把复杂的功能进一步分解，把一项功能分解成若干项子功能，然后再进行结构设计，结构设计确定系统子功能所对应的大模块，大模块进一步分解成若干项小模块组成，并确定这些小模块之间的关系。

在计算机软件中，模块化的概念已经使用了 20 余年。所谓模块就是程序对象的有名字的集合，如过程、函数、子程序、宏等。如上所说，模块化就是把子系统分成若干个模块。把这些模块组织成良好的层次系统，顶层模块调用它的下层模块，通常每个模块完成它这个层次的一个子功能，集合起来组成一个整体，就是一个子系统，以实现系统的一群特定功能。

（二）模块划分的意义

采用模块化原理可以使软件结构清晰、容易设计、容易阅读和理解、容易测试和调试，有助于提高软件的可靠性。

因为变动往往只涉及少数几个模块，所以模块化能够提高软件的可修改性。模块化也有助于软件开发工程的组织管理，一个复杂的大程序可以有许多程序员分工编写不同的模块。

（三）模块独立的原则

开发具有独立功能而且和其他模块之间没有过多的相互作用，就可以做到模块独立。

1. 模块独立的重要性

（1）有效的模块化的软件比较容易开发出来。

（2）独立的模块比较容易测试和维护，修改设计和程序需要的工作量比较小。

2. 模块的独立程度　可以由两个定性标准度量，这两个标准分别称为耦合和内聚。耦合衡量不同模块彼此间互相依赖（连接）的紧密程度；内聚衡量一个模块内部各个元素彼此结合的紧密程度。

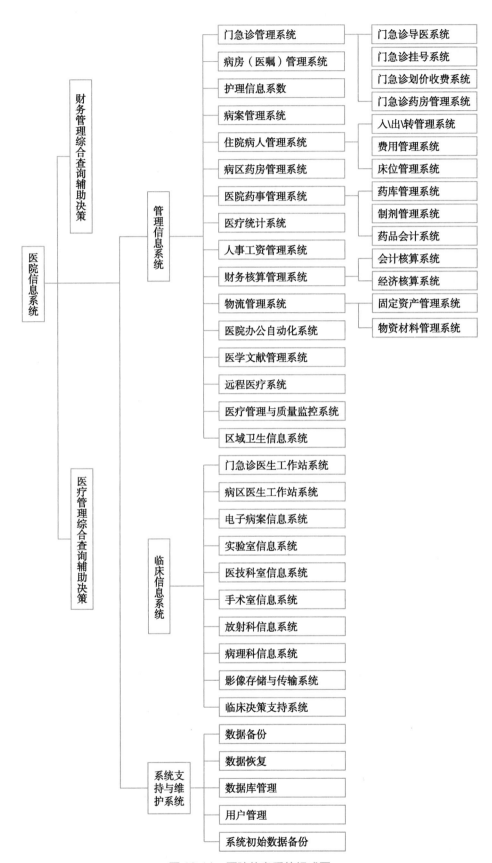

图 12-11 医院信息系统组成图

（1）耦合：在软件设计中应该追求尽可能松散耦合的系统。交换的信息仅仅是数据称为数据耦合，传递的信息中有控制信息称为控制耦合。尽量使用数据耦合，少用控制耦合。

（2）内聚：表示一个模块内各个元素彼此结合的紧密程度。简单地说，理想内聚的模块只做一件事情。设计时应该力求做到高内聚。内聚和耦合是密切相关的，模块内的高内聚往往意味着模块间的松耦合。

（四）模块规模适中

模块过大则失去了模块划分的意义，模块过小则系统会零碎、繁杂。

深度、宽度、扇出和扇入四者综合表示模块的规模。深度表示软件结构中控制的层轨宽度表示控制的总分布，同一个层次上的模块总数。扇出是直接由一个模块控制的模块数目；扇入表明直接控制一个给定模块的模块数目。一个设计好的典型系统的平均扇出通常是3或4。

（张　晓）

思考题

　　1. 卫生信息系统需求分析详细调查的范围有哪些方面？

　　2. 组织结构和功能分析主要由哪三部分内容组成？

　　3. 什么是业务流程图？

　　4. 子系统划分的原则是什么？

第十三章

卫生信息项目设计与实现

随着经济社会的不断发展,信息化技术逐渐承担起了关键的服务支撑作用,为各行各业的高效发展奠定了坚实基础。在医疗卫生领域,各种卫生信息项目的迅速普及为医疗卫生行业的发展注入新的动力,不仅减轻了从业人员的劳动负担,还提升了百姓就医获得感。

第一节 卫生信息项目设计概述

一、卫生信息项目的概念

现代卫生信息项目因其主要面向医疗服务行业,具有一定的特殊性,根据使用人群的不同,可分为医疗服务卫生信息项目和公共卫生服务信息项目两个部分。按照使用机构不同可划分为医院信息项目、卫生监督信息项目、妇幼保健项目、社区卫生信息项目、卫生电子政务信息项目、公共卫生信息项目、医疗保险信息项目等;按行政应用级别不同可划分为国家卫生信息项目、省市级卫生信息项目以及县区级卫生信息项目等。

面对民众日益增长的健康需求,为提高卫生信息项目的信息处理分析能力,更好地发挥信息支撑业务的作用,目前卫生信息项目主要朝平台化、集成化方向发展,采用计算机网络技术、数据库技术、中间件技术以及医疗信息整合技术等完成构建。

在计算机网络技术上,卫生信息项目大多是医疗机构内部使用,大部分卫生信息项目在由光纤宽带网技术形成的机构内部局域网环境下运行,保证项目的响应速度与安全性,同时借助数字交换技术实现对外联通,为与其他各级项目的对接或提供服务搭建信息通道。

在数据库技术上,传统的信息保存、维护、检索方式远远满足不了现代卫生行业对信息交换的需求,目前卫生信息项目大多借助数据库管理软件建立业务数据库,实现对海量卫生数据的高效操作与分析,目前卫生信息项目较常使用的数据库主要有 Oracle、SQL Sever、MySql 等。

在中间件技术上,大部分卫生信息项目都有与其他项目进行数据信息交互操作的需求,一般借助中间件技术实现。中间件主要是应用层与数据层间的由 API 定义的软件层,保证了应用层和数据层之间通信服务的相对独立性,并且也保证了卫生信息项目在整个运行过程中,各部分之间保持相对独立的运行态。因此,当处于中间件两侧的层级其中一方遭受影响,中间件的存在保障了整个项目不会陷入瘫痪状态,进而影响医疗机构的正常运转,同时也能够保证存储在数据库中的数据安全。另外,中间件也可以作为在多个平台上进行交互运作的独立部件,可用于串联各平台,有一定的统筹维稳作用。不难看出,中间件的存在使整个项目运行起来更加协调,保证了整个卫生信息项目的稳定性以及安全性。

医疗信息整合技术其本质是大数据技术在医疗行业的应用,通过数据提取、转换和加载工具(extraction transformation loading,ETL)对建立的基础信息数据库、业务统计数据库以及专题数据库进行清洗、加工、整合,发掘卫生信息的隐藏价值,实现健康档案归集、疫情风险预警、疾病风险预测、用药提醒、检查提醒等业务功能,辅助政府决策等,支撑现代医疗技术的创新与发展。

二、卫生信息项目的特性

由于卫生信息项目的使用人群为医务工作者和公共卫生从业人员,因此卫生信息项目具有一定的特殊性,为满足卫生信息项目的需求,卫生信息项目需要满足以下特性。

(一)稳定性

随着软件技术的迅速发展,新的标准体系及技术路线不停地涌现,导致了目前新技术与已经成熟应用技术之间存在一定的不兼容性。卫生信息项目属于全局性应用项目,要求其具有稳定的功能和性能。因此,卫生信息项目的设计理念、技术体系、产品选用等方面需要取得先进性和成熟性之间平衡,保证项目生命周期内的稳定服务。

(二)实用性

项目从设计到实现都要充分考虑其实用性,要满足医疗行业从业人员操作需求,业务层面遵照医疗行业业务规范,技术层面遵循 IT 行业技术规范。同时需要考虑到项目的覆盖范围、使用频率,以及后续项目的可维护性和易管理性。

(三)兼容性

在设计卫生信息项目时,要充分考虑与现存卫生信息项目的兼容性,满足新项目与现有项目进行数据交换、业务联通等需求,利用现有项目成果,减少功能冗余与资源浪费。

(四)安全性

卫生信息项目的数据交互由于涉及大量民众的隐私信息,安全性是重中之重。所以在规划与设计项目的过程中,必须考虑到如何保障数据信息的安全性,保证在运营过程中项目所需要管理和操作分析的各项资的信息安全,保护其与其他相关项目进行信息交互时的交互安全,以及项目业务管理的体系安全,必须遵循各级信息安全管理法规、政策和条例。

三、卫生信息项目设计任务

项目设计的本质是从项目需求的角度出发,运用卫生信息学理论与方法,结合医疗机构项目目标、投资金额以及使用人员情况等实际情况,对卫生信息项目从无到有的整个过程进行分析、规划、设计。项目设计是项目开发过程的重要阶段,在这一阶段,项目设计者需要根据项目需求分析阶段的结果确定设计方案。项目设计应当满足以下需求。

1. **满足业务需求** 满足业务需求是项目设计的首要目标,需要充分考虑需求调研阶段结果,有效支撑业务开展。

2. **易于使用** 满足医疗机构人员的使用需求,在符合医疗机构的业务流程规范的前提下,保证其使用上的简洁性与便利性。

3. **标准化流程** 整个信息项目的流程设计需要满足该医疗机构的业务流程,完成整个流程的标准化。

4. **支持机构决策** 按照医疗机构管理层级的需求,全面并准确地提供数据和信息协助使用人员分析并形成相应的决策报告,支持管理层作出科学决策。

5. **支撑数据收集** 满足医疗机构数据收集、检索、分析以及转换等需求。

四、卫生信息项目设计的基础资源要求/常用架构/技术路线

（一）基础资源要求

1. 硬件资源要求　任何一个信息项目的硬件环境都会对项目性能起到一个非常关键的作用，而卫生信息项目作为一类需要承受庞大数据并发量的信息项目，对于硬件环境的要求则会更高。

卫生信息项目需要一个强大的数据库作为项目运转的支撑，所以数据库服务器主机或者主机集群的性能好坏决定了整个信息项目的性能好坏。数据库主机主要承担数据存储、检索、与其他应用项目之间数据交互等功能，对 CPU 处理能力、IO 吞吐量要求较高。

同时卫生信息项目需要稳定的硬件作为载体，所以对承载信息项目的计算机硬件也有一定的要求，主要是采用拥有符合信息项目运转要求配置的计算机。

2. 网络资源要求　由于卫生信息项目涉及大量隐私信息，同时还存在响应速度快、业务连续性强等特点，所以网络作为卫生信息项目传输数据信息的介质，必须具有高度的安全性、稳定性以及健壮性。

3. 数据资源要求　卫生信息项目作为医疗机构的特殊使用信息项目，每天会产生大量的数据操作和信息交互，因此卫生信息项目的数据需要采用统一格式、语法以及语义，使用统一的数据架构、数据存储模式以及数据管理制度。

（二）卫生信息项目常用架构

在项目设计时，采用符合项目需求的项目架构可以促进项目的建成，也便于后续的项目建设与维护。较为常见的架构有 MPP 架构、SMP 架构、SOA 架构、微服务架构等。

1. 大规模并行处理（massively parallel processing，MPP）架构　MPP 在数据库非共享集群中，每个节点都有独立的磁盘存储系统和内存系统，业务数据根据数据库模型和应用特点划分到各个节点上，每台数据节点通过专用网络或者商业通用网络互相连接，彼此协同计算，作为整体提供数据库服务。简单来说，MPP 是将任务并行地分散到多个服务器和节点上，在每个节点上计算完成后，将各自部分的结果汇总在一起得到最终的结果，具有完全的可伸缩性、高可用性、高性能、优秀的性价比、资源共享等优势。

2. 对称式多处理机（symmetric multi processor，SMP）架构　SMP 系统内有许多紧耦合多处理器，在这样的系统中，所有的 CPU 共享全部资源，如总线、内存和 I/O 系统等。所谓对称式多处理机，是指服务器中多个 CPU 对称工作，无主次或从属关系。各 CPU 共享相同的物理内存，每个 CPU 访问内存中的任何地址所需时间是相同的，因此 SMP 也被称为均匀存储器访问（uniform memory access，UMA）。对 SMP 服务器进行扩展的方式包括增加内存、使用更快的 CPU、增加 CPU、扩充 I/O（槽口数与总线数）以及添加更多的外部设备（通常是磁盘存储）。

SMP 系统的主要特征是共享，系统中所有资源（CPU、内存、I/O 等）都是共享的。也正是由于这种特征，导致了 SMP 服务器的主要问题，那就是它的扩展能力非常有限。对于 SMP 服务器而言，每一个共享的环节都可能造成 SMP 服务器扩展时的瓶颈，而最受限制的则是内存。每个 CPU 必须通过相同的内存总线访问相同的内存资源，因此随着 CPU 数量的增加，内存访问冲突将迅速增加，最终会造成 CPU 资源的浪费，使 CPU 性能的有效性大大降低。实验证明，SMP 服务器 CPU 利用率最好的情况是 2~4 个 CPU。

3. 面向服务的体系结构（SOA）　SOA 又称面向服务的架构，将应用程序的不同功能单元（称为服务）进行拆分，并通过这些服务之间定义良好的接口和协议联系起来。接口是采用中立的方式进行定义的，它应该独立于实现服务的硬件平台、操作系统和编程语言。这使得构件在各种各样的系统中的服务能以一种统一和通用的方式进行交互。

面向服务的架构可以根据需求通过网络对松散耦合的粗粒度应用组件进行分布式部署、组合和使用。服务层是 SOA 的基础，可以直接被应用调用，从而有效控制系统中与软件代理交互的人为依赖性。SOA 是一种粗粒度、松耦合服务架构，服务之间通过简单、精确定义接口进行通信，不涉及底层编程接口和通信模型。

4. 微服务架构　微服务架构其实和 SOA 架构类似，微服务是在 SOA 上做的升华，微服务架构强调的一个重点是"业务需要彻底的组件化和服务化"，原有的单个业务系统会拆分为多个可以独立开发、设计、运行的小应用。这些小应用之间通过服务完成交互和集成。

组件表示一个可以独立更换和升级的单元，就像个人计算机中的 CPU、内存、显卡、硬盘一样，独立且可以更换升级而不影响其他单元。如果我们把个人计算机作为组件以服务的方式构建，那么这台个人计算机只需要维护主板和一些必要的外部设备。CPU、内存、硬盘都是以组件方式提供服务，个人计算机需要调用 CPU 做计算处理，只需要知道 CPU 这个组件的地址即可。

（三）卫生信息项目设计的技术路线

卫生信息项目设计时常用以下四种技术路线。

1. 基于 SOA 架构的业务协同技术　面向服务的体系结构是企业应用整合发展的一个新的里程碑。在应用整合中，每个应用系统向其他应用系统提供了服务的接口，供其他系统进行调用，从而达到系统互联的目的。Web 服务和面向服务的体系结构（SOA）的成熟和完善带给整合的是标准化的体系结构，从而使整合迈上了一个新的台阶。

面向服务的体系结构（SOA）提供了一种构建 IT 组织的标准和方法，并通过建立可组合、可重用的服务体系来减少 IT 业务冗余并加快项目开发的进程。SOA 体系能够使得 IT 部门效率更高、开发周期更短、项目分发更快，在帮助 IT 技术和业务整合方面有着深远的意义。

基于 SOA 架构的应用集成开发方法，与传统的软件开发方法略有不同，角色分工更加明确。就整个项目开发周期来讲，首先由业务分析员进行业务及流程定义，然后由架构师和设计人员利用 SOA 方法将业务和复杂系统进行分割，抽象出对应的业务服务及流程服务；再由开发人员使用不同的开发技术，基于选定的 SOA 基础架构，进行组件和服务的开发实现、服务的组装与合成，并打包部署和运行调试；最后移交管理人员对服务和业务流程的运行系统进行监控和管理。SOA 系统运行中，还可能会涉及操作人员参与业务流程的处理和使用。

2. 中间件技术　中间件具有以下的一些特点：满足大量应用的需要；运行于多种硬件和 OS 平台；支持分布式计算，提供跨网络、硬件和 OS 平台的透明性的应用或服务的交互功能；支持标准的协议；支持标准的接口。程序员通过调用中间件提供的大量 API，实现异构环境的通信，从而屏蔽异构系统中复杂的操作系统和网络协议。针对不同的操作系统和硬件平台，它们可以有符合接口和协议规范的多种实现。由于标准接口对于可移植性和标准协议对于互操作性的重要性，中间件已成为许多标准化工作的主要部分。对于应用软件开发，中间件远比操作系统和网络服务更为重要，中间件提供的程序接口定义了一个相对稳定的高层应用环境。不管底层的计算机硬件和系统软件怎样更新换代，只要将中间件升级更新，并保持中间件对外的接口定义不变，应用软件几乎不需任何修改，从而保护了建设承办企业在应用软件开发和维护中的重大投资。

中间件是一种独立的系统软件或服务程序，分布式应用软件借助这种软件在不同的技术之间共享资源。中间件软件管理着客户端程序和数据库或者早期应用软件之间的通信。

中间件在分布式的客户和服务之间扮演着承上启下的角色，如事务管理、负载均衡以及基于 Web 的计算等。

利用这些技术有助于减轻开发者的负担，使他们利用现有的硬件设备、操作系统、网络、数据库管理系统以及对象模型创建分布式应用软件时更加得心应手。由于中间件能够保护企业的投资，保证应用软件的相对稳定，实现应用软件的功能扩展；同时中间件产品在很大程度上简化了由不同硬件构成的分布式处理环境。

在平台中广泛使用了 XML 和 Web Services。它们可以提供特定功能元素（如应用程序逻辑）的可编程实体，从而在分布的、异构的系统间都可以用常见的 Internet 标准（如 XML 和 HTTP）进行访问。它的核心特征是存在于服务的实现与使用之间的高度抽象化。

3. 基于组件快速开发技术   基于组件快速开发技术的基本思想是尽可能抽象各用户需求形成若干个独立的业务或逻辑组件，每一个组件都能够实现预先定制的特定功能，并遵循一定的规范与其他组件进行通信；然后，使用一个统一的软件框架将这些组件集成，使之成为一个可以满足用户需求的应用系统。该技术的关键点在于组件可以动态加载和删除，使得最终应用系统具有极大的灵活性。

4. 云计算技术   云计算技术为用户提供按需即取的服务，包括基于提供计算能力，存储能力，以及网络能力的各种服务的组合，为了及时、便捷、高效地满足服务按需即取的特性，需要基于计算资源、存储资源、网络资源、服务资源等动态、弹性、可扩展地为计算能力、存储能力、交付能力提供各类虚拟化资源池。

云计算是将动态、易扩展且被虚拟化的计算资源通过网络提供出来的一种服务，其关键技术涉及虚拟化、弹性规模扩展、分布式存储、分布式计算和多租户。通过云计算环境，信用信息数据中心可以提供 3 种不同层次的服务：基础设施即服务（infrastructure as a service，IaaS）将信用信息数据中心采购的基础设施经虚拟化形成资源后直接按需提供给客户；平台即服务（platform as a service，PaaS）在虚拟化的云计算平台上建立支持多种信用服务的开发平台，再将应用接口和开发环境、运行环境提供给外部；软件即服务（software as a service，SaaS）在虚拟化的云计算平台上提供按需定制和快速部署的信用应用软件租用服务。

五、项目设计常用的方法

一般情况下，项目设计常采用关系管理方法（relationship management methodology，RMM）、面向对象的超媒体设计方法（object-oriented hypermedia design method，OOHDM）、基于 UML 的网络工程（UML-based web engineering，UWE）以及网站模型语言（web modeling language，WebML）这四种方法。

（一）RMM 方法

项目设计常采用关系管理方法（relationship management methodology，RMM）方法是 Isakowitz 等人于 1995 年提出的，最早是用来进行超媒体应用程序设计的，但由于它具有导航设计的功能，后来也成为设计万维网信息系统（Web information systems，WIS）的方法。RMM 方法采用 E-R 图作为系统建模工具，并在 E-R 图的基础上进行了适当的扩充，以适应 WIS 的特点。这种扩充主要表现在两个方面：一是 RMM 方法扩展了实体的概念，根据相关性将实体的所有属性进一步细分成几个切片，切片之间也可以建立关联，共同构成一个完整的实体；二是 RMM 方法在 E-R 图标记符号的基础上引入了一些新的标记符号，用来表示实体内部的切片及实体之间的导航关系。

利用 RMM 方法进行 WIS 设计时，要经历 7 个步骤，其中前三步是 RMM 方法的重点，这 7 个步骤如下。

1. E-R 图设计   对实体及实体之间的关系进行描述，描述的结果是 E-R 图。如果是对原有的信息项目进行升级、改造，可以直接使用原有的 E-R 图，或经过适当改造的 E-R 图。

2. 切片设计   在 E-R 图设计的基础上，将每个实体分成若干个合理的切片，每个切片包含一个或多个属性，并在一个实体内部将这些切片通关关联组织起来。RMM 专门引入了一个新的符号来表示切片,经过切片设计的 E-R 图称为 E-R+图。

3. 导航设计　在 E-R+图中,RMM 用带箭头的虚线表示实体之间的关系,但这种表示方法并不能完全指明对象之间的导航关系。因此 RMM 引入了携带条件的索引、携带条件的向导、携带条件的索引向导三种标记符号来帮助设计人员进行导航设计,设计的结果称为 RMDM 图。

4. 转换设计　利用一系列的转换规则将 RMDM 中的每个对象转换成目标平台上的具体对象,例如可将 RMDM 图中的一个索引换成 HTML 表单中的下拉列表框。

5. 用户接口设计　这一步主要考虑 RMDM 图中的每个对象在用户屏幕上的布局,包括按钮的布局、节点和索引的外观、导航机制等。

6. 运行时行为设计　在这一阶段为那些在运行时会发生变化的结点和连接进行相应的设计,以适应不同的运行情况。

7. 实施　其含义与传统项目设计方法中的实施基本相同。

(二) OOHDM 方法

面向对象的超媒体设计方法(object-oriented hypermedia design method,OOHDM)方法由 Rossi 和 Schwabe 于 1996 年提出,1998 年以后又得到进一步完善。该方法利用面向对象的软件工程方法来实现包含导航的 WIS 的设计,与软件工程中的设计方法兼容,符合软件工程中定义的设计标准。OOHDM 方法将 WIS 看成是基于对象模型的导航视图,为导航(上下文、索引、链接等)以及用户界面提供设计方法。设计过程包括概念设计、导航设计、接口界面设计、实现,整个过程遵循递增的、迭代的、基于模型的设计模式。

概念设计阶段的任务是使用面向对象的方法以及所采用的建模语言的标记符号来建立一个图形化的概念模型。概念模型不是对软件架构的描述,而是对应用领域的语义描述,它表达了真实世界中问题域内的概念。

在导航设计阶段,可对概念模型中说明的信息重新组合,形成一个针对特定用户的导航模型。OOHDM 方法将导航模型分成两种。

1. 导航类模型　由导航类及导航类之间的连接组成,反映了用户可见的类及其相互关系(概念模型中的有些类是针对设计者而不是针对用户的,不必出现在导航模型中),每个导航类的属性可使用对象查询语言(object query language,OQL)来定义,其语法类似于 SQL,允许从概念模型中的多个类获取相关属性,以实现类的重用。

2. 导航上下文模型　在导航类模型的基础上,忽略各个类的属性和方法,添加索引、向导、菜单等存取机制及不同存取机制间的接口,形成一个导航上下文模型。该模型反映了整个 WIS 的导航结构。

界面设计阶段要定义界面模型用来显示导航结点的内容。定义界面模型要考虑:①用户可见的界面对象的种类;②各种导航对象的显示方式。OOHDM 使用抽象数据视图(abstract data view,ADV)设计方法来定义界面对象。

(三) UWE 方法

基于 UML 的网络工程(UML-based web engineering)方法采用 UML 作为建模工具,强调 WIS 设计的系统化、个性化和半自动化,是一个面向对象的、迭代的设计方法。

在 UWE 方法中,WIS 项目设计的步骤主要有需求分析、概念设计、导航设计、表示层设计,每一步的中心工作都是建模,结果是一个或多个基于 UML 的模型图。

用例图是需求分析的结果,由 UML 建模元素及元素之间的关系构成。其中 UML 建模元素主要有两个,即用例和角色;元素之间的关系有三种,即角色和用例之间的关联关系、用例之间的包含与扩展关系、角色之间的继承关系。

类图是概念设计的结果，是应用程序概念模型的静态视图。与 OOHDM 方法中的类图一样，UWE 方法中的类图尽量忽略应用程序的导航、表示和交互等方面的内容，仅仅表达应用程序的概念框架。

导航图是导航设计的结果，进一步分为两种类型。

1. **导航空间图**　描述哪些对象可以通过导航方式来访问。借助于 UML 的 Sterotype，我们可以从类图导出导航空间图，导出时去掉用户不必看见的类，同时调整类之间的关联关系（调整的主要内容是尽量缩短类之间的路径，以免用户在浏览时过多地翻页）。

2. **导航结构图**　描述如何才能访问到用户可见类的对象。借助于索引、向导、查询和菜单，可以从导航空间图导出导航结构图。

表示图是表示设计的结果，详细描述了用户可见类对象和存取结构（如索引、向导、菜单、查询）在什么位置出现，以什么面貌出现。

（四）WebML 方法

网站模型语言（web modeling language，WebML）既是一种建模语言，又是一种设计方法。WebML 方法能使项目设计人员抛开具体细节，而在一个较高的层次上描述站点的核心特征。借助于 CASE 工具（如 Web Ratio），WebML 方法中的每一个概念都可以用比 UML 更直观的图形符号来表示，使得开发团队中的非技术人员也能理解。WebML 方法完全支持 XML 语法，每一步设计的结果既有直观的模型图，又有对应的 XML 文档，这一特点使得设计阶段的工作完成后，WIS 软件代码的自动生成变为可能。

WebML 方法的设计包括以下步骤。

1. **收集需求**　包括 WIS 的主要目的、目标用户、内容、风格、个性化需求、对数据的限制等。

2. **数据设计**　由数据专家进行数据结构分析，并在此基础上建立结构模型。

3. **总体超文本设计**　由 WIS 架构师设计整个 WIS 的框架，并通过迭代的方法不断完善它。

4. **详细超文本设计**　由 WIS 架构师对每一个网页及页内的单元进行规划，并进一步优化网页之间的连接。

5. **表示层设计**　由 WIS 风格设计师具体设计每一个网页的表现风格。

6. **用户和组设计**　由 WIS 管理员在个性化需求分析的基础上建立用户档案，并对用户进行分组。

7. **个性化设计**　由 WIS 管理员根据用户和组的设计结果以及商业规则，进行具体的个性化设计，使得不同的用户和组能看见 WIS 的不同视图。

第二节　卫生信息项目总体设计

一、卫生信息项目指导思想和总体目标

（一）指导思想

医疗卫生信息化项目需要坚持以人为本的发展理念，以惠及民生为最终目标，将卫生信息化建设作为深化医药卫生体制改革、促进卫生事业发展的一项重要内容，将卫生信息化建设作为建立健全覆盖城乡居民的基本医疗卫生制度、为人民群众健康提供有效支撑和保障。

（二）总体目标

注重医院管理和电子病历建设，完善公共卫生、居民健康档案、基本卫生服务、远程会诊、医疗安全等信息应用项目。建立覆盖公共卫生、医疗保健、医疗保险、药品等主要领域的医疗信息应用项

目。依托电子政务网络和共享平台，充分整合医疗卫生、社会保障、食品药品监管、民政、计划生育等相关领域的信息资源，建设集中、共享、高度集成的信息基础设施，形成需求扩大、安全可靠、可持续发展的医疗信息化基本保障机制；大力推进政府部门与医疗机构业务项目互联集成，形成完善的医疗信息资源共享与业务合作机制。

二、卫生信息项目策划的原则和方法

（一）卫生信息项目策划的原则

由于卫生信息项目的主体是卫生信息项目的规划、建设与维护，为保障卫生信息项目的可持续性、实用性发展，卫生信息项目策划需要满足以下原则。

1. **实用性原则**　在当前需求的基础上，充分考虑开发需求，确定项目规模。功能模块子系统作为插件进行扩展。

2. **接口良好性原则**　项目可以提供良好的标准化、规范化的界面，方便项目的维护和升级，同时也可以相对容易地修改业务流程。

3. **安全性原则**　卫生信息项目服务于医疗卫生业务拓展及办公需要，所以项目需要配备数据层的安全手段，既能防止工作人员的越级操作，也能够防止外部病毒入侵。项目应用的数据交换接口要有较好的安全解决方案。

4. **成熟和先进性原则**　项目构造、配置以及管理方式等方面应采用国际上先进、成熟、稳定的技术。

5. **可靠性原则**　在项目设计时，应能做到有效地避免单点故障，在数据交换接口设计时可以应用多通道策略，最大限度地降低故障发生的概率，保证承建的项目能在最短时间内恢复，保障医疗机构的正常运营。

6. **个性化原则**　除了能提供满足大众需求的服务外，还应提供个性化的选择，根据不同用户设计不一样的操作界面、内容及流程，方便用户使用。

7. **开放性和标准性原则**　在设计信息项目时，项目方案的设计必须考虑到开放性和标准化的因素，便于后续与其他项目的集成和信息数据交互。

8. **规范性原则**　项目设计所采用的信息技术和硬件设备需要符合国际标准、国家标准和行业标准，为项目以后的扩展升级、与其他项目的互联互通提供良好的基础。

9. **可扩充和扩展原则**　在设计时所有项目功能在满足当前业务需求的基础上，还应该考虑到将来需求，确保已经完成的信息项目在向新的技术升级时，能最大限度保护现有的投资。

10. **可管理性原则**　整个项目应易于管理，易于维护，操作简单，易于项目配置，并能方便地实现项目设备的监控、安全、数据流量等方面，可进行远程管理和故障诊断。

11. **保护现有投资原则**　在进行项目建设时，需要充分利用现存的设备和现有数据，避免因重复投资造成浪费。

（二）卫生信息项目策划的方法

项目策划的目的是制订一项执行和控制项目的计划，包括总体概述、总体目标、总体方法（包括管理和技术方法）、计划事项、时间表、资源预算、所需人员编制。从风险管理等方面进行项目规划，首先要根据已知反馈确定项目目标和范围，然后围绕项目目标和范围进行总体规划；在项目实施过程中，需要实时跟踪内部和外部的变化，及时更新项目计划，以确保有效的计划。

项目目标包括技术目标、成本目标、质量目标、进度目标、共用构建模块（CBB）目标以及成果形式等，项目目标的完成情况作为项目完成情况的评判依据。项目范围受市场竞争、商务模式、投资效益以及操作风险等影响。在明确项目目标范畴过程中，策划人员要明白鱼和熊掌不可兼得，要根据已知信息和已有资源权衡利弊，建立适宜的项目范围，确定产品结构树、技术树以及各级产品和技术的实现路径，形成工作分解结构（WBS），为后续项目管理提供准确的依据。

项目目标范围确定后，开展人力资源、进度、成本、质量、设计、沟通、采购、风险以及综合管理等全方位策划，结合以往类似项目经验对各方面进行管控。

三、项目建设需求分析

（一）需求分析的目的

项目承建方获取足够多的需求信息，但这部分信息仅仅是用户需求或者业务信息，并不符合深层次项目设计所需要的功能性需求，所以需要不断挖掘深层次的信息以完成需求的细化。因此，需求分析的最终目的是完整、准确地描述用户的需求，跟踪用户需求的变化，将用户的需求准确地反映到项目的分析和设计中，并使项目的分析、设计和用户的需求保持一致。

（二）需求分析的价值与定位

需求分析属于项目建设之前的先行步骤，只有准确地获取用户需求，才能保证项目行进大方向的准确性，保障项目建设的稳定性，也在一定程度上避免了信息化项目建设返工的可能性，避免大量人力、物力的流失。

（三）需求分析的方法

需求分析一般采用以下六种方式进行信息获取。

1. **功能分析方法**　功能分析法以项目提供的功能为中心来组织项目。首先定义各种功能，然后把功能分解为子功能，同时定义功能之间的接口。数据结构是根据功能/子功能的需要设计的。其基本策略是以分析员的经验为依据，确定新项目所期望的处理步骤或子步骤，然后将问题空间映射到功能和子功能上。

2. **数据流方法**　数据流法也叫结构化分析，其基本策略是研究问题域中数据如何流动，以及在各个环节上进行何种处理，从而发现数据流和加工。问题域被映射为由数据流、加工方式、端点等成分构成的数据流程图（DFD），并用数据字典对数据流和加工进行详细说明。这种方法的关键是动态跟踪数据流动。

3. **信息建模方法**　信息建模法的核心概念是实体和关系，主要工具是语义数据模型（实体关系图），其基本策略是找出现实世界的对象，然后用属性来描述对象，增添对象与对象之间的关系，定义父类与子类，用父类型/子类型提炼属性的共性，用关联对象关系作细化的描述，最后进行规范化处理。其实质是将问题空间直接映射成模型中的对象。

4. **面向对象方法**　面向对象分析（object-oriented analysis，OOA）的基本策略是通过信息隐藏将比较容易变化的元素隐藏起来，分析员基于比较稳定的元素建立其思想和规格说明的总体结构。

面向对象分析的主要特性是加强了对问题域（problem domain）和系统责任（system responsibilities）的理解；改进与分析有关的各类人员之间的交流；对需求的变化具有较强的适应性；支持软件复用。

5. **面向本体方法**　面向本体的需求分析（ontology-oriented requirements analysis，OORA）是OOA方法的有效补充和提升。面向本体方法强调相关领域的本质概念以及这些概念之间的关联。其实质是在面向对象方法中引入对象关联，并给出各种关联的语义、语用。

6. **形式化方法**　广义上讲，形式化方法是应用数学的手段来设计、模拟和分析，得到像数学公式那样精确的表示；从狭义上讲，形式化方法就是使用一种形式语言进行语言公式的形式推理，用于检查语法的良构性并证明某些属性。在需求分析阶段，利用形式化方法得到需求规格说明书，可以规范软件开发过程，为获得更好的项目性能提供重要保证。

第三节　项目实施计划与任务设计

一、项目实施计划的制订

项目实施计划作为项目实施的铺垫，也是项目实施的前行步骤。为保障项目实施的顺利进行，项目实施计划需要从以下几个方面进行制订。

1. 根据项目实施中各个时间段的各种工作内容来确定。

2. 明确工作计划，安排不同的工作，制订进度计划，确定不同的优先事项和时间表。

3. 项目人员的配备和培训计划。

4. 项目实施的资金筹集和投入计划。

5. 既有能力根据需求的变化扩展，开发新的功能，又有能力跟随技术的发展潮流支持不断涌现的新标准、新工具。

6. 适应机构实际规模、未来发展变化和管理结构的改变。例如，新增加部门、原有机构扩容或与合作伙伴进行直接的信息交流等行为都需要项目具有足够的弹性和安全保真的跨网络通信能力。

7. 强大的信息集成能力，使我们在相对单一的环境下获得尽可能多的与工作相关的信息，同时，这是继承历史上积累下来的信息财富的重要手段。灵活适应的体系结构，符合 Internet 环境下"客户层 / 应用服务层 / 数据服务层"的层次体系结构，更加易于管理，易于共享和具有更高的效率和安全性，同时这是项目能够在未来环境继续发挥作用的基本需求。

8. 快速的操作系统和便捷的信息录入能力，为医疗就诊等复杂业务操作提供了方便，满足了快速操作的需求。卫生信息项目的快捷性和易操作性，为医疗行业复杂的业务流程提供方便。

9. 强大的项目定制能力，提供多种自定义工具，方便医疗机构使用人员快速定义、调整项目，适应行业发展变化和网络变化。

10. 对快速应用开发的支持能力。应用是项目生命力的最终体现，快速的应用开发能力将使通信基础设施的价值迅速得到体现和升华。

11. 建立管理信息项目开发机构，组织相关管理信息项目开发人员。

12. 根据机构实际情况，同时借鉴同行业同类项目的开发经验，选择适合本机构实际情况的管理信息项目开发方式。

13. 确定管理项目目标、开发策略和投资金额。

14. 收集和整理管理信息项目开发所需要的相关数据。

二、项目实施的主要内容

（一）环境搭建

项目实施阶段中的该项工作是依据项目设计方案中给出的硬件结构和软件结构购置相应的硬件设备和项目软件需求，进行项目的软、硬件环境的搭建。

（二）计算机程序设计

计算机程序设计也常常被称为软件开发。进行计算机编程以实现项目分析和设计中提出的管理模型和业务应用程序。在开始软件开发之前，开发人员需要学习开发过程中使用到的项目软件，包括操作系统、数据库系统和开发工具。在适当的情况下，程序员应接受项目软件方面的特定培训。

（三）项目调试与测试

计算机程序设计完成后，卫生信息项目投入正式使用。事实上，在编写计算机程序时，程序中已经有了调试、纠错。完成此形式的调试后，还需要进行特定项目的测试。

（四）人员培训

主要是指两种类型的人员培训。一个是在软件开发阶段培训程序员，另一个是在项目转换和实现之前培训项目用户。这里的人员培训是指第二种情况。在管理信息项目运行之前，对使用未来项目的人员进行培训，包括项目操作员、项目维护人员等。

（五）项目切换

管理信息项目实施的最后一项任务是进行项目的切换，它包括基础数据准备、参数设置、初始数据录入等多项任务。在项目进入交付使用之前，必须进行一段时间的试运行，用以检测和纠正存在的问题。在项目切换和交付使用的过程中，每项工作都有大量人员参与，并且会涉及项目组内的多个业务部门。

三、项目实施的任务拆解

项目实施阶段的目标是把项目设计的物理模型转换成可实际运行的新项目，因此一般将信息项目的实施阶段划分为物理系统的实施、程序设计、项目调试、人员培训、项目切换、信息项目运行和维护等阶段。

（一）物理系统实施阶段

该阶段的主要工作是购置、安装、调试计算机等相关硬件设备。按照采购需求以及卫生信息项目所需要的运行环境购买硬件设备，例如计算机、服务器等；安装信息项目代码编写所需的程序编写环境；调试好卫生信息项目所需要的硬件环境以及网络参数配置。

（二）程序设计

该阶段的主要工作是信息项目的代码编写人员进行程序的编写、静态检查、测试。在代码编写的过程中，需要采用复杂性较小的代码结构，减少循环和判断的嵌套深度；完成代码编写后，程序编写人员需要自行进行程序的静态检查，排除语义、语法等错误；测试人员采用黑盒测试、白盒测试进行程序的测试，保证项目的功能正确，代码结构正确，形成测试文档。

（三）项目调试

该阶段的主要工作是进行项目的参数设置，使之符合医疗机构的日常使用环境以及使用人员的习惯，同时也需要进行项目的综合测试。

（四）人员培训

在卫生信息项目正式投入使用之前，对使用管理该项目的人员进行使用和管理培训，纠正使用管理人员的不良使用习惯，使其操作规范化。

（五）项目切换

该阶段的主要工作是项目的更替，替换旧的项目。

一般分为三种方式。一为直接切换，指在某一时刻，旧项目停止运行，新项目立即开始运行。这一方式的特点在于切换方式简单，用户没有重复劳动，最省费用，但风险高，结果无比较性。二为并行切换，指新老项目并行工作一段时间，经过这段时间试用之后新项目代替旧项目。这一方式的特点是风险小，有安全感，可以将结果进行对照；但同时维持两个项目导致费用相对较高。三为分段切换，这一方式是前两种切换方式的结合，在新项目正式全部运行前，一部分代替旧项目。这一方式的特点是低风险，比并行节省费用，可以积累经验，能循序渐进。但新旧项目的子项目间、功能间接口多，实施复杂，技术成本高。

一般大型卫生信息项目三种方式都会采用。

（六）信息项目运行和维护阶段

该阶段的主要工作是对项目的运行情况进行记录与跟踪，根据相关协议对项目进行必要的修改和维护，并对项目产生的经济效益进行评价。

第四节　卫生信息项目实施过程管理

一、项目实施过程的定义

项目实施过程指的是将"蓝图"变成项目实体，实现投资决策意图的这一过程。在这一过程中，要按照规定的范围、工期、费用、质量，高效率地实现项目设计目标。这一过程在项目建设周期中工作量最大，投入的人力、物力和财力最多，项目管理的难度也最大。

二、项目实施过程的概述

项目实施包括项目实施准备、项目实施计划执行和实施过程控制三个部分。

（一）项目实施准备

在项目计划付诸实施之前，必须花一定时间和力量对项目班子和有关人员，包括项目发起者进行宣传、说服和动员，营造有利于实施项目计划的气氛和环境，即进行项目实施准备。有的项目准备不充分，仓促开工，不仅会成骑虎难下之势，还对项目的后续工作构成危害。只有各方面的力量动员组织起来之后，项目计划才能付诸实施。

项目班子应当对项目实施计划进行核实，看其是否完整、合理、现实与可行，项目所需的资源是否有保证，项目班子应当拥有的权力是否已经得到各方承认等。核实项目计划的过程实际上也是对项目班子进行动员的过程。

（二）项目实施计划执行

项目实施计划执行是指通过完成项目范围内的工作来完成项目，主要依据就是项目实施计划。

在项目计划执行过程当中，项目班子必须对项目各种技术和组织界面进行管理，即协调项目内外的各种关系。为保证项目各项工作确在按项目计划执行，可以建立工作核准制度。

该核准制度就是一套事先确定的，着手项目活动之前应遵循的程序，其中包括必要的审批制度、人员和权限及表格或其他书面文件。工作在动手之前经过批准可以保证时间和顺序不出问题。具体做法一般是经过书面批准之后才能开始具体的项目活动。小项目或简单工作则不必如此烦琐，口头批准或按常规办事即可。项目信息管理在项目计划执行过程中是非常重要的手段，一定要充分利用。

在项目执行的整个过程中，所有项目有关人员之间都要保持顺畅地沟通。在这方面，项目班子的任务主要有信息分发与编写进展报告。信息分发就是把信息及时地分发给项目相关者。分发信息时要保证信息完整、清楚、不含糊，使信息正确无误地到达接收者头脑中。要严格防止和严肃处理信息垄断、封锁，甚至伪造。在项目进行期间交流的信息应尽可能以适当的方式收集起来，井井有条地妥善保管。

进展报告也称执行报告，是为项目所有相关者编写的，是项目各相关者之间沟通的重要资料。其内容是同项目计划执行情况有关的资料。进展报告要依照项目计划和实际工作结果编写。有关工作结果的信息要准确、一致，只有这样才能使进展报告真正发挥作用。进展报告要综合编写，对项目状况给予完整的说明。报告的详略应适合报告接收者的要求。

（三）项目控制

项目实施计划付诸实施之后，一定会遇到意外情况，使项目不能按照计划轨道进行，出现偏差。正因为如此，才需要项目经理和项目班子进行控制。

项目控制就是监控和测量项目实际进展，捕捉、分析和报告项目的执行情况，若发现实施过程偏离了计划，就要找出原因，采取行动，使项目回到计划的轨道上来。项目计划中的某些东西在付诸实施之后才会发现无法实现，即使勉强实现，也要付出很高的代价。遇到这种情况，就必须对项目计划进行修改。

项目控制要有明确的控制目标和目标体系，要及时地发现产生的偏差，要考虑项目管理组织实施控制的代价，控制的方法及程序要适合项目实施组织和项目班子的特点。进行项目控制还要注意预测项目过程的发展趋势，以预见可能会发生的偏差，实施主动控制。项目控制工作要有重点地进行，项目控制形式及做法要有灵活性，项目控制的进行过程要便于项目相关人了解情况。另外，对项目目标控制要有全局观念，这是一种围绕项目总目标实现的综合控制。对于项目的不同方面，需要采用不同的方法。

三、项目实施过程管理中的投资控制

（一）投资控制的目标和原则

1. 投资控制的目标   项目的投资控制主要是在批准的预算条件下确保项目按期保质完成。即指在项目投资的形成过程中，对项目所消耗的人力资源、物质资源和费用开支，进行指导、监督、调节和限制，及时纠正即将发生和已经发生的偏差，把各项项目费用控制在计划投资的范围之内，保证投资目标的实现。

投资控制的目标是使建设工程的费用在不影响工程进度、质量、建设安全的条件下，达到不超出合同价和概算造价，并促使每一笔支出都做到有根有据和公正合理。以减轻本项目建设资金的巨大需求和有限供给之间的矛盾，有利于降低项目建设成本，提高经济效益，避免铺张浪费。

2. 投资控制的原则   信息项目进行投资控制时，应遵循以下基本原则。

（1）投资最优化原则：信息项目投资控制的根本目的，在于通过各种成本管理手段，在保证项目进度和质量的前提下不断降低信息项目成本，从而实现目标成本最优化的要求。在实行成本最优化原则时，应注意降低成本的可能性和合理的成本最优化。一方面挖掘各种降低成本的能力，使可能性变为现实；另一方面要从实际出发，制订通过主观努力可能达到合理的最优成本水平。

（2）全面成本控制原则：全面成本管理是所有承建单位、项目参与人员和全过程的管理。项目成本的全过程控制要求成本控制工作要随着项目实施进展的各个阶段连续进行，既不能疏漏，又不能时紧时松，应使信息工程项目成本自始至终处于有效的控制之下。

（3）动态控制原则：项目是一次性的，成本控制应强调项目的中间控制，即动态控制，因此实施准备阶段的成本控制是根据实施组织设计的具体内容确定成本目标、编制成本计划、制订成本控制的方案，为今后的成本控制做好准备；在实施阶段，根据已经制订的成本控制方案进行动态纠偏，并根据项目的实施情况调整成本控制方案。

（4）目标管理原则：目标管理的内容包括目标的设定和分解，目标的责任到位和执行，检查目标的执行结果，评价目标和修正目标，形成目标管理的计划（P）、实施（D）、检查（C）、处理循环（A），即PDCA循环。

（5）责、权、利相结合的原则：在项目实施过程中，承建单位、建设单位和监理单位在肩负成本监督控制责任的同时，享有成本监督控制的权利，同时承建单位的项目经理要对各小组在成本控制中的业绩进行定期的检查和考评，实行有奖有罚。只有真正做好责、权、利相结合的成本控制，才能达到预期的效果。

（二）投资控制的内容和方法

项目投资控制涉及各种能够引起项目成本变化因素的控制（事前控制）、项目实施过程的成本控制（事中控制）和项目实际成本变动的控制（事后控制）三个方面。投资控制就是保证各项工作要在它们各自的预算范围内进行。投资控制的基础是事先就对项目进行的成本预算。

1. 投资控制的内容 投资控制主要关心的是影响费用线的各种因素，确定费用线是否改变以及管理和调整实际上的改变。投资控制包括以下方面。

（1）监控费用执行情况以确定与计划的偏差。

（2）确定所有发生的变化被准确记录在费用线上。

（3）避免不正确的、不合适的或者无效的变更反映在费用线上。

（4）建设单位权益改变的各种信息。

投资控制还应包括寻找成本向正反两方面变化的原因，同时还必须考虑与其他控制过程（范围控制、进度控制、质量控制等）相协调，比如不合适的成本变更可能导致质量、进度方面的问题或者导致不可接受的项目风险。

2. 投资控制的方法 投资控制的基本方法是规定各承建部门定期上报其费用报告，再由监理工程师对其进行费用审核，以保证各种支出的合法性，然后再将已经发生的费用与预算相比较，分析其是否超支，并采取相应的措施加以弥补。

项目投资控制方法包括两类，一类是分析和预测项目影响要素的变动与项目成本发展变化趋势的项目成本控制方法，另一类是控制各种要素变动而实现项目成本管理目标的方法。投资控制的方法主要有以下几种。

（1）项目变更控制体系。

（2）成本绩效度量方法。

（3）附加计划法。

四、项目实施过程管理中的质量控制

（一）质量控制的目标

项目质量是项目建设的核心，是决定整个信息项目工程建设成败的关键，也是一个项目是否成功的最根本标志，质量控制要贯穿于项目建设的始终。

由于信息项目工程的建设过程是人的智力的劳动，具有可视性差、变更比较频繁等特点，信息项目的质量控制主要从质量体系控制、实施过程控制以及单元控制入手，通过阶段性评审、评估以及实时测试等手段尽早地发现质量问题，找出解决问题的方法，最终达到工程的质量目标。

由于信息项目是由不同的子项目构成的，信息项目工程的质量控制必须由各项目和各个环节密切配合。

具体地说，质量控制的目标如下。

1. 确保工程的建设完全符合业主在建设范围、项目功能和性能方面的要求。

2. 保证项目的安全性、扩展性、易维护性等方面符合业主的要求和行业规范。

3. 监督承建单位的施工过程，确保其符合国家和行业规范；监督工程关键性过程和检查工程阶段性结果，判定其是否符合预定的质量要求。

4. 保证承建单位提供的售后服务、培训、文档符合业主需求和合同规定。

（二）质量控制的主要内容

项目实施质量控制的主要内容可归纳如下。

1. 开发、实施准备阶段的质量控制 督促承建单位全面、准确地做好调查研究工作，组织好质量控制体系,搞好实施组织设计,认真选择实施方案,做好开发环境(包括软件硬件环境等)、设备的预先检测工作。

实施准备工作贯穿于整个实施过程中,不但各阶段要做好准备工作,而且各工序、各工种也要做好控制准备工作。

2. 开发资源、环境、设备的质量控制 这一类因素对项目质量的影响是不容忽视的,需严格督促有关方面按照合同规定的质量标准组织订货、采购、包装及运输;严格按标准进行检查和验收;材料设备等验收入场后,严格按要求堆放、储存、保管,并按计划组织配套供应到现场。

3. 实施过程中的质量控制 按项目质量计划目标要求,对实施的具体过程加以管理,督促承建单位认真执行工艺标准和操作规程,以提高项目质量的稳定性。加强工序控制,将每道工序质量严格控制,关键部位还要进行技术复核,防止质量隐患。需要注意做好记录,对不符合质量标准的,向承建单位发出通知,加以处理。

（三）质量控制的主要方法和措施

质量控制计划是实施质量控制的基础。质量控制计划的内容应包括确定控制内容、技术质量标准、检验方法及手段,建立质量控制责任制和质量检查制度。

制定质量控制计划可以分以下步骤:首先,进行项目各阶段分析,分清主次;其次,设置质量控制的关键节点并分析;最后,明确各过程间的交接规则和计划。

1. 关键节点的质量控制 设置质量控制节点,实施跟踪控制是工程质量控制的有效手段。质量控制节点是指实施过程中的关键过程或环节;实施中的薄弱环节或质量变异大的工序、部位和实施对象;对后续工程实施或后续阶段质量和安全有重大影响的工序、部位或对象;实施中无足够把握的、实施条件困难或技术难度大的过程或环节;在采用新技术或新设备应用的部位或环节都应设置质量控制节点。对于项目的关键节点,专业的质量监理工程师需要亲自进行测试或技术复核,需要确保项目的关键节点验收合格。

2. 阶段性的质量控制 项目的质量是在实施过程中逐渐形成的。项目中各阶段的质量控制是实施质量控制的核心,只有严格控制好每个阶段的工程质量,才有可能保证项目的整体质量。应及时检查和审核承建单位提交的质量统计分析资料和质量控制图表。项目在各阶段实施中质量控制主要包括实施条件和实施结果两方面的质量控制。

（1）项目阶段性实施条件的质量控制:项目实施条件是指项目在各阶段的工作内容要素及实施环境条件。其基本控制内容包括人员、产品、设备、程序及方法和环境条件等。控制方法主要可以采取检查、测试、评审、跟踪监督等方法。下面以设备到货检验和安装调试为例,说明工序活动条件的控制。首先,监理要检查、审核承建单位的设备验收计划,在计划中是否有缺漏。其次,监理要检查建设单位现场是否具备或满足承建单位提出的机房设施、机房环境等要求,如机房是否按照要求布设供电设施,是否布设了防静电、防火、防雷设施,空间距离是否能够施展开等。最后,监理才能会同建设单位、承建单位、设备或产品的供货商进行开箱验货、设备上架(机柜)、加电调试、软件安装、参数配置等工作。

（2）项目阶段性实施结果的质量控制:项目阶段性实施结果的质量控制主要反映在阶段性产品的质量特征和特性指标方面。对项目阶段性实施结果的质量控制就是评估阶段性产品的质量特征和特性指标是否达到技术要求和实施验收标准。项目阶段性实施结果的质量控制一般属于事后质量控制,其控制的基本步骤如下。

1）测试或评审:指测定阶段性实施结果的有关质量特征和特性的指标值。

2）判断:判断阶段性实施效果是否达到设计质量和项目需求所规定的质量标准要求。

3）认可或纠偏:若阶段性实施结果的质量特征和特性指标达到有关标准的要求,对该过程实施质量进行认可，并验收签证，才允许工程的下一流程或阶段开工；否则，对该阶段实施结果进行必要的纠正。经纠偏后，应重新检查，达到质量标准要求才予以认可。

3. 各过程间的质量控制 项目工作的各阶段之间（包括隐蔽作业）需按验收的有关规定进行质量控制，经现场人员检查、签署意见。如综合布线系统的各项材料，包括插座、屏蔽线及 RJ45 插头等，应经现场监理检查、测试，未经测试不得安装。又如在综合布线系统完成后，未经监理工程师测试、检查，不得与整个计算机网络系统相连通电等。

坚持项目各阶段实施验收合格后，才准进行下阶段实施的原则，即实施、开发单位进行检测或评审，并由现场监理工程师签署认可后，方能进行下一阶段的工作。

4. 对开发、实施材料与设备的检查 对项目所使用的软件、硬件设备及其他材料的数量、质量和规格进行认真检查。使用的产品或者材料均应有产品合格证或技术说明书，同时还应按有关规定进行抽检。硬件设备到场后应进行检查和验收，主要设备还应开箱查验，并按所附技术说明书及装箱清单进行验收。对于从国外引进的硬件设备，应在交货合同规定的期限内开箱逐一查验，软件应检查是否有授权书或许可证号等，并逐一与合同设备清单进行核对。

对项目质量有重大影响的软硬件，应审核承建单位提供的技术性能报告或者权威的第三方测试报告，凡不符合质量要求的设备及配件、系统集成成果、网络接入产品、计算机整机与配件等不能使用。

对外购设备验收阶段的质量控制主要注意以下几个方面。

（1）硬件设备的质量控制从其选型、采购、安装、使用等方面进行全面质量控制；硬件设备应直接从厂商或从其授权的一级代理商处进货。要求承建单位提供进货证明、出厂合格证、设备明细表、配件表、技术说明书和驱动软件等；若经过进口渠道，承建单位需提供海关的各项证明文件。

（2）网络系统所使用的电缆、光纤或者电信部门提供的通信线路，在使用前，承建单位必须予以测试并向监理机构提交报告，经监理机构审查合格后，方可使用。协助建设单位对严重质量隐患和质量问题进行处理。

5. 质量控制的其他措施

（1）项目专题会议：组织定期或不定期的现场会议，及时分析、通报工程质量状况，并协调有关单位之间的业务活动。

（2）专家评审：专家评审的主要目的是本着公正的原则检查项目的当前状态。项目评审一般是在主要的项目里程碑接近完成时进行，通过专家评审，可以及时发现重大问题，并给出处理意见。

（3）专项测试：检测作为工程质量保证的重要手段，包含的工作主要是试验、检验和测量，主要围绕设备检验、网络工程测试、软件测试等。针对可分段的项目，中间结果的检验、检查、测试等是中间结果验收的依据。

现场检测的关键点主要是工程中的设备检测、网络工程的检测。如网络现场检测手段有以下几种。

1）性能评估：依据本项目的总体需求和网络设备的指标，判断网络设备是否能够满足工程的建设需求。

2）网络仿真：可以对网络改造的方案进行必要的评估，对网络现有的应用与本项目中安全支撑平台和应用支撑平台的预期应用结合改造后的网络环境进行仿真，验证承建商改造方案是否能够满足本项目的需要。

3）抽查测试：即对于某些网络的连通性和通信质量进行一定比率的抽查测试，抽查测试比较适合于综合布线阶段，结合现场旁站的手段，结合手持式或台式网络测试仪抽测的结果，能够分析网络综合布线的效果，可以有效保证网络综合布线的质量。

4）网络性能测试：主要是通过必要的网络测试工具，对网络的性能进行测试。

（4）到货和实施过程中的抽查：抽查主要针对计算机设备、网络设备、软件产品以及其他外围设备的到货验收检查，以及对项目实施过程有可能发生质量问题的环节随时进行检查。

对于到货验收的抽查，主要是针对大量设备到货情况。在抽查时，要有详细的记录。对于少量设备到货的情况，要逐一检查。

对于在实施过程中，例如在软件开发过程中，可以随时抽查开发文档的编写情况，测试执行情况，对已经完成的代码抽查是否符合基本的开发约定等。

五、项目实施过程管理中的风险控制

项目实施过程中的风险控制是在项目执行的过程中对项目的进程效率收益和最终结果等一系列不确定性因素进行控制和管理，项目实施过程中风险控制的目的是系统地识别与项目有关的风险并加以管控，从而改善项目执行效果。项目风险控制主要有以下措施。

（一）风险回避

根据现有项目的实施情况增加或减少项目的某些内容，以便消除风险对项目目标的影响。例如，在软件开发过程中存在开发工具和项目结构选用不当风险，当项目准备启动开发时，应结合开发成员技术能力，选择有效的开发工具和项目结构。通过确定要求、获取相关信息、改进沟通或获得专家指导等方式，可以在项目初期解决一些风险。

（二）风险转移

风险转移是一种风险管理应对办法，可将潜在风险和损失全部或部分转移给第三方，从而减少风险对自身的影响。例如为项目涉及的人员、物资购买相应保险，从而减少各种意外情况对项目的影响。

（三）风险减轻

风险减轻是指在风险损失发生之前，采取积极的风险处理措施减少损失发生的可能或降低损失严重程度。这种方式比较适合风险本身是可控的。例如通过制定规范程序并执行，减少因为人员操作不规范导致的风险。

（四）风险接受

风险接受是当其他风险管理技术均无法实施，或者即便能实施，但成本很高且效果不佳时只能选择风险自留，与其他风险管理技术是一种互补的关系。在一定条件下，它是一种积极、有效、合理的风险管理技术，例如项目实施过程中准备额外硬件资源用于防范宕机、损坏等风险，是主动接受风险的一种方式。

六、卫生信息化项目实施项目过程管理的常用工具和方法

在项目的实施过程中，有很多图形工具可以使项目管理更高效，通用的有甘特图、PERT 图、思维导图、时间线、WBS 图、状态表和鱼骨图。

（一）甘特图

甘特图有助于计划和管理项目，它把一个大型项目划分为几个小部分，并有条理地展示。每个任务都有预期完成时间，在甘特图中以长条形表示，长条左端代表开始日期，右端代表完成日期。任务可能循序渐进，也可能并行，时间有重叠。在项目过程中，重要的事项可以用一个小菱形标记为里程碑。

在一个甘特图中子任务以一种很清晰的方式排列，显示其内容，以及每个任务开始以及结束的时间节点。可视化地呈现一个项目还可以帮助承建人员清晰明了地看出每个项目阶段会发生的事情，从而跟踪项目进程。

（二）PERT 图

PERT 是计划评审技术（program/project evaluation and review technique）的英文缩写。这是用于计划和安排整个项目行程，跟踪实施阶段的主要项目管理工具之一。PERT 图也能展示任务划分，时间分配和开始、结束日期。不像甘特图用条形代表任务，PERT 图用关系模型展示信息，用方框代表任务，箭头代表任务之间的关系。PERT 图的排版形式使得活动之间的关系比甘特图更加明显。但它的缺点是任务较难跟进，因为有太多的联系和任务。

（三）日历

日历是基于时间、易于理解的项目管理工具。这对于个人时间管理更加合适，能帮助项目承建人员更好地管理每天、每周或每个月的时间行程。这种工具的出色之处在于，它有很多空间添加待办事项列表。它将提醒项目承建人员每天要做的事情，确保事情能在截止日期前完成。

（四）时间线

时间线也是一种可视化的项目管理工具，有助于跟踪项目进程。通过时间线，项目承建人员可以直观地看到某个任务需要在什么时间完成。这是了解任务时间更加有序的方法。但是，时间线没有甘特图那么受欢迎，因为它在展示任务联系和完成状态时有局限。

（五）WBS 图

WBS（work breakdown structure）即工作分解结构，是一种常用的项目管理工具，把项目分解成能有效安排的组成部分，有助于把工作可视化。WBS 是一种树形结构，总任务在上方，往下分解为分项目，然后进一步分解为独立的任务。WBS 与流程图相似，各组成部分逻辑连接。任务的组成部分用文字或形状解释。

（六）思维导图

思维导图对于项目管理也十分有用。和其他项目管理工具不同，思维导图的正式性不足，但更灵活。项目承建人员可以用它把项目分解成小任务，管理待办事项清单或者分析问题。思维导图可以插入图片，链接文件，隐藏分支来聚焦于某个部分，这些是其他项目管理工具做不到的。

（七）状态表

状态表用于跟踪项目进程时十分有效。它不包含项目持续时间和任务关系等细节，但是更注重于项目状态和完成的过程。项目状态表的极佳功能是，它也包含了任务的负责人，如此一来，项目负责人可以更好地评估员工的业绩，知晓问题发生时该由谁负责。

（八）质量屋

质量屋（house of quality，HOQ）用于界定顾客需求和产品功能之间的关系，用于质量功能配置，促进团队决策。

第五节　卫生信息项目进度管理

一、项目进度管理的概念

进度管理是卫生信息化项目管理的关键要素。进度管理是保障项目按期完成的基本措施。

进度管理是指对项目的各建设阶段的工作程序和持续时间进行规划、实施、检查、调整等一系列活动的总称，即对项目各阶段的工作内容、工作程序、持续时间和衔接关系编制计划，将该计划付诸实施，在实施的过程中经常检查实际进度是否达到要求，对出现的偏差分析原因，采取补救措施或调整、修改原计划直至竣工、交付使用。

二、项目进度管理的主要内容

(一)进度计划的编制

进度计划是表示各项工程的实施顺序、开始和结束时间以及相互衔接关系的计划。它是现场实施管理的核心指导文件,是进度管理的依据和工具。需要按工程对象具体编制,重点是安排和保障工程实施的连续性。

1. 进度计划编制的主要目的

(1)保证按时获利以补偿已经发生的费用支出。

(2)协调资源。

(3)使资源被需要时可以利用。

(4)预测在不同时间上所需的资金和资源的级别以便赋予项目以不同的优先级。

(5)项目进度的正常进行。

2. 进度计划的编制基本要求

(1)保证信息项目在合同规定的时间内完成,实现项目的目标要求。

(2)实施进度安排必须满足连续性和均衡性的要求。

(3)实施顺序的安排应进行优化,以便提高经济效益。

(4)应选择适当的计划图形,满足使用进度计划的要求。

(5)讲究编制程序,提高进度计划的编制质量。

3. 进度计划编制的原则

(1)应该对所有大事及其期限要求进行说明。

(2)确切的工作程序能够通过工作网络得以详细说明。

(3)进度与工作分解结构(work breakdown structure,WBS)有直接关系。如果工作分解结构按照特定的工作程序划分,那么用工作分解结构中的系统数字来说明工作进度就成为一件很容易的事。最后应该表明在什么时候和什么地方全部项目开始和结束。

(4)全部进度必须体现时间的紧迫性。可能的话要详细说明每件大事需要配置的资源。

(5)项目越复杂,专业分工就越细,就更需要全面综合管理,需要设立一个主体来全面协调工作进度计划,否则不可能对整个项目的建设进度进行控制。

4. 进度计划的内容

(1)项目综合进度计划:该计划是一个综合性的进度控制计划,它将项目所有的专业单项(网络、软件、集成等)按顺序排列,明确其相互制约的关系,计算出每一专业单项所需的时间,进而计算出各单项工程所需的工期,以此为基础计算整个项目所需的工期,直至达到计划目标确定的合理工期。若达不到合同工期要求,则应采取有效措施,改进施工方法、技术、运货途径,增加工作班次等,但要注意费用的控制。

(2)设备(材料)采购工作进度计划:该计划根据项目流程图、系统图,编制项目所需的设备(材料)清单并编号,按照项目总进度计划中对各项设备(材料)到达现场的时间要求,确定各设备到达项目现场的具体日期。

(3)项目实施(开发)进度计划:该计划根据工程预算中各专业单项所需的实施(开发)工期,以及计划投入的资源,求出各专业单项顺序的实施(开发)工期,然后根据施工(开发)流程的要求,制订整个工程的实施(开发)进度计划。

(4)项目验收和投入使用进度计划:该计划是对项目的软件系统、硬件主要设备和各项设施进行验收、投入使用的进度进行安排的计划。

（二）进度计划的实施

计划实施阶段是项目进度管理的核心。

1. 做好准备工作　应将进度计划具体化为实施作业计划和实施任务书。实施作业计划是指月（旬）计划，它明确了月（旬）的实施任务，所需的关键技术、软件环境、硬件设备、网络构件等资源，并提出完成计划和提高效率的措施。实施任务书或内部承建任务书是将作业计划下达到项目小组进行责任承建。

应当分析计划执行中可能遇到的阻力，计划执行的重点和难点，进而提出保证计划实施成功的措施，以便在执行中认真执行。

必须将计划传达给执行者，使他们掌握计划的要点、关键、薄弱环节、最终目标、协作配合、执行条件、困难条件等。可以用开会的形式传达，也可以结合下达实施任务书进行。之后，管理者和作业者均应提出保证计划实现的技术、组织措施。

2. 做好实施记录　在计划实施过程中，应进行跟踪记录，以便为检查计划、分析实施状况和计划执行情况、调整计划、总结等提供原始资料。记录工作最好在计划图表上进行，以便检查计划时分析对比使用。记录工作必须实事求是，不得造假。

3. 做好调度工作　实行动态进度控制，调度工作是不可缺少的手段，调度工作起着各环节、各专业、各工程协调动作的核心作用。

调度工作的主要任务是掌握计划的实施情况、协调关系、排除矛盾、克服薄弱环节，保证作业计划和进度控制目标的实现。

调度工作的内容是检查作业计划执行中的问题，找出原因，采取措施予以解决；督促供应商按照进度计划的要求供应资源；控制实施现场临时设施等正常使用，搞好平面管理，发布调度令，检查决议执行情况等。

调度工作应以作业计划和现场实际需要为依据，按政策和规章制度办事，加强预测，信息灵通，行动及时、准确、灵活、果断，确保工作效率。

（三）进度计划的检查和调整

进度计划应该根据工程的实际情况检查，并实时调整和修正。在实施进度记录的基础上对计划执行情况做检查，判断计划实施状况，分析其原因，为调整计划提供信息。

检查的时间分两类：一类是日常检查，另一类是定期检查。定期检查一般与计划周期相一致，在计划执行结束时检查。

检查的内容包括进度计划中工作的开始时间、完成时间、持续时间、逻辑关系、实物工程量和工作量、关键线路和总工期、时差利用等。

检查的方法是对比法，即计划内容和记录的实际状况进行对比。

进度计划实施情况检查的结果应写进进度报告。承建单位的进度报告应该提交给监理工程师，作为其进度控制、核发进度款的依据；监理工程师应向建设单位报告进度状况。在实际工作中根据需要选用或进行表式设计。

通过检查分析，如果进度偏离计划不十分严重，便可以通过解决矛盾、排除障碍，继续执行原计划顺序和时间安排。当项目确实不能按原计划实施时，应该考虑对计划进行必要的调整，适当延长工期，或改变实施速度。计划的调整一般是不可避免的，但应慎重，尽量减少变更计划性的调整。如果通过检查和分析后发现，原有进度计划已不能适应变化的情况，为了确保进度目标的实现或需要确定新的计划目标，便应作出调整进度计划的决策，以形成新的"调整计划"，作为进度管理的新依据。

（四）进度计划的分析与总结

分析与总结进度计划是进度管理的最后阶段。在检查的基础上，为了进一步提高控制水平，对不足之处加以改进，有必要对前面的管理工作加以总结。总结的目的是发现问题、总结经验，寻找更好的控制和管理措施。

通过不定期地收集项目完成情况的数据，将其与计划进度进行比较，如果项目实际进度晚于计划进度，则采取纠正措施。在整个项目实施期间，应该收集以下数据和信息。

1. 实际执行中的数据

（1）活动开始或结束的实际时间。

（2）实际投入的人力。

（3）使用或投入的实际成本。

（4）影响进度的重要因素及分析。

2. 有关项目范围、进度计划和预算变更的信息　这些变更可能是由建设单位或承建单位引起，或者是由某种不可预见的事情引起。一旦变更被列入计划并取得建设单位的同意，就必须建立一个新的基准计划。整个计划的范围、进度和预算可能和最初的基准计划有所不同。

此外，这些数据必须及时收集，以作为更新项目进度计划和预算的依据。

三、项目进度管理的方法措施

（一）审查进度计划

1. 承建单位应根据工程建设合同的约定，按时编制项目总进度计划、季度进度计划、月进度计划或阶段作业计划，并按时填写项目进度计划报审表，报项目监理部审查。

2. 监理工程师应根据本工程的具体条件（如工程的建设内容、质量标准、开发条件等），全面分析承建单位编制的项目总进度计划的合理性、可行性。

3. 对季度（或阶段作业）及年度进度计划，应分析承建单位主要开发人员的能力等方面的配套安排。

4. 有重要的修改意见应要求承建单位重新申报。

5. 进度计划由总监理工程师签署意见批准后实施，并报送建设单位。

（二）进度计划实施的监控

1. 在实施计划过程中，将对承建单位实际进度情况进行跟踪监督，实施动态控制，并对实际情况作出记录。

2. 应按周检查周实际进度，并与周计划进度比较，根据检查的结果对工程的进度进行分析和评价。

3. 承包商应每周报一份工程实施进度动态表，报告工程的实际进展情况。

4. 如发现偏离，应及时报告总监理工程师，并由总监理工程师签发监理通知，要求承包商及时采取措施，实现计划进度的安排。

5. 对承建单位项目经理和项目组其他成员的时间管理进行检查，督促项目组成员合理分配、利用时间，确保进度计划目标的实现。

（三）进度计划的调整

1. 发现工程进度严重偏离计划时，应由总监理工程师及时签发监理通知，并组织相关人员进行原因分析，研究措施。

2. 召开各方协调会议，研究采取的措施，并指令承建单位采取相应调整措施，保证合同约定目标的实现。总监理工程师在监理月报中向业主报告工程建设进度和所采取的控制措施的执行情况，提出合理预防工程延期的建议。

3. 必须延长工期时，承建单位应填报工程延期申请表，报工程监理部审查。

4. 总监理工程师依据实施合同约定，与业主共同签署延长工期报审表，在得到业主认可的情况下，要求承建单位据此重新调整进度计划。

第六节　信息沟通与冲突管理

一、冲突管理的概念

冲突源于人们对某种抵触或对立状况感知不一致而导致的观点差异。冲突是项目管理中无法回避的问题。项目在实施过程中由于涉及的相关主体多，经常会因项目目标、进度计划、工程质量、技术问题、工程成本、资源分配、管理程序等不协调而引发冲突。

项目技术和管理复杂程度的提高也会引起冲突数量的增加，并使冲突情况变得复杂，进而对项目各项工作的顺利开展产生越来越大的影响

冲突管理指在一定的组织或工程中对各种冲突的管理。管理者不仅要解决组织中的冲突，更要刺激建设性冲突，以促进组织和工程目标的达成，故管理者处理冲突的能力与管理是否成功具有正相关性。

二、冲突管理的主要内容

（一）冲突管理的基本原则

1. 倡导建设性冲突，避免破坏性冲突，把冲突控制在适当水平的原则。这是现代西方冲突理论文献论述的最主要的冲突管理原则。根据冲突的相互作用观念和冲突的特性等内容，冲突的影响既有积极的一面，又有消极的一面，冲突水平的过高和过低都会给组织和群体带来危害。

因此，在冲突管理中应当奉行这一原则，对于引起冲突的各种因素、冲突过程、冲突行为加以正确处理和控制，努力把已出现的冲突引向建设性轨道，尽量避免破坏性冲突的发生和发展，适度地诱发建设性冲突并把冲突维持在所需的水平之内，以便达成"弃其弊而用其利"的冲突管理目标。

2. 实行全面系统的冲突管理，而不是局限于事后的冲突控制和解决冲突的原则。传统的冲突管理把工作的重点放在冲突发生后的控制或解决上，比较被动、片面，实际冲突的形成、发展和影响是一个系统过程，冲突发生后的处理和控制只能说是冲突管理的一部分内容。

冲突管理不仅仅是冲突发生后的事情，而且应当是潜在冲突、意向冲突、行为冲突（公开冲突）、结局冲突等所有冲突阶段的事情，必须对冲突产生、发展、变化、结果的全过程，所有因素、矛盾和问题进行全面管理，才能把原则落到实处，尽量减少破坏性冲突的消极作用，充分发挥建设性冲突的积极作用，最大限度减少冲突管理的成本。

3. 不走极端，持中、贵和的处理冲突原则。这一原则源于中国传统文化的儒家思想，在儒家思想中，所谓"持中"就是坚持中庸之道，凡事不能走极端，去其两端择其中以达和谐之境界。所谓"贵和"，即和为贵、和为本、和为美，和而不同之意，以和统一差异性、多样性，以和作为解决矛盾的上策和根本。

根据这一原则，在冲突管理中要注重和谐局面的保持，处理冲突时，不可极端而为，应当采取适当措施，求大同存小异，追求共赢，维护整体利益，从而减少冲突的恶性发展风险和冲突管理的成本。

（二）冲突的处理办法

1. **整合式冲突管理**　这种类型是指冲突个体同时关注自身和他人利益，抱着解决问题的目的，主动沟通、交换信息以寻求双方共赢。这种策略是高度关心自己和对方，不会为了共同的利益去牺牲任何一方的利益，即最大限度地扩大冲突各方的合作利益。

2. **折中式冲突管理**　该冲突管理方式是指处于协作与敌对两种类型中间，双方都需作出让步。

这种策略只是部分满足冲突各方的要求,此策略有助于维持冲突各方之间良好的关系。

3. 服从式冲突管理　该类型是指冲突方牺牲自己利益而成全对方,使对方满意。这种策略是低度关心自己,高度关心他人,这是一种无私的策略。

4. 回避式冲突管理　该冲突管理方式指冲突各方回避分歧,搁置争议,保留己见,而不尝试通过有效办法去解决问题。这种策略低度关心自己,低度关心他人,对自己和他人的利益都毫无兴趣。

5. 命令式冲突管理　这种类型是指冲突方以自我为中心,利用自身职位或权势要求对方屈服于自己的观点,使自身利益最大化。这种策略是高度关心自己,低度关心他人,会为了自己的利益而去牺牲他人的利益。

三、冲突管理中的信息沟通——正确认识冲突的客观情况

冲突是客观存在的,团队的每个成员,当面对冲突时,不必紧张,更不能选择逃避,冲突发生过程本身就是理清思路的过程,要对事不对人,重点放在团队的目标实现上。

任务冲突的产生原因主要是团队成员对团队目标、工作任务的分工等观点的不一致。冲突并非都会给整个项目团队带来负面影响,团队成员为了整个任务目标的实现发生冲突时,有利于新的观念产生,给项目提供了新的思路和办法,有利于提高整个项目团队工作效率。

此外还有关系冲突。关系冲突主要是人际关系冲突,进而导致项目实施过程中的沟通协作产生障碍,对项目的进程产生一定的负面影响。

因此,无论是项目团队的管理者还是其他成员,都应正确理解认识任务冲突和关系冲突对整个团队的影响,正确看待项目团队冲突和它的积极影响,对于冲突有益的方面,并加以合理引导利用。如果团队成员有什么观点和意见,建议大家畅所欲言,采用不同的沟通方式从中找出合理的好想法、好策略,促进任务目标的高效完成。

同时,团队管理者应当全面考虑任务的分派问题,取成员之所长,避成员之所短,以有效沟通方式调节团队成员之间冲突问题,确保团队目标任务的正常开展。

四、冲突管理中信息沟通的定位和机制

沟通的本质是信息的传递与理解。有效合理地沟通,能够减少矛盾的产生,能够有效避免整个团队中因沟通不顺畅而带来冲突。项目团队应该根据自身的特点,确定沟通形式,建立合理的沟通机制和流程,让沟通有理有据,形成良好的沟通习惯。

通过定期召开项目交流会,把项目实施过程中的难点重点提出来,让项目组的成员共同协商以找到有效的解决办法;同时不定期召开项目执行情况报告会,也可外请专家对项目进行专题指导。

团队的管理者要意识到沟通的重要性,不能按照个人的思维模式,要采用团队成员可以接受的沟通方式,不定时采用轻松愉快的聊天方式,与团队成员进行谈心式沟通,及时了解团队成员的想法和意愿。同时,团队管理者还是团队成员都要提高自身的沟通技能,学会有效地倾听别人的意见,保持沟通的简洁准确性,降低因为沟通不畅而带来的冲突,从而提高整个团队效能。

第七节　案例分析

下文以××区卫生信息化建设项目为例,主要介绍了××区卫生信息化项目启动前的卫生信息化建设的现状、项目所依据的信息化标准,并对该项目的项目管理方法、流程及规范作了探索和归纳。

××区的卫生信息化建设按照医药卫生体制改革的要求，推进并深化信息项目建设，实现在区域卫生信息平台上的资源共享和服务协同，提高了各级医疗卫生机构的管理效能和服务水平。

一、项目的建设背景

××区内各医疗卫生机构都在分头进行信息化的投入和建设已取得一定的成效，实现了疾病控制管理属地化与跨社区医疗卫生健康服务的结合，为整个××区更加人性化的疾病控制及管理服务提供了支撑。

通过信息共享，医生可以调阅居民在其他医院做的临床检验结果、医嘱和处方，调阅健康档案信息，了解病人的既往情况，通过提示医生病人近期的同类用药、检查来减少重复用药和检查，降低了病人实际的医疗费用。

制定了数据标准，基层数据和条线数据在区域卫生信息共享平台上实现了整合，实现了数据"一次采集，多方使用"理念，降低了医疗机构工作人员的工作强度，提高了工作质量。

近期已建设完成的卫生信息化项目如下。

1. 完成全区44家社区卫生服务中心的软硬件统一配置。

2. 二级医院内部标准化建设与整合　采集二、三级医疗机构的每日诊疗数据到区域卫生数据中心，包括挂号、收费、诊断、处方、检验报告、检查报告、住院首页、出院小结等数据。统一配置公共卫生系统，包括（高血压、心脑血管疾病、肿瘤、伤害、生命统计、预防接种、传染病、结核病、症状监测），统一采集公共卫生数据到区域卫生数据中心。实现二、三级医疗机构之间的信息化应用，包括统一自费就诊卡、双向转诊、治疗安全警示、重复用药提示、重复检验/检查提示、在紧急救治下对病人身份的查询等。

3. 建立了××区区域卫生信息平台　基于区域平台完成全区1家三级医院、9家二级医院、44家社区卫生服务中心的诊疗、公共卫生数据采集，并基于平台完成健康档案调阅、数据质量控制、双向转诊、治疗安全警示、重复检验检查提示、重复用药提示等区域协同应用，完成与上级平台的数据调阅。

4. 疾控9个条线系统的新建和优化　建设高血压、心脑血管疾病、结核病、传染病、肿瘤、生命统计、预防接种、伤害、症状监测等9个公共卫生应用。

5. 建设外网门户　提供居民健康档案自助查询、健康咨询、导医手册等。

二、项目的建设目标

××区卫生信息化建设分为三期工程实施，使××区数字医疗建设实现一个循序渐进、逐步优化提升的过程。

1. **一期**　主要实现基本框架的搭建和基础建设，探索与市卫生信息平台的连接。

2. **二期**　在一期项目建设的基础上，根据两区合并后××区新的行政区划与机构设置以及国家卫生信息化项目建设的相关要求，通过整合、深化、扩建、新建等方法来规划项目的建设内容，使新区区域卫生信息化基础架构在功能、容量、可靠性、可用性、安全性等方面进一步提升。

3. **三期**　主要对一、二期的项目进行完善，并且对产生的数据进行深度挖掘和利用。

因此，××区医疗卫生城乡一体信息化工程实际上是一系列项目的集合，工作总体目标是：贯彻落实党的十八大精神，以创新贯穿改革，以改革促进发展，围绕医改重点工作及新区经济社会发展目标，进一步强化基层医疗及基本公共卫生服务，加速推进卫生事业的均衡发展；进一步加强人才队伍建设，加强内涵建设，提升医疗卫生服务水准；关注百姓需求，努力提供更为公平、优质、高效的医疗卫生服务。

三、项目建设依据的卫生信息化标准

××区卫生信息化标准体系主要包括数据标准、功能规范和技术规范三部分。

(一)数据标准

卫生医疗数据信息是医疗卫生行业经过医疗业务系统加工处理后,具有一定价值的数据信息。医疗卫生信息数据源于卫生信息项目处理,经过相关医疗卫生信息项目的收集、分析、传输、存储,形成医疗卫生领域的共享知识,辅助医疗行业领域的各类决策,助力医疗行业从业人员的学习成长。

为了实现数据在各个医疗卫生信息项目之间的共享、调用、交互,在各个卫生信息项目之间流转的数据,需要有一个统一的数据标准,便于各个信息项目能够在产生交互操作,需要信息数据交互时,从语法、语义层次上进行识别。也就是说,数据标准就是医疗卫生数据在卫生信息项目之间实现数据流转的标准,主要包括数据的总体格式、数据标准的描述规范、交换文档架构和数据集标准。

(二)功能规范

本次项目建设的卫生信息项目功能规范包括系统总体框架的规定、系统主体功能规范的描述和涉及医疗机构主要业务的13类卫生信息项目的功能规范。

(三)技术规范

医疗卫生信息化技术规范主要包括医疗卫生信息项目集成接口规范、信息与网络安全技术规范和基础设施配置设计标准。

四、卫生信息化建设的项目管理

项目管理是指在有限的资源约束下,运用系统的观点、方法和理论,对项目涉及的全部工作进行有效地管理。即从项目的投资决策开始到项目结束的全过程进行计划、组织、指挥、协调、控制和评价,以实现项目的目标。信息项目的项目管理包括立项、计划、人员、质量、成本、进度、变更、风险、合同、安全、外购、外包、知识产权、协调、评估、文档等诸多方面的管理。

(一)项目组织结构

本项目采取矩阵式结构建成项目主体,由医疗卫生信息领域的从业人员或者机构、医疗卫生系统或者软件供应商,以及具有监理资质的监理方人员三方共同派员组成,并由这三方人员遴选项目负责人成立信息化项目建设领导小组,互相辅助、互相制衡、共同决策。此外,由于医疗卫生行业的特殊性,项目还需要聘请精通医疗行业业务的专家组成项目专家组,在必要的时间点给出中肯的建议。

建设单位为××区卫生健康委员会,具体实施主管单位为××地区卫生信息中心,作为医疗卫生信息领域的从业机构包括××区卫生局组织人事处、卫生资源中心、医疗机构管理中心、疾病预防控制中心等项目建设内容相关医疗卫生机构。

(二)项目人员配备

对整体项目进行统筹分布,分成若干子项目,根据分配的子项目的预估工作量、预期能够完成的时间点、涉及的组织结构、承建人员配置和承接的子项目,项目领导人员应确定该子项目所需的具体人员分布,即在这一段工作时间内所需的人数和技能组合。

具体精确估算某一个子项目的工作量,需要承建单位的经验、人员配置、技能配置作为影响因素。人员的技能配置以及项目经验的多少是能否准确估算子项目所需工作量的重要影响因素。因此,一旦确定总工作量,子项目的数量和可行的实施时间计划表,项目小组的人员分组情况随之确定(表13-1)。

表 13-1　人员配备表

序号	职责	角色	数量	配置说明
1		业主方项目经理	6	各子项目总管各 1 人
2		项目承建方经理	11	子项目承建各 1 人
3	项目管理	总体设计项目管理	1	统筹管理整体项目设计，包含项目设计、架构设计等
4		监理方项目经理	1	作为第三方，监控整体项目进度
5		配置管理	1	管理文档、硬件环境以及软件环境的配置
6		质量管理	1	由第三方监理方派出
7	专家组	项目顾问	5	医疗卫生行业 3 人，计算机行业 2 人
8		行业咨询顾问	1	医疗卫生行业和 IT 行业复合咨询顾问
9	总体设计	业务架构师	2	业务、管理各 1 人
10		技术架构师	3	基础设施、平台、应用各 1 人
11	项目监理	监理工程师	2	
12	系统集成	集成架构师	4	
13		实施工程师	8	
14	需求分析	业务架构师	6	
15		系统分析员		
16	项目设计	系统架构师	6	
17		软件设计师	6	

（三）项目进度管理

本项目大体上还是需要遵循信息化建设工程的基本建设环节，项目整体主要包括如下活动。

1. 总体规划设计　根据项目业主方的需求，进行整体项目的调研、规划以及实施计划的制订，正常情况下需要包括文字说明、图片说明和投资估算表等。

2. 项目分各个子系统进行详细需求了解以及设计　根据业主客户的需求，进行各个子系统的需求分析说明，进行系统架构设计以及功能模块设计，为保障后续集成化平台建设，还需要进行接口设计。

3. 基础设施建设　根据承建方给出的估算以及具体投资建议，进行机房、服务器等基础硬件设施搭建。

4. 应用系统建设　进行各个子系统（如 PACS、HIS、LIS 等）的建设，在这过程中进行代码的语义以及语法检测调试。

5. 各个子系统进行上线测试，环境的适应性建设，在这过程中完成测试用例、测试计划、测试报告的撰写。

6. 邀请第三方机构进行系统上线以及平台测试。

7. 项目验收　在推进项目建设的过程中，为了保证项目准时准点完成，项目承建方需要完成项目进度计划以及项目变更制度的制订。当出现不可控的因素影响整体项目进展时，需要根据目前项目现状，制订项目变更计划并提交给业务客户，结合甘特图等项目管理工具，清晰明了地掌控项目全局。

（四）软件质量监理

软件质量监理的重点在于软件开发过程的质控，采用的方法一般为进度监控和过程监控，主要形式为不规律的报告和日常例会的召开，具体控制流程与分工如图 13-1 所示。

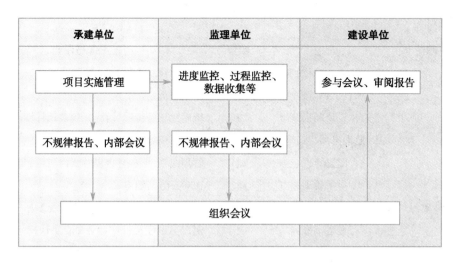

图 13-1 软件开发过程质量控制

（五）项目交付物总结

项目承建商除了根据本公司项目管理体系形成相关的技术文档和管理文档，在项目最后的收尾验收阶段还应该形成如下成果交付文件（表 13-2），为项目验收提供文档依据，既是为项目方提供验收依据，也是为项目承建方提交项目成果提供便利。

表 13-2 交付成果物清单

序号	交付成果物名称	文件格式
1	执行客户程序	exe
2	源代码	源代码
3	配置脚本	配置文档
4	测试计划	测试文件
5	测试程序或者脚本	测试文件
6	项目具体实施计划	txt
7	需求规格说明书	txt
8	需求可行性分析报告	txt
9	系统概要设计说明书	txt
10	系统详细设计说明书	txt
11	数据库设计说明书	txt
12	数据接口规范说明书	txt
13	系统软硬件安装配置说明书	txt
14	测试用例	txt
15	测试报告	txt
16	软件维护说明手册	txt
17	程序员开发手册	txt
18	用户操作流程手册	txt
19	项目总结报告	txt
20	项目变更文档	txt
21	用户培训文档	txt
22	合同涉及设备清单（含价格）	txt

五、卫生信息化建设的项目总结

××区卫生信息化建设项目在深化医疗卫生改革的基础上，利用此前信息化建设已有的结果，从居民健康档案、医院电子病历信息项目以及集成医疗平台的建设切入，统筹布局，推动适应目前医疗大环境的医疗机构卫生信息项目的建设，在建设区域卫生信息平台基础上，进行数据共享以及业务操作协同，辅助基层医疗机构提高自己的服务水平，充分利用核心医疗机构的医疗资源，帮助病人提高就诊效率。

通过数据标准化、功能规范化以及集成信息平台的建设，进行资源的整合和数据的交互处理，实现统一高效、互联互通的整体信息项目架构，建立可共享的居民健康档案数据中心与多级电子病历系统集成资源库，助力医疗机构的建设和医疗从业者的成长。

（陈　平）

思 考 题

1. 卫生信息项目的特性有哪些？
2. 需求分析的目的是什么？
3. 项目实施的主要内容有哪些？
4. 项目实施有哪些过程？
5. 项目进度管理的方法措施有哪些？
6. 冲突有哪些处理办法？

第十四章

卫生信息项目监控

卫生信息项目计划一般是对项目全过程的一种设想和预测,而项目的实际过程在规划时不可能都能预料到。由于卫生信息项目的一次性特征、项目环境的变化等原因,往往使得项目团队不可能预料到将来的所有情况,项目委托人对项目的期望常常也说不清楚。因此,项目付诸实施后,总会有种种原因使得项目不能按照计划进行而出现偏差,项目经理和项目团队就需要对项目进行监控。

第一节　卫生信息项目监控概述

一、卫生信息项目监控的含义与作用

卫生信息项目监控指的是跟踪、审查和报告卫生信息项目整体进展,以实现项目管理计划中确定的绩效目标的过程。总体来说包括监督和控制两个方面。监督是贯穿于整个卫生信息项目的管理活动之一,包括收集、测量和发布绩效信息,分析测量结果和预测趋势,以便推动过程改进。持续的监督使项目管理团队能洞察项目的健康状况,并识别需特别关注的任何方面。控制包括制订纠正或预防措施,或重新规划,并跟踪行动计划的实施,从而确保能有效解决问题。

整个卫生信息项目监控过程应关注以下方面:①把项目的实际绩效与项目管理计划进行比较;②定期评估项目绩效,决定是否需要采取纠正或预防措施,并推荐必要的措施;③检查单个项目风险的状态;④在整个项目期间,维护一个准确且及时更新的信息库,以反映项目产品及相关文件的情况;⑤为状态报告、进展测量和预测提供信息;⑥作出预测,以更新当前的成本与进度信息;⑦监督已批准变更的实施情况;⑧如果项目是项目集的一部分,还应向项目集管理层报告项目进展和状态;⑨确保项目与商业需求保持一致。

卫生信息项目监控的主要作用是,让项目相关方了解项目的当前状态、认可已采取的行动和步骤,以及对预算、进度和范围的预测,从而了解未来项目状态等。

二、卫生信息项目监控的内容

根据《项目管理知识体系》(第六版),从监控的输入、监控的工具与方法、监控的输出三部分介绍卫生信息项目监控的内容。监控的输入(或依据)主要有项目管理计划、项目文件、工作绩效信息、协议、事业环境因素和组织过程资产;监控的工具与方法包括专家判断、分析技术、决策和会议;监控的输出(或成果)则包括变更请求、工作绩效报告、项目管理计划更新、项目文件更新等。具体内容如下(表14-1)。

表 14-1　卫生信息项目监控的主要工作

输入（或依据）	工具与方法	输出（或成果）
项目管理计划	专家判断	变更请求
项目文件	分析技术	工作绩效报告
工作绩效信息	决策	项目管理计划更新
协议	会议	项目文件更新
事业环境因素		
组织过程资产		

（一）卫生信息项目监控的依据

1. **项目管理计划**　监控项目工作包括查看项目的各个方面，即项目管理计划的任一组成部分，如范围管理计划、需求管理计划、进度管理计划、成本管理计划、质量管理计划等。

2. **项目文件**　可用于监控项目工作的项目文件包括假设日志、估算依据、成本预测、进度预测、问题日志、经验教训登记册、里程碑清单、质量报告、风险登记册和风险报告等。假设日志包含可能影响项目的假设条件和制约因素的信息。估算依据说明不同估算是如何得出的，用于决定如何应对偏差。成本预测和进度预测基于项目以往的绩效，用于确定项目是否仍处于预算和进度的公差区间内，并识别任何必要的变更。问题日志记录和跟进所有问题，用于有效监督、管理和解决问题。经验教训登记册可能包含应对偏差的有效方式以及纠正和预防措施。里程碑清单用于检查是否达到计划的里程碑。质量报告包含质量管理问题，针对过程、项目和产品的改善建议，纠正措施建议以及在控制质量过程中发现的情况等。风险登记册和风险报告提供项目执行过程中识别的单个风险信息及整体项目风险信息等。

3. **工作绩效信息**　工作绩效信息是从各控制过程中收集并结合相关背景和跨领域关系，进行整合分析而得到的绩效数据。将工作绩效数据与项目管理计划组件、项目文件和其他项目变量比较后生成工作绩效信息。通过这种比较可以了解项目的执行情况。项目开始时，在项目管理计划中规定有关范围、进度、预算和质量的具体工作绩效质量指标。项目执行期间，通过控制过程收集绩效数据，与计划和其他变量比较，为工作绩效提供背景。

4. **协议**　实施采购要签订协议。协议中包括条款和条件，也可包括其他条目，如应实施的工作或可交付成果的规定等。如果项目将部分工作外包，那么项目经理需要监督承包商的工作，以确保所有协议都符合项目的特定要求，以及组织的采购政策。

5. **事业环境因素**　能够影响项目监控过程的事业环境因素包括项目管理信息系统、基础设施、相关方的期望和风险临界值、政府或行业标准等。

6. **组织过程资产**　能够影响项目监控过程的组织过程资产包括组织的标准政策、流程和程序，财务控制程序，监督和报告方法，问题与缺陷管理程序，组织知识库，尤其是过程测量数据库、经验教训数据库等。

（二）卫生信息项目监控的工具与技术

1. **专家判断**　专家判断是指基于应用领域、知识领域、学科和行业等的专业知识而作出的关于当前活动的合理判断。项目管理团队考虑具备相关专业知识或接受过相关培训的个人或小组的意见，来解读由各种监控过程提供的信息。可以借助专家判断的主题包括挣值分析、数据的解释和情境化、持续时间和成本的估算技术、趋势分析、风险管理、合同管理、关于项目所在的行业以及项目关注领域的技术知识。

2. **数据分析**　卫生信息项目管理中，根据可能的项目或环境变量的变化，以及他们与其他变量之间的关系，采用分析技术来预测潜在的后果。可用于监控项目工作的数据分析技术包括备选方案分析、成本效益分析、挣值分析、根本原因分析、趋势分析和偏差分析等。

3.**决策**　常用于监控项目工作过程的决策技术是投票。进行投票决策的方法包括一致同意、大多数同意或相对多数原则。

4.**会议**　会议可以是面对面或虚拟会议，正式或非正式会议。参会者包括项目团队成员和其他合适的项目相关方。会议类型包括用户小组会议和用户审查会议等。

（三）卫生信息项目监控的成果

1.**工作绩效报告**　工作绩效信息可以用实体或电子形式加以合并、记录和分发。工作绩效报告就是为制订决策、采取行动或引起关注而汇编工作绩效信息所形成的实体或电子项目文件。根据项目沟通管理计划，可以通过沟通过程向项目相关方发送工作绩效报告。工作绩效报告包括状态报告和进展报告两种，可以包含挣值图表和信息、趋势线和预测、储备燃尽图、缺陷直方图、合同绩效信息和风险情况概述等。可以表现为有助于引起关注、制订决策和采取行动的仪表指示图、热点报告、信号灯图或其他形式。

2.**变更请求**　通过比较实际情况与计划要求，可能需要提出变更请求，来扩大、调整或缩小项目范围与产品范围，或者提高、调整或降低质量要求和进度或成本基准。变更请求可能导致需要收集和记录新的需求。变更可能会影响项目管理计划、项目文件或产品可交付成果。符合项目变更控制准则的变更，应该由项目既定的整体变更控制过程进行处理。变更包括纠正措施、预防措施和缺陷补救等。

3.**项目管理计划更新**　在项目监控过程中提出的变更可能会影响整体项目管理计划。经过恰当的变更控制过程处理后，这些变更可能导致对项目管理计划的更新，包括范围管理计划、需求管理计划、进度管理计划、成本管理计划、质量管理计划等。

4.**项目文件更新**　可能需要更新的项目文件包括成本预算、问题日志、经验教训登记册、风险登记册及进度预测等。

三、卫生信息项目监控的类型

卫生信息项目管理是一种整合性工作，要求每个项目过程都与其他过程恰当联系、彼此协调。这种整合性质使得监控过程组与其他所有过程组（启动、规划、执行和收尾）相互作用，监控活动贯穿于整个卫生信息项目管理过程，因而监控过程组不仅监控某个过程组内正在进行的工作，而且监控整个项目工作。

根据项目管理的内容和知识领域，卫生信息项目监控的类型主要包括项目整合管理中的整体变更监控、项目范围管理中的范围变更监控、项目时间管理中的进度监控、项目成本管理中的成本监控、项目质量管理中的质量监控、项目沟通管理中的沟通监控、项目风险管理中的风险监控、项目采购管理中的采购监控以及项目干系人管理中的干系人参与监控等。下文将对其中整体变更监控、范围变更监控、进度监控、成本监控和质量监控予以重点介绍。风险监控参见本书第十八章。

第二节　卫生信息项目整体变更监控

一、卫生信息项目整体变更监控的概述

整体变更监控是指在卫生信息项目生命周期的整个过程中对变更的识别、评价和管理等工作。由于项目很少会准确地按照原来安排的计划进行，因而变更控制必不可少。例如在卫生信息项目实施阶段，由于项目内外客观条件的变化，或原有项目计划考虑不周，或客户提出变更，都会使项目不

能按照预定的计划进行,项目实际结果与计划蓝图之间出现偏差,这就需要项目小组对项目的变更进行监控和管理,及时采取措施,减少偏差或重新修订计划。

实施整体变更监控是审查所有变更请求、批准变更,对项目文件、可交付成果和项目管理计划的变更进行管理,并对变更处理结果进行沟通的过程。本过程的主要作用是确保对已记录在案的项目变更做综合审查,从而降低因未考虑变更对整体项目目标或计划的影响而增加的项目风险。

实施整体变更监控的过程主要包括的活动为:①确定是否需要变更,变更是否已经发生或不久就会发生;②对造成变更的因素施加影响,以确保变更对项目来说是有利的;③审查和批准请求的变更;④对变更进行有效地管理,维护所有项目基准的完整性;⑤审查所有的纠正与预防措施,并加以批准或否决;⑥控制已批准的变更,更新范围、成本估算、进度日期和资源需求和/或风险应对方案分析,协调整个项目的变更;⑦完整地记录变更请求的全部影响;⑧确认缺陷补救;⑨根据质量报告控制项目质量,使其符合标准。

实施整体变更监控过程贯穿项目始终,参与项目的任何相关方都可以提出变更请求。项目团队需要谨慎、持续地管理变更,来维护项目范围、产品范围以及项目管理计划和其他项目文件。项目经理对此承担最终责任。变更控制的实施程度,由项目所在的应用领域、项目复杂程度、合同要求、项目所处的背景与环境来决定。

在基准确定之前,变更无需正式受控于实施整体变更监控过程,然而一旦确定了项目基准,则必须通过本过程处理变更请求。尽管也可以口头提出,但所有变更请求都必须以书面形式记录,并纳入变更管理和/或配置管理系统中。每项记录在案的变更请求都必须由一位责任人(通常是项目发起人或项目经理)批准、推迟或否决。应该在项目管理计划或组织程序中指定该责任人,必要时,由变更控制委员会(change control board,CCB)来开展实施该过程。CCB 是一个负责项目变更审批的组织,它承担审查、评价、批准、推迟或否决项目变更请求,以及记录和传达变更处理决定。某些特定的变更请求,还需要得到客户或发起人的批准。

二、卫生信息项目整体变更监控的过程

卫生信息项目整体变更监控与项目的范围变更监控、进度计划监控、成本监控、质量监控等项目管理过程密切相关,它是更高一层的全局性和综合性的项目变更控制。同时,项目状态评估是项目整体变更监控的前提,它提供系统的反馈信息,如绩效报告。项目整体变更监控是项目跟踪及项目状态评估的服务对象,二者相互依存、相互促进。图 14-1 描述了卫生信息项目整体变更监控的过程与项目状态评估的关系。

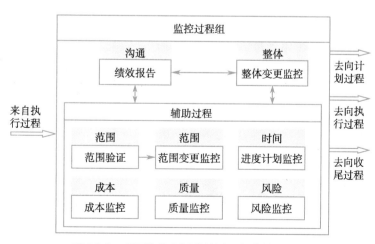

图 14-1　项目整体变更监控过程与监控过程组

项目整体变更监控对于项目管理来说非常重要，因为在项目的整个生命周期中，任何变更都可能影响到其他的领域，比如一个项目任务的延迟可能会导致成本的增加，项目整体变更监控关注和权衡整个项目中的变更，协调各个要素之间的变更。

三、卫生信息项目整体变更监控的依据

（一）项目管理计划

项目管理计划中可用于本过程的内容包括（但不限于）变更管理计划、配置管理计划、范围基准、进度基准和成本基准等。

1. 变更管理计划   为管理变更控制过程提供指导，记录变更控制委员会的角色和职责。

2. 配置管理计划   描述项目的配置项、识别应记录和更新的配置项，以保持项目产品的一致性和有效性。范围基准，提供项目和产品定义。

3. 进度基准   评估变更对项目进度的影响。

4. 成本基准   评估变更对项目成本的影响。

（二）项目文件

可用于本过程的项目文件包括（但不限于）估算依据、需求跟踪矩阵和风险报告等。

1. 估算依据   指出如何得出的持续时间、成本和资源估算，可用于计算变更对时间、预算和资源的影响。

2. 需求跟踪矩阵   评估变更对项目范围的影响。

3. 风险报告   提供与变更请求有关的整体和单个项目风险的来源信息。

（三）工作绩效报告

对实施整体变更监控过程特别有用的工作绩效报告包括资源可用情况、进度和成本数据、挣值报告、燃起图或燃尽图。

（四）变更请求

很多过程都会输出"变更请求"。变更请求可能包括纠正措施、预防措施、缺陷补救，以及对正式受控的项目文件或可交付成果的更新，从而反映修改或增加的意见或内容。变更可能影响项目基准。有时，变更仅在项目基准之内产生影响。变更决定通常由项目经理完成。对于可能影响项目基准的变更，应该在变更请求中说明执行变更的成本、所需的计划日期修改、资源需求以及相关的风险。这种变更应由变更控制委员会（CCB）和客户或发起人审批。只有受批准的变更才能纳入修改后的基准。

（五）事业环境因素

能够影响本过程的事业环境因素包括（但不限于）：法律限制，如国家或地区法规；政府或行业标准，如产品标准、质量标准、安全标准和工艺标准等；法律法规要求和/或制约因素；合同和采购制约因素；组织治理框架，为实现组织的战略和运营目标，通过安排人员、制定政策和确定过程，以结构化的方式进行控制、指导和协调。

（六）组织过程资产

能够影响本过程的组织过程资产包括（但不限于）变更控制程序、批准与签发变更的程序和配置管理知识库等。

1. 变更控制程序   包括修改组织标准、政策、计划、程序或其他项目文件所须遵循的步骤，以及如何批准和确认变更。

2. 配置管理知识库   包括组织标准、政策、程序和项目文件的各种版本及基准。

四、卫生信息项目整体变更监控的工具与技术

卫生信息项目整体变更监控的工具有很多，比如专家判断、变更控制工具、数据分析、决策和会议等，它们是实现卫生信息项目整合管理的重要技术支撑。

（一）专家判断

关于项目所在的行业、项目关注领域的技术知识、法律法规、法规与采购、配置管理以及风险管理等问题，应该考虑具备相关专业知识或接受过相关培训的个人或小组的意见。

（二）变更控制工具

使用一些手动或自动化工具可以方便开展配置和变更管理。配置控制重点关注可交付成果和各个过程的技术规范；变更控制着眼于识别、记录、批准或否决对项目文件、可交付成果或基准的变更。基于项目相关方的需要来选择工具，同时考虑组织和环境情况和／或制约因素。工具应支持识别配置项、记录并报告配置项状态、进行配置项核实与审计等配置管理活动。工具还应支持识别变更、记录变更、作出变更决定以及跟踪变更等变更管理活动。工具也可用于变更请求和后续决策的管理，要格外重视沟通，以帮助变更控制委员会的成员履行职责及传达决定。

（三）数据分析

可用于整体变更监控的数据分析技术包括（但不限于）备选方案分析和成本效益分析。

1. 备选方案分析技术　用于评估变更请求，判定哪些请求可接受、应否决或需修改。

2. 成本效益分析技术　有助于确定变更请求是否值得投入相关成本。

（四）决策

可用于整体变更监控的决策技术包括（但不限于）投票、独裁型决策制定与多标准决策分析。

1. 投票　可采取一致同意、大多数同意或相对多数同意的方式，以决定是否接受、推迟或否决变更请求。

2. 独裁型决策制定　即由一人负责为整个集体制订决策。

3. 多标准决策分析　根据一系列预定义的准则，借助决策矩阵，用系统分析法评估变更请求。

（五）会议

通常指与变更控制委员会（CCB）一起召开的变更控制会议。CCB 开会审查变更请求，也可以审查配置管理活动，并作出批准、否决、推迟或其他决定。会议的基本工作还包括评估变更影响，讨论并提议所请求变更的备选方案。CCB 的所有决定都应记录在案，并向相关方及干系人传达，以便其知晓并采取后续措施。

五、卫生信息项目整体变更监控的成果

卫生信息项目整体变更监控的成果体现在以下三个方面。

（一）批准的变更请求

项目经理、CCB 或指定的团队成员应该根据变更管理计划处理变更请求。批准的变更请求，通过指导与管理项目工作过程加以实施；推迟或否决的变更请求，应通知提出变更请求的个人或小组。所有变更请求的处理情况都要在变更日志中记录，这是项目文件更新的一部分。

（二）项目管理计划更新

项目管理计划的任一正式受控的组成部分都可能发生变更。对基准的变更，应基于最新版本的基准且只能针对将来的情况，而不能变更以往的绩效。这有助于保护基准和历史绩效数据的严肃性、完整性。

（三）项目文件更新

正式受控的任一项目文件都可能需要更新。常见更新的一种项目文件是变更日志，它是用于记录项目期间发生的变更。

六、卫生信息项目整体变更监控的方法和建议

（一）预防性监控与更正性监控相结合

预防性监控是指在深刻理解项目各项活动的基础上，预见可能发生的问题，并制订出相应的措施，以项目合同、工作范围细则、程序文件、计划文件等文件形式，以及确保文件的有效性、准确性来防止不利事件的发生。规章制度、工作程序以及人员培训等都属于预防性监控。

更正性监控就是由于未能或者根本无法预见项目会发生什么问题，只能在问题出现后采取行动，纠正偏差。对于项目监控，更正性监控要比预防性监控用得多。利用反映过去情况的信息指导现在和将来的工作，即为（信息）反馈控制。更正性监控往往借助信息反馈来实现，其关键是信息准确、及时、完整地传达给项目经理或其他决策者。

（二）事先监控、过程监控和事后监控相结合

事先监控在项目活动/阶段开始时进行，主要是通过检查来防止不合理的资源投入项目，如对进场的材料和设备进行检查。过程监控则是对进行过程中的项目活动进行检查和指导。事后监控在项目活动/阶段结束或临近结束时进行。生产型企业的质量监控可以采取事后监控，但卫生信息项目监控不宜采取事后监控，因为不利的偏差已造成损害，再也无法弥补。

过程监控作为项目监控的主要方法，常采用的方式是会议。项目实施期间的会议有定期例会，也有非定期的特别会议，在必要时召开。监控会议的主要议题是检查、评估上一阶段的工作，分析问题，寻找对策，并介绍下一阶段的主要任务和目标。具体议题可能包括阶段性交付成果的完成情况、计划未能实现的影响、工作如何完成、是否采取纠偏措施、采取何种纠正措施、何时才能使工作重新与计划要求一致。例如：基层项目中，项目管理团队和监理团队，每周召开进度会议，可随时提出变更计划；实地进场对质量进行测试，实时提交进度报告，并提交变更报告以供评审分析。

（三）直接监控和间接监控相结合

直接监控着眼于产生偏差的根源，而间接监控着眼于偏差本身。项目经理直接对项目活动进行监控属于直接监控；不直接对项目活动，而对项目团队成员进行监控，具体的项目活动由项目团队成员去监控，属于间接监控。

为了能够把握项目整体的走向，项目经理要统一考虑所有的项目变更，下面是进行整体变更管理的一些建议。

1. 把项目管理视为一个不断沟通和协商谈判的过程。

2. 为变更制订计划，并获取重要干系人和高层管理者的理解和支持。

3. 建立一套正式的变更控制系统，包括变更控制委员会（CCB）。

4. 运用配置管理及文档记录项目产品的功能特征和结构特征，以确保项目产品描述的正确性和完整性。

5. 制订一定的管理程序以实现较小变更的快速决策。

6. 通过书面和口头的执行绩效报告，确认和管理变更。

7. 运用项目管理软件和其他工具协助进行变更管理和沟通。

第三节　卫生信息项目范围变更监控

范围变更监控（scope change control）指用事先确定的项目整体变更控制的组织架构和规范化程序来控制范围变更。其过程主要包括提出范围变更申请、审核范围变更申请、批准范围变更申请以及范围变更后的工作。

项目干系人常常由于各种原因要对项目范围进行修改。引起范围变更原因很多，主要有：①项目外部环境发生变化，如政府的有关规定发生变化；②在项目范围计划或定义时出现了遗漏；③项目团队提出了新技术、手段或方案；④项目实施组织本身发生了变化；⑤客户对项目或项目产品提出的要求发生变化。

一、卫生信息项目范围变更监控的主要工作

在整个项目周期内，项目范围可能发生变化，就要对范围变更进行监控，应确保所有变更请求、推荐的纠正或预防措施都在整体变更监控过程中实施了处理。在变更实际发生时，也要采用范围变更监控过程来管理，且与其他监控过程协调开展。

（一）项目范围变更监控的依据

项目范围变更控制以项目工作分解结构、项目执行情况报告、项目范围变更申请、项目范围管理计划为依据。如基层项目建设过程中，国家卫生健康委员会提出人口健康信息化管理的需求，经过多方有关部门的审核批准，项目的实施范围就扩大了。

1. 项目工作分解结构　它是确定项目范围的基准，定义了项目所有必须完成的工作任务。如果实际工作超出或没有达到工作分解结构的要求，就认为项目范围发生了变化。这时就要对工作分解结构进行修改和调整。

2. 项目执行情况报告　包括两个部分：一是项目的实际完成情况；二是有关项目范围、进度、成本和资源的变化情况。项目执行情况报告还能使项目团队注意到一些导致项目范围发生变化的因素。

3. 项目范围变更申请　指对可能扩大项目范围或缩小范围提出的变更要求。项目范围变更申请可以采取很多形式，口头的或书面的、直接的或间接的、从内部开始或外部开始等。

4. 范围管理计划　用以描述项目范围如何进行管理、项目范围怎样变化才能与项目要求相一致等问题。

（二）项目范围变更监控的工具与技术

项目范围变更监控的工具与技术包括项目范围变更控制系统、绩效测量、范围计划调整。

1. 范围变更控制系统　规定了项目范围改变的基本程序。它包括基本程序规范、项目执行跟踪系统和权威部门允许变化所需的认可标准。范围变更监控系统应该与整体管理中的整体变更监控系统结合在一起使用，尤其要与适合监控产品范围的系统结合在一起。当项目按照合同执行时，范围变更监控体系必须按所有相关的合同规定执行。

2. 绩效测量技术　帮助人们评估所发生的任何重大变化。如果变更发生后要求有纠正措施，那么范围变更监控的一个重要部分是分析导致变更的原因，并做出相应的处理决定。

3. 范围计划调整　很少有项目能按初始计划的要求精确地运作。预期的范围变更可能要求对工作分解结构（work breakdown structure，WBS）进行修改调整，并以此为基础确定新的项目计划。

（三）项目范围变更监控的成果

范围变更监控的成果包括范围变更文件、纠正措施、经验教训的总结。

1. **项目范围变更文件**　是对已被确认的项目范围的任何修改。范围变更经常要求对成本、时间、质量和其他项目目标进行调整。范围变更一旦确定，通过一定的程序反馈范围变化情况，同时根据需要对技术信息和规划文件进行更新，并适当地通知参与者。

2. **纠正措施**　有两种情况：一是根据项目的实际执行情况，采取措施消除偏差的影响，使项目的进展与计划一致；二是根据经过审批后的项目范围变更要求而采取一些纠正措施。

3. **经验总结**　应该把各种变化的原因，选择纠正行为的理由，以及从范围变化控制中得出的其他形式的经验教训，当作文件记录下来，目的是把这些资料变成历史记录的一部分，为项目组织执行这个项目和其他项目提供参考。

二、项目范围变更控制的流程

如前所述，对范围变更进行监控时，要以项目工作分解结构、项目执行情况报告、项目范围变更申请、项目范围管理计划为依据。变更请求可以是口头的或书面的、直接或间接的，可以来自项目外部也可以来自项目内部，可以是法律要求的也可以是由项目组织选择的。除紧急情况外，口头变更必须形成书面文件之后才能受理，并开始启动范围变更程序。

图14-2是在实际项目管理中常用的一种范围变更监控流程。

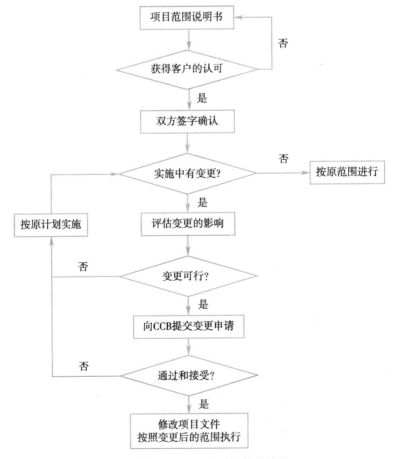

图 14-2　项目范围变更监控的流程

变更监控系统还应当有处理自动变更的机制。自动变更，又称现场变更，是不经事先审查可批准的变更。多数自动变更是由意外的紧急情况造成的。

变更监控的任务主要是查明项目内外存在哪些造成变更的因素，必要时设法将其消除，以及查明项目是否已经发生变更和在变更实际发生时对其进行管理。此外,范围变更监控必须同整体、进度、成本和采购变更监控等其他监控紧密结合起来。

三、控制范围变更幅度的建议

缺少用户的信息输入是导致项目失败的最主要因素之一,这种缺失很容易导致管理范围蔓延,并在变更控制中出现问题。因此,对高技术的项目来说,应该促进用户参与项目,充分理解和挖掘用户的需求,尽量减少范围变更大幅度的变化。下面是一些可以用来促进用户参与的建议。

1. 所有的项目都从用户组织里产生一个项目发起人。
2. 让用户参与项目组。
3. 举行例会。
4. 定期向项目用户和发起人递交有关可交付成果。
5. 让用户和开发人员一起工作。

第四节　卫生信息项目进度监控

卫生信息项目的进度计划为项目的实施提供了科学、合理的依据。然而,在进度计划的实际实施过程中,项目的实际进度经常会与计划进度产生偏差。如果不能及时管理和控制这些偏差,就可能导致项目延期,影响项目目标的实现。进度监控的主要作用是维护进度基准且需要在整个项目期间开展。

一、卫生信息项目进度监控概述

卫生信息项目进度监控就是根据项目进度计划与项目的实际进展情况进行对比、分析和调整,从而确保项目进度目标的实现。项目进度监控应该按照事先制定的项目整体变更监控系统的程序和规范,对项目进度的变更进行管理和控制。其主要内容包括:①确定项目的进度是否发生了变化,如果发生了变化,找出变化的原因,如果有必要就要采取措施加以纠正;②对影响项目进度变化的因素进行控制,从而确保这种变化朝着有利于项目目标实现的方向发展。

项目进度是项目进行是否顺利的最直观表现。显然在项目开始之前,项目开发计划是必须的。如果项目开发计划的制订是完全合理的,那项目进度也就真正表达了项目与最终的交付使用之间的距离,然而要制订完全合理的项目开发计划几乎不太可能。可见要保证项目进度,首先要保证项目开发计划尽可能合理。

项目计划以里程碑为界限,将整个开发周期划分为若干阶段。根据里程碑的完成情况,适当地调整每一个较小的阶段的任务量和完成的任务时间非常有利于整个项目计划的动态调整,也利于项目质量的监督。

里程碑就是对项目在完成过程中完成的较大成果的定义,比如下发系统实施方案、下发系统需求规格说明书完毕、正确性测试完毕,都被定义为一个里程碑。每一个里程碑都需要对完成的界定方式进行定义。比如,需求分析完毕为一里程碑,这一里程碑完成的定义是系统需求说明必须经过确认,并在文档组进行了相应的归档工作。当然把完成需求分析作为里程碑不一定恰当,因为系统开发往往伴随着需求的不断变化和新需求的不断产生。如此又引出新的问题,即如何定义恰当的里程碑,如何界定里程碑的完成。里程碑将项目分成若干个较小的段,通过保证每一个段的顺利完成,来保证整个项目顺利完成,同时通过每个段的完成质量,可以测度整个项目质量。同时里程碑保证各个阶段的产品的依赖关系尽可能小，并以完备的文档作为里程碑完成的重要标志之一。在里程碑和完备文档的控制之下，项目已完成的阶段是受到保护的，在任何时间，人员变动，甚至是开发商的变动，都不至于造成特别重大的损失，通过完备的文档，原有的成果能够被延续进行开发。

二、卫生信息项目进度监控的主要工作

项目进度监控的主要工作包括进度控制的依据、进度控制的工具与技术以及进度控制的成果三个部分。

（一）项目进度监控的依据

项目进度监控的依据包括项目管理计划、项目文件、工作绩效数据和组织过程资产。

1. 项目管理计划　包含进度管理计划、进度基准、范围基准和绩效测量基准等。进度管理计划描述了进度的更新频率、进度储备的使用方式和进度的控制方式。进度基准与实际结果比较，可用于判断是否需要进行变更、采取纠正或预防措施。范围基准可明确项目的工作分解结构、可交付成果、制约因素及假设条件等。挣值分析时，绩效测量基准与实际结果相比，可用于决定是否有必要进行变更或采取纠正措施及预防措施。

2. 项目文件　包含经验教训登记册、项目日历、项目进度计划、资源日历和进度数据等。经验教训登记册在项目早期的记录，可以应用到项目后期阶段，以改进项目进度控制。项目进度计划指的是最新版本的项目进度计划，其中图示了截至指定日期的更新情况、已经完成和已经开始的活动。项目日历用于编制项目进度计划，在一个进度模型中可能需要采用多个项目日历。资源日历显示团队和物质资源的可用性。在进度控制过程中需要对进度数据进行审查和更新。

3. 工作绩效数据　包含关于项目进展情况的数据。例如，哪些活动已经开始，进展如何，哪些活动已经完成等。

4. 组织过程资产　包含现有与进度控制有关的正式和非正式的政策、程序和指南，进度控制工具，可用的监督和报告方法等。

（二）项目进度监控的工具与技术

可用于项目进度监控的工具与技术包括数据分析技术、关键路径法、项目管理信息系统、资源优化、提前量和滞后量以及进度压缩等。

1. 数据分析技术　包含挣值分析、迭代燃尽图、绩效审查、趋势分析、偏差分析和假设情景分析等。

2. 关键路径法　关键路径上的偏差将直接影响项目的结束日期。检查关键路径的进展情况，有助于确定项目进展状态。评估此关键路径上活动的进展情况，有助于识别进度风险。

3. 项目管理信息系统　包括项目进度计划软件。利用软件可以对照计划日期跟踪实际日期，对照进度基准报告偏差和进展，还可以预测项目进度模型变更的影响。

4. 资源优化　是在同时考虑资源可用性和项目时间的前提下，对活动和活动所需资源进行的进度规划。

5. 提前量和滞后量　通过在网络分析中调整提前量和滞后量，可以使进度滞后的项目活动赶上计划。

6. 进度压缩　采用进度压缩技术，设法使进度落后的项目活动赶上计划，这样可以对剩余工作使用快速跟进或赶工方法。

（三）项目进度监控的成果

项目进度监控的成果包括工作绩效信息、进度预测、变更请求、项目管理计划更新及项目文件更新等多个方面。

1．**工作绩效信息**　在工作包层级和控制账户层级，计算开始日期和完成日期的偏差以及持续时间的偏差。对于使用挣值分析的项目，进度偏差（schedule variance，SV）和进度绩效指数（schedule performance index，SPI）将记录在工作绩效报告中。

2．**进度预测**　即进度更新，是根据已有的信息和知识，估算或预计项目未来的情况和事件。随着项目执行，应该基于工作绩效信息来更新和再发布预测。这些信息基于项目的过去绩效和期望的未来绩效，可能包括挣值绩效指数，以及可能在未来对项目造成影响的进度储备信息。

3．**变更请求**　通过分析进度偏差，审查项目进展报告、工作绩效测量结果、项目范围或进度调整情况等，可能会对进度基准、范围基准和／或项目管理计划的其他组成部件提出变更请求。应通过实施整体变更控制过程，审查和处理变更请求。预防措施可提出推荐的变更，以消除或降低不利进度偏差的发生概率。

4．**项目管理计划更新**　可能需要更新的内容，包括进度管理计划、进度基准、成本基准和绩效测量基准等。

5．**项目文件更新**　可能需要更新的项目文件，包括假设日志、估算依据、经验教训登记册、项目进度计划、资源日历、风险登记册以及进度数据等。

三、加快项目进度的技术

缩短项目进度的技术主要有两种：赶工和快速跟进。两者要达到的目的是一样的，都是加快项目进度、缩短项目工期，但是它们的采用的方法和可能产生的影响是不同的。

（一）赶工

赶工（crashing）是指对成本和进度进行权衡，确定如何以最小的成本取得最大的历时压缩。赶工的目的在于缩短工期，应当首先压缩关键路径上关键活动的历时，通常会以增加成本为代价。

如图 14-3（a）所示的甘特图是正常情况下的活动历时，图 14-3（b）所示的甘特图则是赶工情况下的甘特图。可以看出，通过赶工，活动 C 的历时从 10d 压缩到了 5d，里程碑的时间也相应前移了，从 2 月 11 日提前到了 2 月 4 日。

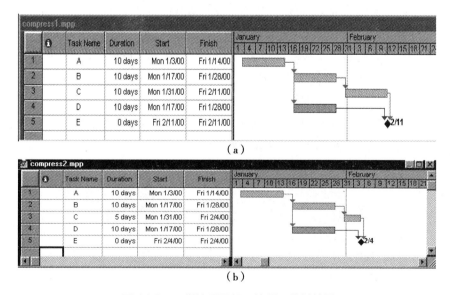

图 14-3　正常情况及赶工情况下的甘特图
（a）正常情况下的甘特图；（b）赶工情况下的甘特图。

赶工通常需要额外的资源来压缩活动历时，主要有如下三种形式：①增加设备；②增加人员（比如借工作人员，或是雇佣更多的临时工）；③延长工作时间（比如晚上或周末加班）。

赶工虽然能加快进度，但事实上，效果很可能并不理想。因为绝大多数活动的历时估计都是基于这样的假设：正常的工作水平、项目团队成员正常的工作负荷、正常的工作时间，即工作日每天8h。如果让现有资源延长工作时间，将会因为员工加班而增加成本。

此外，尽管通过延长工作时间，可以加快项目活动的进度，但实际上，延长工作时间所带来的边际收益可能并不能补偿加班所增加的成本。有研究表明，需要员工增加的工作时间越多，那么企业从员工那里得到的边际效益越少。例如，在工程类项目中，当每周工作时间只超时4h的情况下，最佳绩效才被实现；如果工程师每周超时工作10h，那么公司能实现的真正边际收益就降低了。

此外，赶工还会对其他项目产生负面影响，比如因为加班会降低员工的士气。更严重的是，由于时间压力，员工的疲惫作业，很可能会降低产品/服务的质量，无法保证项目成果的质量。

（二）快速跟进

快速跟进（fast tracking）是指将一般情况下按顺序实施的多项活动改为并行进行，快速跟进也应当首先在关键路径上进行。快速跟进容易引发导致项目返工的风险。

相对于图14-3（a）所示的正常情况下的甘特图，图14-4则是采取快速跟进后的甘特图。从图中可以看出，通过快速跟进，并没有缩短任何活动的工期，但把活动C的开始时间从1月31日提前到了1月24日，相应的里程碑的时间从2月11日提前到了2月4日，从而整个项目的历时也缩短了。

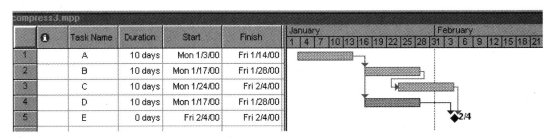

图14-4   快速跟进后的甘特图

快速跟进可以减少项目历时，缩短产品开发周期，满足客户的需求，但是会因为重新设计、过多的变化、重新工作而导致成本增加。在建筑项目中此种方法应用得比较多，比如将项目的设计和建造阶段重叠起来。因为设计工作通常是在开工之前就完成的，所以重叠两个阶段将会导致项目工期的缩短。但是，在设计工作完成前就开始建造，会导致变更增多，随后导致生产率降低、成本上升，最后带来时间的损耗。

不管是赶工还是快速跟进，缩短项目时间都是以增加成本为代价的，那么用多少成本换取多长时间的压缩才值得？这就需要考虑时间-成本均衡的问题。

第五节   卫生信息项目成本监控

成本监控是监督项目成本状态，及时发现项目实际成本与计划成本的差异，预警并采取纠正措施，从而降低项目风险，便于项目决策。

一、卫生信息项目成本监控概述

卫生信息项目成本监控是按照卫生信息项目成本预算过程所确定的成本预算基准计划，通过运用多种恰当的方法，对项目实施过程中所消耗的费用的使用情况进行管理监控，以确保项目的实际成本限定在项目成本预算所规定的范围内的过程。

项目成本监控的主要目的是对造成实际成本与基准计划发生偏差的因素施加影响，保证其向有利的方向发展；同时，对与成本基准计划已经发生偏差和正在发生偏差的各项成本进行管理，以保证项目顺利进行。

卫生信息项目成本监控的主要内容包括：①检查成本执行情况、监控成本执行绩效；②发现实际成本与计划成本的偏差；③确保所有正确的、合理的、已经核准的变更都包括在项目成本基准计划中，并把变更后的项目成本基准计划通知相关的项目干系人；④分析成本绩效从而确定是否需要采取纠正措施，并且决定要采取哪些有效的纠正措施。

项目成本监控的过程必须和项目的其他控制过程（如项目范围变更监控、计划进度变更监控和项目质量监控等）紧密结合，防止因单纯控制成本而出现项目范围、进度、质量等方面的问题。有效的成本监控关键是及时分析成本执行绩效，及早发现成本无效和出现偏差的原因，以便在项目成本失控前能够及时采取纠正措施。

二、卫生信息项目成本监控的主要工作

项目成本监控的主要工作包括成本控制的依据、成本控制的工具与技术以及成本控制的成果三个部分。

（一）项目成本监控的依据

项目成本监控的依据由项目管理计划、项目文件、项目资金需求、工作绩效数据和组织过程资产组成。

1. **项目管理计划**　包含成本管理计划、范围基准和绩效测量基准。成本管理计划描述如何管理和控制项目成本。成本基准与实际结果比较，可用于判断是否需要进行变更、采取纠正措施或预防措施。

2. **项目文件**　包括但不限于经验教训登记册等。在项目早期得到的经验教训，可应用于项目后期阶段以改进成本控制。

3. **项目资金需求**　包括预计支出和预计债务。

4. **工作绩效数据**　包含关于项目进展情况的数据。例如哪些成本已经批准、发生、开票或支付。

5. **组织过程资产**　包含现有与成本控制相关的正式和非正式的政策、程序和指南，成本控制工具，可用的监督和报告方法。

（二）项目成本监控的工具与技术

可用于项目成本监控的工具与技术包括专家判断、数据分析、完工尚需绩效指数和项目管理信息系统等。

1. **专家判断**　本过程中的专家判断包括偏差分析、挣值分析、预测和财务分析等。

2. **数据分析**　适用于本过程的数据分析技术包括：挣值分析，它针对每个工作包和控制账户，计算并监测计划价值、挣值和实际成本三个关键指标；偏差分析，计算成本偏差、进度偏差、进度绩效指数和成本绩效指数等；趋势分析，通过图表，审查和预测项目绩效随时间的变化情况；储备分析，可用于监督项目中应急储备和管理储备的使用情况。

3. **完工尚需绩效指数**　是指为实现具体的管理目标，如完工预算或完工估算，剩余工作的实施必须达到的成本绩效指标。

4. **项目管理信息系统**　常用于监测计划价值、挣值和实际成本这三个挣值管理指标，绘制趋势图，以及预测最终项目结果的可能区间。

（三）项目成本监控的成果

项目成本监控的成果包括工作绩效信息、成本预测、变更请求、项目管理计划更新和项目文件更新等多个方面。

1. **工作绩效信息**　对照成本基准，有关项目工作实施情况的信息。在工作包层级和控制账户层级上，可用于评估已执行的工作和工作成本方面的偏差。

2. **成本预测**　对于完工估算值，无论是计算得出的，还是自下而上估算得出的，都需记录下来并传达给相关方及干系人。

3. **变更请求**　分析项目绩效后，可能会对成本基准、进度基准和/或项目管理计划的其他组件提出变更请求。应通过实施整体变更监控过程，审查和处理这些变更请求。

4. **项目管理计划更新**　可能需要更新的项目管理计划内容包括成本管理计划、成本基准和绩效测量基准等。

5. **项目文件更新**　可能需要更新的项目文件内容包括假设日志、估算依据、成本估算、经验教训登记册和风险登记册等。

三、挣值管理

挣值管理（earned value management，EVM）是一种综合了范围、时间和成本数据的项目绩效衡量技术，它把基准计划规定要完成的工作、实际已经完成的工作量、实际花费的成本进行分析，以确定成本和进度是否按照计划进行。

（一）挣值管理中三个关键变量

挣值管理不仅可以对成本的绩效进行度量，也可以对进度绩效进行度量。要进行挣值管理，必须计算三个关键变量：计划值（PV）、实际成本（AC）和挣值（EV）。其含义如表 14-2 所示。

表 14-2　计划值、实际成本和挣值的含义

术语	英文及其缩写	术语含义	其他名称
计划值	planned value，PV	到目前为止，计划完成工作（量）的预算值是多少	1996 年版 PMBOK 称为 BCWS
实际成本	actual cost，AC	到目前为止，完成工作（量）的实际支出是多少	1996 年版 PMBOK 称为 ACWP
挣值	earned value，EV EV=PV×实际完成工作量的百分比	到目前为止，以货币值来衡量的实际完成的工作（量）是多少	1996 年版 PMBOK 称为 BCWP

例如某项目历时 4 个月，总成本 40 000 元，按月的成本预算分别为第一个月 10 000 元、第二个月 15 000 元、第三个月 10 000 元、第四个月 5 000 元。假设第一个月结束后，实际花费的成本超出预算，为 13 500 元，但是只完成了第一个月计划工作量的 80%。如果要对项目第一个月的绩效进行考察，则首先必须计算如上三个变量。

项目到第一个月为止的计划值 PV = 10 000 元

项目到第一个月为止的实际成本 AC = 13 500 元

项目到第一个月为止的挣值 EV = 10 000 × 80% = 8 000 元

（二）偏差和绩效的度量指标

以上述的三个变量的数值为基础，就可以检查项目到第一个月为止的成本偏差和进度偏差，进而考察该项目到第一个月为止的成本绩效和进度绩效，为项目的进度控制、项目的成本控制提供依据。

项目挣值管理中偏差和绩效用下表中的指标来度量，如表 14-3 所示。

表 14-3　偏差和绩效的度量指标及其计算

度量指标	计算公式	结果说明
成本偏差（cost variance，CV）	$CV = EV - AC$	结果为正是有利的；结果为负是不利的
进度偏差（schedule variance，SV）	$SV = EV - PV$	结果为正是有利的；结果为负是不利的
成本绩效指数（cost performance index，CPI）	$CPI = EV/AC$	结果>1 是有利的；结果<1 是不利的
进度绩效指数（schedule performance index，SPI）	$SPI = EV/PV$	结果>1 是有利的；结果<1 是不利的

当成本偏差 CV 为负时，表示实际成本超过计划成本，项目超支。当成本偏差为正时，实际成本少于计划成本，项目进展良好。

当进度偏差 SV 为负时，表示实际进度落后于计划进度，项目会延时；当进度偏差为正时，表示实际进度快于计划进度，项目进展良好。

如果成本绩效指数 CPI 为 1，即已完成工作的预算成本与实际成本相等，表示实际与计划吻合。如果 CPI<1，表示已完成工作的实际成本超出预算成本，项目超支；如果 CPI>1，则表示已完成工作的实际成本少于预算成本，项目实际成本在预算范围内。

如果进度绩效指数 SPI<1，表示实际进度落后于计划进度，项目超时；如果 SPI>1，表示实际进度快于计划进度，项目可提前完成。

（三）挣值分析的示例

下面以一个完整的案例来进行项目的挣值分析。假设某项目历时 12 个月，总成本为 100 000 元，项目活动有 A、B、C、D、E、F、G、H、I、J、K，项目的预算以月为单位，如图 14-5 的第 13 行所示。

现在要考察项目前 5 个月实际执行情况。项目前 5 个月中每月的实际成本已经给出，如图 14-5 的第 15 行所示。项目截至 5 月 31 日，活动 A、B、C、D 全部完成，活动 E 完成 50%，如图 14-5 的第 O 列所示。则项目活动 A、B、C、D 和活动 E 的挣值可分别计算出来，如图 14-5 的第 P 列所示。

	A	B	C	D	E	F	G	H	I	J	K	L	M	N	O	P
1	活动	Jan	Feb	Mar	Apr	May	Jun	Jul	Aug	Sept	Oct	Nov	Dec	PV	完成%	EV
2	A	4000	4000											8000	100%	8000
3	B		6000	6000										12000	100%	12000
4	C			4000	4000									8000	100%	8000
5	D				6000	4000								10000	100%	10000
6	E					8000	4000							12000	50%	6000
7	F						10000							10000	0%	0
8	G						2000	6000						8000	0%	0
9	H							4000	6000	4000				14000	0%	0
10	I									4000	4000	2000		10000	0%	0
11	J											3000	1000	4000	0%	0
12	K												4000	4000	0%	0
13	每月计划预算(PV)	4000	10000	10000	10000	12000	16000	10000	6000	8000	4000	5000	5000	100000		44000
14	累计计划预算(PV)	4000	14000	24000	34000	46000	62000	72000	78000	86000	90000	95000	1E+05			
15	每月实际成本(AC)	4000	11000	11000	12000	15000										
16	累计实际成本(AC)	4000	15000	26000	38000	53000										
17	每月完成工作量(EV)	4000	10000	10000	10000	10000										
18	累计完成工作量(EV)	4000	14000	24000	34000	44000										
19	到5月31日止项目的EV	44000														
20	到5月31日止项目的PV	46000														
21	到5月31日止项目的AC	53000														
22	CV=EV-AC	-9000														
23	SV=EV-PV	-2000														
24	CPI=EV/AC	83%														
25	SPI=EV/PV	96%														

图 14-5　偏差和绩效的计算

1. 从图 14-5 可以看出，至 5 月底，项目的计划值（PV）为前 5 个月计划预算之和，挣值（EV）为到 5 月底各活动的 PV 与完成的百分比乘积之和，实际成本 AC 为每月实际成本之和。

$$EV = 8\,000 \times 100\% + 12\,000 \times 100\% + 8\,000 \times 100\% + 10\,000 \times 100\% + 12\,000 \times 50\% = 44\,000$$

$$PV = 4\,000 + 10\,000 + 10\,000 + 10\,000 + 12\,000 = 46\,000$$

$$AC = 4\,000 + 11\,000 + 11\,000 + 12\,000 + 15\,000 = 53\,000$$

2. 由 PV、EV 和 AC 的值,可以计算成本偏差、进度偏差、成本绩效指数和进度绩效指数,结果如下。

成本偏差 $CV = EV - AC = 44\,000 - 53\,000 = -9\,000$

进度偏差 $SV = EV - PV = 44\,000 - 46\,000 = -2\,000$

成本绩效指数 $CPI = EV/AC = 44\,000/53\,000 = 83\%$

进度绩效指数 $SPI = EV/PV = 44\,000/46\,000 = 96\%$

由于成本偏差 CV<0,成本绩效指数 CPI<1,因此项目实际成本超过计划值,如果不采取纠正措施,项目完成时会导致成本超支。

由于进度偏差 SV<0,进度绩效指数 SPI<1,因此项目进度滞后于计划,如果不采取纠正措施,项目完成时会导致延时。

利用成本绩效指数 CPI 和进度绩效指数 SPI,可以估算如果不采取纠正措施而保持现有的管理模式不变的情况下,项目完成所需要的成本以及时间,即项目完工成本估算、项目完工时间估算,其定义如表 14-4 所示。

表 14-4   挣值管理的其他术语含义

术语	英文及其缩写	术语含义	计算公式
完工预算	budget at completion,BAC	项目的总预算	
完工估算	estimate at completion,EAC	根据项目目前的绩效情况,预计完成项目所有活动的成本是多少	$EAC = BAC/CPI$
项目完工估算	estimate to completion,ETC	根据项目目前的绩效情况,预计完成项目剩余活动的成本是多少	$ETC = EAC - AC$

3. 按照表 14-4 的定义,该项目完工工期估算为项目计划历时除以 SPI,即 12/SPI,故项目完工工期估算为 $12/SPI = 12/0.96 = 12.55$(月),其他估算值如下。

项目完工成本估算 $EAC = 100\,000/CPI = 100\,000/0.83 = 120\,455$

项目完工尚需估算 $ETC = EAC - AC = 120\,455 - 53\,000 = 67\,455$

这些数据在图 14-6 中给出。

19	到5月31日止项目的EV	44000	
20	到5月31日止项目的PV	46000	
21	到5月31日止项目的AC	53000	
22	CV=EV-AC	-9000	
23	SV=EV-PV	-2000	
24	CPI=EV/AC	83%	
25	SPI=EV/PV	96%	
26	完工估算(EAC)	120455	项目总计划值/CPI
27	完工时间估算	12.55	项目总历时/SPI
28	完工尚需估算(ETC)	67455	EAC-AC

图 14-6   挣值管理的其他指标的计算

利用项目管理软件可以对上述项目进行挣值分析,同时可以得到挣值分析图,如图 14-7 所示。

项目的 $CV = EV - AC$,$SV = EV - PV$,因此由图中数据可得出:项目的 CV 明显为负数,说明项目的成本超支(cost overrun);同样,SV 也为负数,说明进度滞后了。

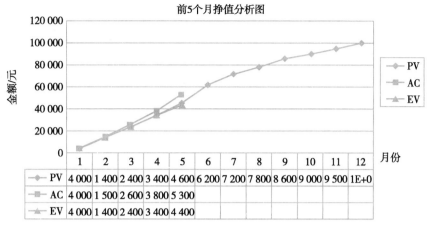

图 14-7 项目挣值分析的图解说明

（四）挣值管理的应用

挣值管理可以通过分析卫生信息项目的执行情况对项目进行时间和成本的监控。因此，作为项目经理，在项目管理的过程中，应该使用挣值管理技术对项目的绩效进行分析和管理。

1. 项目经理必须通过监视实际成本与成本基准计划的差异，获得偏差，然后找出偏差产生的原因。根据预先制订的偏差容忍程度，确定是否需要采取纠偏措施和什么时候采取纠偏措施（corrective action）。如果出现严重的成本和进度偏差，应当重新编制成本和进度基准线（re-baseline）。如果需要对项目的成本和工期进行变更，应该按照变更控制系统规定的程序进行。

2. 将进度报告提交给项目干系人和项目团队的相关成员，报告预算的执行情况，同时对项目将来可能出现的问题向项目组长作出长远的警示。

3. 不要忘记总结经验教训。将偏差的原因和采取纠正措施的依据等形成文档，以供今后的项目参考。

第六节 卫生信息项目质量监控

质量监控是质量管理的一部分，就是在卫生信息项目进展过程中，对项目各个过程产生的结果进行监视和控制，判断是否符合事先选定的质量标准，并识别和消除产生不满意的结果的原因，从而保证项目的顺利实施。

一、卫生信息项目质量监控概述

保证满足质量要求是质量监控的任务。项目实施者应进行质量监控，以保证项目的质量满足用户的要求。卫生信息项目质量监控是指监督每个子项目的实施状况，不断地监控过程，识别和消除问题，确定它们是否与相关的质量标准相符合，并根据质量计划提出的内容，找出避免出现质量问题的方法，找出改进质量、组织验收和必要返工的方案。质量监控的主要目标也是提高质量，但这个过程的主要输入是接受决策、返工和过程调整。接受决策决定作为项目一部分而产生的产品或服务是否被接受或拒绝。如果项目干系人拒绝接受作为项目而产生的产品或服务，则一定要返工。返工指采取行动，使拒收事项达到和满足产品需求或规范或干系人的其他期望。返工非常昂贵，所以项目经理必须努力做好质量计划编制和质量保证工作以避免返工。过程调整是在质量控制度量的基础上，纠正或防止进一步质量问题的发生。

质量控制包括监控特定的项目成果，以判定它们是否符合有关的质量标准，并找出方法消除造成项目成果令人不满意的原因。它应当贯穿于项目执行的全过程。项目成果包括生产成果（如阶段工作报告）和管理成果（如成本和进度的执行）。质量控制通常由质量控制部门或有类似名称的组织单位执行，当然并不都是如此。

项目管理小组应当具备质量控制统计方面的实际操作知识，尤其是抽样调查和可行性调查，这可以帮助他们评估质量控制成果。同时，还应注意以下几个质量控制术语的含义。

1. 预防（不让错误进入项目程序）和检验（不让错误进入客户手中）。

2. 静态调查（其结果要么一致，要么不一致）和动态调查（其结果依据衡量一致性程度的一种持续性标准而评估）。

3. 确定因素（非常事件）和随机因素（正态过程分布）。

4. 误差范围（如果其结果落入误差范围所界定的范围内，那么这个结果就是可接受的）和控制界限（如果其成果落入控制界限内，那么该项目也在控制之中）。

二、卫生信息项目质量监控的主要工作

项目质量监控的主要工作包括质量控制的依据、质量控制的工具与技术和质量控制的成果三个部分。

（一）项目质量监控的依据

1. **项目质量计划**　在项目质量计划编制中所生成的计划文件。

2. **项目质量工作说明**　在项目质量计划编制中所生成的工作文件。

3. **项目质量控制标准与要求**　根据项目质量计划和项目质量工作说明，通过分析和设计而生成的项目质量控制的具体标准。

4. **项目质量的实际结果**　项目质量的实际结果包括项目实施的中间结果和项目的最终结果，同时还包括项目工作本身的好坏。项目质量实际结果的信息也是项目质量监控的重要依据，因为有了这类信息，人们才可能将项目质量实际情况与项目的质量要求和控制标准进行对照，从而发现项目质量问题，并采取项目质量纠偏措施，使项目质量保持在受控状态。

（二）项目质量监控的工具与技术

1. **检验**　检验包括测量、检查和测试等活动，目的是确定项目成果是否与要求相一致。检验可以在任何管理层次中开展，如一个单项活动的结果和整个项目的最后成果都可以检验。检验有各种名称，如复查、产品复查、审查及回顾。在一些应用领域中，这些名称有范围较窄的专门含义。

2. **控制表**　控制表是根据时间推移对程序运行结果的一种图表展示，表明一个过程随时间的结果。控制表的主要用途是为了预防缺陷，而不是检测或拒绝缺陷。统计质量控制表是有中间线和统计计算上下控制界限的线图，可以用它来判别随机原因偏差与特殊原因偏差。在上下控制界限内的工作绩效偏差不具统计意义。不具备正确的统计偏差知识的项目领导者在试图改善过程中通常会犯两个基本的错误。第一个错误是过度控制，即把由普通原因引起的故障、不满、错误、意外事件、短缺看作是由特殊原因引起的。有人称这种现象是由于滥用管理、过度控制导致的迪尔伯特（Dilbert）效应。第二种错误是控制不足，即把由特殊原因引起的故障、不满、错误、意外事件、短缺看作是由普通原因引起的。例如，在工作中忽视识别、再教育或解雇不符合标准的执行者。

在过度控制情况下，如果受到稳定系统的干扰，就会真的增加偏差，这对系统是有害的。在控制不足的情况下，项目领导者会由于认可偏差原因是不可控制的，而错过减少不希望出现的偏差的机会。由于生产者和消费者都可以从减少偏差中获益，项目经理及其团队必须了解统计偏差的知识以便正确地进行基于事实的管理活动。如图14-8即为项目进度执行控制表。

3. 帕累托图（Pareto chart）　又称排列图。排列图是一种直方图，它显示由于某种原因引起的缺陷数量或不一致的排列顺序，是找出影响项目产品或服务质量的主要因素的方法。排列图法是找出影响产品质量主要因素的主要方法，只有找出影响项目质量的主要因素，才能有的放矢，取得良好的经济效益。影响质量的主要因素通畅分为以下三类：A 类为累计百分数在 70%～80% 范围内的因素，它是主要的影响因素；B 类是除了 A 之外的累计百分数在 80%～90% 范围内的因素，是次要因素；C 类为除 A、B 两类外百分比在 90%～100% 范围的因素。因此排列图法也叫 ABC 分析法。如图 14-9 即为一个排列图的示例。

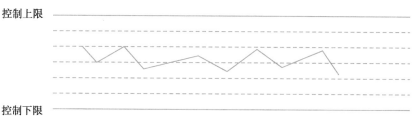

图 14-8　项目进度执行控制表

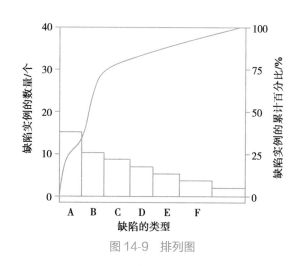

图 14-9　排列图

4. 抽样调查统计　抽样调查统计包括抽取总体中的一个部分进行检验（例如，从一份包括 75 张设计图纸的清单中随机抽取 10 张）。适当的抽样调查往往能降低质量控制成本。关于抽样调查统计有大量书面资料和规定。在一些应用领域，熟悉各种抽样调查技巧对于项目管理小组是十分必要的。

5. 流程图　系统或过程的流程图可以表示系统各组成部分之间的相互关系。质量控制中运用流程图有助于项目团队事先估计项目会出现哪些质量问题，分析问题如何发生，从而提出改进措施。

6. 趋势分析　趋势分析指运用数字技巧，依据过去的成果预测将来的产品。趋势分析常用来监测：技术上的绩效——有多少错误和缺陷已被指出，有多少仍未纠正；成本和进度绩效——每个阶段有多少活动的完成有明显的变动。

（三）项目质量控制的成果

1. 质量提高　项目质量提高是指通过项目质量监控所带来的质量提高，也是项目质量监控最为重要的一项结果。

2. 可接受的决定　经检验后的工作结果或被接受，或被拒绝。被拒绝的工作成果可能需要返工。

3. 返工　返工是将有缺陷的、不符合要求的产品变为符合要求和设计规格的产品的行为。返工，尤其是预料之外的返工，在大多数应用领域中是导致项目延误的常见原因。项目小组应当尽一切努力减少返工。

4. 完成后的审验单　在使用审验单时,完成之后的审验单应为项目报告的组成部分。

5. 程序的调整　程序的调整指作为质量检测结果而随时进行的纠错和预防行为。有些情况下,程序调整可能需要依据整体变化控制的程序来实行。

三、卫生信息项目质量保证

质量保证最初被简单地阐述为"消费者信得过,愿意买。使用起来放心,满意。质量经久不变,耐用"。后来国际标准 ISO9000 将质量保证定义为质量管理的一部分,致力于增强满足质量要求的能力(要求可以是有关任何方面的,如有效性、效率和可追溯性)。也就是说质量保证是"为了提供信用,证明项目将会达到有关质量标准,而在质量体系中开展的有计划、有组织的工作活动",它贯穿于整个项目的始终。质量保证有两种:一是向项目管理组织和执行机构的管理层提供的内部质量保证;二是向用户和有关人员提供的外部质量保证。

卫生信息项目质量保证是定期评价项目的全部性能,提供项目满足质量标准的证明,以确定该项目能满足相关的质量标准,保证应交付的产品和服务满足要求。它是对卫生信息项目实施过程的管理活动进行不断检查、度量、评价和调整的活动。

卫生信息项目实施质量保证主要包括:①输入(或依据)有质量管理计划、过程管理计划、质量测量指标、质量控制测量结果和项目文件等;②质量管理和控制工具包括亲和图、过程决策程序图、关联图、树形图、优先矩阵、活动网络图和矩阵图等,还有质量审计和过程分析等技术;③输出(或结果)有变更请求、项目管理计划更新、组织过程资产更新等。

（王孝宁）

思 考 题

1. 卫生信息监控的主要类型包括哪些?
2. 分析卫生信息项目范围变更监控的流程。
3. 阐述卫生信息项目质量监控技术和手段。

第十五章

卫生信息项目监理

信息系统工程监理是指依法设立且具备相应资质的信息系统工程监理单位，受业主单位委托，依据国家有关的法律法规、技术标准和信息系统工程监理合同，对信息系统工程项目实施的监督管理。本章从卫生信息项目监理的标准规范、监理工作内容、监理组织机构及制度、网络安全等方面，全面系统地梳理了有关理论知识和技术方法，涵盖了信息系统项目监理的全过程。最后，选取了三个具有代表性和说服力的典型案例，将理论知识和实践有效结合，具体讲述了项目实施过程中对质量、投资、进度、变更进行控制，对合同、信息、知识产权进行管理的监理全过程，以帮助读者更好地理解和掌握，使之能有效地组织和实施卫生信息项目的监理工作。

信息系统工程的概念是比较宽泛的，主要包括弱电工程、机房建设、计算机及网络设备采购、卫生信息化软件的设计与开发、系统运维、信息安全等几个方面。信息安全包括网络安全、数据安全、应用安全等。信息安全的基础是网络安全。

网络安全等级保护制度是我国的一项基本制度。网络安全等级保护测评是保障网络安全的重要途径。网络安全等级保护的核心标准 GB/T 22239—2019《信息安全技术　网络安全等级保护基本要求》中，明确提出了"应通过第三方工程监理控制项目的实施过程"的要求。信息系统工程中网络安全建设成为监理应重点关注工作内容之一。关于网络安全等级保护的相关知识将在第五节中专题介绍。

第一节　卫生信息项目监理概述

随着信息技术的发展，信息技术已渗透到社会的各行各业、各个领域。卫生行业也不例外。卫生信息化、数字医疗等信息技术在医疗行业不断发扬光大，卫生信息化项目逐步增多，投资力度不断加大。卫生信息化项目开始向云计算、大数据、移动互联网方向发展。卫生信息化项目是信息系统工程项目，需要信息系统工程监理单位提供专业化的监理服务。

一、信息系统工程监理

（一）信息系统工程监理的产生

从新中国成立至 20 世纪 80 年代初，属计划经济时代，固定资产投资基本上是由国家统一安排计划，由国家统一财政拨款。项目管理采用两种方式：一般建设工程，由建设单位自己组成筹建机构，自行管理；重大建设工程，从相关单位抽调人员组成工程建设指挥部，对其进行管理。

20 世纪 80 年代我国进入了改革开放时期，开始向市场经济转变，改革传统的建设工程管理形式，势在必行。否则，难以适应经济发展和改革开放的新要求。建设部于 1988 年发布了《关于开展建设监理工作的通知》，明确提出要建立建设监理制度。建设监理制度作为工程建设领域的一项改革举措，旨在改变陈旧的工程管理模式，建立专业化、社会化的建设监理机构，协助建设单位做好项目管理工作，提高建设水平和投资效益。

监理工作、监理企业是我国在计划经济向市场经济转变的过程中，在建设领域应运而生的，并取得了有目共睹的显著成效，直接促进了工程监理业的繁荣发展。这也导致了在信息系统建设、通信业工程建设等方面监理的出现。

1995 年原电子工业部出台了《电子工程建设监理规定（试行）》文件，1996 年深圳市成立了全国第一家信息工程质量监督机构——信息工程质量监督检验总站。

2002 年 12 月信息产业部颁布了《信息系统工程监理暂行规定》，我国信息工程监理开始迈向科学化、专业化和规范化。在我国出现一个新的第三方的服务行业，很快涌现了一批监理机构和执业人员，信息系统工程监理工程师也逐步成为了国民经济和社会信息化的"护航者"。

信息系统工程监理是借鉴建筑工程监理的管理模式，建立的信息系统工程监理制度。作为一个制度的建立，要有明确的监理内容、监理规范和标准；要产生监理机构，有符合要求的、具备监理资质的监理公司，以及对专业的监理从业人员的培训和管理。

（二）信息系统工程监理的概念

就"监理"这两个字来看，"监"是监视、督察的意思，进一步延伸，有视察、检查、评价、控制、纠偏、督促使目标得以实现的意思；"理"通常指条理、准则。战国韩非子认为："理者，成物之文也"。"理"指规律，也有梳理的含义，侧重于计划、组织、指挥、控制、协调等。以此引申监理的含义：以某项规范或准则为依据，对一项行为进行监视、督察、控制和评价。当然，这是由一个执行机构或是一名执行者来实施的行为，这个机构或执行人也可以称作监理。因此，监理的含义可以更全面地表述为一个执行机构或执行者，依据准则，对某一行为的有关主体进行督察、监控和评价，同时还要采取组织、协调、控制、措施完成任务，使主办人员更准确、更完整、更合理地达到预期的目标。

信息系统工程监理是指依法设立具备相应资质的信息系统工程监理单位，受业主单位委托，依据国家有关法律法规、技术标准和信息系统工程监理合同，对信息系统工程项目实施的监督管理。

监理的管理权限源于国家法律法规、监理准则、监理规范、委托监理合同和业主的授权。作为独立的第三方，应认真履行委托监理合同，对工程项目采取有效的组织协调和控制，实现工程项目的质量、进度、投资目标。

二、监理服务的性质

信息系统工程监理不同于建设行政主管部门的监督管理。后者的行为主体是政府部门，它具有明显的强制性，是行政性的监督管理。同样，总承包单位对分包单位的监督管理也不能视为工程监理。监理服务具有下列性质。

（一）服务性

它不同于承建单位的直接生产活动，也不同于建设单位的直接投资活动，它不像建设单位承包工程，不参与承建单位的利益分成，它获得的是技术服务性的报酬。信息系统工程监理的服务客体是建设单位的信息系统工程项目，服务对象是建设单位。这种服务性的活动是严格按照委托监理合同和其他有关工程建设合同来实施的，受法律约束和保护。

（二）科学性

监理的科学性体现为其工作的内涵是为工程管理与工程技术提供智力的服务。这种服务具有较强的专业性，监理公司、监理从业人员需要满足相应的专业和资质要求。

（三）公正性

成为建设单位与承建单位之间公正的第三方，既要保护建设单位利益，也不能损害被监理单位的利益，要公正地维护双方的合法权益。

（四）独立性

与建设单位、承建单位之间的关系是一种平等主体的关系，应当按照独立自主的原则开展监理活动。

三、监理服务的原则

监理工作必须要有依据、有原则。监理单位必须遵守国家有关经济政策、法律、规章以及地方行政管理部门制定的有关工程监理的规定。以"守法、诚信、公正、科学"为执业准则，维护建设单位与承建单位的合法权益。

监理工程师的主要监理依据包括国家的法律、法规、行政文件、相关标准规范、合同、招投标文件以及有效的变更文件等。通过对工程项目的质量控制、进度控制和投资控制，提高项目的投资效益及工程管理水平，使监理工作法制化、标准化、规范化、程序化，以第三方的公正立场来处理监理实施中发生的一切问题。有关技术问题，都必须有科学的依据，凭数据说话，不能凭感观、凭想象、凭经验来处理，而是根据测验的数据来判定是非。

监理人员按照"科学公正的监理、诚信守法的服务"原则，认真贯彻执行有关监理的各项方针、政策、法规，制订详细的监理工作计划，明确岗位职责，实现对工程质量、工程进度、工程费用的三大目标控制。工程质量达到优良。

四、监理的任务与作用

卫生信息项目具有一般信息系统工程的特点，也具有卫生行业特征。卫生信息项目一般包括弱电工程、机房建设、计算机及网络设备采购、卫生信息化软件的设计与开发、系统运维、信息安全等几个方面。采用监理制度对卫生信息项目的管理更加科学化、规范化。监理在卫生信息项目的咨询、过程控制、关系协调、投资控制等诸多方面发挥着重要的作用。

（一）卫生信息项目监理的任务

卫生信息项目监理的主要任务是对项目承建方进行全过程监督、管理、指导、评价，并采取相应的组织措施、技术措施、经济措施和合同措施，确保项目的建设行为合法、合理、科学、经济，使建设进度、投资、质量达到建设合同规定的目标。

卫生信息项目的监理服务贯穿于工程准备阶段、工程设计阶段、工程实施阶段、工程验收阶段等全过程，概括起来监理的任务是"四控、三管、一协调"。"四控"是指质量控制、进度控制、成本控制和变更控制；"三管"是指合同管理、信息管理和安全管理；"一协调"是指沟通协调。

（二）卫生信息项目监理的作用

采用监理制度对卫生信息项目的管理更加科学化、规范化。监理在卫生信息项目的咨询、过程控制、关系协调、投资控制等诸多方面发挥着重要的作用。

1. 专业的咨询服务，为领导决策提供依据 卫生信息项目监理从事项目管理工作，是一种高智能的有偿技术服务，我国的工程监理术语属于项目管理的范畴。在国际上把这类服务归为工程咨询（工程顾问）服务。监理有义务提供咨询服务，监理单位及监理工程师具备相应的资质，具有工程知识，更熟知相关的法律法规和技术标准，监理单位还有强大的专家团队，做技术支持，可以为业主单位决策层领导提供专业的咨询意见，为领导决策提供依据，减少决策失误。

2. 实时了解项目动态，关键技术环节把关 监理工作有一整套监理规范和监理制度。监理的报告制度要求及时为业主单位提供监理周报、月报及阶段报告和专题报告，使业主单位的管理人员能及时掌握工程进度、工程状态，及时发现问题，及时解决问题。在项目执行过程中，监理帮助业主单位更合理地保证工程的质量、进度、投资，并能科学、客观地处理好这些要素之间的关系。在项目建设全过程中，帮助或代表业主监督工程实施，对项目建设的过程进行控制，以保障工程质量。监理单位有专业的专家团队对项目中的技术方案评审评价，对各技术环节、关键工序进行技术把关。

3. 组织协调，保证项目顺利实施　监理可以协调业主单位和承建单位之间的关系，协调不同分包之间的关系，确保各方沟通顺畅有效。在卫生信息项目建设中，很多时候业主单位和承建单位之间、各个分包的承建单位之间有许多问题存在争议，各方都希望由第三方给予公正、恰当、权威的评价。这就需要监理单位通过专业的技术评审和组织机制来协调争议，保障工作顺利进行。

4. 投资控制，保障资金使用安全、合理　在确保质量、安全和有效性的前提下，合理地安排进度和投资，保障项目目标清晰，分项、分步明确，对项目资金使用进行评审，提供咨询意见，保护业主单位利益，节约项目资金。

5. 文档齐全，审计方便　卫生信息项目监理的作用最终体现在项目验收和移交时的齐备文档。监理汇总项目所有过程管理文档和相关的文件资料，形成监理卷宗，任何时候可以对项目的决策行为进行追溯，项目文档齐备，资料完整，才能够顺利通过项目验收和审计。

第二节　卫生信息项目监理的标准规范

信息工程监理工作必须遵循国家相关的标准规范，必须依据相关法律、法规、行政文件、相关的国家标准规范及合同、招投标文件等。

一、信息项目监理管理规范和要求

（一）监理的资质规范

为推进国民经济和社会信息化建设，加强信息系统工程监理市场的规范化管理，确保信息系统工程的安全和质量，信息产业部在 2002 年 12 月 15 日颁布并实施《信息系统工程监理暂行规定》（信部信［2002］570 号）。2003 年 4 月 1 日发布并实施了《信息系统工程监理单位资质管理办法》和《信息系统工程监理工程师资格管理办法》（信部信［2003］142 号）配套文件。

2012 年 5 月 2 日，工业和信息化部颁布并实施了《信息系统工程监理单位资质等级评定条件（2012 年修订版）》（工信计资［2012］8 号）和《信息系统工程监理单位资质等级评定条件实施细则》（工信计资［2012］9 号）文件。文件中规定监理单位分为甲级、乙级、丙级和丙级（暂定）四种资质。此外，还要求监理单位必须是在中华人民共和国境内注册的企业法人，产权关系明确，不得拥有计算机信息系统集成企业资质，以及在监理项目实施过程中运用信息系统检测分析工具和仪器设备对信息系统工程进行检测。

2020 年 7 月 28 日，中国电子企业协会发布了 T/CEEA PJ.001—2020《信息系统工程监理　服务评价　第 1 部分：监理单位服务能力评估规范》团体标准，按照信息系统工程监理单位具备的基本要求和综合得分要求，将监理单位资质分为 4 个级别，由高至低依次为甲级、乙级、丙级、丁级。

（二）监理的资质要求

在《信息系统工程监理单位资质等级评定条件（2012 年修订版）》（工信计资［2012］8 号）里规定的监理单位的管理能力包括管理体系、管理系统和企业负责人的工作经历三方面。管理体系包括质量管理体系（如 GB/T 19001-ISO9001、GB/T 24405.1/ISO/IEC 20000-1 和 CNAS）、项目管理体系和客户服务体系；管理系统是指实现内部办公及项目的信息化管理；企业负责人的工作经历是指企业主要负责人、技术负责人和财务负责人的职称及工龄要求。

《信息系统工程监理　服务评价　第 1 部分：监理单位服务能力评估规范》中，将监理单位服务能力评估指标划分为单位基本情况（发展历程、注册资本或开办资金或所有者权益合计金额、固定办公场所）、财务基本情况（信息系统工程监理及相关信息技术服务收入占比、收入规模、财务状况、盈利能力）、信用信誉情况（近三年单位信用和信誉、近三年单位受到的惩处记录、近三年单位受到中国电子企业协会处罚记录）、项目完成情况（近三年信息系统工程监理项目完成情况、服务领域、服务地域、服务满意度、技术咨询能力）、管理能力情况（取得 ISO9001 认证情况、取得其他管理体系认证情况、单位负责人情况、主要技术负责人情况、财务负责人情况）和技术能力情况（技术人员情况、技术培训投入、监理人员情况、采用信息系统对项目进行管理的情况、知识库管理情况、对客户的业务规范和业务流程研究的情况、参与标准研制的情况）等 6 类 27 项指标及评估分值，并对各级别提出了具体的要求及综合得分要求。

（三）从业人员能力要求及评价

《信息系统工程监理工程师资格管理办法》曾经规定监理工程师资格管理工作由信息产业部计算机信息系统集成资质认证工作办公室具体组织实施。申请监理工程师资格需具有大学本科学历，两年以上从事信息系统工程设计、实施、监理工作经历；或者具有大专学历，四年以上从事信息系统工程设计、实施、监理工作经历；参加信息产业部统一组织的监理工程师资格考试合格后，经部资质管理办公室审核，由信息产业部批准，颁发《信息系统工程监理工程师资格证书》。

在已发布的 T/CEEA JC.001—2020《信息系统工程监理服务标准体系》、T/CEEA PJ.001—2020《信息系统工程监理　服务评价　第 1 部分：监理单位服务能力评估规范》基础上，继续根据标准体系的要求加快其余各项标准的制定进度。其中包括"第 2 部分：从业人员能力要求""第 3 部分：从业人员能力评价指南"。

二、信息系统工程监理的标准

（一）监理国家标准

国家电子政务标准化总体组（由国务院信息化工作办公室和国家标准化管理委员会联合组成）于 2002 年 5 月发表的《电子政务标准化指南》（第一版）中，明确提出进行"信息化工程监理规范"研制的项目，并于同年 8 月 29 日成立了该规范的研制项目工作组。在研制过程中工作组成员发现信息化工程技术本身包括的范围广，而且发展迅速，不是一项标准就能概括全部。因此，就采用了按各部分逐步进行编制的策略，即形成了在《信息化工程监理规范》总标题下设立各部分具体的信息化工程监理规范。自 2005 年 2 月发布《信息化工程监理规范　第 1 部分：总则》起，陆续发布并修订了 6 部分规范。最新的监理国家标准如下。

GB/T 19668.1—2014《信息技术服务　监理　第 1 部分：总则》：规定了信息系统工程建设与运行维护中信息系统工程监理及相关技术服务的一般原则。

GB/T 19668.2—2017《信息技术服务　监理　第 2 部分：基础设施工程监理规范》：规定了基础设施工程新建、升级和改造中各阶段的监理目标、监理内容和监理要点。

GB/T 19668.3—2017《信息技术服务　监理　第 3 部分：运行维护监理规范》：规定了运行维护监理及相关信息技术服务的监理要求、监理内容和监理要点。并按照基础设施、软件、数据和信息安全四类运行维护服务给出了具体的监理要点。

GB/T 19668.4—2017《信息技术服务　监理　第 4 部分：信息安全监理规范》：规定了信息系统工程新建、升级、改造过程中各阶段信息安全监理工作的主要目标、内容和要点。

GB/T 19668.5—2018《信息技术服务　监理　第 5 部分：软件工程监理规范》：规定了软件工程监

理在规划设计、招标、设计、实施、验收阶段的监理要求,监理服务内容和要点,以及监理文档要求。

GB/T 19668.6—2019《信息技术服务　监理　第 6 部分:应用系统:数据中心工程监理规范》:规定了应用系统中数据中心工程监理的过程和相关服务。适用于面向应用系统的数据中心建设工程的招标、设计、实施和验收过程的监理服务[不包含场地(机房)和其他基础设施的监理]。

(二)相关法规、行政文件及标准

除监理国家标准以外,监理过程中,还需遵守相关法律、法规、行政文件,以及其他一些标准规范。

其中,法律、法规主要包括《中华人民共和国合同法》《中华人民共和国招标投标法》《中华人民共和国政府采购法》《中华人民共和国政府采购法实施条例》《中华人民共和国民事诉讼法》《中华人民共和国网络安全法》《中华人民共和国保守国家秘密法》等。

行政文件一般指行业的相关规定,如《关于印发基层医疗卫生机构管理信息系统建设项目指导意见的通知》(发改办社会〔2012〕991 号)、《基于健康档案的区域卫生信息平台建设技术解决方案(试行)》等。

相关标准还包括 GB/T 45001—2020《职业健康安全管理体系　要求及使用指南》,GB/T 24001—2016《环境管理体系　要求及使用指南》,以及与建设内容相关的技术标准,如 GB 50462—2015《数据中心基础设施施工及验收规范》、GB/T 50312—2016《综合布线系统工程验收规范》、GB/T 25000.23—2019《系统与软件工程　系统与软件质量要求与评价(SQuaRE)　第 23 部分:系统与软件产品质量测量》等。

第三节　卫生信息项目监理工作内容

卫生信息项目监理的主要任务是对项目进行全过程的监督、管理、指导、评价,确保建设质量达到合同规定的目标。监理服务贯穿于工程准备阶段、工程设计阶段、工程实施阶段、工程验收阶段。监理的工作内容概括为“四控、三管、一协调”:“四控”是指质量控制、进度控制、成本控制和变更控制;“三管”是指合同管理、信息管理和安全管理;“一协调”是指沟通协调。

一、质量控制

卫生信息项目监理过程中的质量控制是指在力求实现项目总目标的过程中,为满足项目总体质量要求所展开的有关的监督管理活动。质量控制是一个系统过程,包括项目实施过程的质量控制以及项目实施结果与服务的质量控制。

质量控制就是监理工程师采取有效的措施,监督项目的实施过程以及具体的实施结果,判断是否符合有关的质量标准,并确定消除产生不良结果的方法。质量控制贯穿于项目建设的始终,是卫生信息项目监理的重点。

质量控制具体包括对承建单位的系统开发计划、系统设计、实施方案进行审查,并请专家委员会对开发计划、设计、实施方案进行评审。检查系统设计是否符合国家相关部门制定的相应规范,检查是否符合投标书及合同要求。对出现的实施差异,设计方案出现的质量问题签署整改意见,责成有关单位解决,并进行跟踪记录;解决问题后,进行问题复核检查,直到问题彻底解决,保证对方案设计阶段实施质量控制。

二、进度控制

根据承建方提交的进度计划,监理方绘制双代号网络图,找出本项目的关键路径。在关键路径上的工序是关键工序,没有时差。若在关键路径上出现工期延误势必影响整体进度。这样的关键工序就是进度控制点。而管理好这些进度控制点的重点就是把握好它的紧前工作,因为紧前工作是它的必要条件,只有紧前工作完成了才有条件进行下一步的关键工序工作,才能保证进度计划的顺利执行,否则就会延误工期。

审核承建单位的进度分解计划,确认分解计划可以保证总体计划目标;对于设备安装调试和软件开发过程中出现的可能影响进度的情况,及时向业主方通报并提出处理意见;对项目实施进度进行实时跟踪,并要求承建单位对进度计划进行动态调整,以确保项目的阶段和总体进度目标的实施;当工期严重偏离计划时,应及时指出,并提出对策建议,同时督促承建单位尽快采取措施。

三、投资控制

投资控制也叫成本控制,是在项目实施过程中,尽量使项目实际发生的成本控制在预算范围之内的一项监理工作。投资控制不能脱离技术管理和进度管理独立存在,相反要在成本、技术、进度三者之间做综合平衡。及时、准确的成本、进度和技术跟踪报告,是项目经费管理和投资控制的依据。投资控制就是保证各项工作要在它们各自的预算范围内进行。投资控制的基础是事先就对项目进行的投资预算。

投资控制通过对系统的总体设计方案以及详细设计的评估,确保投资控制在合理、性价比高的范围内。监理机构审查承建单位支付申请,给出审查意见。做到投资款的专款专用,监理单位有责任检查审查资金落实情况,协助业主方在各阶段如期拨付进度款。

四、变更控制

变更控制必须有一个完备的变更控制系统。变更控制系统是一个正式的文档化的过程,用来描述项目文档是在何时以及怎样发生变更的。这个系统还反映了被授权作出变更的相应人员、要求的文件,以及所有项目会用到的、自动的或人工的跟踪系统。

变更控制系统包括一个变更控制委员会、配置管理和变更信息的沟通过程。

变更控制委员会的重要职能是为准备提交的变更请示提供指导,对变更请示作出评价,并管理经批准的变更的实施过程。

配置管理主要是进行技术上的管理,对产品的功能和设计以及辅助文档进行确认和控制。

沟通是运用书面的和口头的执行绩效报告进行项目变更的确认和管理工作。变更控制系统必须有一个很好的信息系统,用于及时通知受项目变更影响的每一个人,同时对项目变更的执行进行监控。

对于大型项目来说,可以成立一个由所有有关人员组成的变更控制委员会处理变更申请。对于小项目而言,可以指定一个项目小组负责。

变更控制原则是任何变更都要得到三方(建设单位、监理单位和承建单位)书面的确认,并且要在接到变更通知单之后才能进行,严禁擅自变更,在任何一方或者两方同意下做出变更而造成的损失应该由变更方承担。变更控制贯穿于整个项目的各个阶段,与质量控制、投资控制、进度控制密切相关。

五、合同管理

合同管理的原则是指监理单位在信息系统工程监理过程中针对各类合同的管理遵循的宗旨,贯穿合同管理的全过程,包括事前预控原则、实时纠偏原则、充分协商原则和公正处理原则。

(一)事前预控原则

事前预控的目的是进行项目风险预测,并采取相应的防范性对策,尽量减少承建单位提出索赔的可能。

1. 熟悉设计图纸、设计要求、标底,分析合同构成因素,明确项目费用最易突破的部分和环节,从而明确控制投资的重点。

2. 预测项目风险及可能发生索赔的诱因,制订防范对策,减少索赔的发生。

3. 按照合同规定的条件,如期开工,正常实施,不要违约造成索赔条件。

4. 按合同要求,如期、如质地提供相应的材料、设备到现场,不要违约造成索赔条件。

5. 按合同要求,及时提供设计图纸等技术资料,不要违约造成索赔条件。

（二）实时纠偏原则

监理单位在实施过程中,应及时纠正发现的承建单位错误和不当的做法及一些违反信息系统工程合同约定的行为。如项目进度慢、产品质量缺陷等问题,实时给相关方提出意见和建议,必要时可向建设单位提出。

（三）充分协商原则

在合同管理过程中,如果合同双方因合同的履行发生争议,如项目变更、延期的提出,合同一方提出索赔要求等,监理工程师应认真研究分析报告,充分听取建设单位和承建单位的意见,主动与双方协商,力求取得一致同意的结果。这样做不仅能圆满处理好双方争端,也有利于顺利履行和完成合同。当然,在协商不成的情况下监理工程师有权作出监理决定。

（四）公正处理原则

监理工程师在进行合同管理时,应恪守职业道德,本着客观、公正的态度,以事实为依据,以合同为准绳,作出公正的决定。诸如在索赔过程中,合理的索赔应予以批准,不合理的索赔应予以驳回。

六、信息管理

信息管理是卫生信息项目监理的一项重要职责,整理、记录、归档招标人与承建单位来往的文件、合同、协议及会议记录、电话记录、监理日志、监理月报、监理报告等各种文档。

对于文件信息的管理,有一套系统的项目文档管理规范。指导监理的信息管理工作,做好项目建设的监理日志及项目大事记;做好项目协调会、技术研讨会等各类会议纪要;管理好实施期间各类技术文件;做好项目监理周报及专题监理报告;组织阶段性项目总结;保管好各承建单位提交给监理单位的技术文件;提交验收所需的管理文档汇编等。

严格规范实施期间的各类文档的审查工作,并管理好期间的各类技术文件。建立安装调试工作的过程文件,按时提供给业主方。向业主方按时提供监理工作周报及专题报告。向承建方提出验收所需的管理文档汇编要求,并提交汇编后的整套监理文件。

七、安全管理

安全管理包括信息安全管理和施工安全管理两部分。

信息安全管理在卫生信息项目管理中非常重要,项目相关资料、验收资料应妥善保管,建立信息安全检查制度,对于与重要应用系统相关的设备资料、系统相关文档进行安全性检查,对系统的信息安全状况进行评估,填写检查单,发现问题及时与业主单位进行沟通,给出解决问题的方法和建议,确保信息安全得到有效控制。

施工安全管理,要求建立安全生产、文明施工体系,采取文明施工措施,落实安全设计、安全施工方案,签署安全生产、文明施工责任状;检查实施方案与承建合同、安全设计方案的一致性,并提出监理意见;保证工程中的各项安全措施实施符合信息化工程的总体时间安排,在时间进度上合理、有效;如工程实施中存在重大变更,监理单位应督促承建单位对系统安全性进行再评估。

依据承建合同、安全设计方案、实施方案、实施记录、国家或地方相关标准和技术指导文件,对工程进行安全符合性检查,以验证项目是否实现了项目设计目标和安全等级要求。

八、组织协调

组织协调工作是监理工作的重要组成部分。组织协调工作的目标是使项目各方充分协作,有效地执行承建合同。进行组织协调的监理方法主要有监理会议制度和监理报告制度。沟通工具有监理通知单和干系人联系表等。只有进行有效的组织协调,项目内各专业、各项资源才能有机地配合,才能确保项目成为一体化运行的整体。

第四节 监理组织机构及监理制度

卫生信息项目建设方与监理公司签订监理合同,监理公司成立相应的监理组织机构。对卫生信息项目实施监理工作。

一、监理机构

监理机构负责执行项目的监理合同,并将严格按照合同履行监理职责,在完成合同约定的监理任务前不会解散。一般监理机构的构成如图 15-1 所示。

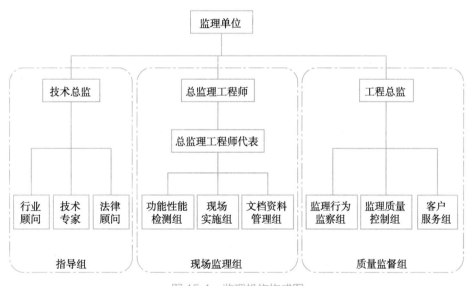

图 15-1 监理机构构成图

二、现场监理组人员的责任与权利

现场监理组监理人员包括总监理工程师、总监理工程师代表(必要时配备)、监理工程师、监理员。

（一）总监理工程师职责

由监理单位法定代表人书面授权,全面负责监理及相关服务合同的履行,主持监理机构工作的监理工程师,称为总监理工程师。应履行的职责如下。

1.确定监理组织机构人员的分工并书面授权总监理工程师代表。

2.主持编写项目监理规划,审批项目监理实施细则。

3.负责管理监理组织机构的日常工作,定期向监理单位报告。

4．检查和监督监理人员的工作，根据工程的进展情况可进行监理人员调配，对不称职的监理人员应调换其工作。

5．主持监理工作会议，签发工程监理机构的文件和指令。

6．审查承建单位及运维服务供方单位的资质，并提出审查意见。

7．审定承建单位的开工申请、系统实施方案、施工进度计划。

8．组织编制并签发监理月报、监理工作阶段报告、专题报告和工程监理及相关服务项目工作总结。

9．主持审查和处理工程变更及运维服务过程的变更。

10．参与工程质量事故和其他事故调查。

11．审查承建单位竣工申请，组织有关人员进行竣工测试验收，签认竣工验收文件；审核运维服务的评价与认定结果。

12．主持整理工程项目及相关服务项目的监理资料。

13．审核签认承建单位或运维服务供方单位的付款申请、付款证书和竣工结算或运维服务供方单位的项目结算。

14．调解业主单位与承建单位或运维服务供方单位的合同争议，参与索赔的处理，审批工程及相关服务项目的延期。

15．组织业主单位和承建单位完成工程移交或运维服务供方单位的项目成果的移交。

（二）总监理工程师代表职责

由总监理工程师书面授权，代表总监理工程师行使其部分职责和权力的监理工程师，称为总监理工程师代表。总监理工程师代表不得从事以下总监理工程师的工作。

1．主持编制监理规划，审批监理细则。

2．调解业主单位和承建单位或运维服务供方单位的合同争议，参与索赔的处理，审批工程及相关服务项目的延期。

3．根据工程项目的进展情况进行监理人员的调配，调换不称职的监理人员。

4．审核签认承建单位或运维服务供方单位的付款申请、付款证书和竣工结算或运维服务供方单位的项目结算。

（三）监理工程师职责

监理单位正式聘任的，取得国家相关主管部门颁发的信息系统工程监理工程师资格证书的专业技术人员，称为监理工程师。应履行的职责如下。

1．负责编制监理规划中本专业部分的内容及本专业的监理细则。

2．负责本专业监理工作的具体实施。

3．组织、指导、检查和监督监理员的工作。

4．协助总监理工程师审查承建单位或运维服务供方单位涉及本专业的计划、方案、申请、变更。

5．负责核查工程及相关服务项目中所用的设备、材料和软件。

6．负责本专业监理资料的收集、汇总及整理，参与编制监理月报。

7．定期向总监理工程师提交本专业监理工作实施情况报告，对重大问题及时向总监理工程师报告。

8．负责本专业工程量及相关服务项目工作量的审核。

9．协助组织本专业分系统工程及相关服务项目的测试、验收。

10．填写监理日志。

（四）监理员职责

经过监理及相关服务业务培训，具有同类工程师相关专业知识，从事具体监理及相关服务工作的人员，称为监理员。

1．在监理工程师的指导下开展监理工作。

2．协助监理工程师完成工程量及工作量的核定。

3．担任现场监理工作,发现问题及时向监理工程师报告。

4．对承建单位或运维服务供方单位实施计划和进度进行检查并记录。

5．对承建单位或运维服务供方单位实施过程中的软件和设备安装、调试、测试进行监督并记录。

6．填写监理日志。

三、监理工作制度

(一)会议制度

监理会议可以分为监理例会和监理专题会议两种类型。

1．**项目启动会**　项目启动会属监理例会类型,是一种特殊的监理例会。项目启动会是在项目开始启动时召开,由业主单位、承建单位和监理机构参加的首次会议,它是项目正式开始的标志。会议的目的是让项目参与方对该项目的整体情况(包括项目建设背景、项目总体规划及项目团队成员等信息)有一个清晰的认识和了解,让项目各主要联系方清楚各自的职责和义务,在项目建设过程中所需要的支持和配合给予承诺,确认各方各级授权签字人,让三方就项目建设的相关事宜达成共识。

2．**监理例会**　监理例会是由监理机构主持,有关单位参加的,针对质量、进度、投资和合同、文档资料管理,以及协调各方工作关系等事宜定期召开的会议。一般以周为单位召开,会议内容为总结上次例会以来的工作,安排下一个周期的工作内容,通报项目风险及发现问题等项目相关情况,研究解决问题举措等。

3．**专题会议**　专题会议是为解决专门问题而召开的会议,由总监理工程师或总监理工程师代表主持。专题会议通常包括技术讨论会、现场协调会、紧急事件处理协调会和技术评审会等。

监理机构依据现场进度情况,定期或不定期主持召开不同层级的现场协调会议,解决工程某个过程中的互相配合的问题。在协调会上通报重大变更事项,解决业主单位与承建单位之间的重大配合问题,通报进度状况,处理工作中的交接、场地与共用设施使用方面的矛盾。

对于突发性变更事件引起的进度问题,监理机构组织召开紧急协调会议,督促各方采取应急措施赶上进度要求,使项目的开发能按预期的进度完成。

根据项目的实际情况,在承建单位完成关键阶段的工作时,监理机构及时组织专家,会同业主单位对阶段性成果进行评审,以便在评审通过后承建单位能及时转入下一阶段的建设。

(二)监理报告制度

建立项目汇报制度是保证工程顺利进行的有效方法,可以使工程实施处于透明的可监控状态。承建单位有责任定期或不定期地向业主单位和监理机构提交工程进展情况报告,同时提交下一阶段的工程实施计划,监理机构协同业主单位审核工程的进度与质量,向业主单位提交监理意见并反馈给承建单位,以此建立项目各方密切的联络,保证项目有计划、有步骤、稳妥地向前推进。

监理机构也应该定期向业主单位报告项目进展情况、项目中存在的问题等。主要的监理报告有监理周报、监理月报、监理专题报告、监理阶段报告、阶段总结等形式。

1．**监理报告**　监理机构通常按时向业主提交监理周报和监理月报。监理周报和监理月报、里程碑阶段报告是对上一周、上一月或上一阶段监理工作的总结,主要内容包括项目概况、大事记、进度控制、质量控制、投资控制、合同变更情况、协调工作情况、风险识别和风险提示及工作计划等。

2．**监理专题报告**　专题报告是针对项目本身的某一专题所作的专门报告。监理机构向业主单位定期或不定期提交以下监理专题报告。

(1)关于项目优化设计、项目变更的建议。

（2）投资情况分析预测及资金、资源的合理配置和投入的建议（如利用增值分析进行的投资和进度跟踪的预测）。

（3）项目进度预测分析报告。

（4）识别风险和提示报告风险。

四、监理工作方法

（一）评审

评审工作，贯穿于项目的始终，从项目准备阶段的实施方案、质量管理计划、进度计划评审，到实施阶段的（例如软件开发）需求方案、概要设计、详细设计、数据库设计、编码设计等的评审，以及验收阶段的测试计划、测试方案、培训计划、验收方案、竣工文档等的评审，通过专家评审或三方联合评审的方式，可以及时发现重大问题，并给出处理意见。

（二）测试

测试是信息系统工程质量控制中重要的手段之一，这是由信息系统工程的特点所决定的，信息系统工程一般由网络系统、主机系统、应用系统组成，而这些系统的质量到底如何，只能通过实际的测试才能知道，因此测试结果是判断信息系统工程质量最直接的依据。常见的测试有主要系统设备的加电测试、综合布线的电器测试、网络系统验收测试、安全设备集成测试、软件系统功能（性能）测试等。

（三）旁站

所谓旁站，是在关键部位或关键工序施工过程中，由监理人员在现场进行的监督或见证活动。旁站是监理人员控制工程质量、保证项目目标实现必不可少的重要手段。旁站往往是在那些出现问题后难以处理的关键过程或关键工序进行。现场旁站通常设置在网络综合布线、设备开箱检查、网络设备集成、机房建设、需求调研、安装部署、培训等方面。

（四）抽查

抽查是对同一批次的产品或者同一施工工艺按照一定的抽样方法进行质量控制的手段。利用科学抽查手段可以在保证项目质量的同时加快施工进度。信息系统工程建设过程中的抽查主要针对计算机设备、网络设备、软件产品、其他外围设备的到货验收检查，以及对项目实施过程有可能发生质量问题的环节随时进行检查。例如某种设备到货数量过多时，可参照国家有关产品抽样检测的标准 GB/T 2828.1—2012《计数抽样检验程序　第 1 部分：按接收质量限（AQL）检索的逐批检验抽样计划》，抽取一定数量的设备进行检测。

（五）协调

组织协调与目标控制密不可分，以保证业主单位项目成功实施为目标，是实现项目目标控制不可缺少的方法和手段，是重要的监理措施之一。协调是指联合、调和所有的活动及力量，沟通项目各方工作关系，也是对项目的"界面管理"，即为主动协调相互作用的若干系统间的能量、物质和信息交换，以实现系统目标的活动。例如，合同履约过程中发生质量问题、出现变更或实际进度延期时，通过沟通协调使各方达成一致意见。

五、卫生信息项目监理工作流程

（一）项目变更工作流程

项目变更是指在卫生信息项目建设的实施过程中，由于项目环境或者其他的原因而对项目的部分或全部功能、性能、架构、技术指标、集成方法、项目进度等方面作出的改变。项目变更工作流程如图 15-2 所示。

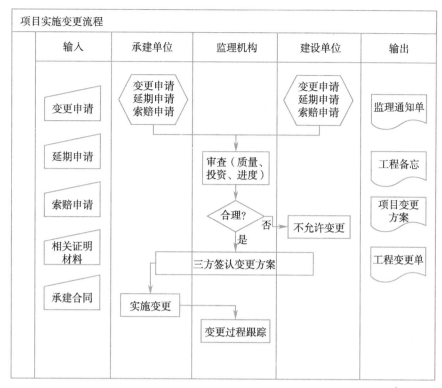

图 15-2 变更工作流程

变更申请单位向监理工程师提出变更要求或建议,提交书面工程变更建议书。项目监理机构应了解实际情况和收集与项目变更有关的资料,明确界定项目变更的目标,根据收集的变更信息判断变更的合理性和必要性。对于完全无必要的变更,可以驳回此申请,并给出监理意见;对于有必要的变更,三方进行协商和讨论,报变更控制委员会批准,下达变更通知书,并把变更实施方案告知有关实施部门和实施人员,为变更实施做好准备。

(二)支付款工作流程

建设单位支付承建单位工程款须按一定的程序进行。承建单位应通过项目有关管理人员要求建设单位支付工程款,提出付款申请。当到期支付承建单位工程款时,项目有关管理人员应向建设单位提供相应的证明文件和材料。如果承建单位未达到工程建设目标,监理单位将驳回承建单位要求支付工程款的请求,并由监理单位出具拒付报告交承建单位和建设单位。否则,监理单位依据合同支付条款及核定的工程量,出具监理支付意见。建设单位依据监理工程师的证明文件和材料决定是否支付承建单位工程款。项目付款流程如图 15-3 所示。

(三)项目验收工作流程

项目进入验收阶段,承建单位需向建设单位及监理单位提交正式的验收申请。建设单位及监理单位根据项目实际情况,审查承建单位的验收条件是否符合验收要求。如果不符合,则承建单位进行整改后重新提交验收申请。符合则由建设单位、承建单位及监理单位三方共同协商审定验收方案。承建单位依据验收方案提交符合验收要求的竣工文档,由用户进行系统实现情况签认,监理单位跟踪项目所有问题直至问题关闭。以上工作结束后,建设单位、承建单位及监理单位三方根据验收方案成立验收委员会,进行验收评审,并形成验收报告。项目验收通过后,承建单位必须按验收评审意见,做好后续工作,并在得到验收委员会或指定人员认可后,按合同或合同附件要求,将系统转交给业主单位。项目验收阶段工作流程如图 15-4 所示。

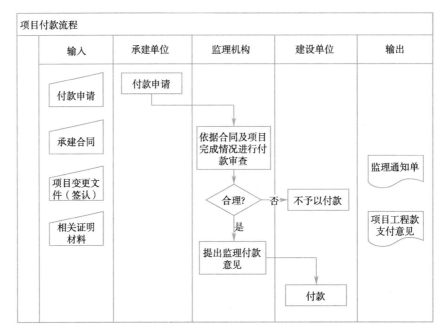

图 15-3 支付款流程

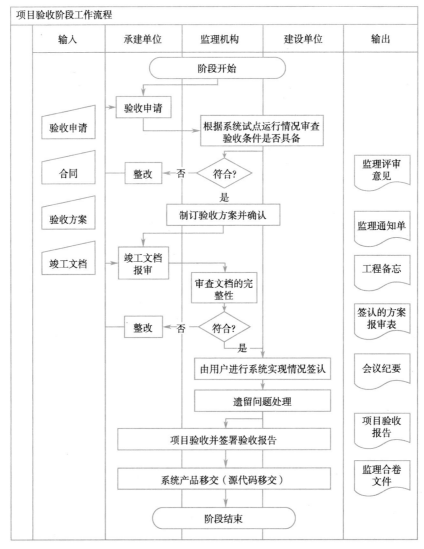

图 15-4 验收工作流程

第五节　网络安全

"没有网络安全就没有国家安全，没有信息化就没有现代化"，以习近平同志为核心的党中央高度重视网络安全和信息化工作。网络安全和信息化是"一体之两翼、驱动之双轮"，必须统一谋划、统一部署、统一推进、统一实施。

一、网络安全等级保护

2016 年 11 月 7 日，第十二届全国人民代表大会常务委员会第二十四次会议，表决通过了《中华人民共和国网络安全法》（简称《网络安全法》），并于 2017 年 6 月 1 日起施行。在中华人民共和国境内建设、运营、维护和使用网络，以及网络安全的监督管理，适用本法。

网络安全等级保护制度，是中华人民共和国的一项基本制度、基本国策，《网络安全法》首次以法律形式将其上升到了法律层面。网络安全等级保护工作分为定级、备案、建设整改、等级测评和监督检查五个环节，网络安全等级保护测评是网络安全等级保护工作的关键，是保障网络安全的重要途径。

最新发布的等级保护 2.0 核心标准 GB/T 22239—2019《信息安全技术　网络安全等级保护基本要求》的安全建设管理中，明确提出"应通过第三方工程监理控制项目的实施过程"的要求。

（一）网络安全保护等级

根据等级保护对象在国家安全、经济建设、社会生活中的重要程度，以及一旦遭到破坏、丧失功能或者数据被篡改、泄露、丢失、损毁后，对国家安全、社会秩序、公共利益，以及公民、法人和其他组织的合法权益的侵害程度等因素，等级保护对象的安全保护等级分为以下五级。

第一级：等级保护对象受到破坏后，会对相关公民、法人和其他组织的合法权益造成一般损害，但不危害国家安全、社会秩序和公共利益。

第二级：等级保护对象受到破坏后，会对相关公民、法人和其他组织的合法权益造成严重损害或特别严重损害，或者对社会秩序和公共利益造成危害，但不危害国家安全。

第三级：等级保护对象受到破坏后，会对社会秩序和公共利益造成严重危害，或者对国家安全造成危害。

第四级：等级保护对象受到破坏后，会对社会秩序和公共利益造成特别严重危害，或者对国家安全造成严重危害。

第五级：等级保护对象受到破坏后，会对国家安全造成特别严重危害。

（二）网络安全等级保护定级

《信息安全等级保护管理办法》规定，网络运营者应当在规划设计阶段确定网络的安全保护等级。

定级对象的安全主要包括业务信息安全和系统服务安全，与之相关的受侵害客体和对客体的侵害程度可能不同。因此，安全保护等级由业务信息安全和系统服务安全两方面确定。

（三）网络安全等级保护备案

《信息安全等级保护管理办法》规定，已运营（运行）的第二级以上信息系统，应当在安全保护等级确定后 30 日内，由其运营、使用单位到所在地设区的市级以上公安机关办理备案手续。新建第二级以上信息系统，应当在投入运行后 30 日内，由其运营、使用单位到所在地设区的市级以上公安机关办理备案手续。

《网络安全等级保护条例》（征求意见稿）规定，第二级以上网络运营者应当在网络的安全保护等级确定后 10 个工作日内，到县级以上公安机关备案。因网络撤销或变更调整安全保护等级的，应当在 10 个工作日内向原受理备案公安机关办理备案撤销或变更手续。

《信息安全等级保护管理办法》规定，办理信息系统安全保护等级备案手续时，应当填写《信息系统安全等级保护备案表》，第三级以上信息系统应当同时提供以下材料。

1. 系统拓扑结构及说明。

2. 系统安全组织机构和管理制度。

3. 系统安全保护设施设计实施方案或者改建实施方案。

4. 系统使用的信息安全产品清单及其认证、销售许可证明。

5. 测评后符合系统安全保护等级的技术检测评估报告。

6. 信息系统安全保护等级专家评审意见。

7. 主管部门审核批准信息系统安全保护等级的意见。

（四）网络安全等级保护测评

网络安全等级保护测评是指测评机构依据 GB/T 22239—2019《信息安全技术　网络安全等级保护基本要求》，通过访谈、核查、测试等手段对安全技术和管理各层面的安全控制进行整体性验证，确保信息系统的安全保护措施符合相应等级的安全要求，并且出具系统相应等级的网络安全等级保护测评报告。

受委托测评机构对定级对象的初次等级测评分为四项活动：测评准备活动、方案编制活动、现场测评活动、报告编制活动。具体如图 15-5 所示。

（五）网络安全等级保护标准

1. 重要标准

GB 17859—1999《计算机信息系统　安全保护等级划分准则》；

GB/T 22239—2019《信息安全技术　网络安全等级保护基本要求》；

GB/T 22240—2020《信息安全技术　网络安全等级保护定级指南》；

GB/T 25058—2019《信息安全技术　网络安全等级保护实施指南》；

GB/T 25070—2019《信息安全技术　网络安全等级保护安全设计技术要求》；

GB/T 28448—2019《信息安全技术　网络安全等级保护测评要求》；

GB/T 28449—2018《信息安全技术　网络安全等级保护测评过程指南》；

GB/T 36627—2018《信息安全技术　网络安全等级保护测试评估技术指南》；

GB/T 36958—2018《信息安全技术　网络安全等级保护安全管理中心技术要求》；

GB/T 36959—2018《信息安全技术　网络安全等级保护测评机构能力要求和评估规范》。

2. 其他相关标准

GB/T 21052—2007《信息安全技术　信息系统物理安全技术要求》；

GB/T 20269—2006《信息安全技术　信息系统安全管理要求》；

GB/T 20270—2006《信息安全技术　网络基础安全技术要求》；

GB/T 20271—2006《信息安全技术　信息系统通用安全技术要求》；

GB/T 20272—2019《信息安全技术　操作系统安全技术要求》；

GB/T 20273—2019《信息安全技术　数据库管理系统安全技术要求》；

GB/T 20282—2006《信息安全技术　信息系统安全工程管理要求》；

GB/T 20984—2007《信息安全技术　信息安全风险评估规范》；

GB/T 20985—2007《信息技术　安全技术　信息安全事件管理指南》GB/T 20985-2007 信息安全技术　信息安全事件管理指南；

GB/Z 20986—2007《信息安全技术　信息安全事件分类分级指南》;

GB/T 20988—2007《信息安全技术　信息系统灾难恢复规范》。

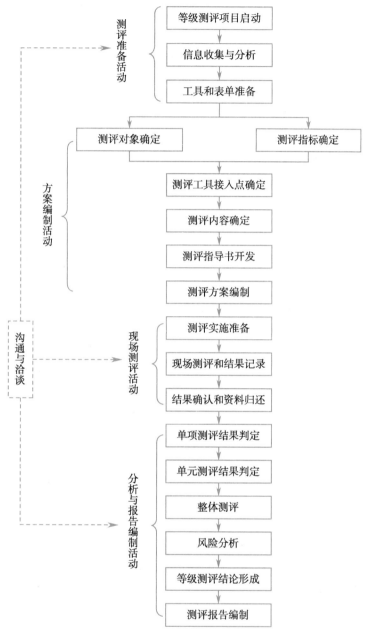

图 15-5　等级测评基本工作流程

二、商用密码应用安全性评估

密码作为网络空间安全保障和信任机制构建的核心技术与基础支撑,是国家安全的重要战略资源,也是国家实现安全可控信息技术体系弯道超车的重要突破口。商用密码技术是商用密码的核心,是信息化时代社会团体、组织、企事业单位和个人用于保护自身权益的重要工具。国家将商用密码技术列入国家秘密,任何单位和个人都有责任和义务保护商用密码技术的秘密。

（一）商用密码安全性评估

商用密码应用安全性评估（简称密评）是指在采用商用密码技术、产品和服务集成建设的网络和信息系统中,对其密码应用的合规性、正确性和有效性进行评估。开展密评,是国家网络安全和密码相关法律法规提出的明确要求,是法定责任和义务。

《商用密码应用安全性评估管理办法(试行)》第三条、第二十条规定"涉及国家安全和社会公共利益的重要领域网络和信息系统的建设、使用、管理单位(以下简称责任单位)应当健全密码保障体系,实施商用密码应用安全性评估"。

《密码法》第二十七条规定"法律、行政法规和国家有关规定要求使用商用密码进行保护的关键信息基础设施,其运营者应当使用商用密码进行保护,自行或者委托商用密码检测机构开展商用密码应用安全性评估"。

(二)密评的工作内容

密评系统的定级参照等级保护的系统定级。在编制和评审密码应用方案时,根据实际密码应用需求,合理确定相应密码应用安全保护等级。

1. 方案评估 对于新建/改造信息系统,密码应用建设方案/改造方案,一般由责任单位组织商用密码从业单位编写,包括密码应用解决方案、实施方案和应急处置方案。责任单位编写密码应用建设方案/改造方案后,应组织专家或委托密评机构对方案进行评估。

2. 系统评估 依据 GB/T 39786—2021《信息安全技术 信息系统密码应用基本要求》等标准,系统评估主要从物理和环境、网络和通信、设备和计算、应用和数据、密钥管理、安全管理等方面开展。

测评机构完成系统评估后,出具评估报告。在密评活动结束 30 个工作日内,将评估结果报密码管理部门等相关部门备案。

第六节 卫生信息项目监理案例

案例一:××新区中心医院区域健康平台建设项目

××市××新区中心医院是集医疗、急救、教学、科研、预防、康复及健康管理为一体的三级综合医院,是××市重要的医疗联合体成员单位。医院不断加强、完善医院信息化建设,在信息化建设过程中采用项目监理制度,取得一定成果。

(一)项目概述

按照国家及××省××新区医共体信息化建设相关规划,结合××新区具体情况,加强顶层设计,统一标准规范、整合信息资源、实现互联共享,提高卫生资源使用效率,以保障人民群众健康为中心,以深化医药卫生体制改革为主线,服务群众,方便管理,为实现人人享有基本医疗卫生服务的目标提供保障。××实验室受××市××新区中心医院委托,对本项目进行全过程监理工作。

(二)项目建设内容

××新区中心医院区域健康平台建设主要包括:①医共体服务信息平台、五大中心建设、九大应用系统建设,以及综合运营监管服务、医疗费用管控服务、面向居民的便民惠民服务建设;②基层医疗机构信息化改造,具体包括基本医疗服务信息系统、基本公共卫生服务信息系统、村卫生室信息系统、家庭医生签约服务信息系统及相关配套设施。

(三)监理工作内容

根据××新区中心医院区域健康平台项目实际情况,将整个工程的监理工作分为工程实施和工程验收两个阶段,监理机构通过现场监理管理和技术手段,从质量控制、进度控制、投资控制、变更控制、合同管理、信息管理、知识产权管理、协调八个方面做相应监理工作。

1. 工程实施阶段

（1）实施阶段的质量控制

1）需求分析阶段：要求承建单位为软件需求分析过程的实施制订详细的计划，并要求业主单位予以相应的配合。监理机构监督承建单位按照计划的要求开展软件需求分析活动，要求承建单位分析软件需求并形成文档。监理机构组织审核、联合评审、确认等方式，确认软件需求。

2）详细设计阶段：要求承建单位为软件详细设计过程的实施制订详细的计划。监理机构评审软件详细设计方案，评审结果形成监理意见。

3）培训阶段：要求承建单位确定培训的类型、水平以及需要培训人员的类别。应制订实施进度安排、资源需求和培训需求的培训计划，并形成文档。监理机构监督承建单位按照计划的要求开展培训阶段的活动。

4）系统试运行阶段：要求承建单位为系统试运行过程的实施制订详细的计划。协助业主单位的系统安装活动。监理机构要求承建单位配合业主单位试运行过程中的测试，测试的结果形成文档。汇总系统试运行中发现的问题和不合格项，并形成监理意见。

（2）实施阶段的进度控制：监理机构审核承建单位工程实施计划的合理性，审核后签署监理审核意见。工程实施条件具备后，总监理工程师签发开工令，并报业主单位签认，通知承建单位开始工程实施。监理机构定期检查、记录工程的实际进度情况，确保实际进度与计划相一致。

工程延期影响工程总体进度计划时，监理机构要求承建单位修改工程总体进度计划，经三方签认后，做工程备忘录。

监理机构组织审查进度纠偏措施的合理性、可行性，签发监理通知单，报业主单位，并要求承建单位按计划进行修改。

（3）工程实施阶段的投资控制：总监理工程师依据承建合同及其补充协议，审核承建单位提交的工程阶段性报告和付款申请，总监理工程师签发工程款支付意见，报业主单位签认。

（4）工程实施阶段的变更控制：业主单位或承建单位提出的工程变更，提交总监理工程师，由总监理工程师组织审核，并由三方在工程变更单上予以签认。监理机构了解工程变更的实际情况，收集相关资料或信息。根据实际情况，参考变更文件及其他有关资料，按照承建合同的有关条款，对工程变更范围、内容、实施难度以及变更的投资和工期作出评估，报变更控制委员会批准，签发监理通知单，实施变更。

（5）工程实施阶段的协调：监理机构与业主单位、承建单位共同建立实施阶段协调的机制，如监理例会、专题会议等。监理工程师根据需要及时组织专题会议，解决工程实施过程中的各种专项问题，并做会议纪要，提交业主单位和承建单位。

2. 工程验收阶段

（1）验收阶段的质量控制：监理机构有计划地监理系统的试运行，督促承建单位解决试运行中出现的质量问题，协助业主单位组织工程验收。验收报审表由监理机构签认后报业主单位签认。

（2）工程验收阶段的进度控制：监理机构对验收阶段进度安排提出监理意见。审核承建单位验收和工程整改计划的可行性，以监理通知单的形式告知业主单位和承建单位。

（3）验收阶段的投资控制：总监理工程师审核承建单位提交的阶段性付款申请，根据承建合同规定的付款条件，签发工程款支付意见。

（4）工程验收阶段的信息管理：监理机构管理工程验收阶段的文档，如验收报审和验收报告等相关文档。监理机构敦促业主单位、承建单位按照事先约定，编制、签署和妥善保存验收阶段的工程文档。监理机构整理与工程有关的全部监理文档，并提交业主单位。

（5）工程验收阶段的协调：监理机构协调业主单位和承建单位在验收计划、验收目标、验收范围、验收内容、验收方法和验收标准等方面达成一致,填报工程备忘录,并经三方签认。监理机构协助业主单位和承建单位完成工程移交工作。

（四）监理纠偏实例

1. **质量控制** 功能不符问题:监理机构对××新区中心医院区域健康平台现场功能复核时发现,承建单位开发的软件模块名称虽与经济文件中名称一致,但需求规格说明书对功能的描述与招标文件中业主需求不符。承建单位解释,由于政策的改变,相关业务对功能需求进行了变更。监理机构告知承建单位需提前提交变更申请及业务科室提交的需求变更单,得到业主单位和监理机构认可后,由监理机构对变更后软件开发的工作量进行评审。经监理机构评审,变更后模块开发工作量高于合同要求工作量,并且开发内容符合业务科室需求,业主单位和监理机构同意变更。

2. **进度控制** 监理机构利用甘特图对项目进度进行管理,共发出3份监理通知单对工程实施进度偏差及时进行提示和纠正,确保了系统建设按期完成。

（五）总结

监理机构在本项目组成员20人,驻场监理工程师6人,累计工作3 800h,评审方案、计划、阶段报告18份,对项目进行了9次质量纠偏、3次进度纠偏、2次评审变更、4次付款申请审批,确保了项目保质保量按期完成。

案例二:××医院信息中心主机房建设工程

（一）项目概述

××医院是一所集医疗、教学、科研为一体的大型综合性医院。为了全面满足医院所属大学业务及管理发展要求,并支持未来可预见的5年内医用系统部署对硬件环境的要求,强化现有及将来部署的业务系统的稳定性和安全性,提升各业务部门的工作效率,由××医院信息中心主管建设了"××医院主机房建设工程"。××实验室受××医院委托,对本项目进行全过程监理工作。

（二）项目建设内容

××医院主机房建设工程主要包括装饰工程、配电工程、照明工程、不间断电源（UPS）工程、视频监控工程、环境监控工程、空调工程、新风工程、门禁工程、消防工程、网络布线工程共11个分项工程。

（三）监理工作内容

监理机构根据监理合同约定,依据本项目的招投标文件、施工合同,对本项目各分项工程进行全过程监理,包括对质量、投资、进度、变更进行控制,对合同、信息、知识产权进行管理,对多方关系进行协调等工作。主要工作如下。

1. 对项目的实施方案、进度计划、施工图纸进行评审。

2. 对项目的主要设备、材料的数量、型号、技术指标进行复核。

3. 参照施工图纸及相关规范检查装修工程的施工工艺是否合格。

4. 对隐蔽工程（各系统管线敷设、孔洞封堵、防尘漆粉刷等）进行验收检查。

5. 对主要设备安装、调试进行跟踪检查,并对设备功能进行测试检查。

6. 对各系统试运行进行跟踪检查。

7. 组织各系统培训。

8. 组织业主单位、承建单位对项目进行联合验收。

9. 审核承建单位提交的付款申请,向业主单位提供监理意见。

10. 跟踪并纠正施工进度。

（四）监理纠偏实例

1.质量控制

（1）设备型号问题：监理机构对环境监控主机等设备现场验货时发现，承建单位进场的主机品牌与合同一致，但报验型号与合同型号不符。承建单位解释，进场设备优于原合同设备，监理机构要求承建单位按照合同约定设备进行供货，如果变更设备品牌型号，应提前提交变更申请，得到业主单位和监理机构认可后，才能进场。后经监理机构复核，进场设备的技术参数低于合同设备，要求承建单位立即调换设备，必须按合同约定进行供货。

（2）配电问题：监理机构对机房配电柜的输入和输出电流的数值、波动率等指标进行检查时发现，输出电流波动率超出规范要求范围，要求承建单位整改，并建议承建单位优先检查空开和压线质量。经排查，主空开质量有问题，更换后问题解除。

2.进度控制　监理机构利用甘特图对项目进度进行管理，共发出监理通知单11份对工程实施进度偏差及时进行提示和纠正，确保了工程按期完成。

3.变更控制　项目实施初期，承建单位向业主单位及监理机构提交工程材料费用表，提出此部分工程材料未在合同中体现，在项目实施中需要使用这些材料，并提出增加材料费用事宜，经监理机构审核，发现其中包含模块、端子、配线架及装饰装修等综合布线类材料。监理机构给出意见，虽然在合同中未注明此部分费用，但此部分材料属于系统集成范畴，应该由集成公司提供，驳回承建单位申请。经过协调，承建单位也认同监理机构要求，自行解决此部分材料费用，为业主单位节省近2万元资金。

在项目实施中，承建单位提出了更换不间断电源（UPS）主机品牌，并出具了相关技术参数，说明变更后的设备技术指标优于原合同设备。现场监理人员将材料提交给监理机构专家进行评审。专家提出，变更后的设备技术参数确实优于原合同设备，但变更后的设备为后备式不间断电源（UPS），没有稳压作用，不适合机房使用，应更换为原合同约定的在线式不间断电源（UPS）。承建单位按合同约定品牌型号进行供货，保证了工程质量。

4.风险提示　楼板承重问题：监理机构进场进行现场勘察，提示业主单位及承建单位有关精密空调、不间断电源（UPS）主机及电池的安装的楼板承重问题，并要求大楼设计部门提供相关证明报告。业主单位根据建议与相关部门协调发现，楼板确实存在承重不足问题，业主单位、承建单位、监理机构及设计部门经过现场勘查，确认需采取楼板加固措施，保证设备安全。

（五）总结

监理机构在本项目组成员14人，驻场监理工程师4人，累计工作3 500h，评审方案、计划15份，对项目进行了59次质量纠偏、11次进度纠偏、5次评审变更、3次付款申请审批，为业主单位节省投资10余万元，确保了项目保质、保量、按期完成。

（邵　尉）

思考题

1. 有人提出"公平、公正、公开"是监理工作的重要行为准则，请问这种提法是否正确？请简单论述。

2. 合同是项目建设单位与项目承建单位签署的合约，合同管理的任务就是在实施过程中进行事中控制。这种说法是否正确？

3. 请简述监理单位变更控制的执行过程。

4. 现场监理工程师在现场检查时发现，现场施工不够规范，当场发布停工令，要求停工。请问这名监理工程师的做法是否正确？说明理由。

5. 某市卫生部门拟建立基于人工智能的医学影像诊断云平台。该平台每天从 10 家三级甲等医院获取病人的临床数据，智能分析后生成医学影像诊断知识库，共享给本市所有医疗机构。因病例数据涉及病人隐私，建设单位委托承建单位 A 为云平台搭建一个星型拓扑结构的专有信息网络系统，委托监理单位 B 承担信息网络系统的监理工作。

在对信息网络系统进行招标时，监理工程师协助建设单位制定了技术方案投标评分标准，如下所示。请判断监理工程师设置的评分项或评分方法是否正确。

（1）选用的技术路线（包括网络架构、网络安全体系、服务器）应当是主流的。

（2）主要设备的价格应与当前的市场行情相符。

（3）应重点考虑总体技术方案的适用性，把实际需求放第一位。

（4）应当提供定性化的系统规划方法，确保网络交换机、服务器、存储系统、备份系统的配置规划合理。

（5）对于某些新技术领域，选择的产品应当是得到实践验证的。

第十六章

卫生信息项目配置管理

随着软件系统的日益复杂化，用户需求、软件更新的频繁化，配置管理逐渐成为软件生命周期中的重要控制过程，在软件开发过程中扮演越来越重要的角色。配置管理不仅可以提升软件质量，更可以促进软件开发与运维人员之间的协助，其目标是通过记录产品在不同生命周期的演化过程，减少错误、避免混乱，提高软件开发效率，有效保护工作成果。

第一节　卫生信息项目配置管理概述

我国对医疗卫生领域的信息化建设一直十分重视，从医院信息系统（HIS）建设到区域卫生系统，从病历档案到全民健康档案，卫生领域应用的系统功能越来越强大，软件的规模也越来越庞大、复杂。随着卫生信息项目的开发，涉及的领域和参与的人员日益增多。有效的配置管理有利于项目管理人员了解开发团队的工作状态、项目进度，方便协调各成员间的工作，提高整个团队的协同工作能力，保证产品按时交付。

一、配置管理

项目开发过程中，皆是以多人组成的团队完成，不可避免多名开发人员同时对代码或文档进行修改。配置管理的主要任务是保证这些操作不会导致混乱，控制项目开发过程中面临的持续不断的项目需求和测试要求变化，有效的配置管理可以极大提高开发团体的整体工作效率。

（一）概念

配置管理（configuration management，CM）是通过技术或行政手段对软件产品及其开发过程和生命周期进行控制、规范的一系列措施。配置管理的目标是记录软件产品的演化过程，确保软件开发者在软件生命周期中各个阶段都能得到精确的产品配置。在卫生信息项目建设过程中，系统开发的不同阶段会产生各种变更，如客户需求发生变化、系统升级、测试变更等。配置管理的目标就是控制、记录、追踪软件产品的演变过程，实现软件产品的完整性、一致性、追溯性和可执行性，使开发者在软件生命周期的每个阶段都可以得到精确的产品配置（即所选定的产品及其描述），从而提高产品的生产率。配置管理的应用与否取决于项目的规模、复杂程度和风险大小。配置管理的主要工作是围绕配置项标识、变更控制（主要是基线）等活动进行。

（二）作用

一个好的配置管理过程能覆盖软件开发和维护的各个方面，紧扣软件开发各个环节，可以确保整个开发过程中制订的政策、规划被正确执行；管理用户所提出的需求，监控其实施，确保用户需求最终落实到产品的各个版本中去；并在产品发行和用户支持等方面提供帮助，响应用户新的需求，推动新的开发周期。良好的配置管理能使软件开发过程有更好的可预测性,使软件系统具有可重复性,使用户和主管部门对软件质量和开发小组有更强的信心。

（三）功能

1. **并行开发支持**　在复杂的医疗卫生软件开发过程中,因开发和维护的原因,要求能够实现开发人员同时在同一个软件模块上工作,同时对同一个代码部分作不同的修改,即使是跨地域分布的开发团队也能做到互不干扰、协同工作。保证开发人员修改代码过程中不影响其他人员的操作,是配置管理的一项重要工作。

2. **版本控制**　系统开发过程中,常常对以前版本中存在的不足进行修正、补充,或者增加一些新的功能,从而产生不同的版本。版本控制就是标识和跟踪不同版本的过程,以便于对版本的区分和检索,能够简单、明确地重现软件系统的任何一个历史版本。

3. **变更管理**　变更管理是项目管理的重点和难点,涉及内容较多。为了提高变更管理的效率,要合理安排变更管理流程,必要时可以借助相应的管理软件。实施过程中,应对变更进行分类和分层,并可为不同的变更设立不同的变更控制委员会。

二、配置项

配置管理中,最基本的信息单元是配置项（configuration item,CI）,凡是纳入配置管理范围的工作成果统称为配置项,主要包括以下方面。

1. **计算机程序**　包括源代码、目标代码和可执行代码等。

2. **供技术人员或用户使用的文档**　包括合同、过程、计划及产品有关的文档和资料,如系统规格说明书、用户手册、安装手册等。

3. **相关产品**　包括软件工具、库内的可重用软件、外购软件及顾客提供的软件等。

4. **数据**　程序中包含的数据、系统初始化数据、测试用例、运行软件所需的各种数据等。

配置管理工作都是围绕配置项来进行的,随着开发过程的深化,配置项的数量也会越来越多,并且配置项的内容也会不断地发生变化。

三、基线

配置管理的重要工作是对基线的管理,控制项目的质量和稳定。IEEE 对基线的定义是：已经通过正式评审和批准的规格说明或中间产品,它因此可作为进一步开发的基础,并且只能通过正式的变化控制过程改变。基线（base line）是软件开发中某一阶段的一个快照,这个阶段有明确的、稳定的输出产物（软件文档、程序源码等）,且经过评审和批准,是进一步开发的基础。建立基线后,后续基于此的变更需要走正式的变更流程,直到建立下一个基线。合理建立基线能有效保证项目的合理规划、评估,促进项目严格按照计划完成,防止失控。常用的项目管理软件中,都有相应的基线设置及控制功能。

四、配置管理中的角色和分工

要使配置管理活动在信息系统的开发和维护中得到贯彻执行,首先要明确配置管理活动的相关人员及其职责和权限。配置管理过程的主要参与人员如下。

1. **配置控制委员会**（configuration control board,CCB）　负责对配置变更作出评估、审批,以及监督已批准变更的实施。CCB 建立在项目级,其成员可以包括项目经理、用户代表、产品经理、程序经理、测试经理等,也可以指派专家参与。制订项目的启动计划时就要建立 CCB,但不是常设机构,可以根据工作的需要组成,负责评估那些被提交上来的变更请求,针对这些变更目的、要求和影响来决定同意还是拒绝变更。

2. **项目经理(project manager,PM)** 项目经理是整个信息系统开发和维护活动的负责人,他根据配置控制委员会的建议和决定,批准配置管理各项活动并控制它们的进程。

3. **配置管理员(configuration management officer,CMO)** 根据配置管理计划执行各项管理任务,包括制订配置管理计划,建立配置库等,定期向 CCB 提交报告,并列席 CCB 的例会。

4. **开发人员(developer,DEV)** 开发人员的职责就是根据项目组织确定的配置管理计划和相关规定,按照配置管理工具的使用模型来完成开发任务。

第二节 卫生信息项目配置管理过程

配置管理的主要工作是围绕配置项标识、变更控制、配置审核和配置状态统计几个活动进行。

一、配置管理过程

配置管理在建立项目计划时就要开始启动,其主要过程包括以下几项。

1. **制订配置管理计划** 包括配置管理计划的编写、评审。

2. **建立配置库** 由配置管理员负责建立项目配置库,按照计划建立项目配置库目录结构,并设置访问权限。

3. **建立配置项** 项目成员按配置管理计划,将配置项提交到自己有权限的配置库目录内。配置管理员每月提交配置项状态报告。

4. **基线建立及发布过程。**

5. **配置变更** 包括基线变更和非基线变更。

6. **配置审计** 配置审计结果记录在《配置审计报告》中,如有问题由配置管理员统一跟踪解决直到关闭。

7. **输出** 项目结束并通过验收。

二、配置项标识与跟踪

配置项是配置管理中可相对独立地进行管理的单元,如文档和模块代码,是进行配置管理控制的基本单位。配置项标识就是划分配置项种类,为配置项分配标识符的过程,它是配置管理的前提。配置项的标识一般根据项目的具体情况进行灵活掌握,但要求每个标识符是唯一的,并且同类配置项的标识方法尽量统一。此外,还要建立配置项之间的对应关系,进行系统地跟踪,以确保项目过程中的产品与需求规格说明书的要求一致。配置项的命名绝不能随意为之,必须满足唯一性和可追溯性。一个典型的实例是采用层次式的命名规则来反映树型结构,树型结构上节点之间存在着层次的继承关系,如图 16-1 所示。

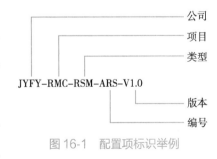

图 16-1 配置项标识举例

三、配置管理库的建立

配置管理库是用来存储所有配置项及相关文件的系统,是在项目开发的整个过程中维护软件产品完整性的主要工具。而根据配置管理数据库的不同应用,可以分为以下三种:①开发库,是指专门供给开发人员使用，为了更好地适应开发人员日常工作的需要，里面存储的信息可能会作频繁的修改，而且对其控制也相当宽松，开发人员在配置项写入时，必须填写相关信息以标识配置项；②受控库，是指在生存期某一阶段工作结束后发布的阶段性产品，对信息的读写、修改严加控制，由配置管理员管理与维护；③产品库，作为最终产品存放在产品库，等待交付客户使用，出入库要严格办理手续。配置项在三库之间进行迁移流动，迁移流动都需要相应的管理过程来支撑，有时还需要进行相应的配置审计。

四、基线变更管理

医疗卫生信息项目在开发过程中某一阶段的变更，均要引起软件配置的变更，这种变更必须严格加以控制和管理，保持修改信息，并把精确、清晰的信息传递到软件工程过程的下一步骤。基线变更要经过 CCB 授权，按规定的流程进行控制并记录基线修改的过程。

基线变更由配置控制委员会通过评审的方式决定是否变更。配置库中的各个基线都设置了访问权限，如需对其进行变更，则要严格按照如下流程：变更申请、变更评估、变更实施、变更验证与确认、变更发布。

1. **变更申请**　变更申请人填写软件变更申请表，说明要变更的内容、变更的原因、受变更影响的关联配置项。

2. **变更评估**　CCB 组长负责组织对基线变更申请进行评估，主要包括：变更对其他配置项以及整个项目的影响，可能产生的副作用等，并估算变更成本；变更的内容是否合理；变更的范围是否正确、考虑周全；工作量估计是否合理；基线变更的实施方案是否合理。

3. **变更实施**　项目经理组织修改相关的配置项，并在相应的文档或程序代码中记录变更信息，同时填写软件变更报告单。变更实施人完成并提交后，项目经理指派其他的人员完成单元测试／代码审查后，填写软件变更报告。

4. **变更验证与确认**　如果变更配置项是源代码，则由测试工程师遵循测试管理过程进行确认测试，并提供测试报告；如果是文档，则需由项目经理组织进行文档评审。测试或评审的结论应体现在软件变更报告单。项目经理应将变更与验证的结果提交 CCB 组长审批，由其确认变更是否已经按要求完成。必要时，CCB 组长应召开 CCB 会议确认基线变更的结果。

5. **变更发布**　由项目经理填写基线发布申请表，依据配置管理过程的要求将基线发布给产品相关人员与部门。

基线变更管理要求比较严格，常常涉及多方参与者，如用户方、建设方、变更控制委员会等，过程也比较复杂。图 16-2 为基线变更的一般管理流程。

五、配置审核

配置审核是检验产品配置与需求规格说明是否一致。配置审核包括两方面，即配置管理活动审核和基线审核。审核完成后，记录不符合的内容，进行跟踪，直到解决。

1. **配置管理活动审核**　配置管理活动审核用于确保项目组成员所做的配置管理活动，严格遵守已批准的项目配置管理方针和规程。审核内容包括是否及时升级产品，配置库是否进行定期备份等。

2. **基线审核**　基线审核主要用于保证产品的完整性和一致性。主要依据配置管理计划、基线建立控制报告、配置项变更控制报告、需求跟踪表等，审核该入库的配置项是否正确入库，版本是否正确，变更所影响的配置项是否正确变更并入库等。

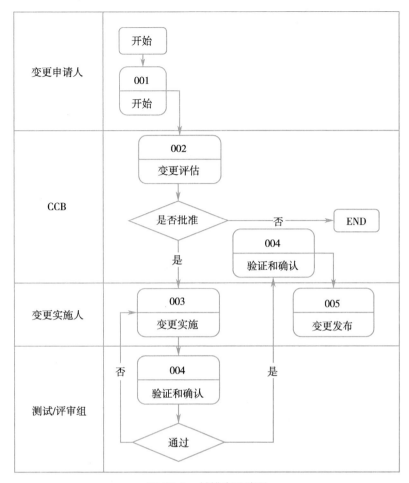

图 16-2 基线变更流程

六、配置状态统计

配置管理过程中，需要定期检查配置管理系统和配置项的变更记录，对配置状态进行统计，统计内容因项目不同而有所差异。

1. 配置管理系统检查 主要统计配置管理系统中提出变更请求的数量、请求的变化状态、实现所需时间以及系统工作异常状况等。

2. 配置项变更历史检查 检查每个配置项变更的次数、变更过程、被批准的变更实现状态等。

第三节 卫生信息项目配置管理计划

配置管理计划一般是项目综合管理计划的子计划，在项目策划的时候我们就要制订这个计划，配置管理员负责制订配置管理计划，明确如何实施配置管理活动，规定软件开发遵守各种必要的配置管理条款，从而使所交付的软件能够满足任务书中规定的各种需求。配置管理计划是配置管理的主要依据，其主要内容包括配置管理软硬件资源、配置项计划、基线计划、变更规则、备份计划。

一、配置管理计划过程

为了保证配置管理的科学性，配置管理员根据项目负责人提交的项目开发计划、规划配置管理任务，对开发环境、人员组织、管理工具等进行综合考虑，编写配置管理计划，并将其提交给 CCB 进行讨论，经过负责人审批通过后，记入配置管理库实施。

二、配置管理计划大纲

配置管理计划的具体形式因项目不同而不同，但是一般都包含如下内容。

1. **人员与职责**　根据项目的规模，确定 CCB 成员，明确成员的角色及承担的职责。确定配置管理员等其他人员的职责。

2. **配置管理所需的资源**　确定配置管理所需的软、硬件。目前市场上有一些配置管理软件，如 ClearCase、PVCS、Hervest、VSS、CVS 等。借助这些软件，可以更高效地进行配置管理。此外，还需要确定所需的硬件，如配置库的服务器。

3. **配置项计划**　根据配置项识别准则进行配置项识别，按照配置项类型列出配置项列表，给每个配置项设置唯一的标识符，并标明配置项的一些重要属性，例如存储位置、负责人、访问控制等。

4. **基线计划**　在配置管理中基线发布是一个重要活动，基线发布的时间点一般就是项目里程碑时间点。基线计划包括确定基线的标识符，每个基线包含的配置项，项目过程中发布哪些基线，以及这些基线发布的时间点、发布的责任人。

5. **定义变更控制过程**　定义变更控制，尤其是基线变更的流程。

6. **版本控制**　确定各个配置项的开发初始版本，版本控制规则，在开发过程中，开发人员基于开发基线的版本，开发出所需的目标版本。

7. **配置管理库备份计划**　配置管理员安排人员负责配置管理库的备份，包括备份时间、备份内容、备份位置、备份方式等。

三、配置管理计划模板

配置管理计划的具体内容应根据项目的具体情况而定，此处给出一个参照模板，供项目配置管理员参考。

```
1. 引言
  1.1  目的
  1.2  定义与缩写词
  1.3  参考资料
2. 人员及职责
3. 配置管理的软硬件资源
4. 配置项计划
5. 配置库结构与权限
  5.1  配置库列表
  5.2  配置库结构
  5.3  人员权限
6. 基线计划
7. 变更管理
8. 配置库备份计划
  附录
```

四、配置管理工具

为了更有效地进行配置管理,减少配置管理的工作量,选用针对配置管理所开发的软件是非常有必要的。这些工具具备配置管理中的版本管理、变更管理、配置审核、状态统计等功能,同时还提供了访问控制、问题追踪等功能,大大方便了配置管理人员的工作,避免代码管理出现混乱。

目前,配置管理工具软件很多,有开源的,也有非开源的,功能上各有千秋,选用时应根据具体项目的情况而定。

工业级的配置管理工具有 ClearCase、Firefly、PVCS 等,这些属于企业级工具,在易用性、功能性和安全性等方面都很不错,但是价格比较贵。

Visual Source Safe,即 VSS,是 Visual Studio 配套开发的一个小型的配置管理工具。准确来说,它仅能够称得上是一个小型的版本号控制软件。VSS 的优点在于其与 Visual Studio 实现了无缝集成,使用简单。提供了历史版本号记录、改动控制、文件比较、日志等基本功能。适用于独立开发者和小型开发团队。

CVS 是 Concurrent Versions System 的缩写,它是开放源码的配置管理工具,因为其简单易用、功能强大,跨平台,支持并发版本号控制,并且免费,它在全球中小型软件企业中得到了广泛使用。

第四节 典 型 案 例

某地区卫健委为了建设区域三级医疗体系,以某三甲医院为核心,以区域内统一的电子健康档案为基础,同时为社区卫生机构提供信息化应用服务,通过建立区域内统一数据接口标准,实现医疗协作、信息共享,为提高区域整体医疗资源的利用效率,提高医疗服务质量进行探索实验。本项目的配置管理计划如下。

××地区三级医疗体系信息化项目配置管理计划

1. 引言

1.1　目的

规定项目各种必要的配置管理条款,从而使所交付的软件能够满足任务书中规定的各种需求,能够满足经批准的软件需求规格说明书中规定的各项具体要求。

1.2　定义与缩写词

配置项(configuration item,CI):配置管理中可相对独立地进行管理的单元,如文档和模块代码,是进行配置管理控制的基本单位。

基线(base line):软件开发中某一阶段的一个快照,这个阶段有明确的、稳定的输出产物(软件文档、程序源码等),且经过评审和批准,是进一步开发的基础。

配置控制委员会(configuration control board,CCB),负责对配置变更作出评估、审批,以及监督已批准变更的实施。

1.3　参考资料

《计算机软件配置管理计划规范》GB/T 12505-90

《项目自定义过程说明》

2. 人员及职责(表 16-1)

表 16-1   人员与职责

角色	人员	职责、工作范围
配置管理员	栗××	（1）制订配置管理计划 （2）创建和维护配置库 （3）发布配置项及基线
CCB	李××、朱×× ……	（1）授权建立软件基线和标识配置项/单元 （2）批准由软件基线库生成的软件产品 （3）保证每一个基线的变化都考虑到其相关的部分，并且每一个变化都必须得到批准后才能执行 （4）保证所有申请的变化的一致性 （5）保证每一个重要的修改和重做都必须得到变更控制委员会批准后才可以进行
软件工程组	全体开发人员	（1）负责检入、检出 （2）变更申请 （3）记录和跟踪已修改的问题

3. 配置管理的软硬件资源（表 16-2）

表 16-2   软硬件资源

配置管理软硬件资源	说明
配置管理软件	VSS
服务器	CPU：4 核 *4 线程；内存 32G；硬盘 500G
客户机	CPU：2 核 *2 线程；内存 16G；硬盘 100G

4. 配置项计划   分类设定配置项，并为每个配置项分配标识符（表 16-3）。

表 16-3   配置项计划

类型	主要配置项	标识符	预计正式发表时间
计划	项目计划 质量保证计划 配置管理计划	示例：HYM_MEDI_SPP_PL_v1.0	示例：2019-09
需求	用户需求说明书 软件需求规格说明书 需求跟踪报告		
设计	体系结构设计报告 数据库设计报告 模块设计报告 用户界面设计报告		
编程	源程序 二进制库		
测试	测试计划 测试用例 测试报告		
发布	可执行程序 验收报告 用户手册 维护手册		

5. 配置库结构与权限

5.1　配置库列表（表 16-4）

表 16-4　配置库列表

类型	工具	功能	说明
开发库	VSS	不受控，开发人员工作和进行测试验证的空间	
受控库	VSS	受控，包括基线和非基线工作产品，只有配置管理员才能够修改	
产品库	VSS	受控，存放项目最终产品，不再进行修改	

5.2　配置库结构（表 16-5）

表 16-5　配置库结构

内容	路径
初始配置	示例：01 开发工程库 /01 需求
需求	
设计	
编码	
测试	
安装	
……	

5.3　人员权限（表 16-6）

表 16-6　人员权限

角色	姓名	登录名	配置库权限
项目经理	示例：许××	示例：PM_admin	示例：开发库迁入迁出，其他库只读
高级经理			
系统设计人员			
开发人员			
测试人员			
……			

6. 基线计划（表 16-7）

表 16-7　基线计划

基线名称 / 标识符	基线所包含的主要配置项	预计建立时间
计划基线	示例：《项目总体计划》和两个支持计划	示例：2019-11
需求基线		
设计基线		
实现基线		
测试基线		
验收及发布基线		

7. 变更管理　变更管理过程如下：需求方 / 开发人员提出变更申请；CCB 进行审核；审核批准后，由配置管理员确认修改的具体文件，并从配置管理库中检出该文件，交由程序员修改；修改完成后，交由配置管理员检入配置管理库。

8. 配置库备份计划　为了防止由于配置管理服务器硬件或者软件故障，配置库资源丢失且无法恢复的情况发生，需要定期对配置库资源进行备份。这里采用的备份策略为"定期大备份，时时小备份"，以有效防止中间劳动成果的丢失。

（杨迎春）

思 考 题

1. 什么是配置管理，它的功能是什么？
2. 基线的定义是什么，它在项目中的作用是什么？
3. 配置项主要包括哪些内容？
4. 简述基线变更的主要流程。

第十七章

卫生信息项目收尾与评价

任何项目都是有时效性的工作,必须有一个明确的结束点。当项目快要结束时,就进入收尾阶段。项目收尾阶段的起点通常是面向项目目标的各项任务结束,完成了项目可交付成果;终点是项目成果的最终移交或进行项目清算,并解散项目团队。对于任何一个项目,无论是正常终止还是提前终止的,在项目管理中收尾过程组都是必须要做的,当项目收尾过程组完成时,也就标志着该项目正式关闭。

第一节　卫生信息项目收尾概述

一、卫生信息项目收尾的内容

卫生信息项目收尾是卫生信息项目生命周期的最后阶段,目的是分析、确认项目实施的结果是否达到了预期要求,完成项目交接或清算,通过项目后评价进一步分析项目可能带来的实际效益。卫生信息项目收尾阶段各参与方都有自己的管理内容(图17-1)。

卫生信息项目各参与方			
甲方	乙方	监理方	测评方
现场验收	试运行报告	验收文档审核	项目测评
资料交付	实施总结	现场验收	项目测评总结
验收报告	产品移交	验收报告	
项目审计	文档移交	监理总结	
项目后评价	验收报告		
完工总结	项目总结		

（左侧竖排标签：卫生信息项目收尾阶段管理内容）

图 17-1　卫生信息项目收尾阶段各参与方的管理内容

（一）项目验收

项目验收是指项目团队将其成果交付给项目接收方之前,项目接收方会同项目团队、项目监理等主要相关方对项目成果进行审查的过程,以核查项目规定范围内的各项工作或活动是否保质、保量地完成,项目成果是否令人满意。

对于提前终止的项目或者非正常终止的项目,需要通过验收查明造成项目不能正常终止的原因,以及哪些工作已经完成,完成到什么程度,并将结果记录在案,形成文件。

(二)项目合同收尾

项目合同收尾是指项目合同的完成和结算,包括产品和成果验收以及项目合同遗留问题的解决方案。正常的合同收尾工作包括合同条款核实、项目交接评审、合同费用支付、合同文件归档等。合同收尾的具体手续可以在项目合同条款和条件中予以规定。合同提前终止是合同收尾的特殊情况,收尾工作包括查明合同终止的原因、核实已经完成的工作和成果、协商赔偿方案、归档合同文件等。

合同收尾需要考虑项目或项目阶段适用的每项合同,某项合同提前终止是合同收尾的特殊情况。合同收尾的主要包括以下内容。

1. 检查和验收项目承包商的工作,核实项目合同的产品,确认合同交验方提供的产品或服务是否符合合同要求。

2. 进行合同的费用结算,在承包商完成了合同规定的所有任务并已提交可交付成果后,按照合同费用条款规定向其支付合同费用。

3. 对于合同条款中规定的买方承担的其他义务,如租借场地和大型设备等,要检查无损后予以归还。

4. 对照检查合同的各项条款要求,达标后关闭合同。

如果合同双方没有发生合同争议,合同收尾工作通常比较简单,合同双方按照合同条款逐条核查即可。如果合同收尾过程中双方发生争议,出现无法协商解决的各种事项,则需要第三方介入解决。例如,在医院信息系统开发项目中,开发公司认为开发出的产品已经达到合同条款要求,而医院却认为还有一些虽然未在合同中列出但实际存在的细小问题,坚持不验收,或者合同双方对最终的结算款有异议,都需要提交第三方调解、仲裁或裁决。解决所有合同产生的未决事项,是合同收尾的重要工作,也是最困难的工作,可能耗时很长。

(三)项目管理收尾

项目或项目阶段在达到目标或因故终止后,需要进行项目管理收尾。项目管理收尾又称为项目行政收尾,是在项目结束阶段对项目工作进行全面、系统和深入地回顾与评价,收集、索引、整理、存档项目资料,检查项目团队成员及相关干系人的职责履行情况,总结有关经验教训并提出项目改进建议和措施,使其成为组织过程资产的一部分。正常的管理收尾工作包括汇总、归类和保存项目文档,分析项目组成员执行项目的得失成败,总结项目成败的经验和教训,召开项目总结会,对外宣布项目已经结束。

项目管理收尾计划应当在项目起初就开始编制,包含在项目控制手册之中。项目管理收尾工作应该有计划、有预算、有进度地进行,最好由项目开始时所涉及的同一组人员来完成。项目管理收尾包括如下实施程序。

1. 制订项目管理收尾计划。

2. 执行项目管理收尾计划,包括客户/赞助人活动收尾。

3. 完成与项目度量相关的所有文档。

4. 确认客户收到了所有可交付文件。

5. 认可个人所作出的贡献,并予以表彰。

6. 宣布项目的成功(非正常结束的项目,发布原因和解决措施)。

7. 记录项目的正式完工。

8. 总结并分享获得的项目经验和教训。

9. 收集有关项目的所有信息,并正式结束项目。

10. 签署项目完工文档。

(四)项目费用决算

项目费用决算是指项目从筹建开始到项目结束并交付使用为止的全部费用的确定。

1. 费用决算的依据　项目费用决算的依据主要是合同以及合同的变更。

2. 费用决算的内容　项目费用决算的内容包括项目生命周期各个阶段支付的全部费用。

3. 费用决算的结果　项目费用决算的结果是形成项目决算书,经项目各参与方共同签字后作为项目验收的核心文件。项目决算书由文字说明和决算报表两部分组成。

(1)文字说明:文字说明部分主要包括项目概况和预算、实施计划和执行情况、主要指标的完成情况、项目的成本和效益分析、项目实施取得的主要经验、存在的主要问题、提出的解决方法等。

(2)决算报表:决算报表根据项目规模大小而有所不同,但至少都应包括财务决算表、交付使用财产总表和交付使用财产明细表。

(五)项目审计

项目审计是指审计机构依据国家的法令和财务制度、企业的经营方针、管理标准和规章制度,对项目活动用科学的方法和程序进行审核检查,判断其是否合法、合理和有效的一种活动。

1. 项目审计的任务

(1)检查和审核项目活动是否符合相关规章制度的规定。

(2)检查和审核项目活动是否符合国家的政策、法律、法规和条例,有无违法乱纪、营私舞弊等现象。

(3)检查和审核项目的活动开展是否科学、合理。

(4)检查和审核项目的效益是否合理、合法。

(5)检查和审核各类项目报告、往来账目和财务报表等资料是否真实和公允,有无弄虚作假的现象。

(6)针对审核发现的问题,提出整改意见和建议,促使项目组织改善管理工作。

2. 项目审计的范围　项目审计的范围涉及项目整个生命周期中的所有活动。按项目周期可以分为项目前期审计、项目实施期审计和项目结束审计。项目收尾阶段主要进行项目结束审计。

(1)项目结束审计:项目结束审计是对项目收尾和验收工作的审查,包括项目验收审计、项目决算审计、项目管理过程审计和项目管理人员评价。

(2)项目结束时的费用审计:费用审计可贯穿在项目的全过程中,项目结束时的费用审计主要是进行项目成本审计。审计人员对照项目预算审核实际成本的发生情况,看是超支还是结余。如果成本超支,需要查明是成本控制不力的原因,还是因为擅自扩大项目范围或乱摊成本所致;如果成本结余,则需要查明是否缩小了项目范围或降低了实施标准。

3. 项目审计的程序

(1)审计准备

1)明确项目审计目的、确定项目审计范围。

2)建立项目审计工作组织。

3)了解项目概况、准备项目审计资料。

4)制订具体的项目审计计划。

(2)审计实施

1)针对确定的项目审计范围实施常规审查,从中发现常规性的错误和弊端。

2)对发现的可疑环节或特殊领域进行详细地审核和检查。

3）协同项目管理人员纠正发现的错误和弊端。

（3）审计结果报告：审计结果以审计报告的形式呈现。审计报告是审计组在征求项目管理人员意见的基础上，对获得的所有资料进行归纳总结、分析研究，进而对审计事项作出客观、公正和准确的评价。

（4）资料归档：建立审计档案，将审计过程中获取的全部文件资料整理归档，包括审计记录以及各种形式的原始材料。审计档案作为长期档案保存，以备后查。

（六）项目后评价

项目后评价是项目完工一段时间后，对项目立项、设计、实施、总结等全过程进行系统评价的活动，是项目生命周期收尾阶段的一项重要内容。项目后评价的目的是肯定成绩、分析问题、总结经验、吸取教训、提出建议、改进工作，不断提高项目决策水平和实施效果。

项目后评价与项目前期论证相比，具有以下几个特点。

1. 现实性　项目前期论证是预测性评价，所用的数据为预测数据。项目后评价是以实际发生的情况为基础，对项目建设、运营和实施情况以及产生的数据进行评价，具有现实性的特点。

2. 客观性　客观公正性是项目后评价的一条重要原则，评价时应该实事求是，在发现问题、分析原因和得出结论时要避免避重就轻，始终保证客观、公正。

3. 全面性　项目后评价是对项目实践的全面评价，包括对项目立项、设计、实施、总结等全过程的系统评价。这种评价涉及项目的整个生命周期以及各方面，包括经济效益、社会影响、环境影响、项目综合管理等，因此是比较系统、比较全面的分析评价活动。

4. 反馈性　项目后评价的结果需要如实反馈到决策部门，作为新项目立项和评估的基础，以此为依据调整投资计划和政策。项目后评价的反馈信息有助于改进工作和提高效率，这也是后评价的最终目标。

（七）项目交接与完工总结

项目交接又称项目移交，是指项目中涉及的全部合同收尾后，在政府项目监管部门或社会第三方中介组织协助下，项目业主与全部项目参与方之间进行项目所有权移交的过程。

项目竣工验收和项目交接是项目收尾阶段工作中两个不同的概念，也是两个不同的工作过程。项目竣工验收是项目交接的前提，项目交接是项目收尾的最后工作内容，也是项目管理的完结。

项目完工是指某一项目或项目阶段所需的所有过程均已完成，进入到总结和评价阶段，标志着项目或项目阶段正式结束。项目完工总结的目的是总结项目准备和执行过程中存在的问题、经验和教训，为项目今后的持续发展提供基础。

二、卫生信息项目收尾的实施

卫生信息项目收尾管理就是对卫生信息项目的收尾工作进行管理，按照项目的进展情况，项目收尾一般可以分为两种：①当项目顺利进展至正常结束，项目的收尾工作包括项目验收移交、项目后评价和完工总结；②当项目由于某些原因提前完成或项目目标无法实现时，项目的收尾管理工作主要是终止项目。

信息系统、软件开发类卫生信息项目有其特殊性，项目收尾要求严格。以某省基层项目为例，项目涉及全省数千个基层医疗卫生机构，为保证项目质量和顺利完工，项目管理团队对各地的实施商和各市信息中心相关技术人员进行集中培训，使各地按照统一标准进行系统建设和测评验收。培训内容包括系统介绍、系统业务范围、系统操作、基础数据维护、系统部署、接口调试、系统常见问题处理。各地的基层管理信息系统都建设完成并经过运行测评、验收合格后，该省基层医疗卫生机构管理信息系统项目方可宣布项目完成。

（一）收尾阶段的管理计划

卫生信息项目收尾阶段也要制订具体的管理计划，提出各项管理要求，包括项目活动、人员、财务、资料管理等。收尾管理计划可以采取消项计划的方式，按规定时间，完成一项消除一项。管理者在收尾管理计划中将各项任务进行分工，明确责任，同时协调项目监理方积极做好项目收尾工作。

（二）收尾阶段的组织实施

进入项目收尾阶段，项目经理负责组织项目团队及相关干系人开展收尾管理工作。具体的项目收尾管理工作如下。

1. **整理、保存项目文档资料**　项目资料的整理归档工作并不是在项目收尾阶段才开始，而是贯穿项目管理的整个过程。项目收尾阶段的文档整理和保存主要是将项目各阶段的资料和文件进行检查、分类、补齐，采取合适的方式保存，以备使用和查验。

2. **项目团队内部总结**　项目团队的内部总结往往会被忽略。事实上，这是一项非常重要的工作，对项目团队成员是一次很好的学习机会，有助于提高整体项目管理水平。项目团队通常从以下几个方面进行内部总结和回顾。

（1）对项目数据资料进行总结，形成对新项目进行估算的依据。

1）项目历时：包括项目各阶段历时和关键任务的历时。

2）项目成本：包括项目总成本和各阶段任务的成本。

3）人力资源状况。

（2）总结项目流程优化对项目实施的作用。

（3）总结项目实施过程中出现的各类问题。

（4）总结关键的成功因素。

3. **客户满意度调查**　项目完成后，项目经理应组织以关键项目干系人（项目客户、项目实施组织、项目团队）为调查对象的满意度调查，了解他们对项目的实施是否满意。

（1）满意度调查的内容：包括但不限于产品质量、产品性能、产品性价比、服务质量、项目管理、技术支持、综合管理。

（2）满意度调查的实施机构：项目管理办公室、质量保证部门、独立的第三方机构。

（3）满意度调查的注意事项

1）调查要事先征得客户同意，讲清楚调查目的，调查完成之后要向客户郑重致谢。

2）调查要系统地进行，可以采用问卷或访谈的方式。

3）调查问卷的分析和问题评分系统要客观。

4）客户和客户群的选择要适当。

5）答题方式和过程要尽量简化。

（4）满意度调查完成后的后续行动

1）给参与调查的客户发致谢信，感谢提出宝贵意见。

2）对客户提出的改进意见，及时给予答复。

3）提出整改计划和措施，并与客户沟通执行。

4. **项目后评价**

（1）评估项目整体的完成情况。

（2）评估项目经理和项目团队成员的绩效情况。

5. **项目交接**　项目结束前，项目各相关方需要进行正式的交接工作，包括提供相应的交接文件，以便日后提供更好的持续服务。交接工作一般包括如下几项。

（1）项目团队、客户方联络名单和联系方式。

（2）项目产品维修联络名单和联系方式。

（3）项目概况文件，包括项目总体结构、配置情况、备件清单、分包情况、合同文本、消项计划一览表。

（4）项目验收结果报告。

（5）项目遗留问题解决方案、解决期限和负责人。

6. 项目总结会　在项目结束后，项目负责人要组织正式的项目总结会议，向各利益相关方报告项目的实施过程和结果。

7. 项目团队解散　在得到项目经理和项目管理办公室的认可后，由颁布项目章程、项目经理委派书的组织高层正式颁布项目结束通知书。之后，项目团队正式结束项目工作，重新回到各自的部门，准备开始下一个项目。

（三）收尾阶段的质量控制

项目收尾工作往往不被重视，很多人认为项目执行完成后的收尾是顺理成章的事情，收尾阶段的质量不会对项目整体结果产生大的影响。但事实上，这种观念是错误的，项目收尾阶段非常关键，收尾执行不好很可能会导致整个项目功亏一篑。

在项目进入收尾阶段之前，项目组就要按照规划阶段的质量要求组织制订收尾阶段的质量控制计划。进入收尾阶段后，项目组对收尾活动和项目成果的质量进行控制，最后形成项目质量控制文件。

1. 项目收尾阶段容易出现以下几方面问题，影响项目执行的质量。

（1）用户的需求在收尾阶段仍有变更。

（2）用户不愿意在正式的移交文档上签字。

（3）验收后资金不能及时到位。

（4）内部项目总结效果不理想。

2. 收尾阶段质量控制的3个关键点

（1）项目资料是否整理完成。

（2）项目后评价是否完成。

（3）关键项目干系人意见调查是否完成。

在质量控制关键点的检查没有通过之前，不可以解散项目团队。只有完成以上质量控制工作，项目组织高层发布项目结束通知书后，项目才能正式结束。

三、卫生信息项目交接与清算

项目交接又称为项目移交，项目交接是正常的项目收尾过程。项目清算是项目收尾的另一种结果和方式，是非正常的项目终止过程。

项目交接与项目清算的组织有所不同。在正常的项目收尾中，先由竣工验收委员会或验收组组织项目验收，验收合格后，再组织项目业主和项目团队双方进行项目交接。项目清算的主体是项目业主，由项目业主以合同为依据，召集项目各参与方成立项目清算小组，依照合同条件进行责任确认、损失估算、索赔方案拟定等事宜的协商和处理。

（一）卫生信息项目交接

卫生信息项目交接是正常的项目结束过程，也是项目管理的完结。

1. 卫生信息项目交接的范围与依据　对于不同类型的卫生信息项目，参照国家行政主管部门出台的项目交接规程或规范执行。

（1）对于国家作为项目业主的卫生信息项目交接，主要分两个步骤进行：第一步，由项目承接方向项目委托方进行项目验收和交接；第二步，由项目委托方向国家进行验收和移交。

（2）对于企事业单位作为项目业主的卫生信息项目交接，由单位的法人代表代表项目业主进行项目交接工作。

（3）对于个人作为项目业主的卫生信息项目交接，由项目承接方与项目业主按照合同进行交接。

2. 卫生信息项目交接的结果 卫生信息项目成果移交和项目款项结清后，项目交接方和接收方将在项目交接文件上签字，形成项目交接报告。

卫生信息项目验收和移交后，相应的保修和维修事宜按采购合同的条款要求和国家有关规定执行。对于出现无法协商解决的项目质量和其他问题，可以提交国家相关仲裁部门进行仲裁。

（二）卫生信息项目清算

由于各种各样的原因，项目在得到最终可交付成果之前终止了，就需要进行项目清算。卫生信息项目清算的主体是项目的所有权方。

1. 项目清算的依据与条件 包括但不限于以下几项。

（1）项目规划阶段的决策失误。

（2）项目计划阶段的设计出现方向性错误。

（3）项目设计出现技术方案性错误。

（4）项目实施过程中出现重大质量事故，项目继续运作的基础已经不复存在。

（5）项目虽然进行了验收和移交，但在运行过程中发现技术性能指标无法达到项目的预期要求。

（6）项目资金无法在短期内到位并且无法确定可能到位的具体期限，导致项目无法继续完成。

2. 项目清算的程序

（1）由项目业主召集项目团队、工程监理等项目各参与方组成项目清算小组。

（2）项目清算小组对项目的进程以及已经完成的工作活动，依据项目合同逐条进行核查。对于项目已经完成的并且符合合同要求的工作，免除相关部门和人员的责任；对不符合项目合同要求并有可能造成项目失败的工作，依合同条款进行责任确认，同时就损失估算、索赔方案拟定等事宜进行协商。

（3）找出造成项目非正常终止的所有原因，逐一进行分析总结。

（4）确认责任，确定损失，明确索赔方案，形成项目清算报告，合同各方分别在项目清算报告上签字生效。

（5）对于索赔协商不成功的情况，则按合同的约定提起仲裁，或直接向项目所在地的法院提起诉讼。

（三）判断项目成功或失败的标准

判断一个项目成功或失败的标准，主要有 3 个：是否有可交付的合格成果；是否实现了项目目标；是否能达到项目客户的预期。

1. 影响项目成功的主要因素 包括但不限于以下几项。

（1）项目目标、范围是否明确。

（2）项目是否获得政策和环境支持。

（3）项目组织是否健全、稳定。

（4）项目管理是否有效、全面。

（5）项目的变更控制是否严格。

（6）项目是否建立了有序、有效、良好的沟通渠道。

（7）项目的工作氛围。

（8）项目团队的经验。

2. 项目失败的主要原因 包括但不限于以下几项。

（1）项目策略与项目方向缺乏一致性。

（2）项目的目的和目标不明确。

（3）项目组织与项目目标不一致。

（4）项目资源受限制。

（5）项目的效益不明确。

（6）项目各方的职责不明确。

（7）项目人员缺乏必要的责任感。

（8）项目执行过程中用户的要求不断变化。

（9）项目成果的确认没有最终用户介入。

（10）项目沟通低效、不及时、不规范。

第二节   卫生信息系统测试管理与试运行

卫生信息系统测试是与卫生信息系统开发紧密相关的有计划、系统性的活动，也是卫生信息系统开发的重要环节。卫生信息系统测试的对象不仅包括需要测试的系统软件，还包含软件运行所依赖的硬件、外设、接口以及某些数据和操作人员等，开发的卫生信息系统往往规模较大、复杂程度较高，要保证系统测试的质量，需要在系统分析和设计阶段就开始测试的准备工作。系统测试多是站在用户的角度上对系统做功能性验证，包括压力测试、安全性测试、容错测试、恢复性测试等。系统测试完成并达到预期目标后，说明卫生信息系统具备进入试运行的条件，可以进入试运行阶段，以检验系统长期运行的稳定性、可靠性和实际应用效果。

卫生信息系统测试管理是指为实现测试工作的预期目标，以测试人员为中心，对测试生命周期及其所涉及的相应资源进行有效的计划、组织、领导和控制的协调活动。

一、卫生信息系统测试管理

（一）测试管理内容

卫生信息系统测试管理的内容主要包含以下几个方面。

1. 明确系统测试的目标，制订详细的测试计划以及过程监控准则。

2. 搭建系统测试团队，做好测试人员的管理。

3. 组织制订系统测试规范。

4. 统一管理系统测试的资产和测试产品。

5. 监控系统测试的实施过程，跟踪测试计划的执行进度。

6. 评估系统测试存在的风险并提出应对策略。

7. 做好系统测试外部的沟通协调和测试问题的确认处理。

8. 制订系统测试的绩效考核方案并组织考评。

（二）测试监控管理

卫生信息系统测试监控的目的是为系统测试活动提供反馈信息和可视性，卫生信息系统测试监控包含以下几方面内容。

1. **测试用例执行的进度**   测试用例执行进度只表明用例执行的进度，不表示测试的成功率。

2. **缺陷的存活时间**   缺陷的存活时间是指从发现缺陷到修复缺陷的时间，缺陷存活时间表明修复缺陷的效率。

3. **缺陷的趋势分析**   按照测试执行的时间顺序（以日、周、月或测试版本为时间单位），统计被发现的缺陷数量分布情况。如果发现缺陷越来越少,趋近于零,则考虑结束测试执行;相反,则需要继续解决缺陷问题。

4.缺陷分布密度　可以通过缺陷的分布密度确定缺陷的优先级和严重程度,如果过多的缺陷集中在某一项需求上,测试者在考虑修复缺陷之外,还应该考虑几个问题:①该项需求功能是否过于复杂?②该项需求的设计以及实现过程是否有问题?③分配给该项需求的开发资源是否不足?

5.缺陷修改质量　缺陷修改质量由每次修改后发现的缺陷数量表示,包括重现的缺陷和由修改所引起的新缺陷。如果修改某项功能后,此数值较高,测试部门应当及时通知开发部门。

(三)测试风险管理

在卫生信息系统测试工作中,会面临很多方面的风险。其中有的风险是难以避免的,如缺陷风险;有的风险从理论上可以避免,但实际操作过程中考虑到时间和成本,也难以完全回避,如回归测试风险。对于难以避免的风险,测试风险管理的目标是将风险降到最低水平。主要的风险表现为以下几个方面。

1.需求风险

(1)对软件需求理解不准确,导致测试范围存在误差,遗漏了部分需求或者执行了错误的测试方式。

(2)需求变更导致测试用例变更,同步时存在误差。

2.测试用例风险

(1)测试用例设计不完整,忽视了边界条件、异常处理等情况,测试用例没有完全覆盖需求。

(2)测试用例没有得到全部执行,有些测试用例被有意或者无意地遗漏。

3.缺陷风险　有些缺陷是偶然发生的,在测试过程中可能不会再次出现,容易被遗漏或者忽略。

4.代码质量风险　系统开发的软件代码质量差,导致缺陷较多,在测试中容易出现遗漏。

5.测试环境风险　有些情况下测试环境与生产环境不能完全一致,导致测试结果存在误差。

6.测试技术风险　有些项目存在技术难度,限于测试能力和水平导致测试进度缓慢,项目延期。

7.回归测试风险　回归测试一般不运行全部测试用例,可能存在测试不完的情况。

8.沟通协调风险　测试过程中涉及较多人员和角色的沟通协调,难免存在误解、沟通不畅的情况,导致项目延期。

9.其他不可预计风险　一些突发状况、不可抗力等也构成测试的风险因素,这些风险难以预估和避免。

二、卫生信息系统试运行

(一)试运行的目的

卫生信息系统测试完成后,就可以进入试运行阶段。通过既定时间段的试运行,全面考核卫生信息系统在实际应用中的系统功能和性能,检验卫生信息系统在长期运行中的整体稳定性和可靠性,发现卫生信息系统存在的问题从而进一步完善系统内容,确保卫生信息系统顺利通过竣工验收并平稳地移交给项目接收方。

(二)试运行的主要工作

为了保证卫生信息系统试运行的顺利完成,在试运行开始前需做好充分的准备工作,试运行期间需要用户积极地配合试运行工作。试运行期间的主要工作包含以下几个方面。

1.建立试运行的各项规章制度　包括试运行工作制度;日常操作、警报处理、故障处理、应急处理操作规程;日常设备巡检制度;系统管理和维护规范;日常运行报表制度和规范等。

2.厘清试运行中各相关方的责任　承建方、监理方、业主方各司其职,承建方的主要责任是组织、调度、落实试运行的实施,对试运行中出现的问题进行修复和处理;监理方的主要责任是做好试运行期间各项巡检、监测和运行记录,并将发现的问题及时反馈给各方;业主方的主要责任是协助和配合承建方完成试运行,试运行期间发现问题及时反馈。

3. 培训系统运行相关人员　为保障卫生信息系统的正常试运行,结合系统运行和管理的实际需要,对系统操作人员和维护人员进行培训,经考核合格的操作人员和维护人员可以上岗。为保证培训效果,培训前应制订具体的培训计划和方案。培训内容包括系统日常操作、故障警报处理、应急处理、系统软硬件维护、设备巡检等内容。培训可以分步进行,先讲解操作方法,然后用户进行操作,再检查用户操作的正确性。

4. 试运行卫生信息系统　在试运行期间对系统进行日常操作,并予以记录,一般每周生成一份日常问题记录,每半月生成一份问题汇总(含问题处理记录),出现重大问题生成重大问题记录(含重大问题处理记录)。对系统操作、维护和管理方面发生的问题,分重点、分层次地予以解决,并提出针对性的措施纳入工作制度中,保障系统正常运行。试运行结束后承建方出具试运行总结报告。

（三）试运行的常见问题

试运行期间会出现一些技术故障,一般问题(如系统运行故障等)由承建方当时指导解决(电话或现场),重大问题(如系统崩溃等)由业主方和承建方协商解决,一般1周内予以解决。常见的典型技术故障包含以下几个方面。

1. 操作失误　虽然要求操作人员培训考核合格方可上岗,但面对全新的操作系统,操作人员难免会出现操作失误。要尽可能减少操作失误,需做到:①在技术培训中把设备、软件的操作作为重点内容讲授,注重考核培训效果;②强调系统备份的重要性,出现操作失误后操作人员可以按照正确的操作步骤,利用事前的系统配置备份完成系统恢复工作;③制订并严格落实系统运行管理制度与规范。

2. 软件故障　承建方提供的全部软件产品需经过严格测试,在安装时要安装好相应的补丁程序,尽可能减少软件故障的发生。发生软件故障后,要了解问题的详细情况,根据具体问题提出相应的应急策略。承建方要及时提供软件补丁或者软件修正方案,尽快解决软件故障问题。

3. 配置丢失　承建方需对所有试运行参与人员强调系统备份工作的重要性,同时提供系统备份与恢复相关的培训内容,使参与人员掌握对于网络设备配置、各类关键数据文件等多种类型的系统备份与恢复步骤。配置丢失后,操作人员可以独立或者在系统培训人员的指导下,利用事前的配置备份完成系统恢复工作。

4. 病毒破坏　虽然在系统设计时已经充分考虑到整个系统对病毒的抵抗能力,采用了成熟的防病毒产品,但仍然存在病毒破坏的可能性。一旦遭到病毒破坏,承建方要提供实用的病毒专杀工具或病毒代码库,完成病毒的清除工作,同时使用备份数据进行系统恢复工作,将病毒造成的损失减到最小。

第三节　卫生信息项目验收

卫生信息项目验收是指主要项目干系人按项目计划的要求对项目成果进行检查和检验,确认项目成果是否符合要求,并出具是否予以接受的书面文件。卫生信息项目验收可以是对整个项目成果的验收,也可以是对项目某个阶段成果或单个成果的验收。每个可交付成果的质量合格性和整体可验收性应该在项目的监控阶段完成,这样做有助于尽早发现问题并且有时间解决问题。项目收尾阶段的验收是对整个项目成果的最终验收,通常只有在监控阶段已经通过实质性验收的可交付成果,才能在收尾阶段进行形式上的验收并办理移交手续。

卫生信息项目验收的依据是项目计划,不仅要验收项目的最终产品,也要验收项目工作过程中产生的一系列文件和档案资料。项目最终验收要确认项目的范围和质量是否符合计划要求,项目产品能否发挥预期功能,项目文件资料是否真实完整。

一、卫生信息项目范围确认

(一)范围确认的含义

范围确认是核实项目范围,包括可交付成果的审查,以确保每一项产出和结果都令人满意。如果项目提前终止,则项目范围核实过程应当查明并记录项目已经完成的水平和程度。

卫生信息项目常常存在范围确认困难的问题,尤其是软件项目,通常会出现不同程度的范围蔓延和功能变更,严重者可能导致项目失败。软件开发单位和项目委托方应该在合同开始就明确软件功能范围,确定软件规格需求说明书,注明以后如果要新增或扩展范围,则需要重新计算项目成本,签订项目合同补充协议,从根本上限制范围蔓延。对于合同中很难描述清楚的条款,一定要有合同附件并在合同中注明附件与合同具有同等法律效力,例如功能需求确认单、项目工期计划、项目变更内容、验收标准等。

(二)范围确认的依据

1. 项目范围说明书 包括项目成果范围的说明书和验收原则。

2. 工作分解结构表 工作分解结构表是详细的项目范围定义的一个组成部分,用于核实已经提交的可交付成果是否列入批准的项目范围之内。

3. 项目范围管理计划。

4. 项目合同书。

5. 可交付成果 即项目计划实施后的结果。

6. 成果文档 进行项目范围确认时,项目团队必须向接受方出示说明项目成果的文档以供审查,如项目计划、技术要求说明书、技术文件、图纸等。

(三)范围确认的方法

项目范围确认的方法主要是观测法。为核实项目或项目阶段是否已按照规定的要求完成,需要进行必要的测量、考察和试验等活动。

(四)范围确认的结果

项目范围确认的结果有以下3种。

1. 验收的可交付成果 范围确认过程记录已完成并经过验收的可交付成果,也记录已完成但尚未验收的可交付成果,并说明不被验收的理由。

2. 请求的变更 在范围确认过程中可能提出变更请求,并通过整体变更控制过程进行审查和批准。

3. 推荐的纠正措施 项目范围确认完成后,参加项目范围确认的甲乙双方在事先准备好的文件上签字,表示双方已经正式认可并验收全部或阶段性成果。一般情况下,这种认可和验收可以附设条件。如卫生信息软件开发项目交接和验收时,可以规定以后软件出现问题时的解决方法。

二、卫生信息项目质量验收

卫生信息项目质量验收既是卫生信息项目最终质量控制的重要手段,也是卫生信息项目验收的重要内容。

(一)质量验收的含义

项目质量验收是依据质量计划中的范围划分、指标要求和采购合同的质量条款,遵循相关的质量检验评定标准,对项目的质量进行认可评定和办理验收交接手续的过程。

（二）质量验收的范围

在大型、复杂项目的收尾阶段，质量验收的过程是对项目实施过程中产生的所有质量结果进行汇总、统计、澄清，得出项目最终的整体质量结果。对于比较简单的项目和有特殊要求的项目（如卫生信息系统软件开发），收尾阶段的质量验收要根据项目规划阶段制订的质量验收标准，彻底进行检验，保证项目质量。

（三）质量验收的依据与标准

项目规划阶段给出的质量验收范围和适用标准是项目实施和收尾阶段质量控制和质量验收的依据和标准；项目实施阶段的质量验收结果也是项目结束阶段项目质量最终验收评定的依据。

（四）质量验收的结果

质量验收的结果是产生质量验收评定报告和项目验收技术资料。项目每个阶段的质量检验评定报告汇总构成验收技术资料，验收技术资料是项目资料的重要组成内容。

项目最终质量报告的质量等级一般分为"优良""合格"和"不合格"。对于质量不合格的项目，不能予以验收，要指出存在的问题，限定期限整改并组织再次验收。表 17-1 为卫生信息项目质量验收结果通知书示例。

表 17-1　卫生信息项目质量验收结果通知书

记录编号：

项目名称		合同编号	
客户经理		客户经理联系电话	
项目经理		项目经理联系电话	
参加验收人员		验收日期	
验收内容：			
验收意见： 开发方签字（盖章）：　　　　　　　　　日期：			
客户方评价： 　　满意或者不满意（不满意，说明理由） 验收结论： 　　同意验收或者不同意验收（不同意验收，填写续表） 客户方签字（盖章）：　　　　　　　　　日期：			
客户对项目问题的描述： 客户的意见和建议： 客户方签字：　　　　　　　　　日期：			
项目经理的解决方案： 项目经理签字：　　　　　　　　　日期：			

三、卫生信息项目资料验收

卫生信息项目资料是整个卫生信息项目周期的详细记录，包括各种形式的资料记录。项目资料既是项目评价和验收的重要标准和依据，也是项目交接、维护和后评价的重要原始凭证，在项目验收工作中发挥着十分重要的作用。

（一）资料验收的含义

资料验收又称文件验收，是指项目交验方将其完整、真实的项目资料交给接收方，并由接收方进行确认和签注，形成项目资料验收结果的过程。只有项目资料验收合格后，双方才能进行项目的整体验收。

（二）资料验收的内容

项目收尾阶段应验收归档的资料，包括但不限于项目竣工图、项目竣工报告、技术实施方案、功能测试报告、质量验收报告、用户使用手册、维护手册、软硬件说明书、质量保证书、后评价资料等。

（三）资料验收的依据与程序

1. 项目资料验收的依据

（1）采购合同中有关资料的条款要求。

（2）国家有关项目资料档案的法规、政策性规定和要求。

（3）国际惯例等。

2. 项目资料验收的程序

（1）项目资料交验方按照项目合同条款中有关资料验收的范围和清单进行自检和预验收。

（2）项目资料接收方按照项目合同资料清单分项进行验收、清点、立卷和归档。

（3）对验收不合格或有缺损遗漏的，及时通知项目资料交验方采取措施进行修改或补充。

（4）资料验收合格后，交接双方对项目资料验收报告进行签字确认。

（四）资料验收的结果

项目资料验收的结果包括项目资料档案、项目资料验收报告。表 17-2 为卫生信息项目文件验收单示例。

表 17-2　卫生信息项目文件验收单

验收人：　　　　　　　　　　　　　　　　　　　　　　　　　　验收时间：

序号	文件名称	用途	验收结果	备注
1				
2				
3				
4				
5				

第四节　卫生信息项目后评价

项目收尾阶段的评价一般指项目后评价。项目的所有技术工作都完成了，并不等于项目彻底结束，还要进行项目后评价，把项目的经验教训总结出来，收录到组织过程资产中，形成对组织过程资产的更新。

一、卫生信息项目后评价的概念和必要性

（一）项目后评价的概念

项目后评价又称项目的事后评价，是在项目结束（完成并验收）后的一段时间内，对项目立项、设计、运行过程、效益、作用和影响等进行客观分析和总结的全过程。

项目后评价的基本范围包括项目目标的后评价、项目实施过程的后评价、项目管理的后评价、项目效益的后评价、项目影响和持续性的后评价。

（二）项目后评价的必要性

项目后评价在不同行业中的应用差别很大。对于卫生信息项目来说，项目后评价具有较大的应用价值，通过项目后评价反馈信息可以不断地提高卫生信息项目的管理水平、技术水平和质量水平。

二、卫生信息项目后评价的内容

（一）目标后评价

项目目标后评价是指评定项目立项时原定目的和目标的实现程度，即对照预期目标的主要指标，判断项目目标的实现程度，以及对项目决策目标的正确性、合理性和实践性进行分析评价。

在项目后评价中，目标后评价的主要任务是对照项目可行性研究报告和项目评估报告中关于项目目标的论述，找出变化，分析项目目标的实现程度以及成败的原因，同时讨论项目目标是否正确合理，是否符合发展的要求。

（二）过程后评价

项目实施过程后评价是指对比项目立项评估或可行性研究时所预计的情况与实际执行的过程，客观分析存在的差距和原因。

过程后评价包括实施准备工作后评价和实施管理工作后评价。不同项目的过程后评价内容区别很大，下面以卫生信息工程项目为例加以说明。

1. **实施准备工作后评价**　主要包括工程是否正式列入年度计划；资金是否已经到位，主要材料、设备的来源是否已经落实；初步设计和概算是否已经批准，是否有能满足要求的设计文件；施工组织方式是否科学合理，施工单位人员素质和技术装备情况是否达到规定要求，施工物资的供应、验收和使用情况如何等。

2. **实施管理工作后评价**　主要评价施工过程中的工期目标、质量目标、成本目标完成情况等。

（三）管理后评价

项目管理后评价是以项目竣工验收和项目效益后评价为基础，在结合其他相关资料的基础上，对项目整个生命周期中各阶段的管理工作进行客观评价。管理后评价的目的是通过对项目各阶段管理工作的实际情况进行分析研究，了解目前的项目管理水平，并通过吸取经验和教训来不断提高项目管理水平，以保证更好地完成以后的项目管理工作。

项目管理后评价包括 3 个方面：项目管理过程的后评价、项目综合管理的后评价、项目管理者的后评价。

（四）效益后评价

项目效益后评价是项目后评价理论的重要组成部分。它以项目投产后实际取得的效益（经济、社会、环境等）及其隐含在其中的技术影响为基础，重新测算项目的各项经济数据，得到相关的投资效果指标，然后将它们与项目前期评估时预测的有关经济效果值（如净现值、内部收益率、投资回收期等）和社会环境影响值（如环境质量值等）进行对比，评价和分析其偏差情况并找出原因，吸取经验教训，从而为提高项目的投资管理水平和投资决策服务。

项目效益后评价具体包括财务效益后评价、经济效益后评价、环境效益和社会效益后评价、项目综合效益后评价。

（五）影响后评价

项目影响后评价包括经济影响后评价、社会影响后评价、环境影响后评价等方面内容。

经济影响后评价主要分析评价项目对所在国家、地区和所属行业所产生的经济方面的影响。它区别于项目效益后评价中的经济分析，评价的主要内容包括分配、就业、国内资源成本以及技术进步等。

社会影响后评价是指分析评价项目对所在地经济、社会和环境方面产生的有形和无形的效益和结果，通过评价持续性、机构发展、妇女参与、平等和贫困等要素，分析项目对国家（或地方）社会发展目标的贡献和影响，包括项目本身和对项目周围地区社会的影响。

环境影响后评价是指对项目的环境保护目的、环保投资及效益、环保执行过程、环保措施的有效性和环境影响等进行的系统地、客观地分析。通过项目环境保护措施的检查、验证和总结，确定项目预期的环境保护目标是否达到、项目的主要环境效益指标是否实现。

（六）可持续性后评价

项目可持续性后评价是指通过分析项目与社会的各种适应性以及项目存在的社会风险等问题，研究项目是否具有可重复性、能否持续实施并持续发挥效益。

可持续性后评价主要包括两个方面：①外部条件对项目可持续性的影响，包括社会经济发展、管理体制、配套设施建设、政策法规等外部条件；②内部条件对项目可持续性的影响，包括运行机制、内部管理、服务情况、运营状况等内部条件。

三、卫生信息项目后评价的方法

项目后评价通常采用定性和定量相结合的方法，常用的主要方法包括对比分析法、逻辑框架法、成功度评价法等。

（一）对比分析法

对比分析法是根据调查得到的项目实际情况，对照项目立项时确定的目标及关键指标，找出偏差和变化，分析原因，得出结论，总结经验和教训。对比分析包括前后比较、有无比较和横向比较。

1. 前后比较法　将项目前期的可行性研究和评估的预测结论与项目的实际执行结果做比较，以发现变化和分析原因，用于揭示项目计划、决策和实施过程中存在的问题。

2. 有无比较法　将项目实际发生的情况与如果没有项目可能发生的情况进行比较，以度量项目的真实效益、影响和作用。有无比较法比前后比较法更能准确地反映项目的真实成本和效益。

3. 横向比较法　将同一行业内类似项目的相关指标进行比较，用以评价项目的绩效或竞争力。

（二）逻辑框架法

逻辑框架法是将一个复杂项目的多个具有因果关系的动态因素组合起来，用一张简单的框架图分析其内涵和关系，以确定项目范围和任务，分清项目目标和达到目标所需手段的逻辑关系，评价项目活动及其成果的方法。

（三）成功度评价法

成功度评价法是指依靠评价专家或专家组的经验，综合后评价各项指标的评价结果，对项目的成功度作出定性的结论，也就是通常所称的打分法。

四、卫生信息项目后评价的实施

（一）项目后评价的工作程序

1. 面向宏观决策的后评价程序　面向宏观决策的后评价程序一般包括制订后评价计划、选定后评价项目、确定后评价范围和选择执行后评价的咨询机构和专家等。

（1）制订后评价计划。

（2）选定后评价项目：一般来讲，选择后评价项目遵循以下几条标准。

1）由于项目实施而引起运营重大问题的项目。

2）一些非常规的项目，如规模过大、内容复杂或带有实验性的新技术项目。

3）发生重大变化的项目，如建设内容、外部条件等发生了重大变化的项目。

4）急切需要了解项目作用和影响的项目。

5）能为即将实施的国家预算、宏观战略、计划原则提供信息的相关投资项目。

6）为投资规划确定未来发展方向的、有代表性的项目。

7）对开展行业部门或地区后评价研究有重要意义的项目。

（3）确定后评价范围。

（4）选择项目评价咨询专家。

（5）执行项目后评价活动，包括资料信息的收集、后评价现场调查、分析和结论。

（6）撰写项目后评价报告。

（7）反馈后评价结果。

2. 面向微观决策的后评价程序　面向微观决策的后评价程序注重某个项目和项目团队，涉及的因素较少，评价的程序比较简化，内容简单，形式多样。

（1）项目组自评价。

（2）成立项目后评价小组。

（3）收集信息。

（4）实施评价。

1）资料信息的收集：项目论证、实施、结束阶段的各种报告和文件。

2）后评价现场调查：项目基本情况、目标实现程度、作用及影响。

3）分析和结论：总体结果、可持续性、比选方案、经验教训。

（5）形成后评价报告。

（6）反馈后评价结果。

（二）项目后评价的组织实施

1. 委托后评价任务，签订工作合同或协议　项目后评价单位接受后评价任务委托后，项目业主要与其签订评价合同或相关协议，以明确各自在后评价工作中的权利和义务。

2. 成立后评价小组，制订后评价计划　项目后评价合同或协议签订后，后评价单位就应及时任命项目负责人，成立后评价小组，制订后评价计划。后评价计划必须说明评价对象、评价内容、评价方法、评价时间、工作进度、质量要求、经费预算、专家名单、报告格式等。为保证评价工作的客观和公正，项目负责人不能由业主单位的人兼任。后评价小组的成员必须具有一定的后评价工作经验。

3. 设计调查方案　调查是评价的基础，调查方案是整个调查工作的行动纲领，它对于保证调查工作的顺利进行具有重要的指导作用。

4. 阅读文件，收集资料　后评价小组应组织专家认真阅读项目文件，从中收集与未来评价有关的资料。

5. 开展调查，了解情况　在收集项目资料的基础上，后评价专家去现场进行调查，进一步核实情况，收集评价信息。

6. 分析资料，形成报告　在阅读文件和现场调查的基础上，专家组对已经获得的大量信息进行统计分析，归纳总结，写出报告。

7. 提交后评价报告，反馈信息　后评价报告草稿完成后，送项目评价执行机构审查，并告知委托单位报告的主要内容，必要时可召开小型会议研讨具有分歧的意见。项目后评价报告的草稿经审查、研讨和修改后定稿。

（三）项目后评价的报告编写

项目后评价报告是后评价结果的汇总，是反馈经验教训的重要文件。

1. 项目后评价报告编写要求

（1）后评价报告必须反映真实情况，报告的文字要尽量准确、简练，尽可能不用过分生疏的专业化词汇。

（2）报告内容的结论、建议要和问题分析相呼应，并把评价结果与未来规划以及政策的制订、修改相联系。

（3）后评价报告是反馈经验教训的主要文件形式，为了满足信息反馈的需要，便于计算机录入，评价报告的编写需要有相对固定的内容格式。

（4）被评价的项目类型不同，评价报告的书写格式和内容要求也不尽相同。

（5）为提高信息反馈速度和反馈效果，让项目的经验教训可以在更大的范围内发挥作用，在撰写评价报告的同时，还需要编写并分送评价报告摘要。

2. 项目后评价报告编写提纲　项目后评价报告包括摘要、项目概况、评价内容、主要变化和问题、原因分析、经验教训、结论和建议、基础数据和评价方法说明等内容。参考编写提纲如下。

```
报告封面
报告摘要
报告正文
项目概况
    目的和目标
    内容和进度
    投资和资金来源
    运营情况
项目实施过程评价
    项目实施过程
    项目实施过程中的变化
    主要问题及原因分析
财务和经济效益评价
    财务评价
    经济评价
    效益分析
社会效益及影响
结论
主要经验教训
建议
```

第五节　卫生信息项目完工总结

卫生信息项目完工总结是对卫生信息项目整个实施过程和实施成果作出的回顾和总结。项目完工总结并不是简单地解散项目团队，而是项目收尾管理的重要组成部分。

一、卫生信息项目信息收集和汇总

项目信息是指数据、报告、安排、会议、计划、技术文件等与项目实施有关的各种信息。项目信息在项目实施过程中具有非常重要的作用，收集的项目信息是否准确，项目信息能否及时传递给利益相关者，都会影响项目的成败。项目团队需要在项目执行的动态环境中，持续收集和分析项目数据。

（一）项目信息收集范围

在整个项目生命周期中，需要从各执行过程中收集、加工和分析大量数据和信息，并以各种形式分发给项目团队成员和其他干系人。

项目组织的信息管理部门应当在全面、系统地收集项目组织内外信息的基础上，根据项目组织的业务活动性质和管理目标要求，围绕项目执行与管理重点，集中力量收集项目重点信息。一般而言，大型卫生信息项目组织应收集以下几方面的信息。

1. **国家政策方面的信息** 主要包括国家关于卫生信息规划、卫生信息平台建设等相关政策、方针，卫生信息化发展的社会环境，卫生信息项目管理的行业规定等。

2. **宏观经济方面的信息** 主要包括国家或地区的经济发展水平、规模、增长速度，卫生信息产业结构的状况及变化趋势，政府卫生费用支出，居民的整体消费水平和医疗保健消费水平，消费结构状况及变化趋势等。

3. **科学技术方面的信息** 主要包括卫生信息科研机构及科研力量，技术发展水平，最新出现的科学技术成果等。

4. **商品信息** 主要包括卫生信息项目相关商品的市场供求状况及变化趋势，价格的现状及趋势等。

5. **供应商、竞争者及消费者方面的信息。**

6. **法律方面的信息** 任何项目的实施都必须符合国家的法律规定，熟悉相关的法律条款，能使项目的执行更加顺利。

7. **社会文化、风俗习惯等信息** 主要包括民族特点、文化风俗、教育水平、宗教信仰、价值观念、道德准则、卫生习惯等。

8. **组织内部各层次、各部门提供的信息。**

（二）项目信息收集方法

简单来说，从日常项目工作中收集项目内部信息，通过查询或调查获取项目的外部信息。

在项目信息收集的内容确定之后，就应当采取恰当的方法来收集项目信息。一般而言，项目信息收集方法主要有两类。

1. **直接到产生信息的现场去调查** 现场调查包括以下方式。

（1）询问法：包括当面询问、会议调查、发函问卷调查、电话调查等。

（2）观察法：包括销售现场观察、使用现场观察、供应厂家现场观察等。

（3）试验法：全新产品或改进后的新产品在正式投放市场以前，先进行小规模的试行销售，看顾客的反应和动向，包括顾客对新产品在价格、质量、品种、规格、款式、包装等方面的满意程度和接受程度。

2. **收集、整理已有的管理信息** 间接获取信息的方式有以下几种。

（1）收集公开发行的报纸、杂志、书籍中的信息及网上流转的电子文件：从中可以了解或推测国家有关政治、经济政策法规的调整和变化，以及国家或国际的宏观经济形势。

（2）收集本行业出版发行的报纸、杂志和科技书籍中的信息：这些信息资料行业性和技术性比较强，从中可以了解本行业政策及本行业新产品和新技术的发展动态。

（3）内部信息的收集和积累：收集项目活动的原始记录和对有关原始记录进行过一定汇总和加工的分析报告等。

（三）项目信息汇总

项目人员负责将收集到的各阶段的项目信息资料进行归档登记、分类汇总、集中管理，并对汇总信息进行统计分析，形成项目的工作数据。

信息进行汇总、加工和处理后，必须贮存起来进行归档，以供管理者随时调用，为管理决策和管理控制等服务。汇总信息的保存要注意以下事项。

1. 汇总存档的信息资料要按分类分卷要求录入计算机，保证信息资料完整。

2. 电子案卷层级设置要合理，方便检索和查阅。

3. 电子文档名称要完整规范。

4. 纸质资料要妥善保管，严守保密和安全规定。

5. 电子资料要有安全加密措施，并有备份保存。

6. 进行电子文件归档时，应对硬件环境的有效性、软件环境的有效性以及信息记录格式的通用性等基本技术条件进行检测。

二、卫生信息项目完工报告

卫生信息项目完工报告又称为卫生信息项目结束报告，报告的目的是总结项目准备、执行和结束过程中存在的问题、经验和教训，为项目今后的持续发展提供基础。

（一）项目完工报告的格式

根据项目的行业、规模、类型等的不同，项目完工报告的格式略有差异。项目完工报告的参考格式如表17-3。

表17-3　项目完工报告样式

报告封面
报告摘要
项目信息 （提供关于项目名称、客户名称、项目组织、项目经理等方面的一般信息）
项目背景 （提供有关项目背景、目标、项目方案等方面的信息）
项目目标与产出 （描述项目目标的实现情况与主要产出）
项目评价 （从完成项目的进度、成本、质量、团队管理、客户关系等方面进行总体评价）
项目总结 （总结影响项目实施与产出的主要因素）
项目的可持续性 （从是否具有可重复性、能否持续实施并持续发挥效益方面分析项目的可持续性）
经验教训 （项目有哪些成功的经验，有哪些失败的教训，如果有机会重新做这个项目，应该怎样去改进）
合作方的评价 （合作方对项目实施和结果的评价）
相关附件

（二）项目完工报告的内容

项目完工报告的主要内容包括项目的目标及其实现程度、项目实施过程中的主要问题和障碍、影响项目成果的主要因素、项目的可持续性、主要的经验教训等。

撰写项目完工报告时，需要通过系统性评价回答下面提出的问题，并将结果纳入项目完工报告之中。

1. 项目目标

（1）是否清楚地定义了项目目标？

（2）是否实现了所确定的目标？

（3）回顾来看，项目目标是否合适？

2. 经济与社会收益

（1）经济与社会收益是否达到预期水平？

（2）这些收益是否按照预定计划分配？

3. 体制建设

（1）所采用的制度建设策略是否适宜、有效？

（2）是否成功地实施了有关政策和结构性变革？

（3）项目管理安排是否满意？

4. 效率　今后类似的项目是否可以在不影响目标的前提下，更经济、更快捷地准备、评估和实施？

5. 财务绩效　该项目是否实现了其财务目标？

6. 实施

（1）项目任务是否全部按期并在预算成本内完成？

（2）项目实施期间做过哪些变更？为什么？

7. 依从性　项目实施机构是否遵从了项目法律文本和相关协议？

8. 其他考虑因素

（1）项目结果是否产生未曾预料的社会、经济和环境影响？

（2）在项目延期、成本增加、预期收益减少的情况下，项目投资是否仍然值得？

（3）对于项目的利益相关者，有哪些经验和教训？

9. 开发效果　已采取和计划采取哪些措施，来保证项目的全部收益及其可持续性？

（三）项目完工报告的作用

在项目总结会上，项目完工报告将被分发给项目各方的相关人员，供他们了解项目的整个实施过程和实施成果。项目完工报告能够系统地展示出项目整个生命周期的总结与评价结果，记录的经验教训将为项目今后的持续发展和同类项目的执行提供借鉴和参考。同时，项目完工报告也是项目结束程序中不可缺少的重要文档资料。

三、卫生信息项目完工总结

当卫生信息项目临近尾声时，项目团队就要着手进行项目完工总结。项目完工总结包括一系列的管理活动，例如汇报成功或失败、将项目文件归档、开展绩效检查、组织召开项目总结会议等，其中召开项目总结会是具有标志性的一项活动。

（一）项目总结会

项目总结会是对整个项目进行总结和反思的好机会，分享取得的经验教训能够帮助团队成员以及其他团队改进和完善今后的项目管理工作。

1. 项目总结会的主要参与者　包括客户方的管理层、客户方项目经理、参与过项目的其他客户方人员、项目实施方的管理层、项目经理、项目团队成员、其他项目干系人。

2. 项目总结会的主要议程

（1）双方管理层总结项目，肯定成绩，提出不足。

（2）项目经理汇报项目实施的过程和结果，分享经验和教训。

（3）表彰双方有贡献的人员。

（4）向客户介绍项目交付之后的售后服务流程。

（5）感谢客户并提出希望继续合作的意向。

（二）项目经验交流

项目总结会是项目经验交流的一个途径和方式，通常由项目经理向大家介绍项目实施过程中取得的经验和教训。项目完工报告也是项目经验交流的一个载体，可以通过文字记录把经验分享给更多的人。此外，也可以通过联系项目组织进行实地考察，现场交流项目经验。

（三）项目正式移交

在收尾阶段的所有管理活动圆满完成后，项目执行团队将项目正式移交给业主代表，双方签署移交文件，标志着项目正式结束。

第六节　典型案例

一、卫生信息项目成功案例

某信息系统开发公司与一家市级医院签订了医院信息系统开发合同后，项目经理带领团队进医院分析项目的具体情况，制订出详细的实施方案和项目管理规则。项目经理在规划过程中明确系统开发涉及的医院业务部门和技术主管部门，要求医院建立以业务科室负责人为主、技术主管部门人员为辅的变更管理小组，变更需要医院主管领导批准方能生效。信息系统开发公司项目团队在开发过程中碰到需求和功能变更时，总是第一时间找到相应业务科室的关键人进行确认，并经过医院主管领导书面批准以后才会落实变更。好的变更管理最大限度地限制了项目范围蔓延，系统开发顺利进入收尾阶段，项目经理带领团队会同医院各相关部门领导进行了系统测试，效果良好。系统测试完成后，在医院进行了一段时间的试运行，虽然试运行期间出现了一些小问题，但都很快由信息系统开发公司技术人员解决，顺利完成了试运行。项目经理为了快速高效地完成项目验收工作，带领团队进行了有效的交付，如文档交付、产品交付、问题处理方式交付等，并且任何交付都落实在文件上，有登记表记录在案。在信息系统开发公司项目经理的专业管理下，双方在收尾阶段都严格按照合同、按照规矩办事，项目如期画上了圆满的句号。

二、卫生信息项目失败案例

一家大型三甲医院（客户方）与某信息系统开发公司（开发方）签订了医院信息系统开发项目合同，在项目收尾阶段，客户方项目负责人及其团队会同开发团队完成了以下工作。

工作一：系统测试。客户方项目组会同开发方技术人员共同进行了系统测试。测试过程中开发方技术人员为了节约时间，经与客户方商量，从测试用例中挑选了部分数据进行测试，测试结果系统运行正常。

工作二：系统试运行。开发方技术人员将客户方的数据和设置加载到系统中进行正常操作，试运行工作共进行了 3 天时间。

工作三：文档移交。开发方准备了项目最终报告、项目介绍、说明手册、维护手册、软硬件说明书、质量保证书等文档资料发送给客户方项目组。

工作四：项目验收。客户方项目负责人组织了项目验收，由开发方撰写项目验收报告，双方主管在验收报告上签字认可。

工作五：准备总结会。客户方项目团队整理了项目过程文档，撰写了项目完工报告，报请院方领导批准召开总结会。

工作六：召开总结会。客户方项目组召集全体参与项目的人员参加了总结会，并在会上汇报了项目实施过程和成果，宣布项目结束。

工作七：结清开发方合同款。

项目结束后，医院信息系统在使用过程中频繁出现问题，严重时出现系统瘫痪，给医院造成了损失。医院领导认为这是开发方的产品质量缺陷，要求赔偿，但开发方认为项目合同已经关闭，产品也在医院满意的情况下交付使用，公司不应该承担赔偿责任，公司只负责按照合同协议进行系统维护。

很明显，这是项目收尾管理失败造成的，在项目收尾过程没有监理方的全程参与，客户方项目团队在项目收尾过程中工作做得不够细致，系统测试同意开发方挑选部分测试用例进行测试，没有做好测试风险管理，系统试运行时间太短，没有机会及时发现系统存在的问题就签字验收了。对于至关重要的项目合同，也没有很好地去梳理关闭，而是在草草验收后就直接给开发方结款，使客户方在与开发方交涉系统使用问题时陷入被动。

（杜　清）

思考题

1. 思考项目收尾阶段在项目整体实施中的作用和重要性。
2. 在卫生信息系统的测试风险管理中，主要考虑哪些风险因素？
3. 卫生信息项目合同收尾要注意哪些事项？
4. 卫生信息项目验收为什么要做范围确认？

第十八章

卫生信息项目风险管理

卫生信息项目生命周期中，会面临各种各样的风险，如政策风险、环境风险、经济风险、管理风险、技术风险等，这些风险之间关系错综复杂，对整个项目的实施具有不可忽视的影响，如同蝴蝶效应一样，有时甚至会导致整个项目的失败。因此，为提高卫生信息项目抗风险能力，将风险及损失降到最低，保障项目目标的实现，可以采用项目风险管理的方法，有效地预防、控制和转移风险。本章将从项目风险管理规划、风险识别与评估、风险应对、风险监控几个方面展开。

第一节　卫生信息项目风险管理概述

一、卫生信息项目风险管理概念

（一）相关定义

项目风险是指项目生命周期内，因为某些不确定性而导致项目偏离目标，造成损失的风险。卫生信息项目风险是项目管理过程中不可分割的有机组成部分，涉及因素繁多，有客观因素、主观因素，有可抗拒因素、不可抗拒因素，需要应用到许多系统工程的管理技术方法。

从现代项目风险管理的角度来说，风险管理有 3 个定义：①风险管理是系统识别和评估风险因素的形式化过程；②风险管理是识别和控制能够引起不希望变化的潜在领域和事件的形式、系统的方法；③风险管理是在项目识别、分析风险因素、采取必要对策的决策科学与艺术的结合。

综上所述，卫生信息项目风险管理是指项目的各方经过协商、配合，对项目可能遇到的风险进行规划、识别、估计、评价、应对、监控的过程，是以科学的管理方法实现最大安全保障的实践活动的总称。

（二）卫生信息项目风险的分类

在进行卫生信息项目风险管理时，首先要对风险进行归类，以便采取有效的、有针对性的措施与方法对其进行深入分析与管理。项目风险分类的划分原则不同，分类结果不同。

1. 卫生信息项目风险按照建设阶段，可分为以下几类。

（1）规划阶段风险：出现在项目规划阶段，主要为医疗部门等投资方的风险、信息化系统战略性选择风险、软件承建商选择风险等。

（2）建设阶段风险：为医疗部门投资商和承建商共有的风险，主要为信息化项目能否如期完成、成本是否会增加、验收能否如期完成等风险。

（3）运行应用阶段风险：信息化系统建设完毕，由于人员素质或者培训等原因，医疗卫生部门人员无法熟练应用，或者硬件设备选择不当，网络速度不够快，导致应用感觉降低等风险；信息系统的应用必将改变原有工作模式和信息资源的利用方式,也会影响到医院的流程再造、人事变动、工作内容及部门间的关系,导致科室人员和科室间的消极情绪,从而引发对医院信息系统的抵制。

2. 卫生信息项目风险按照风险产生的原因,可分为以下几类。

(1)政策风险:是指卫生信息项目实施过程中由于国家或行业相关的政策、法规、法令或卫生信息标准等的更改、更新、作废等给项目带来的风险。

(2)环境风险:狭义上是指自然环境的变化给项目带来的风险,如火灾、洪水等所造成的项目达不到预期目标的风险。

政策与环境风险具有客观性和不可控制性。但就项目风险管理而言,必须制定相应的应对措施,以防止此类风险发生时措手不及,造成无可挽回的损失。

(3)经济风险:是指市场预测失误、价格变动或成本需求变化等因素造成的项目超支或资金短缺的可能性,以及给项目带来一些不良后果的风险。

(4)管理风险:是指项目管理过程中由于管理层的决策失误、工作制度调整、组织结构变化、人事变动等管理方面的因素所造成的风险。

(5)技术风险:是指由于技术的不成熟、技术的复杂性、项目人员技术掌握程度等因素,造成项目设计、实施、运行等方面的风险。

(6)质量风险:是指由于项目环境、开发管理、质量检测等原因导致质量缺陷或质量事故发生的风险。

(7)进度风险:进度风险即工期延误风险,是指项目进度无法按照计划成功完成而引起项目损失的风险。

二、卫生信息项目风险管理原则

卫生信息项目风险管理的目标是增加有利因素,减少不利因素,避免或者减少项目损失的发生,进行卫生信息项目风险管理主要遵循以下几个原则。

1. **经济性原则**　风险管理人员在制订风险管理计划时应以总成本最低为总目标,即风险管理也要考虑成本。以最合理经济的处置方法把控制损失的费用降到最低,这要求风险管理人员对各种效益和费用进行科学的分析和严格核算。

2. **"二战"原则**　对于一些风险较大的项目,对风险的恐惧往往会造成人们心理上的不安,会严重影响工作效率并降低积极性。这时应通过有效的风险管理,让大家确信风险管理部门已经识别了全部不确定因素,并已经妥善地作出了安排和处理,这是战略上的蔑视。而作为风险管理部门,则要坚持战术上重视的原则,即认真对待每一个风险因素,杜绝松懈麻痹。

3. **满意原则**　再严密的计划,再严密的管理,项目中的不确定性也是绝对会存在的,而确定性是相对的。因此,在卫生信息项目风险管理中要允许一定比例的不确定性事件发生,只要能达到预定目标,项目的各方总体满意即可。

4. **社会性原则**　卫生信息项目风险管理计划和措施必须考虑到与项目有关并受其影响的单位、个人等对该项目的风险影响的要求,例如医保部门、公共卫生监测部门等对系统的要求。项目风险管理还应该充分注意相关的各种法律法规,使卫生信息项目风险管理的每一个步骤都具有合法性。

5. **战略目标匹配原则**　医疗卫生部门等的战略目标是卫生信息项目的出发点和归宿。风险管理是项目活动的一部分,战略目标必须符合这一要求。

三、卫生信息项目风险管理过程

在项目生命周期中持续不断地控制风险是非常重要的。项目风险管理过程通常可以分为五个阶段：风险管理规划、风险识别、风险评估、风险应对和风险监控。

1. 风险管理规划　风险管理规划是制订在整个项目生命周期内如何组织和进行风险识别、风险评估、风险应对、风险监控的规划。项目风险管理规划包括风险管理方法、风险分析人员的作用和职责、风险评价基准等方面的内容。

2. 风险识别　风险识别的任务是确定项目风险来源和产生条件，描述风险特征和确定哪些风险条件有可能影响项目，这是风险管理中重要的步骤。风险识别需要在整个生命周期内系统、连续地进行，不是一次完成。风险识别的常用方法有检查表法、流程图法、头脑风暴法、德尔菲法和故障树分析法等。

3. 风险评估　风险评估是对识别出来的风险进行定性、定量分析，评估风险发生的概率和对项目目标的影响程度。常用的方法有主观评分法、层次分析法和模糊综合评价等。

4. 风险应对　风险应对是针对风险定性、定量分析结果，为消除或者降低风险造成的不良后果而制订的风险应对措施。风险应对方案必须综合考虑风险的严重程度、项目预期目标和风险应对措施所花的费用等，风险应对方案也需得到项目所有利益相关者的认可。常用的风险应对措施有风险回避、风险转移、风险减轻、风险接受。

5. 风险监控　风险监控包括风险的跟踪和风险的控制。根据项目的执行情况、已识别的风险和可能的新风险，调整风险管理计划，保障风险管理计划的实施，确保高效地达成项目目标。

第二节　卫生信息项目风险管理规划

一、卫生信息项目风险管理规划概述

风险管理规划是在项目正式启动前或启动初期，规划和设计如何进行项目风险管理的过程，风险管理规划是项目风险管理的一整套计划，包括确定风险管理方法、风险分析人员的作用和职责、风险评价基准等方面的内容。它的结果是整个项目风险管理的重要指导性纲领，贯穿于整个项目生命周期。

风险管理规划目的就是预防、减轻、遏制或消除不利事件的发生，减少风险损失，甚至化险为夷，并制订若干备选行动方案，建立时间和经费储备以应对不可避免的风险，其对卫生信息项目目标能否达成至关重要。

二、卫生信息项目风险管理规划主要内容

卫生信息项目风险管理规划主要包括以下内容。

1. 风险管理方法　确定风险管理使用的方法、工具和数据资源，这些内容可随项目阶段及风险评估情况做适当的调整。

2. 风险分析人员作用和职责　明确风险管理活动中领导者、支持者及参与者的角色定位，以及各自的任务分工、责任和能力要求。卫生信息项目风险错综复杂，项目管理人员必须具备一定的管理能力和技术水平。

3. 风险管理的时间周期　明确项目生命周期中风险管理过程的各运行阶段和过程评价，确定控制和变更的周期或频率。

4. 类型级别及说明　定义并说明风险评估和风险量化的类型和级别。

5. 管理基准　明确定义由谁以何种方式采取风险应对行动。管理基准可以衡量项目团队实施风险应对计划的有效性，并避免发生医疗部门与项目承建方对该内容理解的二义性。

6. 风险管理沟通形式 明确风险管理过程中各方沟通或汇报的内容、范围、渠道和方式。

7. 风险管理跟踪方法 规定如何以文档的方式记录项目风险管理的过程。风险管理文档有利于当前项目的管理、监控、经验教训的总结及对日后项目的指导等。

第三节 卫生信息项目风险识别与评估

一、卫生信息项目风险识别

风险识别是项目风险管理的基础和重要组成内容。项目风险识别是指项目承建单位在收集资料和调查研究的基础上,运用各种方法对尚未发生的潜在风险以及客观存在的各种风险进行系统归类和全面识别。

(一)卫生信息项目风险识别的特征

项目风险主要存在于项目开始的前期,这是由于投资方和承建方对项目的了解还不够全面,从而在不够精确的预测和分析评估的基础上作出了一些需求分析和决策。在卫生信息项目领域,医疗、政府部门决策层掌握的信息化知识水平也容易对决策结果产生极大的不确定性,这些都必然使项目在今后的开展和目标的实现方面受较大的影响。当项目逐渐展开时,随着不断吸纳项目执行中积累与总结的经验,原来许多不确定的因素日益明朗,旧的风险随之减少或消失,项目面临的不确定性大大降低,但新的风险因素会出现。总的来说,项目的风险源随着时间延续呈递减趋势。但是一直到项目结束前,风险都将一直存在。卫生信息项目风险识别具有下列特征。

1. 动态性 风险识别并不是一次性的,在项目的计划、实施和收尾阶段都要进行风险识别。不同的阶段有不同的风险来源,根据项目的外部条件变化、内部条件调整,适时定期进行项目风险识别是非常有必要的。

2. 系统性 项目风险存在于项目生命周期的各个阶段中,因此风险识别必然贯穿于项目生命周期的全过程。

3. 广泛性 除参与风险识别的关键人员(包括项目经理、项目团队成员、项目及风险管理相关领域的专家等)外,还应鼓励所有项目人员广泛参与风险识别。

4. 信息性 信息的全面性、及时性、准确性和动态性决定项目风险识别工作的质量,进而影响识别结果的可靠性和精确性。

(二)卫生信息项目风险识别的内容

卫生信息项目风险识别是项目风险管理中的首要工作,它的主要工作内容包括如下几个方面。

1. 识别并确定项目的潜在风险 这是项目风险识别的第一项工作目标,因为只有识别和确定项目可能会遇到哪些风险,才能够进一步分析这些风险的性质和后果。所以,在项目风险识别中,首先要全面分析项目发展变化的可能性,进而识别出项目的各种风险并汇总成项目风险清单。

2. 识别引起项目风险的主要影响因素 这是项目风险识别的第二项工作目标,只有识别出各项目风险的主要影响因素,才能把握项目风险的发展变化规律,进而对项目风险进行应对和控制。所以在项目风险识别中要全面分析各项目风险的主要影响因素及其对项目风险的影响方式、影响方向、影响力度等。

3. 识别项目风险可能引起的后果 这是项目风险识别的第三项工作目标,识别出项目风险可能带来的后果及其严重程度,才能够全面地认识项目风险。项目风险识别的根本目的是找到项目风险以及消减项目风险带来的不利后果的方法。

（三）卫生信息项目风险识别的过程

首先，确定目标和重要参与者。项目组性质不同、项目合同类型不同，则项目组风险管理侧重不同。依据项目管理规划，卫生信息项目的投资方和应用方，即医疗部门或政府部门、卫生信息项目的承建方要分别确定各自项目风险管理的范围和重点。根据各自项目风险管理的范围和重点，确定参与项目风险识别的人员。

其次，收集资料，为风险识别提供参考。收集的资料包括：①项目情况的有关资料，如项目合同、项目可行性分析报告、项目需求建议书、技术报告等；②与项目所处环境相关的资料，如相关的政策、法律法规、卫生信息标准等方面的资料；③类似项目的案例资料，如同类项目的成败得失情况、遇到的风险及其主要症状、影响后果等。

最后，分析资料，识别潜在风险源。在分析资料、识别风险时，可以利用一些具体的工具和技术。例如，可以采用头脑风暴法、德尔菲法或专家面谈等方法来获取新的项目风险信息资源，或采取风险核对表、故障树分析法等从已有的资料中识别出风险事件。

（四）卫生信息项目风险识别的技术与工具

在项目风险识别过程中通常要借助一些专门的技术和工具，不仅能提高风险识别的效率，而且操作规范，不容易产生遗漏。下面介绍几种常用的方法。

1. **检查表**　检查表是项目管理中用来记录和整理数据最常用的工具。用检查表来进行项目风险识别，就是将项目执行过程中可能发生的许多确定和不确定的风险列于一个表上，供风险管理人员进行检查核对，用来判别某项目中是否存在表中所列的风险或类似的风险。检查表中所列出的风险都是过去历史上类似项目曾发生过的风险，是项目风险管理经验的结晶，对项目管理人员具有开阔思路、启发联想、抛砖引玉的作用。一个有实力的卫生信息化公司或项目组织要掌握丰富的风险识别检查表工具。常见的卫生信息化项目识别表见表18-1。

在实际应用中，检查表法是一种最常用的工具，它是对在以往项目中曾遇到的风险总结而来。该工具的优点是简单快捷，缺点是容易限制使用者的思路。

2. **流程图法**　流程图也是一种项目风险识别常用的工具。流程图可以帮助项目风险管理人员识别和了解项目风险所处的具体环节、各个环节之间存在的风险以及项目风险的原因和对项目的影响程度。

信息化系统软件的开发流程可以参考前面章节，下面简要介绍一些在流程各个阶段可能会发生的风险。

（1）项目需求阶段：需求和需求分析的任何疏漏所造成的损失，都会在项目的后续阶段被逐级放大，因此本阶段的风险最大。

（2）项目设计阶段

1）设计阶段的风险主要来自系统分析人员。一方面，如果分析人员在设计系统结构时过于限制，系统的可扩展性就会减弱，会给后期维护带来巨大的负担。对医疗部门来说，系统的使用效果会有明显的折扣，甚至会造成信息化系统寿命过短。反之，项目结构过于灵活和通用，必然引起项目实现的难度增加，系统的复杂度上升、可靠性降低，给测试和实现阶段带来风险，系统的稳定性也会受到影响。从另一个方面上看，医疗部门需求的变化与未来项目运行环境的变化均是必然的。目前项目设计所谓的"通用性"是否就能很好地适应将来需求和运行环境的变化，都是需要认真折中考量，而这种折中也蕴涵着很大的风险。

2）设计阶段蕴涵的另一种风险来自设计文档。文档的不健全不仅会造成执行阶段的困难，更会给后期的测试和维护造成灾难性的后果，例如根本无法对软件系统进行版本升级，甚至对发现的简单错误都无从更正。

表 18-1 卫生信息化项目风险检查表

风险	可能的风险因素
需求风险	1. 对项目缺少清晰的认识 2. 对项目需求缺少认同 3. 需求分析时医疗部门参与不够 4. 没有优先需求 5. 不确定的需求导致项目范围扩大 6. 医疗部门不断变化需求 7. 对需求的变化缺少相关分析 8. 缺乏需求变更管理的有效流程
管理风险	1. 是否遵循 ISO9001 质量管理认证体系建立明确的项目管理规范和开发规范 2. 是否建立由医疗部门和公司双方共同组成的项目小组 3. 领导小组是否由医疗部门领导牵头,实施组是否由医院信息科和公司项目部共同推动 4. 是否严格执行周报、月报制度,关键阶段甚至执行到日报制度 5. 是否定期召开例会,检查计划执行情况,对影响执行的问题及时解决 6. 是否对计划不合理的地方及时调整
技术风险	1. 是否遵循国家卫生信息标准 2. 各个子系统接口定义是否全面 3. 各个功能子系统的研发规范是否一致,项目是否缺少必要的技术标准文档 4. 是否利用了数据库或数据仓库 5. 是否有可用的软件项目管理工具 6. 是否有可用的软件过程管理工具 7. 是否有可用的分析及设计工具 8. 分析和设计工具是否适用于待建造产品 9. 是否有可用的软件配置管理工具 10. 设计质量如何,是否导致重复设计 11. 设计文档书写是否规范 12. 是否有可用的编译器或代码生成器 13. 是否支持数据库级的集成 14. 是否实现业务界面仿真和界面级、流程级的集成
质量风险	1. 分别开发的模块无法有效集成,需要重新设计或制作 2. 代码质量低下,导致需要进行额外的测试,修正错误,或重新制作 3. 项目二次开发没有遵循规范流程和严格的质量控制机制 4. 没有采用标准化模块设计 5. 是否有可用的测试工具 6. 缺少标准化测试管理过程 7. 测试用例设计随意,导致测试覆盖点经常出现遗漏 8. 是否建立质量保证组织或监理组织,监控规范执行
进度风险	1. 研发人员对于新技术的储备不足,不能熟练应用,拖延了源代码交付时间 2. 过高估计了增强型工具对计划进度的节省量 3. 作为先决条件的任务(如培训及其他项目)不能按时完成
人员风险	1. 不适应工作的成员没有调离项目组,影响了项目组其他成员的积极性 2. 项目后期加入新的开发人员,需进行培训并逐渐与现有成员沟通,从而使现有成员的工作效率降低 3. 开发人员和管理层之间关系不佳,导致决策缓慢,影响全局 4. 由于项目组成员之间发生冲突,导致沟通不畅、设计欠佳、接口出现错误及额外的重复工作

（3）项目执行阶段：源代码书写的规范性、可读性是该阶段的主要风险来源。规范的代码书写会降低程序员自身个性风格成分的引入，从而减小系统整合的风险。

（4）项目维护阶段：包括后期维护成本变大等风险。

3. 德尔菲（Delphi）法　德尔菲法是集中众人智慧来预测风险的一种方法，是专家估计法之一。它有 3 个特点：①参加者之间相互匿名；②对各种反应进行统计处理；③反复征求意见。为保证结果的合理性、避免个人权威和资历等因素的影响，在对预测的风险进行处理时，应主要考虑专家意见的倾向性和一致性。

4. 头脑风暴法　头脑风暴法也是专家估计法之一，可以在项目总体风险识别时进行，也可以由各个小组进行分支项目风险识别时完成。参加的专家以 5～10 人为宜，过程中应没有压力和约束，集思广益，取长补短，对潜在的项目风险因素进行充分的挖掘分析。

5. 故障树分析法　故障树是一种演绎的逻辑推理方法，根据项目风险及其产生原因之间的因果关系，画出树状结构图，能够用于项目风险识别。故障树最上部事件称为顶事件，作为风险分析的目标，是项目实施中最不希望发生的事件；然后找出导致这一事件发生的所有可能的直接原因，称为中间事件；再跟踪找出导致这些中间事件发生的所有可能直接原因，称为底事件，直到追寻到引起中间事件发生的全部原发事件为止。

（五）卫生信息项目风险的来源

卫生信息项目的风险可从两个角度来探讨：一方面是卫生信息项目的投资方和应用方，即医疗部门或者政府部门，如基层项目在其建设时就具有诸如当前的政策导向风险，整体组织协调风险等；另一方面为卫生信息化项目的承建方，接受卫生信息化项目的承建，要考虑能否按时完成，是否有技术来完成等风险。

1. 医疗卫生部门　从医疗卫生部门投资建设卫生信息化项目来讲，卫生信息风险主要体现在如下几个方面。

（1）项目建设风险：主要指在卫生信息项目的规划、筹建、招投标、开发、实施、验收等阶段的不确定性事件或因素的集合。作为整个项目的起点和基础，必须主动、系统地对项目建设风险进行全过程识别、评估及监控以达到降低项目风险、减少风险损失，甚至变不利为有利的目的。项目建设风险主要包括以下内容。

1）项目环境风险：包括项目所在的各级政府及其部门的电子政务环境、法律法规环境、国家和省有关管理部门的支持力度、相关部门的应用支撑环境、社区/街道应用支撑环境、宣传推广等社会环境的不到位或不配合，造成项目推进困难。

2）项目标准符合度风险：卫生信息项目建设是否遵循国家卫生信息标准，主要包括基础类标准、数据类标准、技术类标准、安全与隐私类标准和管理类标准。卫生信息标准以满足国家卫生信息网络资源共享为目的，是实现不同系统以及不同区域之间互连互通的前提和基础。卫生信息标准是卫生信息化建设的重要依据，是减少风险的重要手段。

3）项目资金风险：包括预算金额是否准确、资金筹措方式、资金是否到位、资金管理的合理性、成本费用控制等。

4）项目定位风险：包括项目概念、目标、规模、范围、结构、复杂度等内容的不准确、不清晰、不符合实际等造成项目定义不确定。

5）项目组织风险：包括项目组织机构的领导、组织、协调、沟通、决策等能力的欠缺或失效导致的项目组织管理缺位。

6）项目协调风险：包括政府部门之间的协调、各分系统之间的协调、业主方与承建方之间的协调、政府与全体市民之间的协调等。该风险贯穿于整个项目的规划、建设、运营、管理和应用推广等所有环节。由于该项目无论在数据、应用还是服务、支持等各方面都涉及相关部门、机构和厂商的权责和利益,因此冲突和矛盾不可避免。

7）人力资源风险:包括业主方和承建方双方的项目实施管理、技术、业务人员的数量、能力和稳定性等带来的风险。

（2）项目运营风险:在卫生信息项目运营管理阶段的风险主要有以下几个方面。

1）运行风险:包括数据更新的及时性和准确性、系统运行效率和质量、系统服务质量和相关设备的可靠性等。

2）管理风险:包括项目实施与运行中的人员管理、业务管理,以及与分系统的协调配合等。

3）经济风险:包括运营投资运营成本和费用等。

4）项目维护风险:包括项目可维护性、可扩展性、可升级性。

5）系统安全风险:包括数据安全、网络安全、应用系统安全、主机安全、冗灾备份系统等。

2. 承建方公司　从承建方公司角度来讲,卫生信息项目风险的来源主要体现在以下几个方面。

（1）需求风险:卫生信息化系统的开发是以满足医疗各部门、各类工作人员的需求为开始,在大多数情况下,医疗部门的需求要靠承建方和软件开发方诱导才能保证需求的完整,再形成《用户需求》这一重要的文档。需求分析更多的是开发方确认需求的可行性和一致性的过程,在此阶段需要和医疗机构各部门、人员进行广泛地交流和确认。需求和需求分析的任何疏漏造成的损失,会在软件系统的后续阶段被一级级地放大,因此本阶段的风险最大。

1）需求已经成为项目基准条件,但随着项目的开展,需求还在继续变化。卫生信息化项目是一个系统的工程,涉及的医疗部门和政府管理部门众多,各部门应用人员多。在确定项目需求前期,参与的医疗部门人员不会涉及各个部门、各类人员的所有层次,但是随着项目展开或者试运行阶段,不同的部门、不同的人员层次都会再次提出不同的需求。在医院外部,医疗保险部门的需求和医疗保险系统的接口都有可能发生变化。政府主管部门、卫生局等各个科室针对医院信息系统还有不同的需求,在相关部门需要进行卫生决策时,就会导致需求调整。

2）需求定义欠佳,而进一步定义会扩展项目范畴。

3）添加额外的需求:随着项目的展开,医疗部门增加额外的需求。如某些医院在项目前期无CT、MRI等设备,而在项目进行中,该院增加了这类设备,因此在信息化项目中也要添加这类设备的子项目等。

4）在需求的分析过程中医疗部门参与度不够:需求分析需要医疗部门的深度参与,才能更好地确认,而有的医院签订合同后就不再参与,导致沟通不畅。

5）缺少有效的需求变化管理过程:医疗部门有需求发生变化时,没有一个统一的部门进行协调沟通。医院不同科室的人员和政府卫生部门都可以独自与承建方进行需求变更,导致需求变更不统一,甚至某些需求互相矛盾,让承建方不知所措。

（2）计划编制风险

1）计划、资源和产品的定义全凭医疗信息部门或者上层领导的口头指令,并且不完全一致。

2）计划是优化的,是"最佳状态",但计划不现实,只能算是"期望状态"。

3）计划基于使用特定的小组成员,而那个特定的小组成员未能履行职责。

4）由于一些原因,医疗部门要求信息化系统要提前上马,即完成目标的日期提前,但没有相应地调整信息化系统的范围或可用资源。

（3）组织和管理风险

1）仅由管理层或市场人员进行技术决策,导致计划进度缓慢,计划时间延长。

2）低效的项目组结构降低生产率。

3）管理层审查、决策的周期比预期的时间长。

4）软件公司削减项目预算，打乱项目计划。

5）缺乏必要的规划，导致工作失误与重复工作。

6）非技术的第三方的工作（预算批准、设备采购批准、法律方面的审查、安全保证等）时间比预期的延长。

在大部分项目里，项目经理经常是撰写项目风险管理计划的人，但是他们的工作有先天性的缺点，即自己检查自己的错误，这最容易导致盲区的产生。但这些问题的存在可能会使项目成功的难度增加，如果不正视这些问题，它们就很有可能在项目进行的某个阶段影响项目本身。

（4）人员风险：软件技术的飞速发展和经验丰富的员工缺乏，意味着项目团队可能会因为技术的原因影响项目的成功。主要有以下几方面原因。

1）作为先决条件的任务（如培训及其他项目）不能按时完成。

2）开发人员和管理层之间关系不佳，导致决策缓慢，影响全局。

3）某些人员需要更多的时间适应还不熟悉的软件工具和环境。

4）项目后期加入新的开发人员，需进行培训并逐渐与现有成员沟通，从而使现有成员的工作效率降低。

5）不适应工作的成员没有调离项目组，影响了项目组其他成员的积极性。

6）由于项目组成员发生冲突，导致沟通不畅、设计欠佳、接口出现错误和额外的重复工作。

7）新的开发工具的学习期比预期时间长，内容繁多。

（5）客户风险

1）各卫生业务部门对最后交付的信息化系统不满意，要求重新设计和重做。

2）各业务处室的意见未被采纳，造成产品最终无法满足用户要求，因而必须重做。

3）个别业务部门没有或不能参与规划、原型和规格阶段的审核，导致需求不稳定和产品生产周期变更。

4）业务部门对规划、原型和规格的审核决策周期比预期的要长。

5）业务部门答复的时间（如回答或澄清与需求相关问题的时间）比预期长，这是大型卫生信息化项目经常出现的问题。

6）业务部门提供的组件质量欠佳，导致额外的测试、设计和集成工作，以及额外的客户关系管理工作。

（6）设计和实现风险

1）设计质量低下，导致重复设计。

2）分别开发的模块无法有效集成，需要重新设计或制作。

3）代码质量低下，导致需要进行额外的测试，修正错误或重新制作。

4）过高估计了增强型工具对计划进度的节省量。

5）一些必要的功能无法使用现有的代码实现，开发人员必须使用新的代码或者自行开发新的功能。

（7）产品风险

1）严格要求与现有系统兼容，需要进行比预期更多的测试设计和实现工作。

2）开发额外的不需要的功能，延长了计划进度。

3）矫正质量低下的不可接受的产品，需要比预期更多的测试、设计和实现工作。

4）要求与其他系统或不受本项目组控制的系统相连，导致无法预料的设计、实现和测试工作。

5）开发一种全新的模块比预期花费更长的时间。

6）在不熟悉或未经检验的软件和硬件环境中运行所产生的未预料到的问题。

（8）应用模式的不确定性风险：医院的业务流程，特别是进行信息化建设之后的业务流程，需要在事前经过仔细的规划，在执行过程中不断地磨合、改进，才能达到对外方便病人、减少等待时间和流转环节，对内节约资源、强化管理的目的。很显然由于缺乏实践的检验，所有业务流程不一定都能事先设计好，并严格按预定流程执行下去。在执行过程中，尤其是在试运行的初期，很可能出现流程混乱、责任不明、配合不到位的现象。该风险是医院信息化存在的最主要风险之一。

综上所述，项目发起方和项目的承建方都有各种风险。立场不同，所需面临的风险也不同，针对不同的具体项目，可能会面临不同的主要风险，因此在项目起始阶段就需要考虑这些风险。

二、卫生信息项目风险评估

（一）卫生信息项目风险评估概述

项目风险估计又称为项目风险预测，在项目风险识别之后，通过对项目所有不确定性事件和风险要素系统进行充分的考虑，确定项目的单个风险，对项目风险进行综合评价。它是在项目风险识别的基础上，通过建立项目风险的系统模型，从而找到该项目的关键风险，确定项目的整体风险水平，为如何处置这些风险提供科学依据，以保障项目的顺利进行。

通常需要评估以下方面的内容：①风险事件发生的可能性大小；②可能的结果范围和危害程度；③风险预期发生的时间；④一个风险因素所产生的风险事件的发生频率。

（二）卫生信息项目风险评估过程

1. 确定风险评估准则　评估准则是事先确定的一个基准，作为风险估计的参照依据。准则有定性和定量两种，定性估计是将可能性分成等级，如很大、大、中、小，很小 5 个等级，一般以不超过 9 级为宜。定量估计则是给出一个具体的数值，如 0.7 表示风险发生的可能性为 70%。表 18-2 为可能性的评估准则，表 18-3 为风险损失的评估准则。

表 18-2　可能性的评估准则

风险发生可能性	说明	等级
风险发生可能性＞80%	非常有可能性，几乎肯定	很大
60%＜风险发生可能性≤80%	很有可能性，比较确信	大
40%＜风险发生可能性≤60%	有时发生	中
20%＜风险发生可能性≤40%	不易发生，但有理由可能发生	小
1%＜风险发生可能性≤20%	几乎不可能，但有可能发生	很小

表 18-3　风险损失的评估准则

损失	说明			等级
	成本	进度	性能	
损失＞0.8	20%＜成本增加	20%＜项目延迟	性能不能满足用户要求	很大
0.4＜损失≤0.8	10%＜成本增加≤20%	10%＜项目延迟≤20%	性能有较严重的缺陷	大
0.2＜损失≤0.4	5%＜成本增加≤10%	5%＜项目延迟≤10%	主要方面的性能不足	中
0.1＜损失≤0.2	1%＜成本增加≤5%	1%＜项目延迟≤5%	性能有缺陷，但基本满足用户的要求	小
损失≤0.1	成本增加≤1%	项目延迟≤1%	性能有不明显的缺陷	很小

2. 估计风险事件发生的可能性 根据评估准则对每个风险发生的可能性进行预测，由项目组成员或者专家参与评估每个风险的概率水平，预测的值应该是多人预测的综合结果。

3. 估计风险事件发生的损失 风险对项目的影响是多方面的，因此损失的估计也应从多方面分别进行估计，通常对 3 个方面进行估计：进度、成本、性能。

4. 计算风险值 根据估计出来的风险的可能性和损失，计算风险值（R），$R=f(p,c)$。式中，p 是风险事件发生的可能性，c 是风险事件发生的损失。评估者可根据自身的情况选择相应的风险计算方法计算风险值。表 18-4 是某 PACS 项目的一个风险值计算表。

表 18-4 PACS 项目风险值计算表

排序	输入	风险事件	可能性/%	影响/%	风险值/%
1	成本投资增加风险	超过投资者预算	30	50	15
2	配套硬件	网络速度无法满足系统运行	30	50	15
3	系统兼容性	HIS 数据库不支持 PACS 融合	30	40	12
4	接口	无法识别影像设备接口	20	80	16
5	历史项目信息	开发人员的流动	15	60	9
6	系统设计评审	没有足够的时间进行产品测试	50	50	25
7	调试，验收	业务操作人员不配合进行试运行而进行调试，业务人员由于需求未达到而拒绝使用	30	80	24

对项目风险进行估计是处置风险的前提，是制订和实施风险计划的科学根据，因此一定要对风险发生的可能性及其后果作出尽量准确的估计。但在软件项目中，要准确地估计风险却不是件易事，主要原因在于依赖主观估计。由于软件项目的历史资料通常不完整，一般都是根据经验进行估计，且主观估计常常存在着相互矛盾的问题。例如某专家对一个特定风险发生的概率估计为 0.6，然而，当问及不发生的概率时，回答可能性是 0.5。因此，许多学者将模糊数学理论引入到风险预测中，以解决预测的可能性和准确性问题。

5. 作出项目风险评价 风险评价是根据给定的风险评判标准，判断项目是继续执行还是终止（出现问题太大）。对于继续执行的项目，要进一步给出各个风险的优先排序，确定哪些是必须控制的风险。判断风险的高低，需要一个标准，只有统一标准，才具有可比性。在做风险评价时，评判标准的设定应依据前面所确定的风险的可能性和损失的评估准则，不能自成一体。表 18-5 是依据上面几个表格得到的风险评判标准。

表 18-5 风险评判标准

风险值	等级	对应策略
风险值 > 90%	很高	重点控制
50% < 风险值 ≤ 90%	高	应对
20% < 风险值 ≤ 50%	中	应对
10% < 风险值 ≤ 20%	低	视成本、损失严重程度等因素，决定是否应对
风险值 ≤ 10%	很低	接受

软件项目的评价具有多目标性，成本、进度、性能、可靠性和维护性都是典型的评判目标，所以风险评判标准就是这些单目标的组合。

第四节　卫生信息项目风险应对

一、卫生信息项目风险应对概述

项目风险应对是针对项目的风险,开发和制订一个风险应对的方案,目的是提高项目成功的机会,项目风险应对在项目风险识别和项目风险评价之后进行。

项目风险包括影响项目成功的不利事件和有利事件。制订风险的应对措施要确保增加有利事件,消除或者减少不利事件。应对措施必须与风险的重要性相符,能低成本地应付项目风险。

风险应对计划是风险应对的主体内容,风险应对计划应该包括项目主要风险,针对该风险的主要应对措施,每个措施必须有明确的人员来负责,并要求明确完成的时间以及进行的状态。风险应对计划是针对已识别的风险进行的,对于未来未知的风险,无法预先制订相应的应对计划。卫生信息项目风险应对计划主要内容如下。

1. 需要应对的风险清单　风险清单最初在风险识别过程中形成,在风险定性和定量评估中得到更新。应对计划的风险清单包括已识别的风险、风险的描述、受影响的项目领域、风险成因,以及它们可能会怎样影响项目目标。风险清单要符合优先权排序并和所计划的应对策略的详细程度一致。高、中优先权风险通常会更仔细地处理,低优先权的风险被列入观察清单,以便进行定期监测。

2. 形成一致意见的应对措施　在风险应对计划过程中,要选择好适当的应对措施,形成一致意见。同时还要预计采取了应对计划中的对策之后仍将残留的风险,以及预计实施一项风险应对措施可能直接产生的继发风险。

3. 实施所选应对措施采取的具体行动。

二、卫生信息项目风险应对策略

在制订应对策略时,应为每个风险选择最有可能产生效果的策略,也可多制订几个策略,选定一个主要策略和几个备用策略。还应分配不可预见事件的时间或费用储备。通常使用如下几种策略来应对项目风险。

1. 回避　风险回避是指改变项目管理计划以消除由有害的风险造成的危害,回避风险的发生。例如,在项目执行中采用新的编程语言,会造成编程人员的熟练度降低,延长项目完成时间,为了回避这个风险可不采用新的编程语言。如风险的影响太严重,又无其他策略可用时,也可主动放弃项目或改变项目目标与行动方案。在应用风险回避策略时,应考虑以下几方面因素。

(1)对项目而言,某些风险或许不可能回避。例如,项目实施过程中的某些关键技术突破等。

(2)风险回避一般要增加成本,需要综合考虑成本和效益,当风险回避所需成本高于风险回避所产生的效益时,则风险回避得不偿失。

(3)回避某一风险,选用另一个替代方案,有可能产生其他新的风险,这时需要通过新旧风险的对比决定采用哪种方案。

综合考虑以上因素,风险回避策略适合以下两种情况:第一,某种特定风险发生概率和损失程度很大;第二,采用其他风险处理技术的成本超过其产生的效益,采用风险回避措施可使项目受损失的可能性达到最小。

2. 转移　风险转移是指把风险的部分或者全部的消极影响连同应对的权利转给第三方。风险转移实际只是把风险管理的责任转给另一方,而并非将风险消除。风险转移主要有五种方式:出售、发包、开脱责任合同、利用合同中的转移责任条款、保险与担保。卫生信息项目的建设既需要精通软件开发的技术专家，也需要精通医院管理论、方法和医疗流程的咨询专家全程介入，由于承建方注重的是技术解决方案，而管理咨询专家注重管理解决方案，只有二者的有机结合才能推动信息化项目的运行。国内外的成功经验表明，委托第三方专业咨询机构的介入，可降低项目风险、控制建设经费、保证卫生信息化项目的质量。

3.减轻　风险减轻是指通过采取一定的措施，把不利风险事件的发生概率和影响单独或一起降低，从而把风险影响降低到可以接受的范围。风险减轻措施是一种积极的风险处理策略。为了减轻风险发生的概率和影响而提早采取行动，往往比在风险发生后亡羊补牢更为有效。按照风险减轻措施执行时间可分为风险发生前、风险发生中和风险发生后三种不同阶段的风险控制方法。应用在风险发生前的方法基本上相当于风险预防，如卫生信息化项目涉及科室和人员众多，导致项目的需求不断改变或者更新，存在不可回避的需求风险，那么在项目计划的早期，多与不同部门、不同科室的人员进行沟通，采集各种不同的意见，尽量完善需求，可将需求风险降到最低。应用在风险发生时和风险发生后的控制实际上就是损失抑制，主要集中在紧急情况的处理，如急救措施、恢复计划和合法的保护，以此来阻止损失范围的扩大。

4.接受　风险接受也是应对项目风险的策略之一。项目风险的发生概率、发生后的影响大小不一样，基本上不可能消除所有的风险，有部分风险无法预测，或者预测到风险但是还未找到合理的应对策略，风险来临时只能被动接受，还有一部分风险所造成的影响极其微小，对项目目标的完成不会产生影响，也可以接受。在项目风险管理中，可将风险接受分为主动风险接受和被动风险接受。

（1）主动风险接受：是指项目风险管理者在权衡了风险概率及其损失后，主动将风险接受作为应对风险的措施，在不超过项目主体的风险承载能力的基础上，可以将风险主动接受。

（2）被动风险接受：是指在没有充分识别风险及预料到其损失的最坏后果，不得不由自己承担损失后果的处置风险的方式。通常，被动风险接受是不可取的，由于缺乏准备，往往会造成很坏的财务后果。

三、卫生信息项目风险应对措施

一个项目有可以预料的（包括已知的）风险和不可预料的风险，表18-6即为根据经验整理出的卫生信息化项目经常遇到的15种可预料的（包括已知的）风险及其预防措施，在制订项目风险管理计划和进行风险预防、控制时提供富有价值的参考。

表 18-6　风险应对表

序号	风险类型	风险描述	应对措施
1	合同风险	签订的合同不科学、不严谨，项目边界和各方面责任界定不清等	项目建设之初项目经理就需要全面准确地了解合同各条款的内容，尽早和合同各方就模糊或不明确的条款签订补充协议
2	需求变更风险	需求变更是信息化项目经常发生的事情，往往由于无限度的需求变更，让项目面临巨大风险	项目建设之初就和用户书面约定好需求变更控制流程，记录并归档用户的需求变更申请
3	沟通不良风险	项目组与项目各干系方沟通不良	项目建设之初就和项目各干系方约定好沟通的渠道和方式，项目建设过程中多和项目各干系方交流和沟通，注意培养和锻炼自身的沟通技巧
4	缺乏领导支持风险	上层领导的支持是项目获得各类资源的有效保障，也是项目遇到困难时项目组最强有力的"后台支撑"	主动争取领导对项目的重视，确保和领导的沟通渠道畅通，经常向领导汇报工作进展

续表

序号	风险类型	风险描述	应对措施
5	进度风险	项目进度的延迟意味着违约或市场机会的错失	分阶段交付产品、增加项目监控的频度和力度，多运用可行的办法保证工作质量避免返工
6	质量风险	如果项目组成员同类型项目的开发经验不足则需要密切关注项目的质量风险	经常和用户交流工作成果，管理采用符合要求的开发流程，认真组织对已经完成项目的检查和评审，组织严格的独立测试等
7	系统性能风险	对于多用户并发的信息化项目应用系统，系统对性能要求很高，这时项目组就需要关注项目的性能风险	在进行项目开发之前先设计和搭建出系统的基础架构并进行性能测试，确保架构符合性能指标后再进行后续工作
8	工具风险	项目必须用到的管理工具、开发工具、测试工具等是否能及时到位，到位的工具版本是否符合项目要求等	在项目的启动阶段就落实好各项工具的来源或可能的替代工具，在这些工具需要使用之前（一般需要提前1个月左右）跟踪并落实工具的到位事宜
9	技术风险	项目组一定要本着项目的实际要求，如果项目所要求的技术项目成员不具备或掌握不够，则需要重点关注该风险因素	选用合适、成熟的技术，千万不要无视项目的实际情况而选用一些虽然先进但并非项目所必需且自己又不熟悉的技术。在技术应用之前，针对相关人员开展好技术培训工作
10	团队成员能力和素质风险	团队成员的能力（包括业务能力和技术能力）和素质，对项目的进展、项目的质量具有很大的影响	在用人之前先选对人，开展有针对性的培训，将合适的人安排到合适的岗位上
11	团队成员协作风险	团队成员是否能齐心协力为项目的共同目标服务。生产管理是影响进度和质量的关键因素	项目在建设之初，项目经理就需要将项目目标、工作任务等和项目成员沟通清楚，采用公平、公正、公开的绩效考评制度，倡导团结互助的工作风尚等
12	人员流动风险	项目成员特别是核心成员的流动给项目造成的影响巨大	尽可能将项目的核心工作分派给多人（而不要集中在个别人身上），加强同类型人才的培养和储备
13	工作环境风险	工作环境（包括办公环境和人文环境）的好坏直接影响项目成员的工作情绪和工作效率	在项目建设之前就选择和建设好适合项目特点的财务管理和满足项目成员期望的办公环境；在项目的建设过程中不断培育和调整出和谐的人文环境
14	系统运行环境风险	软件系统赖以运行的硬件环境和网络环境的建设进度对软件系统是否能顺利实施具有相当大的影响	和用户签订相关的协议、跟进系统集成部分的实施进度，及时提醒用户等
15	分包商风险	有些项目管理可能会涉及将系统的部分功能分包出去，这时项目组就需要关注项目的分包商风险	指定分包经理全程监控分包商活动，让分包商采用经认可的开发流程，督促分包商及时提交和汇报工作成果，及时审计分包商工作成果等

以上列举的这些风险，应该是信息化项目建设中经常出现的主要风险，但由于项目本身的个性化特征，针对具体的项目，肯定会出现上面没有列举甚至是事先根本无法预期的风险，这就需要项目风险管理者有敏锐的"嗅觉"去识别它们，从而更好地预防和控制它们，并采取相应的应对策略（回避/减轻/转移/接受），减少项目损失。

第五节 卫生信息项目风险监控

一、项目风险监控概述

项目风险监控又称项目风险控制，是指在整个项目过程中根据项目风险管理计划和项目实际发生的风险与项目发展变化所开展的各种监督和控制活动。这是建立在项目风险的阶段性、渐进性和可控性基础之上的一种项目风险管理工作，只有当人们认识项目风险发展的进程和可能性以后，项目的风险才是可控的。当人们进一步认识项目风险的原因及其后果等主要特性后，就可对项目风险开展监控。只有当人们对项目风险一无所知时，它才是不可控的。

项目风险监控的主要内容包括监控项目风险的发展，辨识项目风险发生的征兆、采取各种风险防范措施，应对和处理已发生的风险事件，消除或缩小项目风险事件的后果，管理和使用项目不可预见费，实施项目风险管理计划和进行下一轮项目风险的识别估计、评价、应对监控等工作。

二、项目风险监控步骤

项目风险监控各具体步骤的内容与做法说明如下。

1. **建立项目风险事件控制体制**　即制订整个项目风险监控的方针、程序和管理体制的工作，包括项目风险责任制度、项目风险报告制度、项目风险监控决策制度、项目风险监控的沟通程序等。

2. **确定要控制的具体项目风险**　按照项目风险后果严重程度、概率大小、风险监控资源等情况确定出对哪些项目风险进行控制，对哪些项目风险容忍并放弃对它们的控制。

3. **确定项目风险的控制责任**　所有需要监控的项目风险都必须落实具体负责控制的人员，并要规定他们所负责的具体责任。每项项目风险监控工作都要由专人负责而不能分担，而且要由合适的人员去负责。

4. **确定项目风险监控的行动时间**　是对项目风险监控时间的计划和安排，它规定出解决项目风险问题的时间限制等。项目风险的损失多数是因为错过监控时机造成的，所以项目风险监控的时间计划很重要。

5. **制订各个具体项目风险的监控方案**　首先要找出能够监控项目风险的各种备选方案，然后对方案作出必要的可行性分析和评价，最终选定要采用的风险监控方案并编制项目风险监控方案文件。

6. **实施各个具体项目风险监控方案**　必须根据项目风险的实际发展与变化，不断地修订项目风险监控方案与办法。对于某些具体的项目风险而言，项目风险监控方案的修订与实施几乎是同时进行。

7. **跟踪各个具体项目风险的控制结果**　其目的是要收集项目风险监控工作的结果信息并给予反馈，以指导项目风险监控工作。通过跟踪给出项目风险监控信息，根据信息改进项目风险监控工作，直到风险监控完结为止。

8. **判断项目风险是否已经消除**　如果认定某项目风险已经解除，则该项目风险监控作业完成；若判定某项目风险仍未解除，就需要重新识别和衡量项目风险，继续进行风险应对和监控。

三、项目风险监控方法

风险监控还没有一套公认的、单独的技术可供使用。风险监控的基本目的是以某种方式控制风险，保证项目可靠、高效地完成。由于项目风险具有复杂性、变动性、突发性、超前性等特点，风险监控应该围绕项目风险的基本问题，制订科学的风险监控标准。采用系统的管理方法，建立有效的风险预警系统，做好应急计划，实施高效的项目风险监控。

风险监控技术方法可分为两大类：一类用于监控与项目、产品有关的风险；另一类用于监控与过程有关的风险。常见的有关风险监控的方法与技术如下。

1. **风险预警系统**　建立有效的风险预警系统，对于风险的有效监控具有重要作用和意义。风险预警管理是指对于项目管理过程中有可能出现的风险，采取超前或预先防范的管理方式，一旦在监控过程中发现有发生风险的征兆，及时采取校正行动并发出预警信号，以最大限度地控制不利后果的发生。因此，项目风险管理的良好开端是建立一个有效的监控或预警系统，及时觉察计划的偏离，以高效地实施项目风险管理过程。

2. 风险审计 专人检查风险监控机制是否得到执行，并定期进行风险审核，在重大的阶段节点重新识别风险并进行分析，对没有预计到的风险制订新的应对计划。

3. 技术指标分析 比较原定技术指标与实际技术指标之间的差异。例如，测试未能达到性能要求，缺陷数大大超过预期等。

4. 挣值分析法 将计划的工作与实际已完成的工作进行比较，确定是否符合计划的费用和进度要求。如果偏差较大，则需要进一步进行项目的风险识别评估和量化。

在很多情况下，项目中发生的风险问题可以追溯到不止一个风险，风险控制与监控的另一个任务就是试图在整个项目中确定风险的起源。风险监控的关键在于培养敏锐的风险意识，建立科学的风险预警系统，从"救火式"风险监控向"消防式"风险监控发展，从注重风险防范向风险事前控制发展。

第六节 典型案例

×× 省基层医疗卫生机构管理信息系统项目是一项较为复杂的系统工程项目，在项目建设和运营的过程中，任何环节的疏忽或处理不当都有可能给整个工程的建设和运营带来极大的威胁。因此，在工程立项、规划、建设到运营和维护的整个项目生命周期中有效地对风险进行识别管理和控制，是本项目实施成功的必要条件，以下案例是一个典型的卫生信息化项目中风险控制的流程和方法。

一、项目风险规划

首先需要进行本项目风险管理规划，也就是规划和设计如何进行项目的风险管理。针对 ×× 省基层项目建设的项目风险，规划内容主要包括定义项目建设和运营阶段的风险管理组织、制订风险管理的行动方案及方式、选择合适的风险管理方法、确定风险判断的依据等。

根据 ×× 省基层项目建设的项目目标、项目规模、所需资源、项目时间段、约束条件等，以及已获取的数据及各分系统情况，通过专业人员讨论的形式，制订本项目的风险管理规划。

（一）采取主动型风险管理策略

在项目启动之前，就应该开始风险管理，标识出潜在的风险，评估风险出现的概率及产生的影响，建立风险管理计划等。风险管理的主要目标是预防风险。但不是所有风险都能够被预防，所以必须建立一个应对意外事件的方案，保证在必要时能够以可控、有效的方式作出反应。

（二）项目风险管理活动中的组织结构和人员分工

通过项目管理办公室，在负责整个工程建设的指挥、协调的同时，负责项目建设风险管理的领导工作。同时，各分（子）系统承建者都必须建立相应的风险管理小组，由各项目经理负责，以支持者和参与者的身份各司其职。

（三）项目风险管理的时间周期

建议根据项目生命周期和各阶段各业务分系统的开发实施计划，按照里程碑定义，对 ×× 省基层项目的建设和运营过程进行跟踪、评价和控制。一般情况下，项目风险管理的时间周期不宜过长，可采取按月划分的时间周期。

（四）项目风险管理使用的方法、工具和数据资源

针对项目风险的不确定性因素可采用蒙特卡罗模拟技术等；针对多种方案选择决策可采用决策树技术等；针对项目进度风险可采用项目进展评价技术、关键路径法技术（CPM）等；针对项目建设质量风险可采用关键因素分析技术等。

（五）项目风险管理跟踪方法

以文档的方式，分别从政府部门和项目承建方两个方面记录项目过程中的风险及风险管理的过程。

（六）项目风险管理沟通形式

包括项目团队内部之间，项目团队之间，项目外部与业主、投资方、其他项目利益相关者之间的沟通、汇报、请示、通报等形式。沟通的内容应包括项目风险的识别、评估、应对、监控、结果等。

二、项目风险识别

根据××省基层项目建设的实际情况，对各种风险因素进行分析排序后，该工程的主要风险归纳为以下几方面。

首要风险来自协调类工作，包括政府部门之间的协调、各分系统之间的协调、业主方与承建方之间的协调、政府与全体市民之间的协调等。该风险贯穿于整个工程的规划、建设、运营管理和应用推广等所有环节。由于该工程无论在数据、应用还是服务、支持各方面都涉及相关部门、机构和厂商的权责和利益，因此冲突和矛盾是不可避免的。

第二大风险来自数据采集和整理工作所蕴含的风险。完整可靠的数据是实现资源整合共享的基础。因此，每一个环节、每一个步骤都有可能因为技术管理的疏漏而引起整个数据的混乱。

第三大风险是工程建设和运营管理的人力资源风险。××省基层项目是一个管理复杂的重大系统工程。规划、建设、管理该类工程，人才是关键，一个敬业、专业、稳定的技术和管理团队是项目成功的必备条件。人力资源的可控性大大低于物力资源、财力资源，这也就是风险之所在。

三、项目风险控制

1. **组织协调风险**　建议采取有力的组织协调措施，建立强大的项目领导组织机构。另外，对项目组织协调有关人员进行详细和有效的风险教育，进行项目管理技能培训。

2. **数据风险**　由××省基层项目建设管理办公室牵头，在全省范围开展一个由点及面、由局部到全局的信息采集比对工程，最终建立一个准确、完整的××省基层医疗卫生机构信息资源库。

3. **人力资源风险**　建议通过政府部门调配、公开招聘、竞争上岗等方法建立一支敬业、专业、稳定的建设管理队伍，辅以有效的人才管理机制、人才激励机制、人才稳定机制。不仅需要在项目管理方建立一整套尊重人才的激励和管理体系，更需要在整个工程建设和服务队伍中培养和形成团结、积极、严谨、认真的文化氛围，通过相关部门、承建方、市民服务机构等团队的共同协作和长期稳定配合，保证××省基层项目的可持续建设、运营和拓展。

上述是针对三个重要风险的具体分析和控制应对措施。在××省基层项目的建设和管理过程中，并不仅限于上述风险，必须进行全过程的风险监控和风险应对。一旦监控到风险因素的发生，就必须采取合理措施进行风险应对，一般的应对策略主要有预防、转移、回避、接受等几种方式。

卫生信息项目能否获得预期成功，很大程度上取决于对各种不确定因素的有效控制。风险控制是保持项目顺利规划、建设和未来稳定使用的基础。

（孙　丽）

思考题

1. 卫生信息化项目风险的来源从项目建设方和项目的承建方来考虑，各有哪些？
2. 卫生信息项目风险识别有哪些技术可以采用？
3. 卫生信息项目风险应对策略有哪些，各有什么特点？

第十九章

典型卫生信息系统建设项目管理案例解析

随着社会和经济发展，人们的生活水平迅速提高，生活方式发生变化，疾病的模式、特点和死亡原因发生变化，人们的医疗需求从单一性转向多样化。为适应这一变化的卫生保健、卫生管理和医疗技术政策，旨在将医疗服务的资源向下延伸，将信息资源上调，以实现分享资源、信息和医疗服务的基本目标，使百姓能够看得好病。根据卫生部门的上述变化，需要整合医疗信息，以便更好地为政府和广大公众提供服务。本章以基层医疗卫生信息系统在××市的应用作为卫生信息系统建设项目管理案例分析并展开讨论。

第一节　案例项目基本情况

一、项目背景

（一）国内外卫生信息项目概况

随着互联网信息技术的快速发展，为实时监测疾病危险因素与防控疾病，各国开始注重区域性公共卫生信息系统建设。不同国家和区域为应对基层公共卫生信息的挑战采取了不同的措施，以解决在地区发展不平衡的情况下实现基本公共卫生服务平等的实际问题。加拿大以全国协同一致的卫生信息组织体系和筹资机制为保障，以全国标准统一、可共享的电子健康档案为核心，多种方式推进卫生信息化建设，卫生信息化发展水平逐渐步入世界前列。荷兰主要是地方性的，地方议会筹集资金，制订疾病预防和控制方案，并实施卫生干预措施。法国则是以中央为主，法律法规健全，各部门职能分散有序、政事分工明确。尽管英国进行了许多改革，但始终强调社区保健在整个保健服务中的中心地位，并实施了全面的初级保健。

在中国，基层医疗和保健服务水平、地区、企业范围和企业网络组织模式各不相同。城市社区保健服务中心提供的公共卫生服务相对较多，如预防性保健和慢性病预防，而农村诊所在提供基本医疗服务的许多方面都能力有限。初级医疗和保健服务的专业化、标准化与信息学分不开。加快社区保健服务的信息建设至关重要和紧迫。目前需要加强医疗信息学的建设，加强居民的健康记录，并要求社区保健服务提供指导，以确保覆盖妇女、儿童、老年人、慢性病病人和其他主要的人口，充分实施预防、医疗、保健、康复、健康教育、计划生育和其他公共卫生服务。

在国务院深化医药卫生体制改革的大背景下，××省卫生计生委提出了省内各市基层医疗卫生机构管理信息系统建设整体设计思路，尽一切努力加快该省保健信息的建设，并建立基本的医疗和保健考绩制度。加强和完善新的信息系统，支持信息技术，促进基本的医疗和推动基层医疗卫生综合改革，减轻其信息系统的运作和维护负担，并向城乡居民提供安全、有效、舒适和负担得起的医疗和保健服务。作为省发展和改革委员会及省卫生健康委共同努力的一部分,该省已从中央预算中获得资金,以支持建立基础医疗和卫生机构管理信息系统的项目。目前,建立区域卫生信息平台、社区卫生服务平台、区域卫生协调平台以及全面的卫生管理和决策平台可以统一卫生保健资源、分享诊断治疗信息,并实现数据的一致性。

（二）××市卫生信息化调研分析

根据前期大量调研发现,××市基层医疗卫生机构信息化水平参差不齐,主要有以下八个方面的问题。

1. 硬件(机房数据中心和网络)配置规模和方式不同,其根本原因在于各地经济水平参差不齐。

2. 由于经济或者其他方面条件的制约,二级以下医疗机构信息化水平较低。

3. 已建成的业务系统,如居民电子健康档案等系统,多数是独立运行,没有达到各系统之间的信息共享。

4. 同一系统的运营商不同,系统建设标准不一,整合数据难度大,发生此种情况的原因也在于各地没有统一规则要求。

5. 业务的运行多受网络水平的制约,原因在于"十二五"规划初期,大多数地市还未建立起医疗卫生机构专用网络通路。

6. 相比于总的基层医疗卫生机构数量来说,电子健康档案的覆盖率低,大部分医疗机构基本没有 HIS 系统。

7. 极少部分地市有自己的区域卫生信息平台,也就是说,只有极少部分的地市能以此平台实现卫生资源的统一管理。

8. 各地市信息化水平与本地信息化人员配备相关,信息化水平的发展需要相关技术人员作为支撑,信息化人员配备越少,信息化水平越低。

由以上可知,总体上,××市各个地方的信息化水平不高,当前的业务系统尚无法满足卫生行政部门的统一监督管理和决策的需求。当前各地市基层医疗卫生机构信息化水平迫切需要提高,基层医疗卫生机构的管理信息的建设势在必行。

二、项目目标及规划

××市区域卫生信息平台项目是为贯彻落实《中共中央　国务院关于深化医药卫生体制改革指导意见》及卫生部《"十二五"国家卫生信息化工程建设项目建议书》有关精神,加快推进实用共享、全面覆盖的医疗卫生信息系统建设,发挥信息化对医疗卫生事业发展的推动作用,根据 ×× 省卫生和计划生育委员会《推进 ×× 省医疗资源纵向整合的指导意见》,开展区域医疗卫生信息化建设,通过纵向整合区域内的医疗卫生资源、集成各机构医疗卫生业务系统以及优化医疗服务流程,搭建一个统一高效、互联互通、实用共享的区域医疗服务平台,进一步促进优质医疗卫生资源合理分配与有效整合,实现分级协同医疗服务,进一步降低医疗服务成本,为广大人民群众提供安全、有效、便捷、优质的医疗服务。

××市于 2011 年开始全市卫生信息化建设,以居民电子健康档案、电子病历两大数据库为基础,以市级区域卫生信息平台为枢纽,以居民健康卡为联结介质,统筹公共卫生、计划生育、医疗服务、医疗保障、药品管理、综合管理等各项业务应用,开展远程协助医疗、云端服务、公共卫生等创新模式,满足辖区居民健康医疗需求。

1. **开发各基层医疗卫生机构统一的信息系统**　要求系统体现基层医疗卫生业务信息一体化的先进理念,结合医改的精神,按照国家发改委、国家卫生计生委的相关文件要求,以县(市、区)为单位,建立涵盖基本药物使用、居民健康档案管理为基础的公共卫生服务、基本诊疗服务、绩效考核、综合管理等基本功能的基层医疗卫生机构信息系统,并实现与现有居民健康档案、新农合、村卫生室等信息系统的整合与集成(图19-1)。

2. 开发支持互联互通的基础应用软件 按照卫生计生委相关技术方案和卫生信息化建设相关要求,统一开发满足省、市二级卫生信息综合平台和县级区域卫生信息数据中心基本需求的基础应用软件,支撑健康档案(索引)、电子病历(索引)的存储、信息共享、数据交换和互联互通等功能的实现。

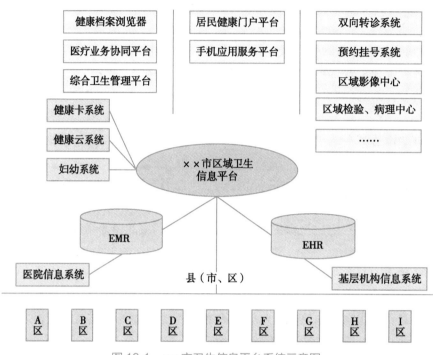

图19-1 ××市卫生信息平台系统示意图

三、建设原则

为稳定推进信息化项目建设,需要遵循以下建设原则。

（一）建设信息标准体系

目前基层医疗卫生资源不能共享的根本原因在于信息标准体系的不统一。因此要根据卫生计生委规范和本地区业务需求的特点,制定出统一的引用指导类规范、数据标准、技术标准和管理规范,如医疗机构疾病、诊断、药品等标准统一,数据接口交换标准,各医疗机构之间转诊规范,系统建设质量的评价标准,未来系统内健康档案及电子病历信息的质量标准、使用规范等。对于不符合统一标准的建设坚决进行升级改造或者推倒重来。

（二）完善基础设施

卫生信息化建设离不开基础设施的建设,包括网络、机房、服务器、运维等方面的建设,其中网络建设是保证未来业务畅通的关键。结合目前建设现状,各市需要在原有网络的基础上,按照基层医疗卫生机构管理信息系统建设实施方案要求,重新规划网络,形成纵向贯穿市、县、乡、村,横向覆盖公共卫生、医疗服务、药品供应和卫生综合管理等主要业务领域的卫生信息化基本架构,实现区域内互联互通,信息共享。各县需重新规划或完善机房建设,服务器资源不仅要满足基层系统,还要满足未来建设市级区域卫生信息平台数据存储、交换利用和安全保障的需要。

根据已有建设经验的地市建议,网络建设是保证未来业务顺利运行的关键。因此在网络及硬件的供应商选择上,各县应该引入多层次不同的供应商,防止商业垄断带来的负面效果影响业务的运行,积极采取不同的策略保证基层系统的顺利运行。

（三）完善基层医疗信息系统

根据统一的标准规范开发出全市统一、功能全面的基层医疗信息系统，覆盖部分二级医疗机构、全部的社区卫生服务中心（站）、乡镇卫生院和村卫生室；规范基本业务功能和数据字典（包括统一的行政区划、机构编码、药品目录、诊疗目录、疾病编码等）。

制定出各系统（如医疗信息管理系统、新农合系统等）的符合性改造规范，严格遵照规范，对于符合条件的系统可以进行升级改造与现有系统对接，并用新的基层系统进行覆盖。

（四）加快已有健康数据的有效整合

目前已有部分地市建立起健康档案系统，积累了大量的数据，各医疗机构的电子病历数据库也是非常宝贵的卫生信息资源，应当采取必要的技术和管理措施使这些数据有效地整合到基层系统的电子健康档案和电子病历数据库中，实现区域内健康信息的互联互通和有效利用，未来与区域卫生平台对接，实现全市健康档案信息的共享，推进居民健康卡的高效使用。

（五）注重项目监管

基层系统的建设需要公开招标成熟的软硬件供应商，而供应商与卫生管理机构之间很难就项目建设的细节方面进行有效的沟通协调，这也是很多机构引进信息化之后效果不满意的重要原因之一。因此要引入第三方监理，对需方进行全面了解，项目进行过程中不断更新进度表和检测表，严格监督供方的行为，合理规划项目实施进程，进一步保障基层系统项目的顺利建设和实施。监管不仅包括对项目的建设和实施，还要对项目未来的实施效果、可靠性、安全性等有效利用的方面进行评估和监管，以达到信息化最终实用的目的。

（六）注重信息安全和合理应用

基层系统涉及基础数据库、健康档案数据库、业务监管和分类数据库以及外部系统的数据库，这些数据库形成了全市卫生综合管理平台的数据基础，因此基层系统数据库信息的安全性是未来信息管理平台安全性的根本。全市要按照国家卫生行业安全规范，对基层数据库安全性进行测评和整改，推动卫生系统电子身份认证体系建设工作，实现卫生信息化应用的可信认证，为电子病历临床应用和建立动态居民电子健康档案等关键卫生业务信息化应用保驾护航。合理规范各级机构和个人对卫生信息的使用权限和管理办法，防止信息外露，保护居民的健康信息。

第二节　案例项目技术与开发

一、系统平台构建技术

××市区域卫生信息平台项目是通过信息系统，满足城乡居民对基本卫生服务、卫生记录管理、基本医疗服务、初级卫生管理、卫生信息服务和协调医疗和卫生服务的需要。该系统使用硬件和软件技术、网络通信技术和其他现代手段，使基本医疗和保健机构实现科学标准化管理，具备易于使用、有效、安全和可靠的特点。医疗和保健服务基本信息系统是一套综合性的区域医疗信息方案，涵盖所有基本医疗和保健机构的所有部门，并满足社区保健服务中心、社区保健服务站、乡镇保健中心、乡村诊所和其他医疗机构的公共卫生需求。对机构的全科医生及公共卫生等各类信息进行采集、转换、通信、统计、分析、贮存等处理，为各业务科室提供作业工具，为基层医疗机构提供全面、准确的电子化信息，并能够和市级卫生平台无缝集成。

（一）硬件保障

××市卫生计生委为保障卫生信息平台的稳妥运行，建设了以下硬件保障机制。

1. 机房安全　机房相应的安全机制包括：设计双精密空调自动定时切换模块，目的在于保持平台设备恒温、恒湿的物理运行环境；建设完善的消防控制系统，可对设备提供无损伤的七氟丙烷气体灭火；进行安全的防雷接地设计，接地电阻值小于 1Ω；部署双市电接入和应急供电设施，避免因为断电导致的系统故障，机房无死角全方位监控，并实现短信、PC 端、声光电等多种报警模式。

2. 服务器安全　数据中心数据库服务器、应用集成平台服务器和内部应用系统承载了关键的数据信息，需要进行重点的防护。因此，××市卫生信息平台服务器采用 AIX 和 Linux 操作系统，对服务器设置安全口令，关闭不必要的服务，更新系统补丁，进行用户登录访问控制、角色权限控制、目录级安全控制、文件属性控制等安全策略。

3. 配电间维护　配电间内各个交换设备连接着中心机房服务器和各家医院的数据中心，若配电间出现故障，直接影响平台前端向服务器的数据传输，从而导致终端瘫痪，影响系统的正常使用。所以，日常维护配电间设备的安全、稳定运行也是信息平台稳妥运行的重点。

4. 灾备机房　××市卫生信息平台连接了多家卫生医疗机构，每天的数据传输量较为庞大，又由于医疗机构的特殊性，需要保障信息平台的稳定运行，每天的数据需要周期性备份与迁移，所以××市卫生计生委建设了灾备机房，保证各种意外情况下，平台能够不被影响、平稳运行。

5. UPS 不间断电源设计　将配电间内的供电线路进行改造，设备供电与照明供电分为两个独立回路，其中设备供电由 UPS 提供，照明使用市政供电；电源进线正常时，由市电供电，当有突发状况时，能保证短时间内利用 UPS 供电恢复电源。

（二）软件技术

区域信息平台的软件部分是指构建信息平台的计算机程序以及相关文档。这些程序的主要功能是完成用户所要求的数据处理任务或者用户特定功能。

区域信息平台的构建主要涉及以下三个方面的软件技术：数据库技术、程序设计语言技术以及应用软件前端技术。

1. 数据库技术　数据库技术研究和管理的对象是数据，所以数据库技术所涉及的具体内容主要包括：通过对数据的统一组织和管理，按照指定的结构建立相应的数据库和数据仓库；利用数据库管理系统和数据挖掘系统设计出能够实现对数据库中的数据进行添加、修改、删除、处理、分析、理解、报表和打印等多种功能的数据管理和数据挖掘应用系统，并利用应用管理系统最终实现对数据的处理、分析和理解。

构建信息平台常用的数据管理系统包含 Oracle、Sybase、Microsoft SQL Server、Acess 等。可根据不同的平台建设需求选择相应的数据管理系统，便于对海量数据的管理、分析以及研究。

2. 程序设计语言技术　程序设计语言是用于书写计算机程序的语言。语言的基础是一组记号和一组规则。根据规则由记号构成的记号串的总体就是语言。在程序设计语言中，这些记号串就是程序。程序设计语言有 3 个方面的因素，即语法、语义和语用。语法表示程序的结构或形式，亦即表示构成语言的各个记号之间的组合规律，但不涉及这些记号的特定含义，也不涉及使用者。语义表示程序的含义，亦即表示按照各种方法所表示的各个记号的特定含义，但不涉及使用者。

程序设计语言具有歧义性、简洁性、局部性、顺序性、传统性；可移植性，开发工具的可利用性，软件的可重用性、可维护性；支持结构化构造的语言有利于减少程序环路的复杂性。目前常见的程序设计语言有 C 语言、Java、Python 等。

3. 应用软件前端技术　应用软件前端一般是指对应用软件直面用户的部分，包含了设计、特效、用户交互等，通过 HTML、CSS 及 JavaScript 等衍生出来的各种技术、框架、解决方案，来实现应用软件的用户界面交互。

（三）网络保障

1. 网络区域划分　××市各级医院业务系统采用新农合专线网络，通过防火墙将万维网和业务专网隔离，增加网闸等隔离设备，将网络环境划分为外部服务区域、卫生机构信息交换区域、内部业务信息处理区域、行政办公区域、配置及管理区域。这一措施明确了不同网络区域之间的安全关系，保障了网络的高扩展性、可管理性和弹性。

2. 网络设备管理　为保证网络访问行为合理可控，识别并阻挡网络中的一些非法行为，××市卫生信息平台建设方采购了防火墙、入侵检测、网页防篡改等一系列设备，同时配置了安全访问规则、实现身份鉴别与授权、数据完整性保护、系统安全检测等，根据应用软件需要开放相应网络端口，对健康门户、综合卫生管理等应用在防火墙设置 DMZ 区域。监测网络入侵行为，可识别各种入侵模式，根据不同的入侵模式，进行不同的安全保障措施。

二、开发技术

（一）数据前置采集

在××市卫生信息中心机房部署有数据采集前置服务器，数据直接写入前置机数据库。市卫生计生委在直属三甲医院部署有区域医疗互联互通数据转换一体机，装在有"卫生数据转换一体化系统"，通过定制模板化可配置的数据采集流程，实现数据抽取、转换、上传工作。

（二）数据采集实现方式

区域卫生信息平台将整合医疗卫生机构数据，以居民电子健康档案为核心，通过卫生信息平台在医疗卫生机构之间交换卫生信息共享数据，各医疗卫生机构按照卫生信息平台提供接入标准要求，各自改造所属医疗信息系统，使其能够将数据上传到区域卫生信息平台，并通过平台服务共享和交换数据。一般平台提供两种方案采集医疗机构数据，分别为 Web Service 接入方式和关系型数据库接入方式。

1. Web Service 接入方式　Web Service 是一个平台独立的、耦合的、自包含的、基于可编程的 Web 应用程序，可使用开放的 XML 标准来描述、发布、发现、协调和配置这些应用程序，用于开发分布式的互操作的应用程序。卫生信息平台开放 Web Service 接口，医疗机构调用平台对外开放的 Web Service 服务，按照相应的接口库文档进行开发，对平台提供的接口库文档结构进行拼接生成 XML 文档，调用服务方式进行上传，由平台解析接入机构上传的 XML 文档。为保证平台上传数据质量，防止医疗机构上传数据错误或遗漏重要数据项，Web Service 接入方式中会提供数据校验功能，例如 XML 文档结构校验，必填项数据校验等。

2. 关系型数据库接入方式　在接入平台医疗机构部署平台前置机数据库，接入机构根据平台提供的数据标准进行基础数据准备，例如接入机构数据准备、编码对照等工作，并根据市级平台的接口库，将机构内数据上传到对应的前置机数据库中。平台根据设定规则定时到医疗机构前置机中获取数据，然后将数据上传到卫生信息平台。前置库中数据项加入时间戳和标识位，用以区分数据是否上传和数据覆盖等操作。

××市医疗卫生机构与卫生信息平台接入主要采用关系型数据库方式，在医疗卫生机构部署前置机，在前置机上建立中间采集数据库，由平台提供数据库表、空间结构表以及相关说明，各医疗卫生机构信息系统定时向卫生信息平台上传数据。

采集程序由医疗卫生机构系统根据卫生信息平台提供的采集数据库的表结构编写，可以采用存储过程、程序、服务等方式，并提供日志记录功能，便于上传数据的校对、核查等工作。采集程序要求能够反映一次完整的就诊过程，包括病人挂号、处方、检验、检查、费用结算等信息，各业务环节之间通过统一的就诊号相关联。对于已经采集的数据，采集程序支持按业务发生日期重新采集，能够在采集数据库中识别重新采集的记录，并进行覆盖。采集中间表中状态为"已经上传"的数据，不允许重新采集覆盖。对于校验未通过的记录，采集程序能支持重新采集，并覆盖原有记录。

根据采集程序的使用场景，分为初始化采集和常态采集两种方式。初始化采集是指项目开始的时候，一次性采集历时数据，初始化采集一次完成，以后不再启动，除非数据需要重新采集。常态采集是指采集从上次采集以后到本次采集之间所发生的业务数据，可以根据业务处室需要，自定义常态采集频率。

在接入卫生信息平台的各医疗卫生机构部署前置机，采集程序根据不同采集中间表的说明，做好字典对照及转换工作，标准字典编码由区域卫生信息平台统一提供，并随接口文档一并下发至医疗卫生机构。卫生信息平台采集数据包含公共卫生业务数据、医疗业务数据、综合业务数据等。

卫生信息平台整合全市基层医疗卫生机构公共卫生数据信息，包括居民电子健康档案、孕产妇健康信息、儿童健康信息、老年人健康信息、慢性病病人健康信息等，公共卫生数据将通过接口上传至市卫生信息平台，由平台统一共享和交换数据，实现全市范围内资源共享和互联互通。

卫生信息平台整合全市医院医疗数据信息，包括门诊、诊断、住院、手术、结算等，诊疗数据将通过接口上传至市卫生信息平台，由平台统一共享和交换数据，可以跨医院实现检验/检查结果查询、检验/检查结果互认等功能。××市卫生信息平台医疗业务数据接入标准，参照卫生部颁布的《电子病历基本架构与数据标准（试行）》，结合本地医院信息系统实际情况，采集 7 个医疗业务域活动所产生的活动记录。

（三）数据采集处理流程

1. 数据采集工作流程 从需要连接卫生信息平台的各家医疗机构信息源完成数据抽取、数据转换、数据清洗、数据装载的过程。

2. 对接联调测试 市级卫生信息平台按照接入标准转换清洗业务数据，通过自检工具检查抽取的数据格式等是否符合省接入标准要求。所有上传的业务数据必须经过联调阶段确认数据的准确性和完整性。联调工作由省、市两级平台配合完成。

3. 历史数据对接 业务数据通过联调验证后，可将市级卫生信息平台的历史数据，上传至省平台。对于历史数据较多的地市，需要分批分时段进行数据上传。

4. 增量数据对接 地市级平台历史数据上传完毕后，按照部署的增量数据接口上传数据。定时将当天数据或者根据符合业务需求的 N 天数据调用接口上传。增量数据上传接口部署后，则与平台实现了数据对接的基本要求。

5. 数据采集控制 做好数据质量控制，建立严谨的数据质量评价体系，设置数据质量展现模块，有效过滤医疗卫生机构上传到省市级平台的脏数据。市级平台需要验证医院上传数据项数量和数据完整性，对无身份证号人员信息，按照无证件统一编码处理。上传字典项不在值域范围，在无法清洗修正的情况下，定义为脏数据。例如，类别值为 1 和 2，上传值为 3 和 4，则超出值域范围。由于医疗卫生机构无法提供部分规定上传数据项，造成整体数据条目不可用，按照脏数据处理。同时，注重数据安全控制、数据隐私保护和数据采集监控。

（四）平台开发流程

1. 确认开发计划 根据用户对平台系统功能的要求和业务管理的需要，在充分分析当前升级界线信息管理系统开发和设计的技术与平台的基础上，确定本系统的技术方案和开发计划，为系统的建设和实施提供一个基本的概要方案，保证系统的功能满足应用的需求。在系统实施初期，要对系统的功能进行基本的了解和分析，制订完善的系统设计方案，并对系统应用的各项软件和硬件平台进行分析和设计，提供合理的平台选型方案以及系统实现的技术方案，做好系统开发和实施的技术攻关，确定系统开发的可行性。

2．**系统调研与需求分析**　　系统建设由开发人员与技术人员共同交流，协同进行系统的调研工作，并由系统开发人员对系统需求调研结果进行综合分析，确定数据结构、系统的功能及其实现方式。系统调研完成后，将由系统开发人员对调研结果进行分析，并形成完善的系统需求调研分析报告，它是今后系统设计和实施的纲领，是系统建设的基础和保障，是在后期工作中的根本标准。

3．**平台功能设计**　　在需求分析的基础上，对平台的功能进行设计、组织以及安排。功能设计由项目开发方的系统分析人员、系统架构设计人员负责完成。系统功能设计完成后，需要将系统的结构设计与功能设计形成对应的文档记录，并交由技术人员组织专家组进行系统功能设计的评审和讨论，确定功能设计是否满足业务管理的需求，功能分配是否合理。

4．**设计平台系统**　　平台系统开发设计的主要任务包括系统组织结构设计、系统数据库设计、系统功能和实现方式的设计、系统用户界面设计等，也包括系统应用中的软硬件结构组织设计。系统设计完成后，需要形成项目设计书，提交专家组成员进行设计书的评审和讨论，确定系统设计是否符合标准，是否满足需要，是否达到安全要求等，经过完善后，系统的实施即按设计书开始进行。

5．**系统编码与实现**　　系统的设计书是一种可操作性描述，接下来就是根据该设计书的数据结构及软件流程进行程序编码；同时要对系统软件进行采购以便建立起相应的开发环境。

在分项完成了系统功能模块的设计与开发后，要对各项功能和软硬件系统进行集成，完成系统服务器的配置和应用服务的启动，保证系统的正常运行。

6．**系统测试／调试**　　在各项软硬件的支持下，组织专门的系统测试人员对系统中的各项功能进行完整的测试，以检验系统功能的完整性和可用性。系统测试的内容主要包括系统功能测试、数据（库）完整性测试、用户界面测试、系统性能测试、安全性和控制性测试、系统配置测试、系统安装测试等。除了系统开发人员和专业测试人员的系统测试外，还将组织系统最终用户的各项业务管理人员，对系统各项功能及其数据的组织情况进行全面详细的测试，保证系统功能符合实际业务管理的需要。

这个阶段涉及系统集成和系统测试（程序和过程），通常由质量保证专业人员执行，以确定提议的设计是否满足最初的业务目标集。测试可以重复，特别是为了检查错误和互操作性。在最终用户认为可以接受之前，将执行此测试。这一阶段的另一部分是验证和确认，这两部分都将有助于确保项目的成功完成。

另外，还将根据平台系统开发成果，在用户现场构建相应的软硬件平台，利用用户的实际运行环境，实现对系统的集成测试，建立用户环境下的完整应用系统。

第三节　××市卫生信息平台建设方案和内容

一、需求分析

××市市级区域卫生信息平台的建立，旨在整合全市医疗卫生资源，为辖区内医疗卫生机构间互联互通提供基础环境，可实现医疗机构之间病人健康档案信息和诊疗数据的共享调阅，为分级诊疗的实现提供了技术支撑。

××市市级卫生信息平台的建设，需要涵盖技术支撑平台、区域卫生信息平台、社区卫生服务平台、区域卫生业务协同平台、综合卫生管理与决策平台。从而打破以往的医疗卫生机构信息孤岛模式，在全市范围内为医院、社区卫生服务中心、社区卫生服务站提供统一的接入标准，实现区域范围内医疗卫生机构联网，达到卫生资源统一调配、诊疗信息共享和数据互联互通的要求。

××市卫生信息平台计划以数据中心以居民电子健康档案为核心，由卫生信息专网接入二／三级医院信息系统、基层医疗卫生信息系统、妇幼健康管理信息系统、居民健康卡管理系统、新农合报销结算系统等,整合汇总全市医疗卫生数据。平台具备模块扩展性和医疗卫生业务协同能力,为分级诊疗在××市的实施提供了信息化条件。

该市已在城区内完成社区卫生服务中心和社区卫生服务站基层医疗信息系统的安装部署,顺利开展市区居民公共卫生服务和社区医生诊疗等工作。与××省卫生计生委建立医疗和保健信息建设项目,可以将基层医疗和保健服务系统的工作扩大到四个县和地区的社区保健服务中心、乡镇保健中心和乡村诊所,以实现向该市310万居民提供公共卫生服务。

(一)公共卫生服务

国家基本公共卫生服务项目是促进基本公共卫生服务逐步平等的重要组成部分,也是中国公共卫生系统建设的重要组成部分。在基层医疗卫生机构内建立基层医疗卫生服务信息系统,医疗功能包括基本的医疗服务、儿童保健、妇女保健、健康教育、慢性病管理等其他功能,这些功能可以满足其管辖区内居民的公共卫生需要。

(二)基础建档服务

居民健康记录将逐渐从纸张转移到电子格式,按年龄组分类,并管理整个人口的生命周期。居民健康记录包括个人背景资料、身体检查、主要群体健康管理记录以及其他医疗和保健服务记录。以第二代身份证号码作为主索引,居民的健康记录数据与医疗机构的诊断和治疗数据相联系,记录每个人从出生到死亡的生命体征的变化以及自身所经历过的与健康相关的行为与事件。

(三)慢性病管理服务

对高血压、糖尿病、重性精神疾病病人建立专档。通过比较一段时间来所检查的资料和数据,病人可发现自己健康状况的变化、疾病发展趋向、治疗效果等情况,有利于下一步医疗保健的决策。

(四)儿童保健服务

系统中对0~6岁儿童建立儿童健康档案,可以实现新生儿家庭访视、新生儿满月健康管理、婴幼儿健康管理、学龄前儿童健康管理等功能,方便基层医疗卫生机构对辖区内儿童保健管理。

(五)孕产妇保健服务

在系统中对孕产妇建立专档,可以实现孕早期健康管理、孕中期健康管理、孕晚期健康管理、产后访视、产后健康检查等功能,方便基层医疗卫生机构对辖区内孕产妇保健管理。

(六)老年人健康管理服务

在系统中对65岁以上老年人建立专档,可以实现老年人生活方式和健康状况评估、体格检查、辅助检查、健康指导等功能,方便基层医疗卫生机构对辖区内老年人保健管理。

(七)其他公共卫生服务

包括传染病及突发公共卫生事件报告和处理服务、卫生监督协管服务、健康教育服务、健康体检等内容,满足公共卫生工作在基层医疗卫生服务机构业务开展。

二、建设方案和内容

(一)电子健康档案

××市加快推进卫生信息化建设进程,根据"健康城市"的理念,面向城乡居民,设计打造了以居民健康卡为载体,技术标准统一、多领域广泛使用的居民健康卡服务体系与运行管理体系。2012年3月1日实现居民健康卡全国首发,为居民健康卡全国联网应用打下良好基础。

××市居民健康卡项目建设总体目标是通过居民健康卡建设,实现居民与医疗机构之间、不同医疗机构之间、医疗机构与社会公共服务等相关部门之间的信息互通共享,推进深化医改、优化服务流程、改变就医模式、实现医疗卫生机构服务协同,方便群众就医和健康管理。从而为居民提供便利的预防、医疗、保健、康复等医疗卫生服务和丰富的个人健康扩展服务，解决群众看病难、看病贵问题，最终实现全国范围跨机构、跨地区就医保健的居民健康卡应用。

电子健康档案系统完全建立后，人们的健康信息将更简单、更快捷、更安全地被计算机管理，减少了物理资源的消耗，扩展了传播途径，提供了更系统的管理方式和查看方式，人们将更好地管理自己的健康。

居民可以通过身份安全认证、授权查阅自己的电子健康档案。系统完整地了解自己不同生命阶段的健康状况和利用卫生服务的情况，接受医疗卫生机构的健康咨询和指导，提高自我预防保健意识和主动识别健康危险因素的能力。

持续积累、动态更新的电子健康档案有助于卫生服务提供者系统地掌握服务对象的健康状况，及时发现重要疾病或健康问题、筛选高危人群并实施有针对性的防治措施，从而达到预防和健康促进的目的。基于知情选择的电子健康档案共享将使居民跨机构、跨地域的就医行为以及医疗保险转移成为现实。

完整的电子健康档案能及时、有效地提供基于个案的各类卫生统计信息，帮助卫生管理者客观地评价居民健康水平、医疗费用负担以及卫生服务工作的质量和效果，为区域卫生规划、卫生政策制定以及突发公共卫生事件的应急指挥提供科学决策依据。

（二）××市公共卫生服务系统

××市采取多系统协同方式完成各项公共卫生服务，各系统均接入到市级区域卫生信息平台，实现系统间业务协同和数据交互。主要实现了基层医疗卫生信息系统、妇幼健康服务管理系统、健康云系统、居民健康门户等系统的互联互通与业务协同。重点解决了以下信息孤岛问题。

1. 整合健康档案新老数据 升级健康档案信息系统，完成健康档案采集录入工作，包括个人基本信息、健康体检、接诊记录、会诊记录、双向转诊、居民健康信息等内容。对旧版系统中已建健康档案，进行批量导出、清洗，再导入到新系统中。

2. 制定信息标准 统计标准、知识标准、通信技术标准（信息协调）、内容结构标准以及相关软件指令数据标准。

3. 整合移动端应用 ××市开发有掌上医疗手机应用程序，整合多家医院的手机 APP 以及多款其他移动端应用，形成了面向全市居民的统一公共卫生手机应用程序，针对时下流行的微信应用程序，定制开发了微信公共卫生应用平台。

图 19-2 是公共卫生服务体系架构。

以下为各主要接入系统的功能和业务：

（1）基层医疗卫生信息系统：覆盖辖区社区卫生服务中心、社区卫生服务站、乡镇卫生院、村卫生室，惠及全市 310 万城乡人口，提供健康档案管理、高血压病人管理、糖尿病病人管理、老年人健康管理、健康教育、基层门诊、基层住院、药房、费用结算等功能。

（2）妇幼健康服务管理系统：覆盖辖区妇幼保健院（所）、助产机构、基层医疗卫生机构，为全市孕产妇及儿童提供孕育保健类服务，功能包括婚前 / 孕前保健、孕产期保健、新生儿疾病筛查、儿童保健、妇幼卫生专案、妇女保健、出生医学证明、数据统计等。

（3）健康云系统：系统采用物联网云平台架构，通过在基层医疗卫生机构部署健康一体机，为辖区内居民提供公共卫生服务和基本体征检查服务，将一体机采集的居民健康数据通过互联网加密上传到卫生信息平台，平台可根据居民个体情况提供疾病预警、健康饮食等定制消息推送。

（4）居民健康门户：系统采用 JSP＋Oracle 设计，由运营商的双百兆光纤接入互联网，使用双链路域名解析服务确保网站访问速度。门户可提供医学知识、健康宣教、健康档案授权查询、预约挂号等功能。

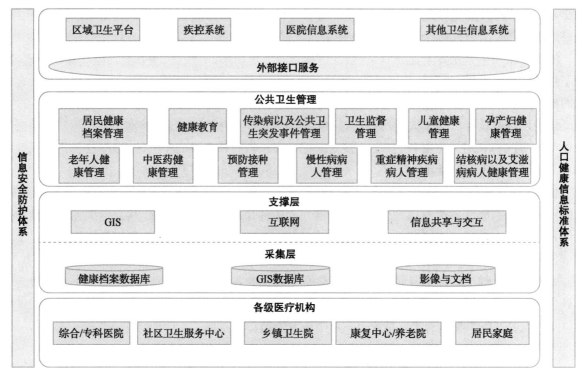

图 19-2　公共卫生服务体系架构

（三）××市基层卫生信息系统

在国务院深化医药卫生体制改革的大背景下，××省卫生计生委提出了省内各市基层医疗卫生机构管理信息系统建设整体设计思路，力求加快全省卫生信息化建设，建立基层医疗卫生机构绩效考核体系，巩固和完善新农合制度，以信息化支持和推动基层医疗卫生综合改革，提高基层医疗卫生机构的规范化服务水平，减轻基层医疗卫生机构信息系统运维负担，为城乡居民提供安全、有效、方便、价廉的医药卫生服务。

在××省发展和改革委员会和省卫生计生委的共同努力下，该省争取中央预算内资金，用于支持基层医疗卫生机构管理信息系统建设项目。该项目的主要内容如下。

1．系统建设范围　本项目建设范围包括 10 个县（市、区）卫生局，全省 160 个基层医疗卫生机构（乡镇卫生院、社区卫生服务中心 / 站）基层医疗卫生信息系统。

2．建设工期

（1）6 个月以内完成软件开发、2～3 个县（市、区）的落地开发和试点任务。

（2）落地开发完成后，12 个月以内完成其他省级、市级、县级和基层医疗卫生机构的部署实施。

3．项目建设内容

（1）完成基层医疗卫生信息系统开发，搭建区县级卫生信息化平台。

（2）在完成应用软件各项功能开发并经测试运行后，在全市范围按照市卫生计生委要求选取 2～3 个县（市、区），进行实际的部署实施与试运行工作，以保证应用软件的实际可用和达到项目建设要求。

（3）完成基层医疗卫生信息系统在全省 10 个县（市、区）级级的安装、部署、培训、实施等服务。

（4）项目相关的所有应用软件不少于 3 年的售后服务（包括对应用软件按照市卫生计生委需求进行功能性的升级、维护、更新）。

（5）基层医疗卫生信息系统覆盖基本诊疗服务、居民健康档案管理、公共卫生、基本药物管理、药品监管、医疗保障、绩效考核、综合管理等业务内容。

目前 ×× 市已在城区内完成社区卫生服务中心和社区卫生服务站基层医疗信息系统的安装部

署,顺利开展市区居民公共卫生服务和社区医生诊疗等工作。结合××市卫生计生委基层医疗卫生信息化建设项目,将基层医疗卫生服务系统的业务范围延伸,推广至所属4个县(区)内。

（四）××市卫生电子政务系统

××市卫生电子政务系统是一个利用现代信息技术实行卫生行政事务处理的系统。该系统贯彻国务院提出的政府信息化建设的指导方针,围绕行政机关的业务处理,建立机关内部局域网和与其他厅局、地市卫生局之间的业务处理,以及政务公开和信息发布等业务需求展开。

互联网是政府管理的新平台,使用电子政务系统可以提高服务水平,同时加强政府有效地提供服务的能力。通过建立互联网服务,从而加强政府和公众之间的沟通交流。加强阳光政府的建设,改进政府的管理以及政府应对公共紧急情况的能力。

系统建设目标如下。

第一,促进公平、公正和开放。卫生监督所是卫生健康委员会唯一的执法机构,有权执行行政法规,有权惩罚管辖范围内的对应部门。卫生监督部门是一个职能部门,需要一般监督并限制权利。

第二,有效处理紧急情况。卫生监督部门负责为公众服务、保护公众健康、日常监督和处理其职权范围内的紧急情况。

第三,提高服务水平的需要。根据电子政务,对接受监督的单位的总体状况有全面的了解,便于卫生监督部门更好地进行监督和检查,更好地为公众服务。

公共卫生电子政务与电子政务系统的主要结构如图19-3。

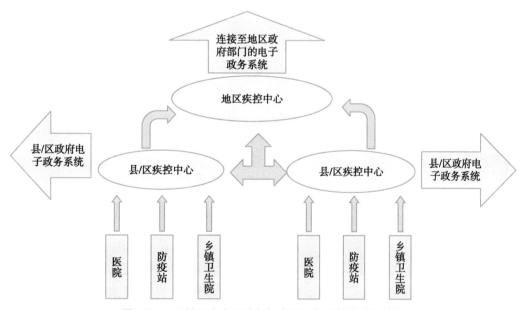

图19-3　公共卫生电子政务与电子政务系统的主要结构

（五）××市卫生信息网站

××市以国家卫生信息网为基础,重点建设卫生政务信息网络、公共卫生信息网络、医疗服务信息网络、卫生监督信息网络建设;建立疾病控制信息系统、妇幼保健信息系统,以及医学教育、医学科技信息交流、卫生专业文献检索等应用网络;建成层次分明、集成优化的卫生网站,建立了国家卫生计生委到各级卫生机构之间统一、权威的对外医疗信息发布网站,促进信息发布、政务公开、网上办公、咨询服务,增强透明度和公正性、信息交换和资源共享,提高办事效率和管理水平。

网站主要功能包含以下几个方面:权威信息的发布、政务公开、网上办公、咨询服务、监督举报、民政互动。

三、项目主要成果

1. **公共卫生服务**　建立了基层医疗服务信息系统,医疗功能包括基本的医疗服务、儿童保健、妇女保健、健康教育、慢性病管理等其他功能。

2. **基础建档服务**　××市使用基层医疗卫生信息系统和健康云系统完成健康档案采集录入工作,系统中健康档案建设标准符合《国家基本公共卫生服务规范》要求,包括个人基本信息、健康体检、接诊记录、会诊记录、双向转诊、居民健康信息等内容。对旧版系统中已建立的健康档案,采取批量导出、清洗、导入到新系统中,以第二代身份证号作为主索引。

3. **慢性病管理**　使用基层医疗卫生信息系统完成辖区居民慢性病管理工作,可对高血压病人和2型糖尿病病人建立慢性病专档,通过系统实现病人慢性病筛查、随访评估、分类干预、健康体检等功能。

4. **儿童健康管理**　使用妇幼健康服务管理信息系统完成儿童健康管理工作,对0~6岁儿童建立儿童专档,通过系统实现新生儿家庭访视、新生儿满月健康管理、婴幼儿健康管理、学龄前儿童健康管理、儿童健康问题处理等功能。

5. **孕产妇健康管理**　使用妇幼健康服务管理信息系统完成孕产妇健康管理工作,建立孕产妇专档,通过系统实现婚前/孕前保健、孕产期保健、妇女保健、产后访视、产后42天健康检查等功能。

6. **老年人健康管理**　使用基层医疗卫生信息系统完成辖区老年人健康管理工作,对65岁以上老年人建立老年人专档,通过系统实现老年人生活方式和健康状况评估、体格检查、辅助检查和健康指导。

7. **健康教育**　在居民健康门户网站开设健康保健、健康咨询、生活百科等栏目,科普健康知识,为居民灌输健康的生活理念。与××广电公司合作,在居民家中安装智慧医疗有线电视机顶盒,除可观看定制的医疗健康类节目,机顶盒还自带6大类体征监测设备,健康数据可上传至市级区域卫生信息平台。

8. **其他公共卫生服务**　包括传染病及突发公共卫生事件报告和处理服务,卫生监督协管服务、健康体检等服务。

第四节　卫生信息项目管理

以区域卫生信息平台项目为例,卫生信息化项目建设前期、中期和后期的全过程都需要统一的全过程管理。结合"智慧医疗"的建设理念,重点在信息资源整合、共享,大数据应用等层面深化和拓展信息化项目建设的成效,提升项目管理规范和项目建设质量。

整个项目管理需要从四个维度进行管理。项目的正常推进除了项目方以及项目承建方,也需要引进项目监理,作为第三方推动项目进程;配置管理需要从项目实际情况以及国家规范角度进行管理推进;项目的收尾评价和风险管理需要严格按照流程框架进行,从细节处管理,规避风险。

一、项目前期

(一)项目可行性研究

项目可行性研究是确定建设项目之前具有决定性意义的工作,重点解决投资决策上的合理性,技术上的先进性和适应性以及建设条件的可能性和可行性方面的问题,从而为投资决策提供科学依据。可行性研究可分为投资机会研究、预可行性研究、可行性研究及项目申请报告这四个阶段。

　　对于区域卫生信息平台项目的立项，需求部门提出项目建议书、编写项目建设方案和提交可行性研究报告，邀请相关的专业人士和机构提供编写规范、要素方面的咨询指导和审核，站在市卫生计生委整体战略目标和信息化规划的高度，给出对区域卫生信息平台系统建设的目标和要求。

　　区域卫生信息平台项目的可行性研究报告是在前一阶段的项目建议书获得审批通过的基础上，对本项目的市场、技术、财务工程、经济和环境等方面进行精确的、系统的、完备无遗的分析，完成包括产品，工艺技术，设备选择，人员组织，实施计划，投资与成本，效益及风险等的计算、论证和评价，选定最佳方案，作为决策依据。其中重点包括以下方面。

　　1. 信息资源与集成需求评估　站在市卫生计生委的区域信息集成平台的角度，新建的专项系统需要在集成技术和内容方面符合平台集成规范。更重要的是，相关的新建信息资源（数据）要能够充分整合到现有信息资源数据库中，持续提升大数据应用分析、应用和展现的能力。

　　在充分理解平台目标和需求的基础上，给专项系统方案提出与平台或其他相关系统集成方面的需求，这部分需求应补充到项目方案的建设内容中，并作为后续采购的要求，降低项目建设期的相关风险。

　　2. 项目成效预评估　项目成效评估一般在项目后期，即系统运行一段时间后完成，但为了更加准确地开展评估，需要在项目前期就开展预评估，提出成效目标、评估指标（体系），以及针对评估指标的对比、跟踪办法，提高量化评估指标的比例。科学有效的评估应从项目建设开始就开展信息和数据的跟踪搜集，并根据实际情况进行优化调整。

　　3. 项目成本测算　项目概算、预算和实际采购价格的控制是一个逐步精确化的过程，但还不够严谨，为项目中期建设成本控制和后期审计带来一定风险。特别是针对区域卫生信息平台这样的中大型项目，在项目前期通过市场调查、专业测算和专家评估等多种手段，可以相对科学地提高成本测算的准确性。针对硬件系统更多采用市场调研和同类型产品比较的方式测算成本，针对软件系统则应采用功能模块开发成本和人力资源投入成本相结合的方式进行测算。

　　4. 采购需求整理　区域卫生信息平台项目采购需求的完整性和严谨性也是项目建设成功的主要保障之一。除了要提高建设内容、业务流程和功能描述的准确性外，与项目建设相关的各类工作任务、集成整合、制度规范、成果标准和应用推广等要求也应完整准确地描述，这也是很多信息化项目建设采购时容易忽视的，也会给后期建设带来风险。

　　（二）产品与供应商评估

　　区域卫生信息平台项目涉及的重要产品和提供服务的厂商，可能影响到项目长期的技术路线、运维服务和长期合作模式，需要在采购前进行深入了解和充分沟通，但又要按照公开、公正、透明的原则开展相关活动。

　　可以通过邀请专业的机构和人员根据项目的需求和特点提供定制化的评估方案和流程，并协助组织完成相关评估活动。

　　（三）项目风险管理框架的建立

　　区域卫生信息平台项目的风险管理框架主要如图19-4所示。

　　1. 全面仔细地调研需求　在项目建设中，用户的真实需求必然是项目建设的核心问题，在实际的项目建设过程中考虑通过以下几方面保障全面获取用户的需求。

　　（1）建立通畅的沟通机制：用户的需求通过一两次的交流是不可能全面了解与掌握的，需要项目组的人员经常性与用户沟通交流。在交流过程中，用户需求会不断清晰，这样可以纠正以前理解错误的用户需求。

　　（2）对开发团队人员结构进行调整：项目承建方的技术人员对业务部门开展的业务普遍了解不深，所以需要为承建方项目团队配备一些相关业务骨干人员。

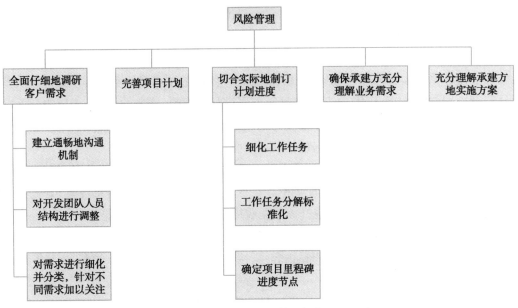

图 19-4 项目风险管理架构图

（3）对需求进行细化并分类，针对不同需求加以关注：从实际调研情况来看，客户的需求是多种多样的，既有技术方面的需求也有功能上的需求，为了更有效地管理客户提出的各种需求，我们需要对需求分类，将分类后的需求集中管理，做好及时反馈。

2. 完善项目计划 区域卫生信息平台项目是政府部门主导的医疗机构信息化建设项目，项目本身带有 IT 项目的特征同时也明显具有政府项目的特点，即项目进度计划都是依据政府管理者的要求制订。

针对这个特点，项目组指定了专人一起配合，一方面与政府管理者积极沟通，另一方面积极协调处理领导的要求，合理地将政府管理者的要求与项目进度计划结合形成相对完善的、可执行的项目计划。

3. 切合实际地制订进度计划 在本项目建设中，工作计划和进度计划的制订依赖项目经理历史项目执行经验，也就是说在合理性方面人为因素是决定性的，将通过以下三点来对项目进度进行控制。

（1）细化工作任务：把项目执行过程中的所有工作任务按照 WBS 工作分解结构的方式分解成可衡量的工作包，使得工作任务明细化，便于对每项工作任务的核实与管理。

（2）工作任务分解标准化：工作任务分解必须标准化，因为如果工作分解不合理则很难对分解后的工作包进行监管。当工作包太大时就不能检查项目组人员的工作进展，工作包过小则将会使项目管理工作变得复杂，所以需要制订工作任务分解的标准，以确保工作任务被合理分解。在本项目中，项目组按照工作分解结构（WBS）的方式把工作任务分解，并且按照系统功能把每个工作包分解到执行周期在 2d 以内，做到至少每 2d 可以进行工作包完成衡量与考核。

（3）确定项目里程碑进度节点：确定项目里程碑进度节点可以清晰地描绘出项目整体轮廓，可以清楚地掌握项目的整体进度情况。

4. 项目相关各部门必须参与项目 区域卫生信息平台项目是通过招投标由中标的公司负责具体建设，客观上造成了建设方的业务部门认为项目建设是中标公司的事，业务部门只是使用项目建成后的新系统。这种认识在建设方单位普遍存在，所以在项目规划阶段就需要明确建设方的职责，在项目推进过程中加强业务部门的沟通。

另外，还需要建立机制来确保建设方的参与，确定双方沟通方式、沟通频率，利用机制来确保各业务部门的参与。本项目在规划阶段就确定了月度会议、周会等例会制度，还确定了需求、问题等反馈确认机制,以确保业务部门的参与。

5.确保承建方充分理解业务需求　因承建方的项目实施方案是建立在已经对建设方业务需求充分理解基础上的,所以确保项目组对业务需求充分理解是极其重要的。本项目在业务需求调研后需编写项目需求说明书提交给建设方,在经过建设方业务部门、管理部门、承建方项目组不断沟通后达成一致意见,然后经双方签字确认后才正式定稿,作为后续系统开发的依据。对于可能遗漏或未能充分理解的需求,在系统开发过程中采用变更的方式,以此完善系统的开发。

二、项目中期

(一)项目建设管理机制咨询与宣贯

项目采购完成后的准备和启动阶段,由于项目类型和特点的不同、项目承建方的团队能力和成熟度差异、信息管理机构的目标和要求等,可能在项目启动阶段有一个不同程度和时间的磨合期,加快这个过程并尽快建立起分工明确、沟通顺畅的项目管理机制很重要。

在这个阶段可以通过专业的第三方机构协助快速建立针对性的项目建设管理机制,对项目管理规范、工作协作流程、技术与管理文档要求、问题处理机制等开展宣贯工作,督促项目从启动阶段就走向正轨。

(二)项目阶段性进度与质量评估

通过专业的第三方机构跟踪项目建设实施的全过程,搜集相关活动信息和记录、分析管理和技术资料,定期或在里程碑阶段给出评估报告,包括项目建设的进度和质量情况,项目参与各方存在的问题和风险,提出合理可操作的解决措施。

项目中的重要工作任务是处于不断变化中的,例如影响项目主进度的开发任务、需要协调沟通事项、需要决策重要技术和需求问题等。这些任务不仅仅需要跟踪进度,更需要深入分析,分析风险,提出措施并积极推动解决。

专业的第三方机构可以结合自身专业技术经验或外部专家协作,对项目重要的阶段性技术成果进行评估,给出评估意见。必要时第三方机构可协助业主单位组织专家会审。

(三)项目验收组织

项目验收有一个准备过程,一般在正式验收前的两三个月就需要开始准备。为提高验收质量,并通过验收准备进一步推进项目建设质量的提升,需要提前准备详尽的验收方案,明确和细化合同规定的验收标准、验收内容,策划并共同确认验收形式、流程,检查项目完成情况,梳理遗漏问题和工作任务,审核项目管理和技术资料等。

此外,项目验收会当天的方案、流程也需要提前准备,特别是针对区域卫生信息平台这样较大型项目的验收会,更需要精心策划和组织。

三、项目后期

(一)项目系统运行与维护评估

对区域卫生信息平台项目建成后的系统运行和维护情况开展评估,通过用户调查、运维记录分析和同类型系统对比等综合方式,项目系统的运行和维护情况进行评估并提出改进措施建议。

本项目通过第三方的专业机构按照公开、公正、透明的原则开展相关活动。

(二)项目成效评估

项目成效的评估包括建设成效和应用成效两个层面:建设成效包括进度、质量、成本控制等管理目标的建设目标实现;应用成效包括经济、社会和管理三个方面的目标实现。开展成效评估是摆脱信息化建设"纯花钱,不产出"印象的有效手段,推动信息化建设投入走向良性循环。

本项目的成效评估流程如图 19-5。

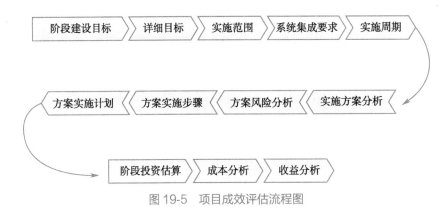

图 19-5　项目成效评估流程图

（三）项目收尾阶段的风险控制

卫生信息项目收尾阶段的风险控制主要如图 19-6 所示。

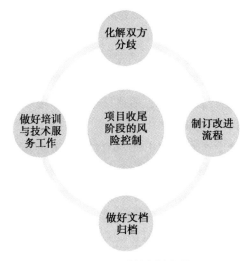

图 19-6　风险控制流程图

1. **化解双方分歧**　项目质量是项目验收的重点之一。到项目收尾阶段，项目系统功能基本上都已经实现，如对质量发生分歧，则双方尽量采用谈判的方式缩小彼此间的差距。具体的做法是对系统功能改进，再有就是对承建方额外从事的工作应给予额外的经济补偿。

2. **制订改进流程**　HB 基层医疗卫生信息系统建设项目作为 IT 项目，必须考虑到在以后的使用中遇到系统需求的升级要求，系统更新将是不可回避的。所以必须在制度上对后续的改进工作有一个流程化、规范化的约定。只有形成规范的制度，才能确保以后的需求改进工作得到及时的响应并在一个规范的轨道上正常开展，才能避免建设方与承建方之间发生矛盾纠纷。

3. **做好文档归档**　文档的归档虽然被放到项目收尾阶段，但是文档的编写与收集贯穿于整个项目，在项目的每个阶段都有不同的文档产生，都需要及时归档。但是由于文档归档错误在前面阶段不容易被发现，到项目收尾阶段才会完全暴露出来，所以文档归档被放入了收尾阶段。此项工作贯穿于项目的全生命周期，所以需要建立文档日常收集归档制度以规避此项风险。

4. **做好培训与技术服务工作**　如果对新系统的全面接受得到充分利用，并为前线操作员提供大量培训，还需要在不同城市、区县和医疗机构为系统管理人员提供高质量的系统培训。无论是一线操作人员培训，还是系统管理员培训，本质上都是一次知识的转移。如果培训工作存在问题，不能有效地转让新知识，那么对维护跟踪系统以及及时发现和纠正错误是非常有害的，因此我们应当尽可能避免这种风险。在实际升级过程中，除了轮调培训和前线操作员评估外，还对不同城市、地区和医疗机构的系统管理员进行了更高层次的培训和评估。此外，项目各方在培训过程中进行了合作，以确保管理人员培训的顺利实施和预期的培训效果，从而使管理人员能够控制新系统的各种功能，以及处理系统常见问题的排障能力，从而确保新系统的顺利启动和后续行动的顺利运作。

第五节　案 例 总 结

本章从 ×× 市基层医疗卫生信息系统建设项目的基本情况、项目可行性分析、卫生信息项目介绍以及卫生项目管理四个方面进行解析。

当时的 ×× 省 14 个地市基层医疗卫生机构信息化水平参差不齐，为加快医疗信息化发展，推动全省卫生信息化建设，建立健全医疗卫生服务体系，提高城镇居民的公共卫生服务以及基层医疗卫生服务治疗，×× 省牵头推动此次信息化项目，进行基层医疗卫生信息系统的建设。

项目承建人员通过调研 ×× 市当时的医疗和卫生资源情况，结合卫生信息学理论以及信息平台背景，进行卫生信息系统的基础架构设计以及整体系统设计，在项目业主的推进下，进行了电子健康档案公共卫生服务系统、基层卫生信息系统、卫生电子政务以及卫生信息网站五个子系统的建设，以这五个系统作为支撑，提高 ×× 市医疗机构信息化水平。

同时，卫生信息化的项目管理需要从项目前期、项目中期和项目后期全方面把控。特别是项目前期的可行性分析和项目需求要重点调研确认，这与项目能否做成功息息相关。当然对于项目中期的阶段性进度与质量评估也很重要，要实时掌握项目进度，便于及时发现并整改问题。最后项目后期要注重项目成效评估和风险控制，严格按照流程框架进行，从严管理，规避风险，这样才能把卫生信息化的项目做好。

（陈　平）

思 考 题

1. ×× 市卫生信息化存在哪些问题？
2. ×× 市卫生信息平台目标是什么？
3. 项目可行性研究需要包含哪些？
4. 项目成效评估包含哪些？

推荐阅读

[1] MARX E W, PADMANABHAN P. Healthcare digital transformation: how consumerism, technology and pandemic are accelerating the future[M]. Milton: Productivity Press, 2020.

[2] RODRIGUES R J, GATTINI C H. National Health Information Systems and Health Observatories[M]//MARIN H F. Global health informatics: how information technology can change our lives in a globalized world. Netherlands: Academic Press, 2017.

[3] DIXON B E. Health Information Exchange: Navigating and Managing a Network of Health Information Systems[M]. San Diego CA: Academic Press, 2016.

[4] World Health Organization. Monitoring the building blocks of health systems: a handbook of indicators and their measurement strategies[M]. Geneva: World Health Organization, 2010.

[5] World Health Organization. Framework and standards for country health information systems[M]. Geneva: World Health Organization, 2008.

[6] 苏国平. 信息化项目建设与管理 [M]. 北京: 北京航空航天大学出版社, 2021.

[7] 国家卫生健康委办公厅, 国家中医药局办公室. 全国公共卫生信息化建设标准与规范 (试行) [EB/OL]. [2020-12-1]. http://www.gov.cn/zhengce/zhengceku/2020-12/12/content_5569035.htm.

[8] 何清华, 杨德磊. 项目管理 [M]. 2 版. 上海: 同济大学出版社, 2019.

[9] 哈罗德·科兹纳. 项目管理: 计划、进度和控制的系统方法 [M]. 杨爱华, 王丽珍, 杨昌雯, 等译. 12 版. 北京: 电子工业出版社, 2018.

[10] 卫红春, 朱欣娟, 张留美. 信息系统分析与设计 [M]. 4 版. 西安: 西安电子科技大学出版社, 2018.

[11] 胡建平. 区域全民健康信息平台功能设计指导 [M]. 北京: 人民卫生出版社, 2018.

[12] 谭志彬, 柳纯录. 信息系统项目管理师教程 [M]. 3 版. 北京: 清华大学出版社, 2017.

[13] 代涛. 中华医学百科全书·基础医学医学信息学 [M]. 北京: 中国协和医科大学出版社, 2017.

[14] 李小华. 医疗卫生信息标准化技术与应用 [M]. 北京: 人民卫生出版社, 2016.

[15] 赵玉虹. 卫生信息项目管理 [M]. 北京: 人民卫生出版社, 2014.

[16] 金新政. 卫生信息系统 [M]. 2 版. 北京: 人民卫生出版社, 2014.

[17] 胡西厚. 卫生信息管理学 [M]. 2 版. 北京: 人民卫生出版社, 2013.

[18] 郭扬帆. 医疗卫生信息化项目管理实务 [M]. 广州: 中山大学出版社, 2012.

[19] 饶克勤. 电子健康档案与区域卫生信息平台 [M]. 北京: 人民卫生出版社, 2010.

中英文名词对照索引

B

病人主索引（enterprise master patient index，EMPI） 67

C

出生缺陷监测信息系统（birth defects monitoring information system） 102

传染病报告信息系统（infectious diseases notification information system） 89

D

电子病历（electronic medical record，EMR） 69

F

妇幼保健信息系统（maternal child information system，MCIS） 99

G

国家卫生信息系统（national health information system，NHIS） 8

H

互联互通性（interoperability） 57

J

基层卫生信息系统（primary health information system，PHIS） 8

基础设施即服务（infrastructure as a service，IaaS） 210

疾病预防控制信息系统（diseases prevention and control information system，DPCIS） 87

静脉血栓栓塞（venous thromboembolism，VTE） 81

L

理性行为理论（theory of reasoned action，TRA） 9

利益相关者（stakeholder） 141

M

慢性病监测信息系统（chronic disease surveillance information system） 91

免疫规划管理信息系统（immunization program information management system，IPIMS） 90

母婴传播性疾病管理信息系统（integrated prevention of mother-to-child transmission management information system） 102

P

平台即服务（platform as a service，PaaS） 210

Q

区域卫生信息化（regional health informatization，RHI） 51

区域卫生信息系统（regional health information system，RHIS） 8，54

R

软件即服务（software as a service，SaaS） 210

S

实验室信息系统（laboratory information system，LIS） 75

数字化转型（digital transformation） 5

W

危重症孕产妇管理信息系统（the management information system of maternal near miss）101

卫生监督行政许可审批系统（health supervision administrative permission system）96

卫生监督检查与行政处罚系统（health supervision administrative punishment system）96

卫生监督信息（health supervision information，HSI）94

卫生监督信息报告系统（health supervision information reporting system）95

卫生监督信息系统（health supervision information system）94

卫生系统（health system）1

卫生系统概念图模型（conceptual drawing of health care system）3

卫生系统控制点模型（health system control knob）2

卫生系统框架与构成（health system framework and building block）2

卫生信息化（health informatization，HI）51

卫生信息系统（health information system，HIS）7

卫生信息项目（health information project）139

物联网（internet of things，IoT）80

X

项目（project）135

项目管理（project management，PM）135

Y

医疗联合体（medical treatment combination）63

孕产妇健康管理信息系统（maternal health care management information system）101

Z

职业病与职业卫生信息监测系统（surveillance system of occupational diseases and occupational health information）92